SPÉCIALISATION SANTÉ

CONCOURS IADE

Infirmier anesthésiste diplômé d'État

Chez le même éditeur

Dans la collection « Les cahiers infirmiers », sous la direction de G. Perlemuter et L. Rousseau-Pitard

Dermatologie, par V. Vaisse et F. Raoult, à paraître en 2023.

Diabétologie-Endocrinologie, par B. Bouillet, A. Demongeot, L. Lanneau et L. Perlemuter, 2022, 208 pages.

Anatomie – Physiologie, par G. Perlemuter, 2022, 192 pages.

Gynécologie-Obstétrique, par A. Benachi, M. Pressé, M. Vinchant et A. Vivanti, 2021, 168 pages.

Urgences-réanimation, par D. Naudin, M.-R. Losser, F. Paillard, 2021, 208 pages.

Pneumologie, par O. Bylicki, W. Gaspard, H. Le Floch, F. Rivière, 2020, 184 pages.

Psychiatrie, par B. Granger et O. Rouditch-Pergola, 2020, 224 pages.

Pédiatrie-Pédopsychiatrie, par F. Perreaux, F. Hazane, S. Fossé, A. Graveleau, 2020, 184 pages.

Cardiologie, par F. Toumi. 2019, 128 pages.

Gériatrie-Gérontopsychiatrie, par C. Verny, 2019, 128 pages.

Hépato-gastro-entérologie, par G. Perlemuter et M. Danielou, 2019, 128 pages.

Autres ouvrages

Guide de l'IADE - Infirmier anesthésiste, par C. Müller et J. Chevillotte, 3e édition, 2023, 656 pages.

Guide pratique infirmier, par L. Perlemuter et G. Perlemuter, avec la collaboration de L. Rousseau-Pitard. 6e édition, 2020, 1920 pages.

L'essentiel des PATHO, par L. Rousseau-Pitard, G. Perlemuter et L. Perlemuter. 3e édition, 2023, 552pages.

Méga guide PHARMACO infirmier. L'indispensable pour l'administration et la surveillance du traitement, par L. Chouchana et N. Dussaule, 2020, 896 pages.

100 fiches pratiques infirmières face aux situations d'urgence – Les premiers gestes en attendant le médecin, par E. Casalino et E. Kargougou. 2019, 560 pages.

Diagnostics infirmiers – Définition et classification 2021-2023, par la NANDA. Traduction française par l'AFEDI et l'ACQSI. 14e édition, 2021, 632 pages.

Diagnostics infirmiers, interventions et résultats, par A. Pascal, E. Frécon-Valentin. 7e édition, 2022, 896 pages.

SPÉCIALISATION SANTÉ

CONCOURS IADE

Infirmier anesthésiste diplômé d'État

6e édition

Catherine Muller
Directrice des soins et Coordonnatrice des instituts de formation infirmiers initiale (IFSI) et de spécialité (IADE – IBODE – puéricultrices) au centre hospitalier régional de Nancy (Meurthe-et-Moselle)
Directrice du Département universitaire lorrain des Professions de Santé (Faculté de Médecine, Université de Lorraine)

Jérôme Chevillotte
Coordonnateur général des soins du Centre d'Accueil et de Soins hospitaliers de Nanterre (Hauts-de-Seine) et de l'Établissement public de Santé Roger Prévot de Moisselles (Val-d'Oise)
Directeur de l'Institut de formation en soins infirmiers de Moisselles
Juriste en droit de santé et intervenant dans différentes formations en santé

Thierry Hérail
Docteur en médecine, anesthésiste réanimateur

Marc Rébillon
Docteur en médecine, anesthésiste réanimateur

Elsevier Masson

ELSEVIER

Elsevier Masson SAS, 65, rue Camille-Desmoulins, 92442 Issy-les-Moulineaux cedex, France

Concours IADE - Infirmier anesthésiste diplômé d'État, 3e édition, de Catherine Müller, Jérôme Chevillotte, Thierry Hérail, Marc Rébillon.

ISBN : 978-2-294-78344-9
eISBN : 978-2-294-78410-1

Les indications et posologies de tous les médicaments cités dans ce livre ont été recommandées dans la littérature médicale et concordent avec la pratique de la communauté médicale. Elles peuvent, dans certains cas particuliers, différer des normes définies par les procédures d'AMM. De plus, les protocoles thérapeutiques pouvant évoluer dans le temps, il est recommandé au lecteur de se référer en cas de besoin aux notices des médicaments, aux publications les concernant et à l'Agence du médicament. L'auteur et l'éditeur ne sauraient être tenus pour responsables des prescriptions de chaque médecin.

AVANT-PROPOS

Cet ouvrage est destiné aux infirmiers souhaitant préparer les épreuves d'admission dans une **école d'infirmiers anesthésistes**. Il a pour objectif de les aider dans leurs révisions, de les orienter dans leur préparation et de leur apporter une aide pratique pour réussir le concours.

L'ensemble de l'ouvrage a été actualisé et enrichi. Les auteurs ont choisi, dans ce but, d'exposer en début d'ouvrage les attendus du concours (en référence à l'arrêté de formation du 23 juillet 2012 modifié), de poser les bases méthodologiques des épreuves avant de proposer un test permettant à chacun d'évaluer son niveau. De plus, à la fin d'un certain nombre de chapitres, les auteurs ont choisi de mettre en évidence les liens entre les notions essentielles de physiologie et/ou pharmacologie et l'anesthésie afin de vous permettre de comprendre les liens entre vos connaissances, vos révisions actuelles et les attendus de la formation conduisant au diplôme d'Etat infirmier anesthésiste.

PRÉFACE

Devenir IADE, c'est s'engager dans une démarche de spécialisation infirmière qui se déroule sur plusieurs années : au moins 2 années d'activités professionnelles et 2 années d'études permettant l'acquisition d'un grade master.

Pour intégrer la formation, la porte d'entrée est un concours. C'est une étape incontournable car c'est un examen qui nécessite la mobilisation de connaissances scientifiques et de savoirs professionnels en référence au programme de formation du diplôme d'État d'infirmier. (Article 10, Arrêté du 23 juillet 2012 relatif à la formation conduisant au diplôme d'État d'infirmier anesthésiste).

Le grand mérite de cet ouvrage est de proposer aux candidats un regroupement synthétique de tous ces savoirs avec des tests de connaissances et d'auto-évaluation.

Il tient par ailleurs compte du nouveau programme de formation et sa réactualisation permet d'avoir un ouvrage exhaustif, mis à jour, et qui devrait répondre à l'attente des candidats au concours.

Sa présentation claire, synthétique et richement illustrée par des schémas en fait un outil incontournable pour celles et ceux qui se destinent à la profession d'infirmier anesthésiste diplômé d'État. Il pose les bases qui permettront au candidat, non seulement de se présenter aux épreuves du concours en se donnant toutes les chances de réussite, mais également d'appréhender la formation avec de solides prés-requis.

Je tiens à remercier Catherine Muller et ceux qui ont collaboré avec elle à la rédaction de cet ouvrage pour le travail accompli. En tant que présidente du CEEIADE, j'apporte mon soutien à cette initiative qui dès sa première édition a eu un succès bien mérité.

Ghislaine Rouby

Présidente du Comité d'entente des écoles IADE (CEEIADE)

MODE D'EMPLOI DES ENTRAÎNEMENTS

Un très grand nombre de **tests inédits** sont répartis tout au long de cet ouvrage :

1. **En début d'ouvrage** : un sujet de concours écrit complet est disponible en fin du chapitre *méthodologie.* Il est entièrement corrigé, vous pouvez vous noter afin d'évaluer votre niveau et d'organiser au mieux votre planning de révisions.

2. Dans chaque chapitre, vous trouverez :

- Un pré-test (***corrigé***) en début de chapitre : pour évaluer votre niveau initial sur le sujet du chapitre.
- Dix questions (9 théoriques + 1 cas clinique) en fin de chapitre : ces questions sont **partiellement corrigées.** Votre travail personnel de recherche permettra de trouver les informations complémentaires (toujours disponibles dans le chapitre) et ainsi d'augmenter votre appropriation des connaissances.

3. **En fin d'ouvrage** : un dernier chapitre vous assurera une évaluation finale sous la forme de trois concours (écrit + oral) de l'admissibilité du concours :

- le premier, **entièrement corrigé** ;
- le deuxième, **partiellement corrigé** ;
- le troisième, **non corrigé.**

Ici encore, cette progression a été choisie pour augmenter non seulement la difficulté, mais également pour vous inciter à rechercher des réponses pertinentes et ainsi achever votre préparation au concours.

4. À la suite de tous ces exercices et révisions, nous vous souhaitons de belles réussites au concours. Nous espérons ainsi que, par l'ensemble de ces démarches et de cette progression, cet ouvrage répondra à vos attentes.

Les auteurs

TABLE DES MATIÈRES

PARTIE

1

Le concours : guide pratique

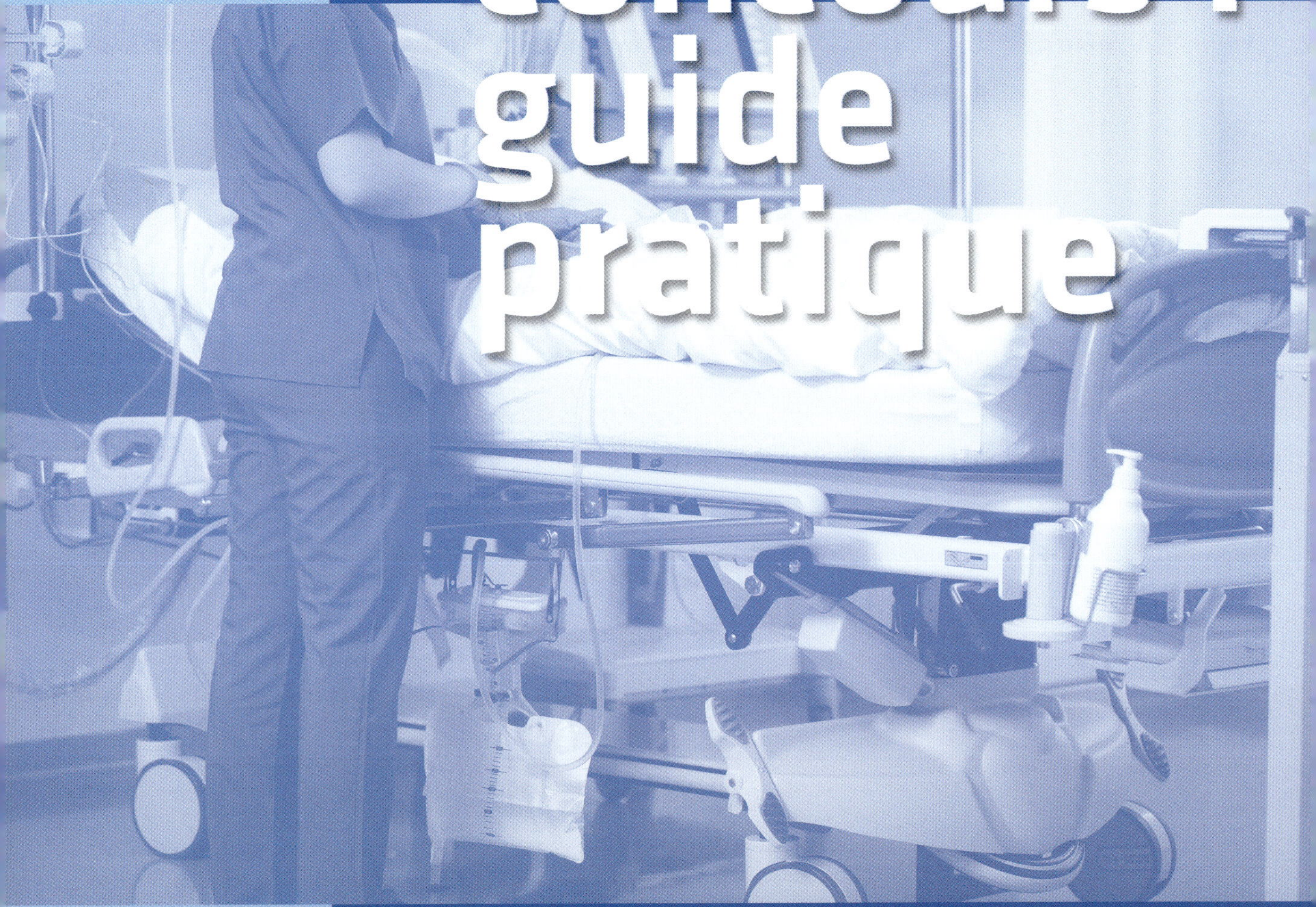

CHAPITRE 1

Organisation du concours[1]

Les conditions générales d'admission

Elles sont régies par l'arrêté du 23 juillet 2012, dans les articles 6 à 15.

Candidats titulaires d'un diplôme d'État permettant l'exercice en France

Pour être admis à suivre l'enseignement sanctionné par le diplôme d'État d'infirmier anesthésiste, les candidats doivent :

- être titulaires soit d'un diplôme, certificat ou autre titre mentionné à l'article L.4311-3 ou à l'article L.4311-12 du Code de la santé publique leur permettant d'exercer sans limitation la profession d'infirmier, soit d'un diplôme ou d'une autorisation d'exercice délivrée par le directeur régional de la Jeunesse, des Sports et de la Cohésion sociale chargé de la santé en application de l'article L.4311-4 du Code de la santé publique;
- justifier de 2 années minimum d'exercice, **en équivalent temps plein** de la profession d'infirmier au 1er janvier de l'année du concours;
- avoir subi avec succès les épreuves d'admission à la formation préparant au diplôme d'État d'infirmier anesthésiste, organisées par chaque école autorisée sous le contrôle du directeur général de l'agence régionale de santé et du président d'université;
- avoir acquitté les droits d'inscription au concours;
- avoir souscrit par convention l'engagement d'acquitter les frais de scolarité fixés.

Candidats étrangers titulaires d'un diplôme d'infirmier non validé pour l'exercice en France

Ces candidats doivent :

- justifier d'un exercice professionnel de deux ans;
- satisfaire aux tests de niveau professionnel et à une épreuve permettant d'apprécier leur maîtrise de la langue française.

Ces épreuves sont organisées dans l'école ou, à défaut, par le service culturel de l'ambassade de France dans le pays concerné. Les sujets sont proposés et corrigés par l'équipe pédagogique de l'école choisie par le candidat.

Un justificatif de prise en charge financière et médico-sociale pour la durée des études est exigé. Il devra être traduit par un traducteur agréé auprès des tribunaux français ou habilité à intervenir auprès des autorités judiciaires ou administratives d'un État membre de l'Union européenne ou d'un État partie à l'accord sur l'Espace économique européen ou de la Confédération suisse ou de la principauté d'Andorre.

1 Auteur : Catherine Muller.

Pour tous les candidats, français et étrangers, les pièces pour la constitution du dossier d'inscription sont énumérées à l'article 10 de l'arrêté du 23 juillet 2012.

Autres candidats

Peuvent être admis en formation :

- les titulaires du diplôme d'État de sage-femme;
- les étudiants ayant validé la 3e année du deuxième cycle des études médicales;
- les titulaires d'un diplôme d'État d'infirmier et d'un diplôme reconnu au grade de master.
- Ces candidats déposent auprès de l'école de leur choix un dossier comprenant : un *curriculum vitae*;
- les titres et diplômes;
- un certificat médical attestant que l'étudiant ne présente pas de contre-indication physique et psychologique à l'exercice de la profession;
- une lettre de motivation.

Ces candidats sont dispensés des épreuves d'admission. Ils sont sélectionnés sur dossier et entretien par le jury d'admission.

Ils peuvent être dispensés de la validation d'une partie des unités d'enseignement par le directeur de l'école, après avis du conseil pédagogique. Des compléments de formation peuvent être proposés par le directeur de l'école après avis du conseil pédagogique en fonction du cursus antérieur du candidat.

La préparation aux épreuves

La majorité des écoles dispensent une préparation de durée variable d'une école à l'autre.

Il existe des préparations «à distance».

Bien que l'objectif commun soit une aide à la révision des prérequis, il est à noter que chaque école y développe un programme spécifique. Le plus souvent, ces préparations permettent :

- des apports théoriques sur les thèmes principaux;
- des exercices pratiques avec corrections;
- des entraînements à l'écrit et à l'oral.

Les épreuves

Les épreuves de sélection évaluent l'aptitude des candidats à suivre l'enseignement et conduisent au diplôme d'État d'infirmier anesthésiste. Elles comprennent :

- une **épreuve écrite** et anonyme d'admissibilité de deux heures permettant d'évaluer les connaissances professionnelles et scientifiques du candidat en référence au programme de formation du diplôme d'État d'infirmier ainsi que ses capacités rédactionnelles;
- une **épreuve orale** d'admission (qui consiste en un exposé discussion avec le jury, précédée d'une préparation de durée identique pour tous les candidats) permettant d'apprécier les capacités du candidat :
- à décliner un raisonnement clinique et à gérer une situation de soins,
- à analyser les compétences développées au cours de son expérience professionnelle,
- à exposer son projet professionnel,
- à suivre la formation.

Pour chaque épreuve, une note au moins égale à la moyenne est exigée.

La période exceptionnelle vécue pendant l'épidémie de Covid (2020, voire 2021 pour certaines écoles) a été marquée par la mise en place de mesures spéciales pour les examens et concours.

Durant cette période, l'admission s'est réalisée dans certaines écoles par le rendu d'un dossier écrit (CV + lettre de motivation). À l'exemple du concours IBODE (modifié en 2022) et qui prévoit le rendu d'un dossier en remplacement de l'épreuve écrite, il se peut que des évolutions se fassent pour les IADE. C'est pourquoi nous avons fait le choix de vous proposer quelques conseils sur ce mode d'admission dans la seconde partie du chapitre 3.

Les dates des épreuves

Chaque école organise les épreuves d'admission sous la responsabilité du directeur de l'école. Les dates varient d'une école à l'autre. Généralement, elles se situent entre janvier et juin chaque année. La rentrée scolaire est toujours le premier jour ouvrable du mois d'octobre.
Le dépôt des dossiers et la clôture des inscriptions obéissent à ce principe organisationnel. Il est donc recommandé de consulter directement la ou les écoles de son choix (voir liste pages suivantes).

Les prérequis

L'arrêté du 23 juillet 2012 ne précise ni les prérequis attendus ni un programme de révision pour le concours d'entrée en école d'IADE.
Il est indispensable que chaque candidat réalise une réactualisation des connaissances acquises en IFSI. Toutefois, dans la perspective des études, certains thèmes méritent d'être approfondis. Ils font l'objet de cet ouvrage.

CHAPITRE 2

Liste des écoles IADE

École IADE	Adresse	Contact
Amiens	École IADE Hôpital Sud Avenue R.-Laënnec-Salouel 80054 Amiens Cedex 1	Tél. : 03 22 45 60 48 E-mail : ecole-iade@chu-amiens.fr
Besançon	École IADE IFPS Les Tilleroyes Rue des Tilleroyes 25030 Besançon Cedex	Tél. : 03 81 41 50 17 E-mail : ecole-anesthesiste@chu-besancon.fr
Bordeaux	École IADE IMS Pellegrin Rue Francisco-Ferrer 33076 Bordeaux Cedex	Tél. : 05 56 79 55 83 E-mail : sec-ecole.iade@chu-bordeaux.fr
Brest	École IADE CHU La Cavale blanche Boulevard Tanguy-Prigent 29609 Brest Cedex	Tél. : 02 98 34 71 01 E-mail : josiane.monot@chu-brest.fr
Caen	École IADE CHRU Avenue de la Côte-de-Nacre 14033 Caen Cedex	Tél. : 02 31 56 83 24 E-mail : iade-ibode-puer@chu-caen.fr
Clermont-Ferrand	École IADE CHU Hôpital G.-Montpied BP 69 63003 Clermont-Ferrand Cedex 1	Tél. : 04 73 75 13 56 E-mail : c.paulet@chu-clermontferrand.fr
Dijon	École IADE CHU 12 boulevard Maréchal-de-Lattre-de-Tassigny BP 77908 21019 Dijon Cedex	Tél. : 03 80 29 30 24 E-mail : iade@chu-dijon.fr
Grenoble	École IADE IFPS CHU Grenoble Alpes CS 10217 38043 Grenoble Cedex 9	Tél. : 04 57 04 12 02 E-mail : ecole-iade@chu-grenoble.fr
Lille	École IADE CHRU Institut Germez-Rieux Rue du Dr Schweitzer 59037 Lille Cedex	Tél. : 03 20 44 44 72 E-mail : ecole.iade@chru-lille.fr

(Suite)

École IADE	Adresse	Contact
Limoges	École IADE Le Cluzeau 23 avenue D.-Larrey 87042 Limoges Cedex	Tél. : 05 55 05 60 97 E-mail : iade@chu-limoges.fr
Lyon	École IADE IFCS Secteur Est 5 avenue Esquirol 69424 Lyon Cedex 03	Tél. : 04 72 11 67 10 E-mail : michele.dubost@chu-lyon.fr
Marseille	École IADE IRFSS Houphouët-Boigny 416 chemin de la Madrague 13314 Marseille Cedex 15	Tél. : 04 91 96 67 88 E-mail : amasegosa@ap-hm.fr
Montpellier	École IADE IFMS 1146 avenue du Père-Soulas 34059 Montpellier Cedex 5	Tél. : 04 67 33 88 35 E-mail : cfph-infirmiers-anest@chu-montpellier.fr
Nancy	École IADE Tour Marcel Brot 1 rue Joseph Cugnot CS 60034 54035 Nancy Cedex	Tél. : 03 83 15 80 73 E-mail : iade@chru-nancy.fr
Nantes	École IADE IFIS 50 route de Saint-Sébastien 44093 Nantes Cedex 1	Tél. : 02 40 84 67 45 E-mail : murielle.etienne@chu-nantes.fr
Neuilly-sur-Marne	École IADE Instituts de Formation Théodore-Simon (IFITS) 3 avenue Jean-Jaurès 93331 Neuilly-sur-Marne	Tél. : 01 49 44 36 44 E-mail : administration@ifits.fr
Nice	École IADE Fondation Bellet 10 avenue Banco 06300 Nice	Tél. : 04 92 03 21 20 E-mail : ecole-infirmier-anesthésiste@chu-nice.fr
Paris AP-HP	École IADE Batiment Leriche, 4e étage 8 rue Maria Héléna Vieira Da Silva 75014 Paris	Tél. : 01 40 27 40 10 E-mail : ecole.iade.dfc@aphp.fr
Pointe-à-Pitre (Guadeloupe)	École inter-régionale IADE CHU de Pointe-à-Pitre Abymes 97159 Pointe-à-Pitre Guadeloupe	Tél. : 05 90 93 48 80 E-mail : secretariat.iade@chu-guadeloupe.fr

(*Suite*)

École IADE	Adresse	Contact
Poitiers	École IADE CHU – 4e étage IRFPS 2 rue de la Milétrie BP 577 86021 Poitiers Cedex	Tél. : 05 49 44 37 78 E-mail : iade.secretariat@chu-poitiers.fr
Reims	École IADE CHU-IRF 45 rue Cognac-Jay 51092 Reims Cedex	Tél. : 03 26 78 74 61 E-mail : ecole.iade@chu-reims.fr
Rennes	École IADE CHRU Pontchaillou Rue H.-Le Guilloux 35033 Rennes Cedex 9	Tél. : 02 99 28 93 07 E-mail : ecole.iade@chu-rennes.fr
Rouen	École IADE CHU Charles-Nicolle ERFPS 1 rue de Germont 76031 Rouen Cedex 1	Tél. : 02 32 88 86 01 E-mail : secretariat.iade@chu-rouen.fr
Saint-Germain-en-Laye	École IADE UFR Simone Veil 2 avenue de la source de la Brièvre 78180 Montigny-le-Bretonneux	Tél. : 01 70 42 92 75 E-mail : ecoleiade.chips@ght-yvelinesnord.fr
Saint-Pierre (île de la Réunion)	IRIADE – GHSR BP 350 97448 Saint-Pierre Île de la Réunion	Tél. : 02 62 71 98 16 (ou 96.20) E-mail : iriade@ies-reunion.fr
Strasbourg	École IADE IRF 6 rue Saint-Marc 67000 Strasbourg Cedex	Tél. : 03 88 11 60 12 E-mail : ecoleIADE@chru-strasbourg.fr
Toulouse	École IADE Pôle régional d'enseignement et de formation aux métiers de la santé 74 voie Toec TSA 40031 31059 Toulouse Cedex 9	Tél. : 05 61 32 40 90 E-mail : eia.sec@chu-toulouse.fr
Tours	École IADE CHU 2 boulevard Tonnellé 37044 Tours Cedex 1	Tél. : 02 47 47 38 71 E-mail : ecole.iade@chu-tours.fr

Méthodologie des épreuves du concours d'entrée en école d'infirmiers anesthésistes[2]

Selon l'arrêté du 23 juillet 2012 relatif à la formation préparant au diplôme d'État d'infirmier anesthésiste, «les épreuves d'admission évaluent l'aptitude à suivre l'enseignement conduisant au diplôme d'État d'infirmier anesthésiste».
Ces épreuves comprennent une épreuve écrite d'admissibilité et une épreuve orale d'admission.

L'épreuve écrite d'admissibilité

L'épreuve écrite et anonyme d'une durée de deux heures doit permettre «*d'évaluer les connaissances professionnelles et scientifiques du candidat en référence au programme de formation du diplôme d'État d'infirmier ainsi que ses capacités rédactionnelles*». Il est nécessaire d'avoir une note égale ou supérieure à la moyenne pour être admissible.
Cette épreuve nécessite :

- d'une part, des connaissances sûres : il est essentiel de ne pas avoir à «trop réfléchir» pour répondre à l'ensemble des questions dans le temps imparti. **C'est le travail réalisé lors de vos révisions théoriques** ;
- d'autre part, d'avoir une méthodologie d'analyse rapide du contenu de la question afin d'y répondre précisément. **Ceci peut s'acquérir par l'entraînement** ;
- et enfin, de savoir gérer son temps.

Certaines données ne peuvent pas s'inventer ni se déduire : il faut impérativement les apprendre et les comprendre, donc les maîtriser pour mieux les retenir.
N'oubliez pas qu'il vous faudra apprendre plusieurs fois le même cours ou les mêmes données si vous désirez que vos connaissances soient stables dans le temps... et pas seulement en vue du jour de l'examen.

ATTENTION !

Le décret du 23 juillet 2012 ne prévoit pas de programme spécifique de révisions ou de prérequis pour le concours. C'est donc potentiellement l'ensemble du programme du diplôme d'État infirmier qui doit être révisé.
Il est impératif que **les connaissances acquises lors de vos études soient remises à jour** (exemples : nouvelle législation, découvertes scientifiques, publications, actualités, etc.).

[2] Auteur : Catherine Muller.

Méthodologie des révisions

Première étape : fixer des objectifs réalistes

Quelques conseils peuvent être utiles :

- **les définitions et le vocabulaire** doivent être appris par cœur ;
- **l'anatomie et la physiologie :** c'est la compréhension des phénomènes, des mécanismes physiopathologiques, des conséquences d'une intervention qui vous permet de retrouver les signes, le fonctionnement d'un organe. Il vous faut donc associer compréhension et mémorisation, car vous devrez savoir :
  - décrire la position des différents organes et leurs rapports anatomiques ;
  - décrire l'organe, son fonctionnement, les mécanismes physiologiques et leurs interactions ;
  - utiliser les termes anatomiques corrects pour réaliser et annoter des schémas.
- **les pathologies :** même principe que pour l'anatomie. Privilégiez la compréhension plutôt que la mémorisation pure. Concernant les pathologiques, vous devez savoir :
  - définir la pathologie, en expliquer le mécanisme physiopathologique ;
  - citer les signes cliniques, biologiques, autres ;
  - énoncer les éléments du traitement (médical, chirurgical) ;
  - argumenter les éléments de surveillance ;
  - déduire les complications possibles ;
  - énoncer les éléments du pronostic.
- **les résultats d'examens sont** à connaître par cœur.
- **la pharmacologie :** travaillez chaque famille médicamenteuse pour éviter de vous perdre. Vous devez savoir :
  - citer les classes pharmaceutiques et les médicaments principaux en DCI et spécialités ;
  - pour chaque classe : citer les principales indications, énoncer les effets attendus et les effets secondaires ;
  - argumenter les éléments de surveillance clinique, biologique et autres de chaque traitement ;
- **les soins infirmiers** (urgence, chirurgie, médecine, etc.) : en rapport avec la pratique des soins infirmiers, vous devez avoir une compréhension des phénomènes. Vous devez donc savoir :
  - formuler votre compréhension d'un cas au regard des données cliniques et paracliniques qui vous sont présentées dans le cas concret ;
  - énoncer les éléments de surveillance infirmière ;
  - citer les éléments d'éducation ;
  - argumenter le traitement à la lumière des problèmes présents et des résultats attendus.
- **la législation :** vous devez savoir :
  - citer les principaux textes qui régissent la profession ;
  - énoncer les grands principes réglementaires relatifs à la prise en charge IDE ;
  - énoncer les plans mis en œuvre ces dernières années (Charte du patient, Plan cancer, Plan douleur, etc.) ;
  - connaître le fonctionnement des institutions hospitalières.

Deuxième étape : organiser vos révisions

L'idéal est de commencer environ six mois à l'avance. Il peut être utile de faire un calendrier prévisionnel car il vous faut travailler régulièrement.

Les méthodes de travail sont fonction de vos habitudes. Vous savez s'il vous est plus facile de travailler votre mémoire :

- auditive : répéter à haute voix, réviser à deux en se posant des questions alternativement ;
- visuelle : écrire, faire des fiches ;
- ou les deux !

Il est indispensable d'organiser aussi votre travail selon un rythme qui vous correspond : le matin ou le soir, seul ou en groupe, dans une ambiance de travail au calme ou avec éventuellement un fond musical. En tout état de cause, se préparer au concours nécessite :

- d'être motivé ;
- d'être détendu (mais pas trop) et de gérer son stress ;
- de prendre du recul : c'est un concours, il faut être parmi les meilleurs ;
- de relativiser : si vous n'êtes pas sélectionné cette année, rien n'est perdu... il faudra recommencer en utilisant les erreurs commises pour mieux vous préparer.

Méthodologie de l'épreuve écrite

L'épreuve écrite peut être constituée de trois types de questions :

- de questions à choix multiples (QCM) ;
- de questions à réponse ouverte et courte (QROC) ;
- au moins une question rédactionnelle.

Répondre à un QCM

Une question à choix multiple (QCM) interroge les connaissances. Il existe plusieurs types de QCM qui consistent à :

- choisir la(les) réponse(s) parmi plusieurs propositions dans une liste ;
- répondre par «vrai» ou par «faux» ;
- relier des données parmi deux listes ;
- réorganiser dans l'ordre des informations listées dans le désordre.

Dans une épreuve de QCM, le système de notation est très important. Les règles sont exposées sur la copie : vous devez scrupuleusement vous y référer.

Vous devez être très attentif à la formulation de chaque QCM, aux mots utilisés et à la syntaxe de la phrase. La compréhension de la question doit éviter toute interprétation. Si vous ne connaissez pas la réponse, passez rapidement à la suivante. Le temps de lecture/réponse estimé pour un QCM est d'**une minute**.

Il est impératif que le choix de la réponse soit rapide, l'idéal étant de ne pas revenir sur votre premier choix. Vous n'avez pas le temps de mener une réflexion approfondie. Toutefois, vitesse ne veut pas dire précipitation : le QCM nécessite raisonnement, mémoire, déduction et analyse rapide. Il demande à la fois une grande vigilance, de la concentration, une rigueur.

L'exercice exige donc une grande concentration et l'entraînement avant le concours aide beaucoup.

Répondre à une question courte

Répondre à une question ouverte et courte (QROC) nécessite une grande rigueur : il faut répondre précisément à la question posée, en quelques mots et maximum 4-5 lignes. La forme de la question détermine le type de réponse attendu et l'entraînement est indispensable car vous ne devez pas perdre de temps pour trouver la réponse.

Une question à réponse ouverte et courte commence par un verbe qui indique très précisément la consigne (*voir* suite du chapitre). Repérez si la question attend une réponse générale (= de connaissance pure) ou plus ciblée, adaptée à une situation (= cas clinique).

Analyser l'attendu de la question

Lisez plusieurs fois attentivement l'ensemble des questions afin de repérer les notions essentielles et le contenu global attendu. Repérez si la question attend une réponse générale.

Dès la lecture de la question, il vous faut cibler les éléments principaux de votre réponse. L'énoncé de la question est très important, et en particulier le verbe qui précise la demande. **N'interprétez pas** : Les intitulés des questions utilisent des verbes précis qui représentent la consigne. Revenons sur quelques définitions :

- **annoter :** consiste à annoter une figure : noter le nom d'un organe ou à remplir un tableau (en général un mot) ;
- **citer, énumérer, lister :** consiste à donner le ou les éléments de réponse, sans aucune justification, donc inutile de vous attarder, vous pouvez utiliser des tirets ;
- **décrire :** signifie que vous devez citer les éléments de réponse et expliquer le phénomène afin de montrer que vous comprenez le déroulement des événements ;
- **expliquer :** consiste à donner des éléments en entrant dans le détail afin de faire comprendre votre réponse ;
- **argumenter :** signifie donner des éléments (ensemble de propositions) pour appuyer une affirmation ;
- **identifier :** signifie que vous devez retrouver des indices dans l'énoncé du cas. Attention, ces indices peuvent être explicites ou implicites. Dans ce cas, ce seront vos connaissances acquises qui vous permettront de les retrouver ;
- **analyser :** inutile de recopier le sujet, il vous est demandé de regrouper les informations (explicites ou implicites) en fonction d'objectifs de prise en charge ou de problèmes (réels ou potentiels) ;
- **définir :** consiste à donner la ou les significations d'un terme ou à regrouper dans une formule l'ensemble des caractères qui appartiennent à ce terme.

Élaborer la réponse

Délimitez bien votre réponse et tenez compte pour cela du temps imparti pour la traiter.
Évitez de répondre par des mots isolés, sans lien les uns avec les autres.
Pour répondre à une question ouverte, testez plusieurs méthodologies lors de vos révisions et vous pourrez les adapter le jour du concours. Exemples : pour une surveillance infirmière, vous pouvez la traiter en trois parties :

- surveillance locale, régionale et générale ;
- pour des complications, vous pouvez les traiter en trois parties : immédiate, retardée et à long terme ;
- pour une question sur des risques spécifiques par rapport à une situation, vous pouvez la traiter selon le risque infectieux, hémorragique, thromboembolique, etc.

Faites des phrases courtes, articulées entre elles : **utilisez un style aéré,** allez à la ligne ; ne rendez pas un texte trop dense qui ne permettrait pas au correcteur de voir tous les éléments essentiels. Mettez en évidence les points importants de la réponse.
Évitez les réponses «fourre-tout» répétant les mêmes éléments : le correcteur attend des termes précis. Utilisez les bons termes et un vocabulaire professionnel. Évitez les abréviations (ou précisez leur signification entre parenthèses).
Il est de bon ton *d'introduire sa réponse* avec une phrase reprenant les éléments de la question (cela permet parfois de donner une définition ou de cerner son sujet). Cela n'apporte pas forcément des points (quoique...), mais permet de préciser comment votre réponse est organisée :

- faites des phrases courtes, *centrées* sur la réponse ;
- utilisez un style clair et précis : **répondez à *la* question** posée ;
- utilisez un *vocabulaire professionnel* (exemple : «Je prends la tension» est à éviter et sera remplacé par «Je vérifie la tension artérielle») ;
- si c'est possible, préférez des tableaux (ou des schémas) à des paragraphes trop chargés.

Concernant les unités de mesure : notez systématiquement et précisément les unités utilisées (mmHg pour la pression artérielle, l/min pour les débits, etc.).

Les dilutions des agents pharmacologiques utilisés doivent comporter les unités correspondantes (mg/ml, µg/ml ou %).

Répondre à une question rédactionnelle

Le sujet proposé peut être un cas clinique ou une problématique sanitaire et sociale. Une réponse à une question rédactionnelle (issue d'un cas clinique) est réussie si elle est détaillée et rédigée, directement en lien avec le sujet. Elle doit comporter à la fois :
- un apport de connaissances ;
- une analyse pertinente de la situation ;
- une réponse argumentée, logique et surtout en lien avec les pratiques professionnelles infirmières.

Une question rédactionnelle attend une réponse **rédigée** sur deux pages environ.
Pour que la réponse soit réussie, il faut à la fois comprendre le sujet et y répondre précisément grâce à :
- une introduction montrant que vous avez compris le sujet ;
- l'apport de connaissances et d'éléments de compréhension (le sujet est rarement simple) ;
- le raisonnement détaillé des arguments apportés (professionnels, sanitaires, etc.) ;
- l'apport de solutions ou d'une réponse réaliste.

La copie doit donc comporter une introduction, une ou deux parties argumentées et une conclusion.
Une réponse à une question rédactionnelle (en lien avec la lecture et l'analyse d'un texte professionnel) peut être de plusieurs ordres : Il peut vous être demandé de :
- faire un résumé du texte ou du document ;
- identifier les idées principales ;
- exposer une discussion autour d'un thème qui vous est donné ou que vous choisissez.

Vous trouverez un exemple de sujet de ce type en fin d'ouvrage (*cf.* partie 3 «Entraînement au Concours»).

Conseils personnalisés

Traiter toutes les questions

Il ne s'agit pas de bâcler et d'aller trop vite : faites attention à votre écriture et aux abréviations que vous seul comprenez. Nous vous conseillons de :
- lire entièrement le sujet et souligner les mots-clés lors d'une seconde lecture et/ou noter une idée de réponse (temps conseillé : 5 minutes) ;
- répondre aux questions (temps conseillé : 1 h 50) ;
- relire (temps conseillé : 5 minutes).

Quelques conseils supplémentaires

- Tournez bien toutes les pages, n'oubliez aucune question.
- Ne consacrez pas plus de 5 minutes à chaque question.
- Débutez par celles dont vous maîtrisez bien le sujet ou qui ne demandent que quelques mots ou qui vous paraissent le plus faciles à traiter, et n'y revenez qu'au moment de la relecture.
- Respectez les marges, aérez, sautez des lignes (mais pas de signe distinctif sur la copie).
- Soignez la mise en page, évitez les ratures et le correcteur blanc systématique. Attention à l'orthographe et à l'écriture (le correcteur y est souvent sensible et peut se lasser en cas de fautes répétées).

Ne revenez jamais sur une question déjà traitée, c'est une perte de temps.

L'épreuve orale d'admission

«L'épreuve orale d'admission doit permettre d'apprécier les capacités du candidat :
- *à décliner un raisonnement clinique et à gérer une situation de soins ;*
- *à analyser les compétences développées au cours de son expérience professionnelle ;*
- *à exposer son projet professionnel ;*
- *à suivre la formation.*

Cette épreuve consiste en un exposé discussion avec le jury, précédée d'une préparation de durée identique pour tous les candidats.»

Cette épreuve a pour base l'étude d'un cas clinique que vous devez exposer. Elle se doit d'être le reflet de votre pratique quotidienne, l'idée étant bien d'exposer des pratiques professionnelles réalistes et exactes.

Il faut obligatoirement vous entraîner à cette épreuve, car vous devez montrer au jury :
- vos **connaissances théoriques + capacité d'observation et de raisonnement clinique**, c'est-à-dire trouver des éléments de diagnostic par l'observation directe (besoins du patient) ;
- **vos capacités à cerner une situation et à poser un problème** (± diagnostic infirmier), à mettre en œuvre des actions en reconnaissant les priorités ;
- **vos compétences techniques, d'organisation, relationnelles, de jugement et de raisonnement** ;

Ces compétences sont développées au cours de l'expérience professionnelle, utilisez donc la vôtre !

Méthodologie de l'épreuve orale

Préparation de l'exposé oral

Vous avez un temps prévu pour prendre connaissance du sujet et préparer votre oral.

Lisez le sujet une première fois pour prendre connaissance de la situation clinique. Puis relisez l'énoncé une ou deux fois assez lentement pour vous imprégner précisément de son contenu. Soulignez les mots-clés et définissez-les. Sélectionnez et reformulez les éléments essentiels de la situation pour mettre en évidence les actions qui sont prioritaires.

La recherche des éléments de réponse est d'autant plus facile que votre entraînement vous aura permis à la fois de connaître le sujet (éléments théoriques) et la façon d'y répondre (exposé pratique).

Écrivez lisiblement sur votre brouillon : utilisez des gros caractères, numérotez les pages afin de ne pas les confondre (n'écrivez pas au verso des pages).

Plan possible de votre exposé :
- **l'introduction** doit montrer d'emblée que vous avez compris le sujet : quel est le problème ? La demande ? Annoncez le fil conducteur, la priorité et le plan... C'est très sécurisant pour le jury de savoir où il va, et vous montrez ainsi que vous êtes organisé ;
- **première étape :** présentez les données sur la personne, sur l'environnement, formulez des hypothèses, faites des liens entre les différents domaines : administratif, prévention, organisation, éducatif, psychologique, etc. ;
- **deuxième étape :** formulez les problèmes, les objectifs, les actions (démarche de soins) ;
- **troisième étape :** faites ressortir les priorités (c'est toujours un sujet tourné vers une urgence, ou un problème) au regard de la gravité, du temps, du patient, etc. Dites ce que vous attendez quand vous faites une surveillance (prise en charge psychologique ⇒ écoute, information à donner, famille, etc.) ;

- **la conclusion** résume l'essentiel, elle élargit le sujet en amenant une idée nouvelle, une ouverture à la discussion, un questionnement. Montrez que vous avez terminé, au besoin, dites-le.

Si plusieurs questions sont posées, traitez-les dans l'ordre, et pour chacune, choisissez un plan.

Exposé oral de la situation clinique

Votre entrée dans la salle est très importante, vous prenez contact :
- le regard doit être direct (pas de fuite, pas de provocation) ;
- un regard vers chaque membre du jury pour repérer qui est qui ;
- préparez-vous mentalement à vivre la situation, afin de dédramatiser et d'éviter l'effet de surprise.

Annoncez le plan de votre présentation et faites le maximum pour vous y tenir. Argumentez vos choix (actions entreprises, surveillance effectuée, priorités retenues). Restez dans le champ de vos compétences ; différenciez bien ce qui est du domaine médical et ce qui est du domaine infirmier.

Il est impératif de vous entraîner à l'épreuve orale en sollicitant votre entourage professionnel et en utilisant les situations concrètes rencontrées au quotidien.

Exposé oral du projet professionnel

L'objectif est de parler de votre parcours et d'exposer au jury pourquoi vous voulez devenir infirmier anesthésiste. Faites court : maximum 5 minutes.
- Partez de votre expérience professionnelle (pour cela, utilisez votre CV) pour en exposer les étapes essentielles. Évitez de raconter votre parcours dans les détails ;
- Pour identifier vos compétences infirmières, vous pouvez utiliser **le référentiel de compétence infirmier** (arrêté du 31 juillet 2009 relatif au diplôme d'État infirmier). Vous aurez ainsi identifié vos points forts et, éventuellement, vos marges de progression : 10 compétences IDE.
- Montrez au jury votre connaissance du métier d'IADE et de sa pratique professionnelle : 7 compétences IADE et faites le lien avec vos compétences IDE.
- Vous devez apparaître comme un candidat motivé, qui s'interroge sur sa pratique et accepte la critique, capable d'être responsable de sa formation. Vous devez pouvoir évoquer votre projet professionnel et convaincre le jury qu'il est cohérent.

Conseils personnalisés

- Évitez trois erreurs :
  - ne pas être centré sur le sujet, donc exposer des banalités hors du contexte demandé (ce qui peut faire penser à une erreur de compréhension),
  - être trop généraliste, ne pas répondre spécifiquement au sujet (ce qui peut faire penser à un manque de connaissances),
  - exposer trop de détails qui ne permettent pas de finir l'exposé dans le temps imparti (ce qui peut faire penser à une insuffisance générale).
- Évitez les généralités, dites «je». Collez au sujet, ayez toujours à l'esprit cette question : «Que me demande-t-on précisément ?»
- Ne considérez rien comme évident, pensez toujours que le jury attend des réponses claires et professionnelles qui montrent vos compétences :
  - expliquez : raisonnement, causes... effets,
  - justifiez : prouvez, démontrez,
  - citez : énumérez,

- définissez : phrase courte,
- analysez : mettez en évidence un certain nombre d'éléments nécessaires pour cerner le problème et dégagez les priorités, trouvez des réponses adaptées.

- Écoutez bien les questions du jury pour y répondre précisément (regard vif, corps tonique). Si besoin ou si vous avez mal compris, demandez des précisions.
- Prenez quelques secondes de réflexion si nécessaire ;
- En cas de désaccord, montrez que vous avez compris la question et étayez votre opinion par un éclairage **argumenté et professionnel**.
- Acceptez la critique, évitez de dire : «Dans mon service, on fait toujours comme ça !»
- Adaptez-vous à l'auditoire, en fonction de qui pose la question, orientez votre réponse.
- Adoptez une tenue correcte (évitez le short/bermuda/tong), une attitude positive (regardez les différents membres du jury, souriez, faites preuve d'assurance dans vos propos).
- Évitez les gestes de nervosité (chewing-gum, balancement des jambes, craquement des doigts, stylo trituré, etc.), ayez une attitude ouverte, à l'écoute et montrez de l'intérêt pour ce qui se passe.
- Deux mots d'ordre : calme et précision.
- L'élément incontournable : le **stress** qui doit être stimulant et pas inhibant.
- Pensez à l'entraînement mais aussi à la relaxation et à la détente (exercices de respiration, contrôle de la voix, pauses et temps de silence, etc.).

TESTEZ VOTRE NIVEAU

Épreuve écrite (corrigé en fin de chapitre)

Question 1

Annotez cette coupe schématique du cœur et indiquez le sens du flux sanguin (figure 3.1).

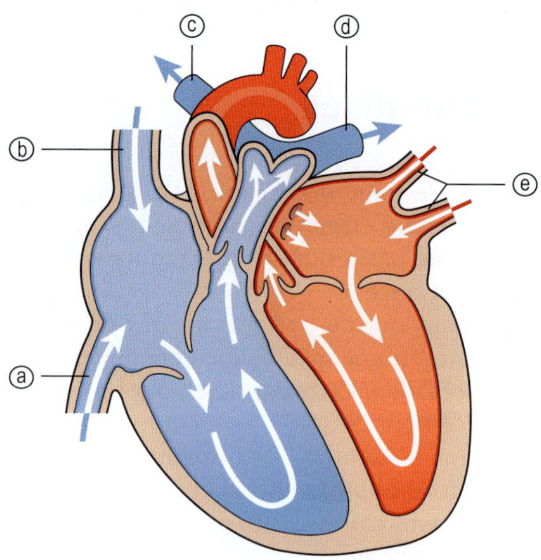

FIGURE 3.1. Flux sanguin dans le cœur.

Source : Grant A, Waugh A. Ross et Wilson. Anatomie et physiologie normales et pathologiques. 11e édition. Paris : Elsevier Masson ; 2011.

Question 2

Décrivez le polygone de Willis. Expliquez succinctement son rôle principal.

Question 3

Sur le tableau ci-dessous, nommez les nerfs crâniens.

I	
III	
V	
VI	
VII	
VIII	
XI	
XII	

Question 4

Entourez la (ou les) réponse(s) fausse(s).
Le globule rouge :
a. Il est également appelé érythrocyte
b. Il est composé d'un noyau et 4 hèmes
c. Il est produit dans la moelle osseuse
d. Il transporte l'oxygène et le gaz carbonique
e. Sa durée de vie est de 100 jours

Question 5

Entourez la (ou les) bonne(s) réponse(s).
Quelles sont les complications biologiques induites par un excès d'apport de bicarbonates ?
a. Une acidose respiratoire
b. Un excès de bicarbonates
c. Une hyperosmolarité
d. Une hyponatrémie
e. Une diminution de la libération tissulaire en oxygène

Question 6

Définissez une infection nosocomiale.
Expliquez le principal mode de transmission des infections nosocomiales.

Question 7

Citez trois types de médicaments anticoagulants, et pour chaque famille donnez un exemple et sa voie d'administration.

Question 8

1. Citez les trois principales classes de diurétiques utilisés dans le traitement de l'hypertension artérielle.
2. Donnez leurs principaux effets hydro-électrolytiques.

Question 9

Pharmacodynamie : entourez la ou les proposition(s) exacte(s).
a. Elle permet d'étudier l'efficacité d'un traitement
b. Elle permet de développer la notion de placebo
c. Elle permet de prévenir les effets indésirables
d. Elle permet l'étude du devenir du médicament dans l'organisme
e. Toutes ces affirmations sont exactes

Question 10

Citez cinq types différents de micro-organismes.

Question 11

Quels types de lavage des mains peuvent être remplacés par l'utilisation de SHA (solution hydro-alcoolique) ?

Question 12

1. Définissez ce qu'est un AVC.
2. Citez les facteurs de risque d'un AVC.
3. Précisez les mécanismes de survenue d'un AVC.

Question 13

Entourez la (ou les) réponse(s) exacte(s).

Concernant les rôles du placenta au cours de la grossesse, vous retenez que :

a. Le placenta sécrète des hormones qui diminuent les contractions
b. Le placenta produit une rétention hydrique chez la femme
c. Le placenta entraîne une diminution de la masse sanguine de la mère
d. Le placenta prépare les seins à la lactation
e. Le placenta gêne la production du bouchon muqueux

Question 14

Au regard du Code de la santé publique, relatif aux actes professionnels de la profession d'infirmier ou d'infirmière, pour chacun des actes cités cochez le (ou les) bons items.

	Rôle propre	Sur prescription médicale	Sur prescription médicale, à condition qu'un médecin puisse intervenir à tout moment
Instillation de collyres			
Extraction de fécalomes			
Aspiration des sécrétions d'un patient intubé			
Utilisation d'un défibrillateur manuel			
Pose de dispositifs transcutanés			
Ventilation manuelle instrumentale par masque			
Ablation de cathéters centraux et intrathécaux			

Question 15

Vous êtes IDE en salle de surveillance post-interventionnelle.

M. X doit bénéficier d'une PCA morphine (prescription : bolus 1 mg, intervalle 5 minutes, dose maximale sur 4 heures = 20 mg ; période réfractaire 10 minutes).

Expliquez et justifiez les éléments indispensables que doit comporter l'ordonnance.

Question 16

Infirmière dans une unité de soins, vous devez poser une voie veineuse périphérique (perfusion prête). Énumérez les précautions et les mesures à prendre pour le patient et vous-même, lors de la réalisation de ce geste.

Question 17

Donnez cinq signes cliniques de l'hypoglycémie.

Question 18

Définissez l'état de choc. Citez les différents types d'état de choc.
Citez les principaux signes cliniques de l'état de choc hémorragique.

Question 19

Citez les buts du chariot d'urgence.

Question 20

Entourez la (ou les) bonne(s) réponse(s).
Selon les recommandations HAS (2005), les contre-indications formelles à la pose d'une voie veineuse périphérique sur le bras sont :

a. Une hémiplégie récente
b. Un curage axillaire ganglionnaire
c. La présence d'une fistule artérioveineuse
d. Un antécédent de cancer ou tumoral sur le membre
e. La présence d'une prothèse orthopédique ou vasculaire

Question 21

Au regard des résultats des épreuves de Beth-Vincent exposés dans le tableau, déterminez le groupe du patient, le groupe du culot et si la transfusion est possible ou impossible.

	Test de Beth-Vincent				**Transfusion**
	Patient	Culot	Groupe patient	Groupe culot	Possible ou impossible
1. Anti-A Anti-B	◍ ○	○ ○			
2. Anti-A Anti-B	◍ ◍	◍ ○			
3. Anti-A Anti-B	○ ○	◍ ○			
4. Anti-A Anti-B	○ ◍	○ ○			
5. Anti-A Anti-B	◍ ◍	○ ◍			

Légende ◍ : Agglutiné ; ○ Non agglutiné

Question 22

Citez les signes annonciateurs d'une crise d'asthme.

Question 23

Entourez la (ou les) réponse(s) juste(s).
Un infirmier diplômé d'État peut poser un défibrillateur semi-automatique :
a. Uniquement si un médecin est présent
b. Uniquement sur prescription médicale
c. Dès qu'un arrêt cardiaque est constaté
d. En préventif devant toutes douleurs thoraciques
e. Sur rôle propre

Question 24

Erreurs médicamenteuses : parmi ces propositions, quelle(s) sont celle(s) qui sont les plus fréquentes ? Entourez la ou les bonne(s) réponse(s).
a. Une erreur de délivrance
b. Une erreur de voie d'administration
c. Une erreur de programmation de débit
d. Une erreur de prescription
e. Une erreur de patient

Question 25

Donnez la définition des signes suivants :
- SSPI
- ANSM
- CSE
- CME
- CLIN
- EFS
- CESU
- EPP
- SMUR
- DAE

Question rédactionnelle

Un enfant de 13 ans est admis aux urgences à 13 heures suite à un accident de la voie publique (AVP) à la sortie de l'école sur un passage piéton.
Il présente un traumatisme crânien sans perte de connaissance initiale, le score de Glasgow à 15, la fréquence cardiaque à 110 pulsations/min et une TA à 110/72 mmHg. Il se plaint de céphalées et de douleurs abdominales en rapport avec un hématome sous-cutané temporal droit et une douleur costale gauche en rapport avec des dermabrasions.
À l'arrivée au service d'accueil des urgences (SAU), il est accompagné seulement par les pompiers. Trois heures après son arrivée au SAU, il présente un épisode de vomissements en jet accompagné d'une agitation importante et d'une altération de son état de conscience. Le médecin vous demande de préparer l'enfant pour un scanner cérébral qui est prévu à 16 h 15.
1. Définissez la notion d'intervalle libre.
Quel score permet de suivre le niveau de conscience d'un patient ?
Expliquez la cotation de ce score et ses résultats.
2. Expliquez le rôle de l'infirmier dans la prise en charge et la surveillance de cet enfant, depuis son arrivée aux urgences.
3. Comment vous organisez-vous et comment procédez-vous ?

CORRIGÉS

Pour chaque réponse, appliquez le barème proposé. Voyez en fin de chapitre pour évaluer vos résultats.

QUESTION 1 (0,1 POINT/RÉPONSE JUSTE = 0,5)

a. Veine cave inférieure. **b.** Veine cave supérieure. **c.** Artère pulmonaire droite. **d.** Artère pulmonaire gauche. **e.** Veines pulmonaires gauches.

QUESTION 2 (0,1 POINT/ÉLÉMENT DE RÉPONSE = 0,8)

1. Le polygone de Willis réalise au niveau de la selle turcique une anastomose entre les branches de division du tronc basilaire (union des deux artères vertébrales) et les branches de division des carotides internes formant ainsi un cercle vasculaire.
2. Son rôle est d'assurer la vascularisation cérébrale bilatérale, et, en cas de problème, de poursuivre l'apport sanguin par la mise en place d'un système de suppléance en réseau.

QUESTION 3 (0,05 POINT/ÉLÉMENT DE RÉPONSE = 0,4)

I : nerf olfactif ; III : nerf moteur oculaire commun ; V : nerf trijumeau ; VI : nerf moteur oculaire externe ; VII : nerf facial ; VIII : nerf auditif ; XI : nerf spinal ; XII : nerf grand hypoglosse.

QUESTION 4 (0,1 POINT/ÉLÉMENT DE RÉPONSE = 0,2 – SI ERREUR : 0)

Réponses fausses : **b.** ; **e.**

QUESTION 5 (0,1 POINT/RÉPONSE JUSTE = 0,3 – SI ERREUR : 0)

Réponses exactes : **b.** ; **c.** ; **e.**

QUESTION 6 (0,1 POINT POUR LA DÉFINITION + 0,5 = 0,6)

1. C'est un état infectieux contracté par le patient 48 heures après son admission à la suite de soins ou d'examens réalisés dans un but diagnostique ou thérapeutique.
2. On estime que la transmission par contact direct, le plus souvent par manu-portage, rend compte de plus de 90 % des transmissions des agents infectieux à l'hôpital.
Il s'agit avant tout de la transmission manu-portée de micro-organismes d'un site réservoir (flores des patients) à un site accessible aux micro-organismes grâce à la présence des «procédures invasives», cathéters vasculaires, sondes urinaires, plaie opératoire, sondes d'intubation.

QUESTION 7 (0,1 POINT/ÉLÉMENT DE RÉPONSE = 0,8)

Héparines	SC	Calciparine®
	IV	Héparine®
HBPM	SC	Clivaline® Fragmine® Fraxiparine® Innohep® Lovenox®
AVK	PO	Apegmone® Coumadine® Sintrom® Pindione® Préviscan®
Anticoagulants oraux directs : Inhibiteur de la thrombine Inhibiteur du facteur Xa	PO	Pradaxa® Xarelto®

QUESTION 8 (0,2 POINT/ÉLÉMENT DE RÉPONSE = 0,6)

1. Diurétiques de l'anse de Henlé, type furosémide (Lasilix®). Ils augmentent l'élimination de l'eau, du sodium et du potassium.
2. Diurétiques thiazidiques : action au niveau du segment proximal du tube distal. Ils influent sur l'élimination de l'eau, du sodium et du potassium.
3. Diurétiques du segment distal et du tube distal, ce sont les diurétiques épargneurs de potassium type spironolactone (Aldactone®). Ils augmentent l'élimination de l'eau et du sodium et réduisent l'élimination du potassium.

QUESTION 9 (0,1 PAR RÉPONSE JUSTE = 0,2)

Réponses exactes : **c.** ; **d.**

Question 10 (0,1 point/item = 0,5)

Virus, champignons ou levures, bactéries, parasites, prions.

Question 11 (0,2 point/item = 0,6)

L'utilisation de SHA peut remplacer le lavage simple des mains, le lavage hygiénique et le lavage chirurgical.

QUESTION 12 (0,1 POINT/ITEM = 1)

1. L'AVC (accident vasculaire cérébral) correspond à une anomalie clinique (quelle qu'elle soit), secondaire à une lésion anatomique d'un ou de plusieurs vaisseaux cérébraux.
2. Les facteurs de risques sont : l'hyper-TA, le tabagisme, l'hypercholestérolémie, le diabète.
Il existe deux mécanismes : ischémique et hémorragique.

QUESTION 13 (0,1 POINT/RÉPONSE = 0,3 – SI ERREUR : 0)

Réponses exactes : **a.** ; **b.** ; **d.**

QUESTION 14 (0,1 POINT/RÉPONSE = 0,7)

	Rôle propre	**Sur prescription médicale**	**Sur prescription médicale, à condition qu'un médecin puisse intervenir à tout moment**
Instillation de collyres	X		
Extraction de fécalomes		X	
Aspiration des sécrétions d'un patient intubé	X		
Utilisation d'un défibrillateur manuel			X
Pose de dispositifs transcutanés		X	
Ventilation manuelle instrumentale par masque	X		
Ablation de cathéters centraux et intrathécaux			X

QUESTION 15 (2 POINTS)

L'ordonnance doit impérativement comporter les éléments suivants :

- tous les éléments indispensables d'une ordonnance médicale (nom du patient, âge, type de produit à injecter, voie d'administration, dosage, durée du traitement, nom et signature du médecin, date) ;
- plus :
  - la concentration et/ou la dilution de la solution de morphine,
  - la dose du bolus d'injection,
  - la période réfractaire (en minutes),
  - la dose maximale sur 4 heures,
  - si débit continu ou non,

le tout accompagné d'un protocole de surveillance et d'adaptation du traitement.

QUESTION 16 (0,1 POINT/RÉPONSE = 0,9)

1. Lavage de mains, préparation du matériel et vérification de l'intégrité de l'emballage du cathéter et de la date de péremption.
2. Lavage de mains.
3. Préparation et antisepsie de la peau du patient, en fonction du protocole de service.
4. Port de gants et du masque.
5. Choix du cathéter en fonction de la veine à ponctionner et du site d'implantation.
6. Ne pas recapuchonner les aiguilles, les éliminer dans un container spécifique.
7. Pansement stérile occlusif après avoir éliminé toute trace de sang autour du point de ponction.
8. Transmissions.

QUESTION 17 (0,1 POINT/RÉPONSE = 0,5)

- Sensation de faim.
- Pâleur.
- Sueurs, tremblements.
- Hallucinations, délires, agitation, troubles neurologiques.
- Troubles de la vision.

QUESTION 18 (0,2 POINT POUR LA DÉFINITION + 0,1 PAR ÉLÉMENT DE RÉPONSE = 1)

1. L'état de choc se caractérise par une défaillance circulatoire, responsable d'une hypoperfusion cellulaire aiguë et durable. L'apport d'oxygène aux cellules n'est plus adapté à leurs besoins : il y a une souffrance cellulaire, responsable d'un défaut de perfusion tissulaire et d'une carence d'énergie pour la cellule.
2. Classiquement, on distingue quatre types de choc :

- choc cardiogénique ;
- choc hypovolémique ;
- choc distributif ;
- choc obstructif.

3. Les principaux signes cliniques de l'état de choc hémorragique (qui est un choc hypovolémique) sont :

- tachycardie ;
- hypotension ;
- dyspnée à type de polypnée ;
- signes d'hypoperfusion tissulaire généralisée :
  - pâleur, teint cireux,
  - extrémités froides, cyanosées,
  - marbrures prédominantes aux genoux,
  - temps de recoloration cutanée > 3 secondes,
  - oligo-anurie,
  - agitation confusionnelle.

QUESTION 19 (0,1 POINT/RÉPONSE = 0,3)

Les trois buts du chariot d'urgence sont :

1. Disposer d'un matériel d'urgence simple, standardisé, actualisé, immédiatement disponible et opérationnel.

2. Réunir en un même lieu le matériel et les drogues nécessaires à la réanimation d'une urgence vitale.

3. Éviter les déplacements inutiles.

QUESTION 20 (0,1 POINT/RÉPONSE = 0,4 – SI ERREUR : 0)

Réponses exactes : **b.** ; **c.** ; **d.** ; **e.**

QUESTION 21 (0,1 POINT/RÉPONSE = 0,5 – SI UNE ERREUR : 0)

Réponses exactes :

- Test 1 : A – O => possible.
- Test 2 : AB – A => possible.
- Test 3 : O – A => impossible.
- Test 4 : B – AB => impossible.
- Test 5 : AB – B => possible.

QUESTION 22 (0,1 POINT/RÉPONSE = 0,4)

- sensation de gêne respiratoire ;
- bruits à l'expiration, sifflements + toux associée ;
- oppression thoracique liée à l'obstruction bronchique ;
- diminution de 30 % du débit expiratoire de pointe au *peak flow* par rapport à l'état de base.

QUESTION 23 (0,1 POINT/RÉPONSE = 0,1 – SI UNE ERREUR : 0)

Réponse exacte : **c** ; **e**.

QUESTION 24 (0,1 POINT/RÉPONSE = 0,4)

Réponses exactes : **a** ; **b** ; **c** ; **e**.

QUESTION 25 (0,1 POINT/RÉPONSE = 1)

- SSPI : Salle de surveillance post-interventionnelle.
- ANSM : Agence nationale de sécurité du médicament et des produits de santé.
- CSE : Comité social d'établissement.
- CME : Commission médicale d'établissement.
- CLIN : Comité de lutte contre les infections nosocomiales.
- EFS : Établissement français du sang.
- CESU : Centre d'enseignement et des soins d'urgence.
- EPP : Évaluation des pratiques professionnelles.
- SMUR : Service mobile d'urgence et de réanimation.
- DAE : Défibrillateur automatique externe.

QUESTION RÉDACTIONNELLE (5 POINTS AU TOTAL)

1. L'intervalle libre est la période où le patient ne présente pas de signe clinique entre un événement déclenchant et l'apparition de signes pathologiques. Il signe l'existence d'un épanchement sanguin cérébral (extra-dural, sous-dural ou intracérébral) en cas de traumatisme crânien.

Score de Glasgow

Ouverture des yeux	Réponse verbale	Réponse motrice
1. Nulle 2. À la douleur 3. À la demande 4. Spontanée	1. Nulle 2. Incompréhensible/gémissement 3. Inappropriée 4. Confuse 5. Normale	1. Nulle 2. Extension stérérotypée/décérébration 3. Flexion stéréotypée/décortication 4. Évitement/retrait 5. Orientée/localise 6. Aux ordres

Glasgow = 15 : état de conscience normale. Glasgow ≥ 7 : coma. Glasgow = 3 : coma profond.

2 et 3. Prise en charge du patient :

- vérifier identité de l'adolescent de 13 ans (conscient) ;
- récupérer les antécédents médicaux, allergiques et chirurgicaux ;
- contacter les parents (parents divorcés) ;
- rassurer, écouter, être disponible.
- Surveillance :
- surveillance du patient (clinique et paraclinique) et paramètres vitaux (fréquence cardiaque, TA, SpO_2) ;
- enfant toujours accompagné car mineur ;
- surveillance neurologique ;
- douleur (EVA).
- Mise en sécurité de l'enfant (3 heures après) :
- appel du médecin ;
- faire amener le chariot d'urgence ;
- position latérale de sécurité ;
- vérification de la présence d'une aspiration fonctionnelle ;
- mise en place d'une oxygénothérapie si désaturation ;
- réchauffement si hypotherme ;
- mesure de paramètres hémodynamiques et ventilatoires.

Diagnostics possibles : hématome extradural avec intervalle libre ou rupture de rate. Conditionnement de l'enfant en vue du scanner :

- vérification voie veineuse et perfusions ;
- bilan sanguin ;
- préparer et installer monitorage de transport ;
- appel médecin.

Le bilan du test

Notez votre copie, de manière la plus honnête possible.

Question	Points obtenus	Sur	Question	Points obtenus	Sur
Question 1		0,5	Question 2		0,8
Question 3		0,4	Question 4		0,2
Question 5		0,3	Question 6		0,6
Question 7		0,8	Question 8		0,6
Question 9		0,2	Question 10		0,5
Question 11		0,6	Question 12		1
Question 13		0,3	Question 14		0,7
Question 15		2	Question 16		0,9
Question 17		0,5	Question 18		1
Question 19		0,3	Question 20		0,4
Question 21		0,5	Question 22		0,4
Question 23		0,1	Question 24		0,4
Question 25		1	Question rédactionnelle		5
Total :					**20**

VOUS AVEZ MOINS DE 7/20 : AÏE !

Commencez vos révisions rapidement.

VOUS AVEZ ENTRE 7 ET 10/20 : COURAGE !

Renforcez vos efforts et vos révisions dans l'ensemble des domaines concernés.

VOUS AVEZ ENTRE 10 ET 15/20 : ENCORE UN EFFORT !

Poursuivez vos efforts, vous êtes quasiment prêt. Un complément de révision vous permettra de renforcer vos connaissances.

VOUS AVEZ PLUS DE 15/20 : BRAVO !

Vous êtes absolument prêt pour le concours.

Conseils pour les épreuves aménagées[3]

Durant la pandémie de Covid-19, un grand nombre d'écoles d'IADE (mais aussi d'autres spécialités) ont dû adapter les épreuves d'admissibilité. Le concours écrit sur table ne pouvant pas être organisé, la sélection initiale s'est faite sur le rendu d'un dossier.
Après cette 1re sélection, l'épreuve orale d'admission a parfois pu rester identique au concours habituel. Ce mode de sélection peut être reconduit à l'avenir, en cas de nouvelle épidémie ou de situation exceptionnelle.
Par ailleurs, il est à noter que la sélection sur dossier est déjà mise en place pour la sélection des IPA (Infirmiers de pratique avancée) depuis 2018 et le sera pour l'admission en école d'IBODE en 2023 (arrêté du 27 avril 2022). Dans ce contexte, il nous a donc semblé opportun de donner quelques conseils sur ce sujet, au cas où des sélections en école d'IADE évoluent vers ce mode de sélection dans l'avenir.

Les attendus des épreuves d'admissibilité sur dossier

Parmi toutes les pièces administratives à rendre, le curriculum vitæ et la lettre de motivation occupent une place essentielle.
Dans les épreuves aménagées, il faut bien comprendre que l'épreuve écrite, chargée de vérifier les connaissances académiques et la capacité à réussir un examen sur table, se trouve ainsi remplacée par ces deux documents, ce qui ne signifie en rien que « cela est plus facile ».
Force est de constater que, depuis 2 ans, nombre de candidats qui se sont présentés à des épreuves aménagées n'ont pas pris la mesure de l'importance de ce dossier, qui est un vrai moyen de sélection. En effet, le candidat doit utiliser son CV et sa lettre de motivation pour montrer et valoriser un parcours, des motivations et une projection dans une formation professionnelle et un nouveau métier.
Des éléments incontournables sont essentiels et la constitution de ce dossier ne doit en aucun cas être négligé. En effet, au travers de ces documents, le jury doit identifier des connaissances, des capacités, des compétences et des engagements professionnels.
D'un point de vue général :

- **l'expression écrite doit être bonne** : pas de fautes d'orthographe ni de syntaxe, le vocabulaire professionnel adapté, les écrits précis et concis et répondent précisément à l'attendu ;
- **le CV détaillé** doit être complet et exhaustif, afin que le jury identifie toutes les expériences et les formations (initiale et continue) professionnelles et personnelles, les compétences acquises, y compris dans le domaine social, sportif ou associatif ;
- **la lettre de motivation doit précisément expliciter celles-ci en lien avec les expériences professionnelles vécues et la vision du futur métier d'IADE** : elle doit être personnelle car elle vous permet de montrer :
  – la richesse de votre parcours (quel qu'il soit) et les compétences acquises,

[3] Auteur : Catherine Muller.

- votre intérêt pour la formation IADE, en cohérence avec vos expériences antérieures,
- vos attentes vis-à-vis de la formation,
- votre vision du métier d'IADE et le pourquoi de ce choix d'évolution professionnelle.

Votre projet doit apparaitre cohérent, réfléchi et posant les bases d'une future carrière IADE, dont vous saurez exposer ses contours d'exercice et les contraintes liées au métier.

La préparation du dossier d'admissibilité

Cette préparation va nécessiter environ 1 mois de travail.

Première étape : rassembler toutes les pièces administratives utiles

Référez-vous au dossier demandé, soyez précis et exhaustif. N'omettez aucun document, respectez scrupuleusement les demandes.
Ce conseil peut vous paraitre inutile, toutefois, un dossier incomplet peut être rejeté et vous mettre dans la difficulté pour le finaliser avant la date limite de rendu attendue.
Dans cette 1re étape, rassemblez aussi vos anciens agendas, vos différents contrats de travail et évaluations professionnelles, toutes les attestations de formation professionnelle et personnelle, etc. À cette étape, ne faites pas de tri.

Deuxième étape : la synthèse et la préparation

Il vous faut réponse à cette double demande : comment mettre en valeur mon parcours et mon projet professionnel et de formation ? Réponse : grâce à un CV et à une lettre de motivation.

Mettre en valeur son parcours

Vous vous présentez au concours d'entrée en formation IADE, riche de votre parcours, fruit de votre personnalité, de vos aspirations et de votre projet professionnel et personnel. Le dossier que vous constituez doit refléter toute cette richesse.

Recenser tous les éléments du parcours

Pour cela, à l'aide de tous les documents que vous avez rassemblés, notez sur une feuille de papier **toutes** vos expériences, même celles qui vous semblent banales ou courtes. Ne minimisez aucune expérience. Pour chacune, notez les tâches spécifiques qui vous ont été confiées (ex. : groupe de travail, tutorat...) et les compétences acquises.
Identifiez les réalisations que vous avez faites seul(e), et celles réalisées en groupe : pour chacune, vous pourrez identifier des compétences à valoriser.
Listez vos formations professionnelles (initiales et continues, extraprofessionnelles, associatives, bénévoles, etc.) et identifiez les savoirs spécifiques que vous y avez acquis (c'est ce qui vous différenciera des autres candidats).
Pour cet état des lieux :

- ne négligez aucun détail (vie associative, personnelle, professionnelle...) ;
- appuyez-vous sur des exemples concrets ;
- soyez aussi complet que possible ;
- laissez-vous du temps, la réflexion à distance vous apportera souvent des réponses (faites des pauses dans ce travail de recensement).

Évaluez vos acquis et vos compétences professionnelles

Évaluez vos compétences IDE (voir annexe « Compétences » en fin d'ouvrage) et identifiez celles acquises, à développer et non acquises.
Faites le lien avec les expériences que vous avez recensé dans votre parcours : vous découvrirez très probablement des points communs ou récurrents, et qui vont vous être utiles pour vous projeter dans le futur métier d'IADE que vous souhaitez faire après la formation.
Faites le lien avec les compétences IADE, ce qui vous permet d'identifier votre marge de progression et donc vos besoins et attentes durant la formation IADE. Certaines compétences IADE sont la suite des compétences IDE appliquées à l'anesthésie-réanimation, d'autres sont du cœur de métier IADE, elles sont donc à acquérir durant la formation.
Attention donc, vous ne pouvez pas exposer au jury que vous avez déjà acquis des compétences IADE !

LES 7 COMPÉTENCES IADE

1. Anticiper et mettre en place une organisation du site d'anesthésie en fonction du patient, du type d'intervention et du type d'anesthésie.
2. Analyser la situation, anticiper les risques associés en fonction du type d'anesthésie, des caractéristiques du patient et de l'intervention et ajuster la prise en charge anesthésique.
3. Mettre en œuvre et adapter la procédure d'anesthésie en fonction du patient et du déroulement de l'intervention.
4. Assurer et analyser la qualité et la sécurité en anesthésie réanimation.
5. Analyser le comportement du patient et assurer un accompagnement et une information adaptée à la situation d'anesthésie.
6. Coordonner ses actions avec les intervenants et former des professionnels dans le cadre de l'anesthésie-réanimation, de l'urgence intra et extrahospitalière et de la prise en charge de la douleur.
7. Rechercher, traiter et produire des données professionnelles et scientifiques dans les domaines de l'anesthésie, la réanimation, l'urgence et l'analgésie.

Mettez en avant vos qualités... tout en ayant conscience de vos difficultés

Parler de soi n'est pas évident dans un tel dossier : il faut se valoriser, tout en ne donnant pas l'impression de parler d'une personne idéale. Il est important que votre dossier reflète votre véritable personnalité et votre parcours. Pour vous aider, répondez spontanément à ces quelques questions :

En cas de difficulté, je suis...	
Quand on me confie une mission, je...	
Face à l'inconnu, je suis...	
Au travail, mes collègues me qualifient de...	
Dans ma vie personnelle, je suis...	
Quand j'ai pris un engagement, je...	
Dans un groupe, je suis plutôt...	
Les autres disent de moi que je suis...	
Face aux critiques, je sais...	
Avec mes amis, je suis plutôt...	

Vous avez probablement identifié vos points forts et des zones plus fragiles. Connaitre vos points faibles ne veut aucunement dire les partager ! Sachez les transformer en objectifs pour progresser et évoluer.

Et enfin : posez-vous les bonnes (dernières) questions

Avant de passer à l'étape suivante (celle de la rédaction), posez-vous les questions essentielles :

- Qui suis-je et qu'est-ce que je veux montrer ?
- Qu'est-ce que je veux faire et pourquoi j'en suis là ?
- Comment je souhaite montrer ce que je veux et ce que je vaux ?

Choisissez les expériences qui mettent le mieux en valeur votre personnalité et votre parcours. Identifiez les expériences qui se ressemblent parce qu'elles font appel aux mêmes aptitudes, elles seront un socle solide de votre dossier (*exemple : dans votre métier IDE, vous avez travaillé dans des équipes ou des spécialités pour lesquelles la cohésion était essentielle – dans votre vie personnelle, vous êtes entraineur d'une équipe de sport ou chef d'orchestre => ces deux expériences distinctes nécessitent les mêmes aptitudes, capacités et positionnement*). À vous de trouver votre richesse !

La rédaction du CV et de la lettre de motivation

Ces deux documents doivent vous mettre en valeur de manière exhaustive et parfaitement véridique.

Le curriculum vitæ

Le CV fait idéalement une page, deux maximum. Il va vous permettre de synthétiser un grand nombre d'informations recueillies pendant votre travail de préparation, vous y mettrez en lumière vos réalisations et réussites. Ce document peut paraitre rigide et formel : c'est vrai sur sa forme, mais en fait, il vous laisse une grande liberté dans son contenu.

Un conseil général : les données doivent être présentées dans l'ordre chronologique, de la plus récente à la plus ancienne. Le jury saura ainsi immédiatement quelle est votre activité actuelle.

Un CV réussi est celui qui réunit **à la fois** :

- Vos données essentielles :
  - état civil,
  - expériences et compétences professionnelles (pour chacune, la fonction occupée, les missions effectuées et les compétences spécifiques mobilisées),
  - formations initiale et continue, professionnelle et personnelle (pour chacune, la plus-value qui en a été retirée),
  - centres d'intérêt et compétences sociales ;
- une mise en page claire, concise et hiérarchisée ;
- une visualisation de la logique de votre parcours.

Il n'y a pas de forme spécifique attendue mais quelques règles de forme incontournables.

Pensez à auto-évaluer votre CV (voir en fin de chapitre).

La lettre de motivation

Elle doit faire deux à trois pages, selon le calibrage attendu.

Nous vous conseillons de respecter ce déroulé :

- **introduction** : qui je suis et pourquoi je me présente au concours IADE ?
- **pourquoi devenir IADE ?** Qu'est-ce que je connais de cette fonction ? En quoi mon parcours et mes compétences ainsi que mes formations m'ont préparé à cette évolution professionnelle ?
- **la formation IADE :** qu'est-ce que j'en attends ? Quels sont mes besoins, mon engagement durant les deux années de formation ?
- **conclusion**.

Derniers conseils

Vos écrits sont personnels, ils ne peuvent pas résulter d'un « copié-collé » d'exemplaires de dossiers dont vous auriez pu avoir connaissance.
La phase de préparation peut paraitre fastidieuse, mais elle est essentielle pour ne rien oublier et surtout mettre en valeur les éléments qui guideront votre parcours de concourant (n'oubliez pas que le jury oral va vous demander également vos motivations).
Faites des phrases courtes, mettez du lien entre elles. Utilisez un vocabulaire professionnel, le jury est composé de formateurs d'écoles d'IADE, d'IADE et de médecins anesthésistes, ils attendent de votre part un vocabulaire professionnellement adapté.
Enfin, l'ensemble du dossier doit bien faire référence au concours IADE pour lequel vous concourrez, une erreur fatale serait d'oublier ce lien essentiel.
Pensez à auto-évaluer votre dossier, CV + lettre de motivation (voir à la fin de ce chapitre).

L'épreuve orale d'admission

Tout le travail de préparation fait pour le dossier vous sera très utile quand le jury vous demandera d'exposer oralement vos motivations ou votre projet professionnel (voir chapitre 3).
Pour aller plus loin, un conseil de lecture : Marie Jeanne Lorson, *Les projets au concours d'entrée IBODE-Puéricultrice-Cadre de santé-IADE*, 1re édition, 2021, Setes.

TESTEZ VOTRE COMPRÉHENSION

Auto-évaluez votre CV

Barème sur 10 points :
- 0 point : le CV est flou et il manque des informations ;
- 0,5 point : le CV est « correct », il manque des éléments permettant les liens ;
- 1 point : le CV est clair, précis et exhaustif.

Vous avez moins de 4/10

Revoyez votre CV car en l'état, il n'est pas à la hauteur de l'attendu.

Vous avez entre 4 et 7/10

Il faut poursuivre vos efforts. Retravaillez son contenu.

Vous avez plus de 7/10

Votre CV est presque prêt. Peaufinez les détails qui vous assureront un plus.

Critères	0	0,5	1
Forme du CV			
Le papier est blanc, format A4, non quadrillé, les marges sont de minimum 2 cm (sur les 4 côtés)			
Au maximum 2 couleurs et 2 polices sont utilisées			
L'interligne est identique dans tout le document			
Les informations sont rassemblées logiquement autour d'un même thème			
Au 1er regard, le CV parait clair, aéré et harmonieux			
L'impression se fera en recto uniquement, 1 page idéalement			
Fond du CV			
Les 4 rubriques essentielles sont présentes : - état civil - expériences et compétences professionnelles avec la fonction occupée, les missions effectuées et les compétences spécifiques mobilisées - formations, initiale et continue, professionnelles et personnelles avec la plus-value qui en a été retirée - centres d'intérêt et compétences sociales			
La présentation est chronologique			
Il n'y a pas de « trou » dans la chronologie des expériences et formations			
La logique du parcours est lisible et claire			
Les informations apportées sont bien en lien avec le concours IADE			

Auto-évaluez votre dossier

Vous avez finalisé votre CV et votre lettre de motivation, auto-évaluez-vous !
Barème sur 10 points :

- 0 point : l'argumentation est floue et il manque les liens entre vos documents ;
- 0,5 point : l'argumentation est partielle, il manque des éléments permettant les liens ;
- 1 point : les arguments sont clairs, précis et complets.

Vous avez moins de 4/10

L'essentiel n'est pas maîtrisé. Revoyez votre dossier car en l'état, vous ne pouvez pas être retenu.

Vous avez entre 4 et 7/10

Il faut poursuivre vos efforts. Vous avez déjà bien avancé, renforcez votre argumentation.

Vous avez plus de 7/10

Vous êtes presque prêt. Poursuivez vos efforts pour finaliser votre dossier et être dans les mieux classés à l'admissibilité.

Critères	0	0,5	1
Expression écrite			
L'ensemble des écrits (CV + lettre de motivation) respecte les attendus			
Le vocabulaire professionnel est présent et adapté			
L'orthographe, la syntaxe, la grammaire sont maîtrisées			
Le CV			
L'ensemble des expériences et des formations est exposé			
L'ensemble des capacités et compétences acquises dans le cadre de l'expérience professionnelle, sociale ou de la formation est exposé			
La lettre de motivation			
La lettre de motivation permet de comprendre à la fois le parcours professionnel et personnel du concourant, pourquoi il se présente au concours IADE et le bilan professionnel qu'il a réalisé de ses compétences			
Le métier d'IADE est connu, ses activités et compétences exposées en lien avec les compétences du candidat			
Les motivations pour la formation sont expliquées et argumentées en lien avec le métier d'IADE			
Le concourant expose ses besoins en formation, le tout en lien avec son parcours antérieur, la formation IADE dans laquelle il veut s'engager, ses exigences et ses contraintes			
L'ensemble du projet professionnel et du dossier est cohérent			

CHAPITRE 5

De la cellule aux fonctions[4]

Objectifs d'apprentissage

- Décrire une cellule et expliquer ses différents rôles.
- Citer les constituants de la cellule et leurs rôles.
- Décrire comment les molécules se déplacent dans et entre les cellules.
- Expliquer le lien entre le fonctionnement cellulaire et l'homéostasie générale de l'organisme.
- Énumérer les différentes fonctions et expliquer leurs liens entre elles.

SAVOIRS

Tous les êtres vivants sont constitués d'une substance : le **protoplasme**. De composition complexe, cette substance est en fait divisée en éléments microscopiques : les **cellules**.
Ces cellules peuvent être isolées ou se regrouper afin de constituer des êtres vivants unicellulaires (composés d'une seule cellule) ou pluricellulaires.
Le corps humain est constitué de milliards de cellules, regroupées et organisées dans un seul but : assurer le fonctionnement général de l'organisme et en particulier l'équilibre entre toutes les grandes fonctions.
Dans ce but, les cellules se regroupent pour former des **tissus**, qui s'assemblent pour former des **organes**, l'ensemble constituant des **systèmes** qui chacun assurent une **fonction** particulière.

La cellule

La cellule est le plus petit composant de l'être vivant. Elle est l'unité structurelle et fonctionnelle élémentaire. Elle prend de multiples formes et tailles, fruits de la différenciation cellulaire. Elle mesure environ 1 micron. Individuellement, elle est capable de respirer, de se nourrir, de se développer, de grandir et de se reproduire, le tout en utilisant de l'énergie.
Pour fonctionner, chaque cellule doit disposer :

- **d'eau :** elle est la substance de base des sécrétions et excrétions (entrées et sorties) ;
- **d'oxygène :** c'est l'élément indispensable apporté par les poumons. Il se combine aux nutriments pour créer de l'énergie ;
- **de nutriments :** ils proviennent de la digestion alimentaire. Les glucides sont indispensables au bon fonctionnement cellulaire ;
- **de chaleur :** la température corporelle doit rester stable pour un fonctionnement général optimal.

Plusieurs cellules peuvent se regrouper pour se spécialiser dans une fonction bien définie. La cellule est capable de produire des mouvements (réponse mécanique), de la chaleur (réponse thermique), de transmettre un influx (réponse électrique) ainsi que de sécréter des substances à usage interne et/ou externe.

[4] Auteur : Catherine Muller.

Elle est un véritable outil de communication avec son milieu (interne et externe) qui a pour but de maintenir l'homéostasie cellulaire. L'ensemble sera constitutif de **l'homéostasie** de l'ensemble de l'organisme.

Structure

Deux grands types de cellules existent : les cellules eucaryotes (qui comportent un noyau) et procaryotes (sans noyau). Toutes ont un corps cellulaire : le cytoplasme (qui contient le noyau) et qui est entouré par la membrane cellulaire (ou plasmique) (figure 5.1).

Les composants chimiques de la cellule

Plusieurs corps élémentaires composent la matière vivante :

- pour l'essentiel : carbone, oxygène, hydrogène et azote ;
- accessoirement : sodium, potassium, calcium, chlore, soufre, phosphore, etc.

Ces corps élémentaires se regroupent pour former les molécules, dites « organiques » (dans le règne vivant, animal et végétal) et dites « minérales » (dans le règne animal).
Ils sont nombreux au sein de la cellule :

- l'élément principal est **l'eau** ;
- des **substances organiques** : glucides, protides, lipides ;
- des **composés minéraux** : sodium, potassium, magnésium, etc.

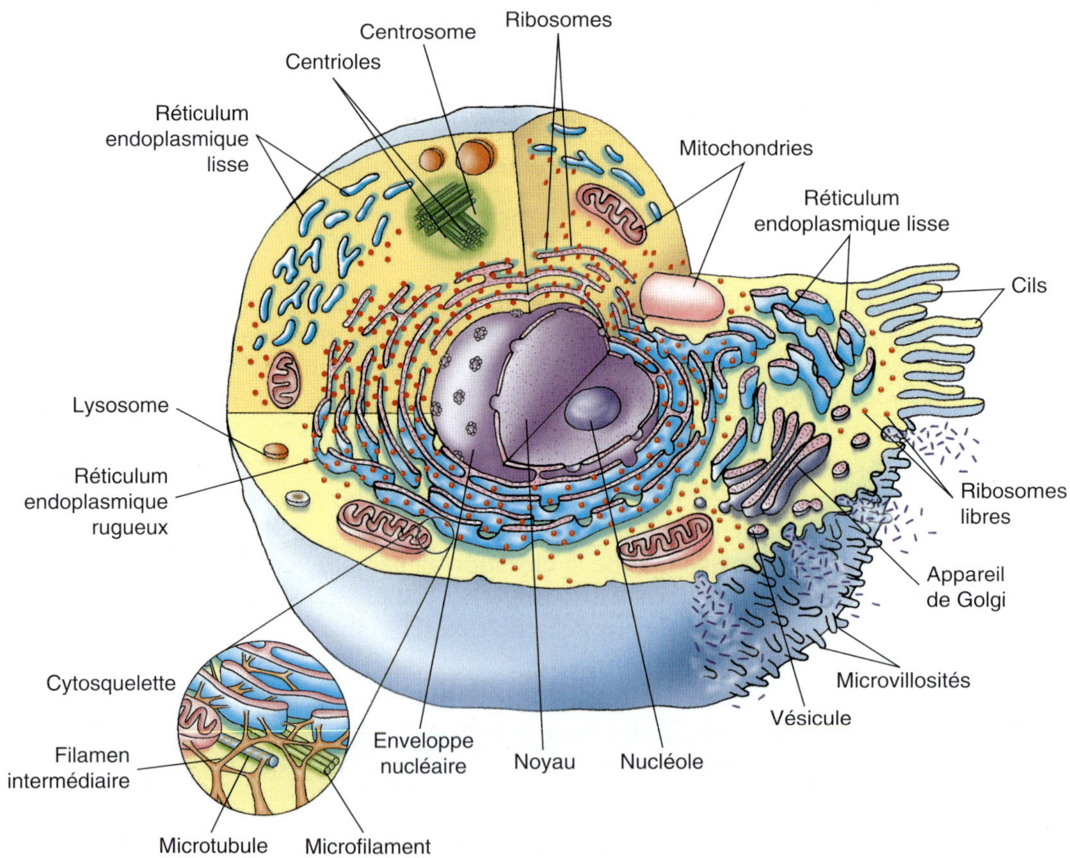

FIGURE 5.1. La cellule.

Source : Patton K, Thibodeau G. Anatomy & Physiology. 6e édition. Paris : Elsevier ; 2006.

Le noyau

Il est l'élément essentiel intracellulaire, en particulier parce qu'il contient la plupart du matériel génétique. Sa forme et sa taille sont variables, le plus souvent corrélées à celles de la cellule.
Il est composé de plusieurs éléments qui participent à l'ensemble des fonctions de la cellule.
Une cellule peut posséder plusieurs noyaux (les polynucléaires) ou aucun (les globules rouges).
Le noyau constitue le centre de l'activité de la cellule. Il est capable d'organiser la synthèse des protéines et la division cellulaire.
Il est composé de quatre éléments principaux : la **membrane nucléaire** (lieu d'échanges nucléo-cytoplasmiques), le **nucléoplasme**, les **nucléoles** et la **chromatine**, qui contient le matériel génétique de l'organisme, soit 46 chromosomes composés d'ADN (acide désoxyribonucléique-ADN).
C'est la chromatine qui s'individualisera en chromosomes au moment de la division cellulaire.

Le cytoplasme (ou protoplasme)

C'est une sorte de gel (le cytosol) composé de plusieurs organites, situés à l'intérieur de la cellule mais en dehors du noyau. Il représente environ la moitié du volume total de la cellule.
Il est soutenu par un réseau de fibres intracellulaires (le cytosquelette) qui permettent le maintien de la structure de la cellule et de l'ensemble de ses composants.
Sept organites composent le cytoplasme : ils assurent son fonctionnement afin d'assurer la vie cellulaire, chacun ayant une forme et une fonction métabolique bien définie :

- **les mitochondries :** ce sont de fines granulations colorables pour être visibles au microscope électronique. Elles utilisent les nutriments de la cellule pour lui fournir l'énergie nécessaire (sous forme d'adénosine triphosphate (ATP) pour assurer la respiration cellulaire. Elles sont plus nombreuses dans les organes nécessitant beaucoup d'énergie (foie et muscles par exemple) ;
- **l'appareil de Golgi :** il n'y en a qu'un par cellule, situé près du noyau. Il joue un rôle dans l'activité sécrétoire de la cellule : pour cela, il récupère les protéines synthétisées par les ribosomes et les transporte vers la membrane cellulaire qui, elle, assure leur passage vers le milieu extra-cellulaire ;
- **le réticulum endoplasmique :** il en existe deux types : lisse et granuleux. Son rôle consiste à synthétiser les protéines et les lipides et à transporter les substances à l'intérieur de la cellule ;
- **les lysosomes :** sorte de vésicules, les lysosomes contiennent des enzymes chargés d'assurer l'élimination des éléments internes du cytoplasme qui ne sont plus fonctionnels ainsi que la dégradation des substances qui ont envahi ou ont été digérés par la cellule (comme les bactéries, par exemple) ;
- **les ribosomes :** ils assurent la synthèse des protéines cellulaires à partir des acides aminés et de l'acide ribonucléique (ARN) ;
- **les centrioles :** leur fonction est de diriger la division cellulaire ;
- **les vacuoles :** sortes de réservoir pour des substances de réserve dont pourrait avoir besoin la cellule (la graisse, par exemple), elles servent aussi à stocker les déchets produits.

La membrane cellulaire (ou plasmique)

Elle entoure la cellule et la sépare du milieu extérieur. Elle assure à la fois sa protection et ses relations de communication et d'échange. Elle sert de barrière entre le milieu intra- et extra-cellulaire, mais sa porosité permet le passage de substances, *via* des canaux et des récepteurs.
Elle est constituée de deux couches de lipides (des phospholipides, des glycolipides et du cholestérol) dans lesquelles sont incrustées des molécules protéiques et glucidiques (figure 5.2).

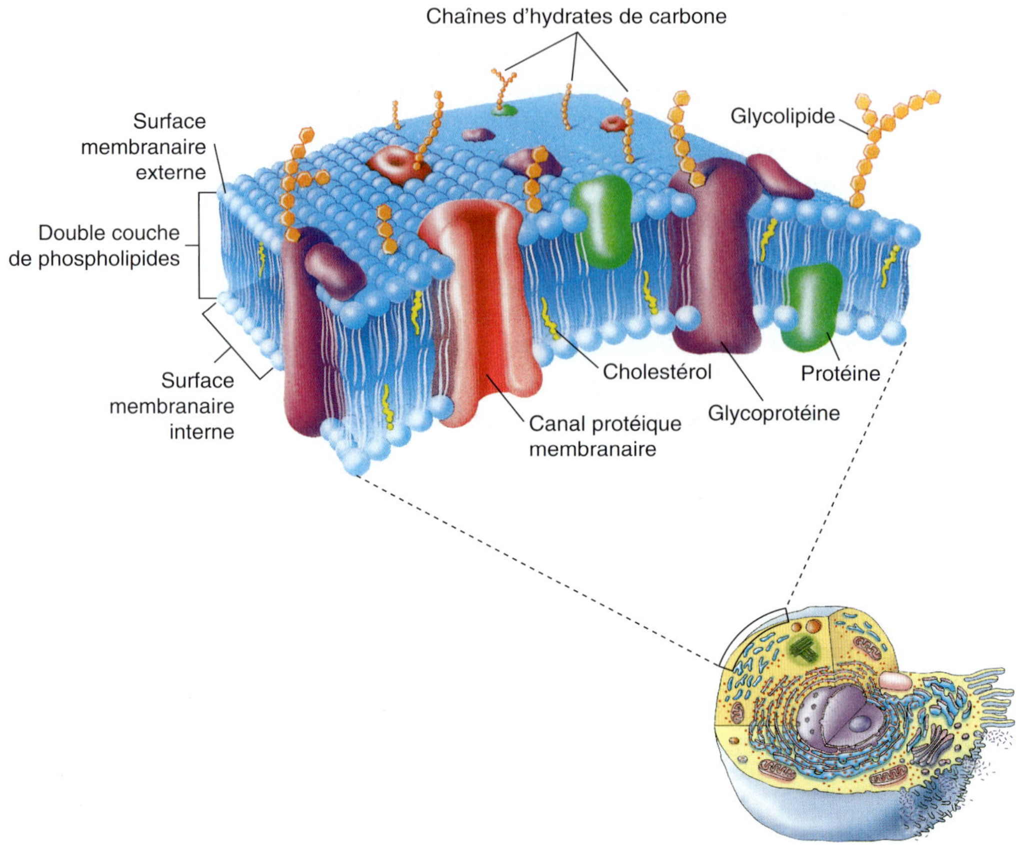

FIGURE 5.2. **La membrane.**

Source : Patton K, Thibodeau G. Anatomy & Physiology. 6e édition. Paris : Elsevier ; 2006.

Les phospholipides ont deux pôles : une tête (hydrophile) et une queue (hydrophobe).
Les protéines (qui traversent les deux couches) constituent des canaux permettant la diffusion membranaire.
Ces particularités anatomiques permettent d'envisager les échanges transmembranaires par une perméabilité sélective. Le transport des substances au travers de la membrane peut se réaliser de manière passive (par diffusion simple) ou active (par utilisation d'énergie et d'un support protéique).

Fonctions de la cellule

Les trois fonctions principales de la cellule lui sont utiles afin de grandir, se multiplier et mourir. Elle est par ailleurs douée de sensibilité et de mobilité si sa fonction l'exige.

La respiration

La respiration cellulaire se fait au niveau des mitochondries : elles apportent l'oxygène, rejettent le gaz carbonique et l'hydrogène.
Après transformation du glucose, l'énergie produite est directement utilisable : c'est le cycle de Krebs.
Les cellules aérobies doivent capter l'oxygène dans le milieu extérieur, les anaérobies produisent elles-mêmes leur oxygène.

La nutrition

Il est essentiel pour la cellule de trouver les nutriments nécessaires à son fonctionnement. Elle trouve les matières nécessaires grâce à la porosité de la membrane cellulaire. Pour cela, elle consomme des aliments organiques et/ou minéraux dans un but énergétique et plastique (pour assurer sa croissance). Elle utilise deux moyens :

- la phagocytose ;
- la pinocytose.

La croissance, la reproduction

Une cellule est capable de se reproduire grâce à la division cellulaire (sauf les cellules nerveuses) dans le but de se régénérer et de transmettre son patrimoine génétique.
La division concerne tous les éléments de la cellule : le procédé est « relativement » simple concernant la membrane et le cytoplasme, mais il se révèle plus complexe concernant le noyau. La division de la chromatine doit se faire équitablement pour respecter le matériel héréditaire. Pour cela, deux phénomènes coexistent :

- la **mitose**, qui permet à la cellule mère de se diviser en deux cellules filles identiques entre elles et à la cellule mère. Ce mode de division concerne les cellules somatiques (toutes les cellules sauf les cellules sexuelles : spermatozoïdes et ovules) ;
- la **méiose**, qui consiste pour la cellule à se diviser en deux cellules filles, en transmettant la moitié de son patrimoine constituant et génétique. Ce mode de division concerne les cellules sexuelles.

Les échanges transmembranaires

La structure de la membrane cellulaire permet une perméabilité sélective. Les échanges se font à travers la membrane de manière passive (par diffusion) ou active (*via* l'intervention des protéines).
Le déplacement des molécules se fait du lieu le plus concentré vers le lieu le moins concentré grâce à une perméabilité sélective de la membrane. Plusieurs phénomènes sont possibles :

- **l'osmose** permet les mouvements de l'eau jusqu'à un point d'équilibre (rôle dans l'équilibre hydro-électrolytique de l'organisme). C'est un phénomène passif ;
- **la filtration** permet le passage de l'eau et des solutés ;
- **l'endocytose** permet l'absorption d'éléments solides ou liquides par déformation de la membrane (phagocytose et pinocytose) ;
- **l'exocytose** permet l'évacuation des éléments contenus dans les vacuoles vers l'extérieur, par contact direct entre la vacuole et la membrane.

L'ensemble de ces phénomènes régit les mouvements de substances dans l'organisme (figure 5.3).
L'eau corporelle totale occupe environ 60 % du poids du corps : les mouvements entre les différents compartiments liquidiens de l'organisme (extra- et intracellulaire) participent à **l'homéostasie** générale et au fonctionnement coordonné des différents tissus et fonctions de l'organisme.

L'information génétique

L'acide désoxyribonucléique (ADN) est présent dans le noyau et les mitochondries. Sa structure a la forme d'une double hélice, formée d'une suite de nucléotides liés par des liaisons hydrogène. Les nucléotides sont principalement composés d'un radical phosphate, de désoxyribose et de bases azotées (l'adénine, la guanine, la thymine et la cytosine).
L'ADN se divise par mitose : chaque molécule se divise en deux molécules d'ADN, identiques entre elles et à la cellule initiale.

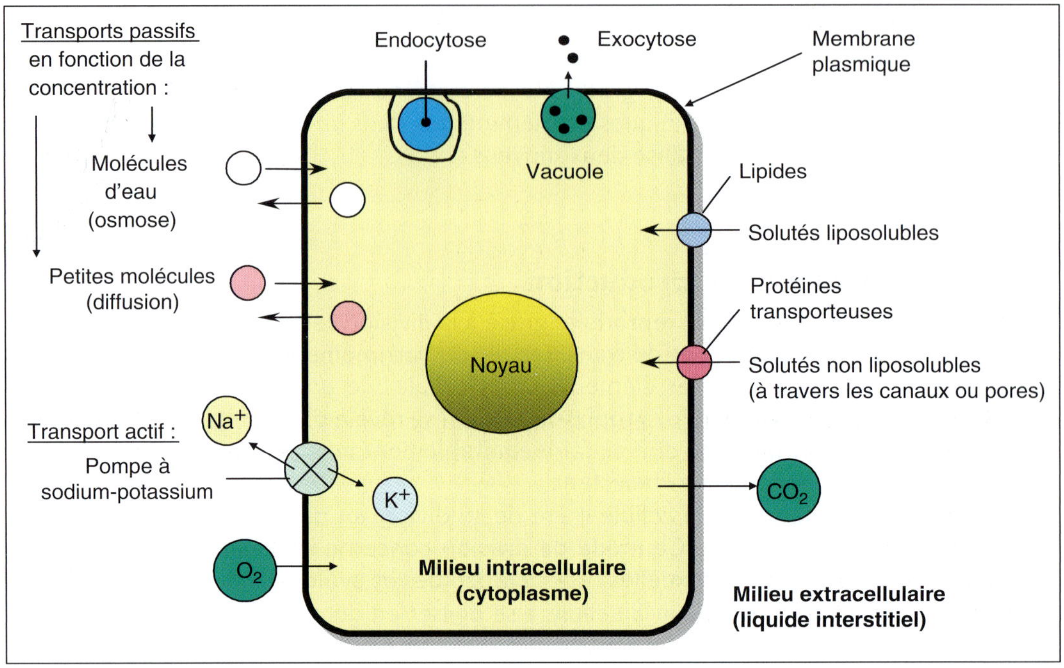

FIGURE 5.3. Mouvements membranaires.

L'acide ribonucléique (ARN) est synthétisé à partir de l'ADN. Sa composition est légèrement différente : il ne possède qu'une seule hélice et est plus court. La base thymine est remplacée par une base uracile.
L'ARN sert d'étape intermédiaire à la synthèse des protéines par transfert du noyau vers le cytoplasme.

Les tissus

Dans le corps humain, organisme pluricellulaire, il y a nécessité de spécialisation d'un certain nombre de cellules, afin d'assurer une répartition des tâches et une fonctionnalité individuelle et collective. Ces groupements de cellules spécialisées sont appelés des **tissus**.
Un tissu est composé de plusieurs cellules juxtaposées différentes en tailles, formes et fonctions dans un espace limité, réunies pour assurer une même fonction.
Quatre grandes familles de tissus composent l'organisme.

Le tissu épithélial

Le tissu épithélial est composé de cellules juxtaposées.
La morphologie des tissus épithéliaux peut varier de façon très importante en fonction de ses rôles et activités. Il existe deux sortes de tissu épithélial : les **épithéliums de revêtement** (qui protègent les tissus entre eux) et les **épithéliums glandulaires** (qui forment une glande sécrétant des éléments qui seront utilisés par d'autres organes).
Il sert à recouvrir le corps et à se pigmenter (la peau), les cavités (les alvéoles pulmonaires), les organes creux (endocarde cardiaque) et les glandes. Il peut se calcifier (émail des dents), se kératiniser (cornée), augmenter sa sensibilité (cellules auditives) ou encore se mouvoir (cellules des narines).

Le tissu conjonctif et de soutien

C'est un tissu formé à la fois de cellules et de fibres baignant dans une substance fondamentale, essentiellement composée de collagène. Il occupe les espaces entre les organes et peut servir de remplissage ou d'emballage. C'est le tissu le plus développé de l'organisme.
Il est constitué de :

- cellules conjonctives unissant et soutenant l'ensemble des cellules entre elles ;
- cellules mobiles, avec un rôle important de phagocytose (exemple : les cellules sanguines) ;
- cellules entrecroisées : le collagène et les fibres élastiques ;
- cellules interstitielles qui comblent les espaces entre les cellules et les fibres.

Ses principales fonctions sont d'assurer la liaison, la protection, le transport et l'isolation des organes.
Certains tissus associent tissu épithélial et tissu conjonctif : c'est le cas des **séreuses** et des **muqueuses**, ce qui explique la présence de deux couches, plus ou moins différenciées. Les séreuses enveloppent les viscères (péricarde, plèvre, péritoine, vaginale) et les muqueuses tapissent la cavité de tous les organes creux et des orifices naturels.
Les deux feuillets composant ces tissus (feuillet viscéral et feuillet pariétal) peuvent glisser l'un sur l'autre, ce qui explique une certaine mobilité des organes dans leur loge.
Chaque feuillet est lui-même constitué de deux couches : un épithélium simple et un tissu conjonctif.

Les tissus spécialisés

Ce sont les tissus osseux, musculaire, nerveux, sensoriels, etc. (voir chapitres 7 et 8).

L'organisation du corps

L'ensemble des cellules et des tissus assure l'organisation du corps. Les différents niveaux de fonctionnement (cellulaire, tissulaire, organique et systémique) permettent une importante complexité et des interactions permanentes (tableau 5.1).

TABLEAU 5.1. **Le corps humain est constitué de plusieurs systèmes.**

Système	Fonction
Système de transport	Le sang
	Le système cardio-circulatoire
	Le système lymphatique
Système de communication	Le système nerveux
	Le système endocrinien
	Les cinq sens
Système permettant l'apport et l'élimination	Le système respiratoire
	Le système digestif
	Le système urinaire
Système de protection et de survie	La peau
	Le système immunitaire
	Le système locomoteur
	Le système reproducteur

Ce fonctionnement à la fois individuel et collectif (parce que complémentaire) permet une fonctionnalité qui différencie les fonctions vitales et non vitales.

- **Les fonctions vitales** sont assurées par les systèmes cardio-vasculaire, respiratoire, urinaire et digestif. Leur but est de satisfaire tous les besoins cellulaires.
- **Les fonctions non vitales** garantissent la protection du corps, la régulation, la locomotion et la protection.

Tous ces appareils, interdépendants, doivent pouvoir faire face aux modifications permanentes de l'environnement afin d'assurer **l'homéostasie**.

S'ENTRAÎNER

QUESTION 1

Cochez la bonne réponse : vrai ou faux.
Pour fonctionner, une cellule doit absolument disposer :

a. de gaz carbonique	☐ Vrai	☐ Faux
b. d'oxygène	☐ Vrai	☐ Faux
c. de glucides	☐ Vrai	☐ Faux
d. d'eau	☐ Vrai	☐ Faux
e. de chaleur	☐ Vrai	☐ Faux

QUESTION 2

Entourez la (ou les) bonne(s) réponse(s).
La cellule est composée :
a. d'une membrane
b. d'un noyau
c. du cytoplasme
d. des trois à la fois
e. d'aucun des trois

QUESTION 3

Entourez la (ou les) bonne(s) réponse(s).
Parmi les tissus suivants, lesquels sont fondamentaux en histologie ?
a. Le tissu musculaire
b. Le tissu squelettique
c. Le tissu nerveux
d. Le tissu conjonctif
e. Le tissu épithélial

QUESTION 4

Citez les corps élémentaires qui composent la matière vivante.

QUESTION 5

Expliquez le rôle du noyau cellulaire.

QUESTION 6

Citez les différentes activités de la cellule.

QUESTION 7

Annotez le schéma de la cellule (figure 5.4).

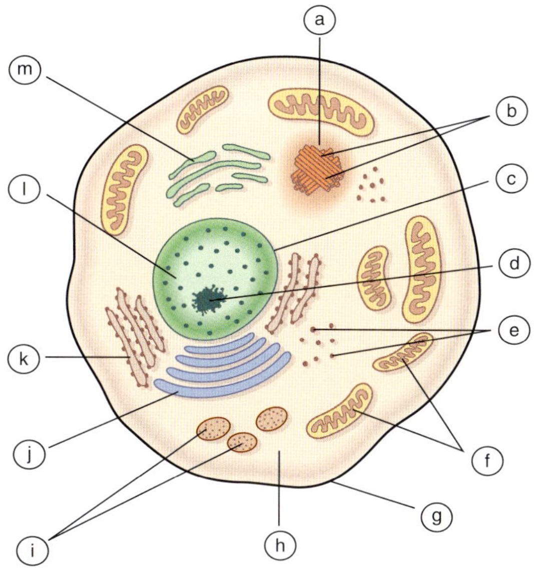

FIGURE 5.4. La cellule.

Grant A, Waugh A. Ross et Wilson. Anatomie et physiologie normales et pathologiques. 11e édition. Paris : Elsevier Masson ; 2011.

ÉLÉMENTS DE RÉPONSES

Recherchez les éléments de réponses manquants dans le chapitre que vous venez de terminer. Cette démarche augmentera vos capacités de mémorisation et votre préparation au concours.

QUESTION 1

a. Faux ; **b.** Vrai ; **c.** Vrai ; **d.** Vrai ; **e.** Vrai.

QUESTION 2

....

....

QUESTION 3

....

....

QUESTION 4

Les corps élémentaires qui composent la matière vivante sont : le carbone, l'oxygène, l'hydrogène et l'azote ; le sodium, le potassium, le calcium, le chlore, le soufre, le phosphore, etc.

QUESTION 5

Le noyau constitue le centre de l'activité de la cellule, capable d'organiser la synthèse des protéines et la division cellulaire.

QUESTION 6

....

....

QUESTION 7

a. Centrosome ; **b.** Centrioles ; **c.** Enveloppe nucléaire ; **d.** Nucléole ; **e.** Ribosomes ; **f.** Mitochondries ; **g.** Membrane plasmique ; **h.** Cytoplasme ; **i.** Granules sécrétoires ; **j.** Appareil de Golgi ; **k.** Réticulum endoplasmique rugueux (avec ribosomes) ; **l.** Noyau ; **m.** Réticulum endoplasmique lisse.

Testez-vous

1. Définissez le tracé d'un ECG normal.

Expliquez les différentes ondes qui le composent et leur signification en lien avec l'activité électrique du cœur.

2. Cochez la bonne réponse : vrai ou faux.

La crosse de l'aorte donne naissance :

Aux artères coronaires gauches et droites	☐ Vrai	☐ Faux
Au tronc artériel brachio-céphalique	☐ Vrai	☐ Faux
À l'artère carotide primitive gauche	☐ Vrai	☐ Faux
À l'artère sous-clavière gauche	☐ Vrai	☐ Faux
À l'artère thyroïdienne supérieure	☐ Vrai	☐ Faux

3. Définissez ce qu'est le tissu nodal.

Citez les nœuds dont il est composé.
Expliquez la physiologie du système nerveux intrinsèque du cœur.

4. Cochez la (ou les) bonne(s) réponse(s).

Les déterminants du débit cardiaque sont :
a. La précharge
b. La viscosité du sang
c. La contractilité
d. La post-charge
e. La fréquence cardiaque

5. Cochez la (ou les) bonne(s) réponse(s).

Les facteurs déterminants de la pression artérielle sont :
a. Le volume d'éjection systolique
b. Les résistances vasculaires systémiques
c. La fréquence cardiaque
d. Le poids du patient
e. Aucune des quatre propositions

Réponses :

1. *cf.* figure 6.5 de cet ouvrage et les paragraphes suivants
2. Vrai ; Vrai ; Vrai ; Vrai ; Faux
3. nœud sinusal (Keith et Flack), nœud auriculo-ventriculaire (Aschoff Tawara), faisceau de Hiss
4. a. ; c. ; d. ; e.
5. a. ; b. ; c.

CHAPITRE 6

La fonction cardio-vasculaire[5]

Objectifs d'apprentissage

- Identifier les particularités anatomiques du cœur et expliquer leur spécificité.
- Décrire le cycle cardiaque et les principes de base de l'électrocardiogramme.
- Citer les déterminants de la tension artérielle et du débit cardiaque et décrire leur régulation.
- Décrire la circulation artérielle, capillaire, veineuse et lymphatique ainsi que leurs fonctions et régulation.
- Citer les méthodes d'exploration de la fonction cardiaque et donner les valeurs des paramètres mesurés.

SAVOIRS

Anatomie du cœur

Le cœur est un organe musculaire creux situé dans la cavité thoracique. Son but est de propulser le sang à partir du ventricule gauche dans la circulation systémique (ou grande circulation), et à partir du ventricule droit dans la circulation pulmonaire (ou petite circulation). Il possède deux oreillettes et deux ventricules. Il a la taille d'un poing et pèse environ 200 à 250 g chez la femme et 250 à 300 g chez l'homme. Il a la forme d'une pyramide renversée dont la pointe est dirigée en avant, en bas et à gauche (figure 6.1).

Rapports anatomiques

Le cœur est situé dans la cage thoracique, à la partie inférieure du médiastin antérieur, entre la deuxième et la sixième côte. En avant du cœur se trouvent le sternum et les culs-de-sac pleuraux. À sa partie postérieure, se trouvent l'œsophage, l'aorte descendante, les bronches et la trachée. Latéralement, le cœur est en rapport avec les hiles pulmonaires qui comportent une bronche souche, une artère et deux veines pulmonaires. Sa face inférieure repose sur le diaphragme.

Structure

La paroi cardiaque

Elle comporte trois tuniques :

- Le **péricarde**, la plus externe, est une enveloppe séreuse qui entoure le cœur et les racines des gros vaisseaux. Il se compose d'un feuillet interne, l'épicarde, et d'un feuillet externe, le péricarde pariétal. Entre ces deux feuillets, le liquide péricardique facilite les mouvements du cœur pendant la contraction.

[5] Auteur : Thierry Hérail.

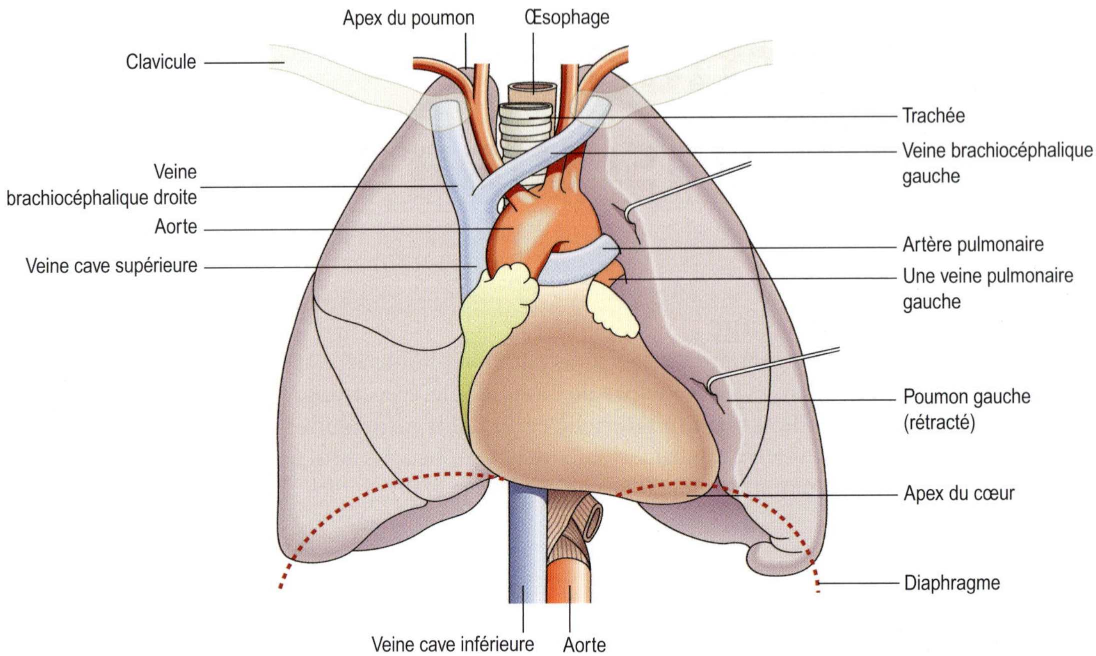

FIGURE 6.1. Organes en rapport avec le cœur.

Grant A, Waugh A. Ross et Wilson. Anatomie et physiologie normales et pathologiques. 11e édition. Paris : Elsevier Masson ; 2011.

- Le **myocarde**, situé entre le péricarde et l'endocarde, est la paroi musculaire du cœur. Il est constitué de faisceaux de fibres musculaires cardiaques.
- L'**endocarde** est la couche la plus interne. Formé de tissu endothélial, il revêt l'intérieur des cavités cardiaques et forme une continuité par la tunique interne des vaisseaux.

Les cavités cardiaques

Le cœur possède quatre cavités, deux **oreillettes** et deux **ventricules**.

L'oreillette droite est située en avant et à droite de l'oreillette gauche, elle reçoit le sang de la veine cave supérieure et inférieure. L'oreillette gauche forme la partie supérieure du bord gauche du cœur, elle reçoit le sang des veines pulmonaires. Les deux oreillettes sont séparées par le septum interauriculaire et ne communiquent pas entre elles.

Les ventricules forment les deux cavités inférieures du cœur, ils sont séparés par le **septum interventriculaire**. La paroi du ventricule gauche est plus épaisse que celle du ventricule droit.

Le ventricule droit envoie le sang vers les poumons à travers les artères pulmonaires. Le ventricule gauche envoie le sang au reste du corps à travers l'aorte.

Chaque oreillette communique avec le ventricule correspondant par un orifice auriculo-ventriculaire, déterminant ainsi un cœur droit et un cœur gauche.

Les valves cardiaques

Quatre valves permettent le passage du sang dans un seul sens des oreillettes vers les ventricules et des ventricules vers l'aorte et les artères pulmonaires (figure 6.2).

- **Deux valves auriculo-ventriculaires** sont placées entre l'oreillette et le ventricule homolatéral. Entre oreillette droite et ventricule droit se trouve la **valve tricuspide**, formée de trois valvules ou cuspides. La **valve mitrale**, située entre l'oreillette et le ventricule gauche, a deux valvules.

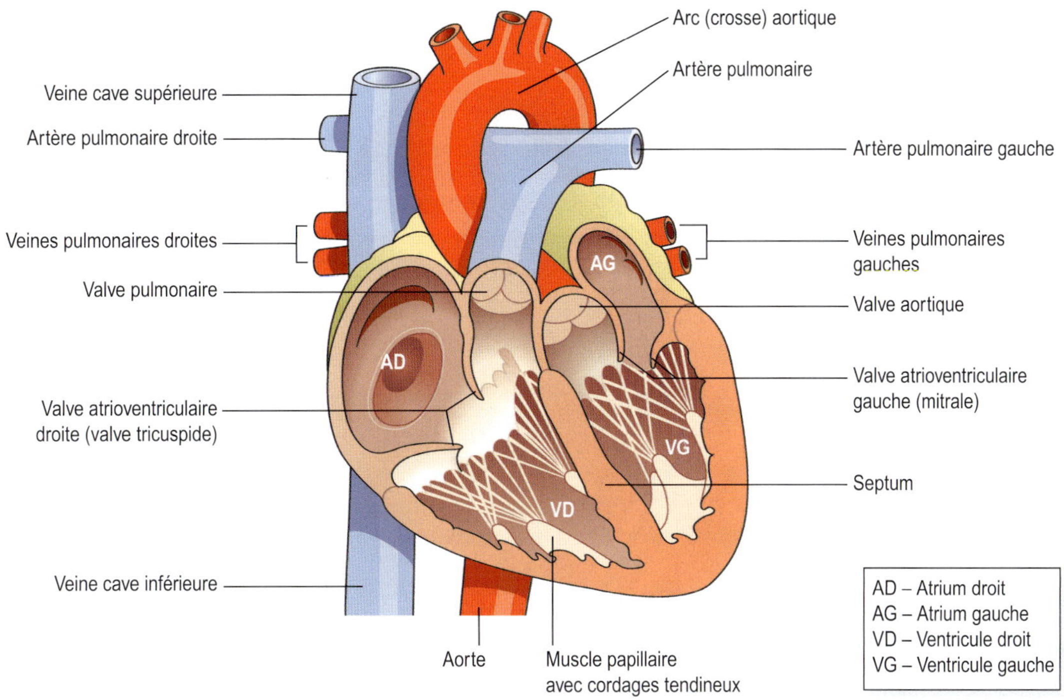

FIGURE 6.2. Intérieur du cœur.

Grant A, Waugh A. Ross et Wilson. Anatomie et physiologie normales et pathologiques. 11e édition. Paris : Elsevier Masson ; 2011.

Des cordages tendineux attachent les valves aux muscles papillaires ou piliers situés dans les ventricules. Ils maintiennent les valves en position fermée pendant l'éjection ventriculaire pour éviter toute régurgitation.

- **Deux valves sigmoïdes** ventriculo-artérielles permettent le passage du sang des ventricules vers les vaisseaux artériels. La **valve pulmonaire** se situe entre le ventricule droit et l'artère pulmonaire, la **valve aortique**, entre le ventricule gauche et l'aorte.

Vascularisation du cœur

Le fonctionnement du muscle cardiaque nécessite de l'oxygène qui est apporté par les artères coronaires.

Anatomie

Les artères coronaires droite et gauche (figure 6.3) sont les premières branches naissant de l'aorte juste au-dessus des valves sigmoïdes aortiques, au niveau des sinus de Valsalva droit et gauche. Elles assurent la vascularisation du cœur.

La **coronaire droite** descend à la face antérieure du ventricule droit. Elle assure la vascularisation de l'oreillette droite, du ventricule droit, de la partie inférieure du ventricule gauche, du nœud sinusal et du nœud auriculo-ventriculaire, ainsi que du 1/3 postérieur du septum inter-ventriculaire.

La **coronaire gauche** débute par un **tronc commun** et se divise en deux branches. L'**artère interventriculaire antérieure** gagne le sillon interventriculaire antérieur et assure la vascularisation d'une partie du ventricule gauche, du septum interventriculaire (2/3 antérieur) et de la branche droite du faisceau de His. L'**artère circonflexe** contourne le cœur dans le sillon auriculo-ventriculaire et vascularise l'oreillette gauche et une partie de la face inférieure du ventricule gauche et du nœud sinusal.

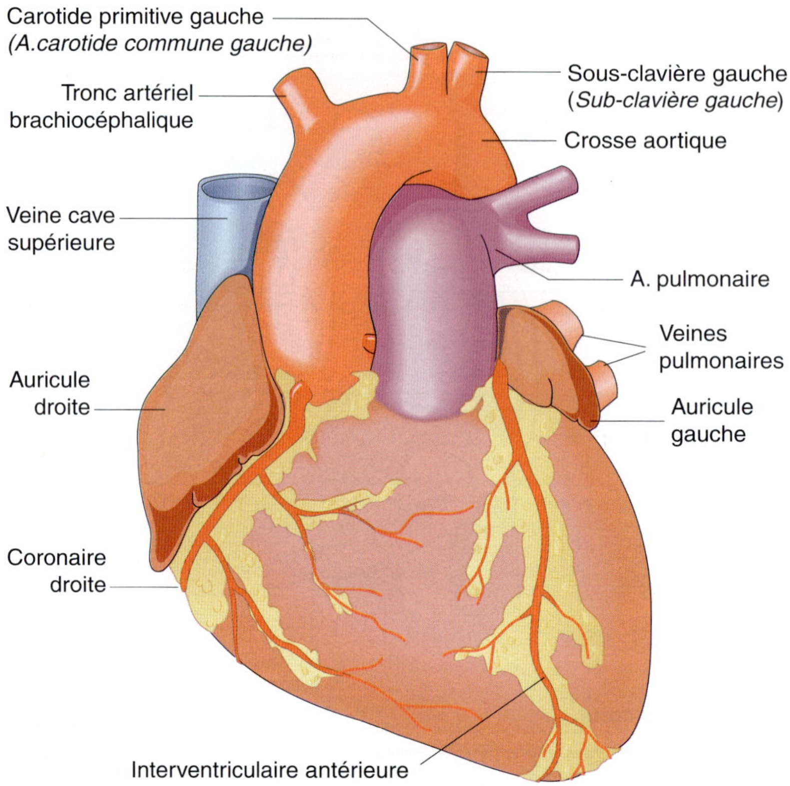

FIGURE 6.3. Les coronaires.

Perlemuter L, Perlemuter G. Cycles de la vie et grandes fonctions. Paris : Elsevier Masson ; 2012. © Illustrations de Marie Schmitt.

Des artères collatérales unissent la coronaire droite et la coronaire gauche, pouvant assurer une vascularisation de suppléance en cas d'obstruction d'une branche.
Les veines coronaires suivent le trajet des artères, elles sont superficielles par rapport à celles-ci. Elles se collectent dans le **sinus coronaire** qui s'ouvre dans l'oreillette droite.

Particularités de la vascularisation coronaire

Le débit coronaire est de l'ordre de **200 à 250 ml/min au repos**. Il représente **5 % du débit sanguin cardiaque** et environ 10 % de la consommation totale en oxygène de l'organisme.
Il dépend de la pression de perfusion et des résistances à l'écoulement :

- la pression de perfusion est déterminée par la pression aortique, mais il existe une autorégulation du débit coronaire qui reste constant pour des pressions aortiques comprises entre 60 et 130 mmHg. Au-dessous de 60 mmHg, le débit chute rapidement ;
- les résistances à l'écoulement sont liées à la contraction myocardique qui entraîne, pendant la systole, un écrasement des coronaires capable d'interrompre le flux sanguin. La **perfusion coronaire est donc phasique et se fait essentiellement pendant la diastole**. Elle peut être compromise en cas de tachycardie (raccourcissement de la durée de la diastole).

Régulation du débit coronaire

La régulation du débit coronaire est fondamentale en cas d'augmentation des besoins myocardiques en oxygène pour maintenir l'adéquation entre les apports et les besoins en oxygène. Dans le cas contraire, une ischémie myocardique s'installe.

Les besoins en oxygène peuvent augmenter physiologiquement en cas d'accélération de la fréquence cardiaque et en cas d'augmentation du travail myocardique (effort physique, par exemple). L'augmentation des apports en oxygène se fait essentiellement par l'augmentation du débit coronaire obtenue par vasodilatation des artères coronaires. De ce fait, le débit coronaire peut être multiplié par 4 ou 5.
Cette autorégulation est contrôlée par de nombreux facteurs : métaboliques (essentiellement l'abaissement de la pression en oxygène du sang artériel, adénosine, lactate, prostaglandines), endothéliaux (NO) et neuro-hormones (adrénaline et noradrénaline). Le contrôle par le système nerveux autonome ou système neurovégétatif (SNA) est ici très modeste (il contribue pour moins de 5 % aux résistances artérielles coronaires, essentiellement par les récepteurs alpha2 situés dans les gros vaisseaux épicardiques).

Innervation extrinsèque du cœur

Le cœur est sous la dépendance du **système nerveux autonome sympathique et parasympathique**. Il innerve de manière prépondérante le nœud sinusal mais aussi la musculature auriculaire et ventriculaire, de même que le nœud auriculo-ventriculaire.
Même si le cœur possède son automatisme propre (le tissu nodal), le but de ce contrôle « externe » par le système nerveux autonome est de moduler l'activité du tissu nodal de manière à permettre l'adaptation de la fonction cardiaque à la demande de l'organisme.
Le sympathique innerve le cœur mais aussi les fibres musculaires lisses dans les parois des artères et des veines.
Les fibres sympathiques à destinée cardiaque émergent de la moelle épinière thoracique entre C7 et T6, rejoignent les ganglions sympathiques (ganglions cervicaux supérieurs, moyens, stellaires) puis se distribuent à la paroi du cœur (un autre contingent sympathique, issu de la moelle entre T1 et L3, se destine aux artères et aux veines). L'innervation sympathique concerne donc l'ensemble des oreillettes et des ventricules ainsi que tous les tissus de conduction.
Le neurotransmetteur au niveau des relais du système sympathique est l'acétylcholine (ACh) qui se fixe sur des récepteurs nicotiniques au niveau préganglionnaire. Les neurones post-ganglionnaires de la chaîne sympathique innervent le cœur et les vaisseaux, aux niveaux desquels ils délivrent la noradrénaline (dont les récepteurs sont de types bêta1 sur la membrane des myocytes cardiaques et alpha sur la membrane de la cellule musculaire lisse vasculaire).
Sa stimulation entraîne une augmentation de la fréquence cardiaque (effet chronotrope positif) et de la force contractile (effet inotrope positif).
Le parasympathique cardiaque, issu de la dixième paire crânienne, gagne le cœur par le nerf vague. Les neurones préganglionnaires se situent dans le bulbe, dans le noyau moteur du nerf vague. Les neurones post-ganglionnaires sont dans la paroi de l'oreillette droite (le nerf vague droit innerve le nœud sinusal et le gauche, le nœud auriculo-ventriculaire). Le neurotransmetteur est l'ACh. L'innervation parasympathique concerne donc principalement le muscle auriculaire ainsi que le nœud sinusal et le nœud auriculo-ventriculaire.
Sa stimulation provoque une diminution de la fréquence cardiaque (effet chronotrope négatif) et une baisse de la contractilité (effet inotrope négatif).
À l'état physiologique, il existe une prédominance de l'effet parasympathique cardio-modérateur. Sa levée se traduit essentiellement par une augmentation de la fréquence cardiaque.

L'automatisme cardiaque

Le cœur peut battre de manière autonome (sans innervation extérieure) et de façon automatique. Il est en effet constitué de cellules qui n'ont pas toutes les mêmes propriétés : à côté de cellules capables de répondre à des impulsions par une contraction, siègent des cellules hautement différenciées, capables de produire et de propager des impulsions électriques. Ces cellules sont toutes reliées entre elles et forment ainsi le tissu nodal, spécialisé dans l'automaticité et la conduction de l'influx électrique.

Propriétés du tissu nodal (potentiel d'action)

Au repos, les cellules cardiaques sont polarisées, c'est-à-dire qu'il existe une différence de concentration ionique de part et d'autre de la membrane cellulaire à l'origine d'une différence de potentiel. Le potentiel membranaire de repos est de l'ordre de -90 mV. Cette polarisation est liée à la prédominance de l'ion potassium (K+) à l'intérieur de la cellule.

L'automatisme cardiaque est lié au potentiel d'action particulier que peuvent générer les cellules nodales. En effet, leur potentiel de repos n'est pas stable : il existe une dépolarisation lente qui ramène la différence de potentiel jusqu'à une valeur seuil. Lorsque ce seuil est atteint, une **dépolarisation** brusque survient (par entrée massive de sodium et sortie de potassium), c'est le **potentiel d'action** qui va se propager le long du tissu nodal et provoquer la contraction des cellules myocardiques (par ouverture de canaux calciques voltage-dépendants). Ce potentiel d'action est suivi d'une période pendant laquelle les cellules cardiaques ne peuvent répondre à un autre stimulus, c'est la **période réfractaire**.

Anatomie et fonction du tissu nodal

Le tissu nodal est organisé en nœuds et en faisceaux (figure 6.4).

Le nœud sinusal (ou nœud de Keith et Flack)

Physiologiquement, la commande est située dans le nœud sinusal situé dans la paroi de l'oreillette droite (proche de l'abouchement de la veine cave supérieure). Il constitue le pacemaker du cœur. À partir du nœud sinusal, la propagation de l'excitation se fait dans la paroi auriculaire (droite puis gauche) par trois faisceaux de fibres vers le nœud auriculo-ventriculaire.

Le nœud auriculo-ventriculaire (ou nœud d'Aschoff-Tawara)

Il se situe à la jonction auriculo-ventriculaire à la partie basse du septum interauriculaire, à proximité de la valve tricuspide.

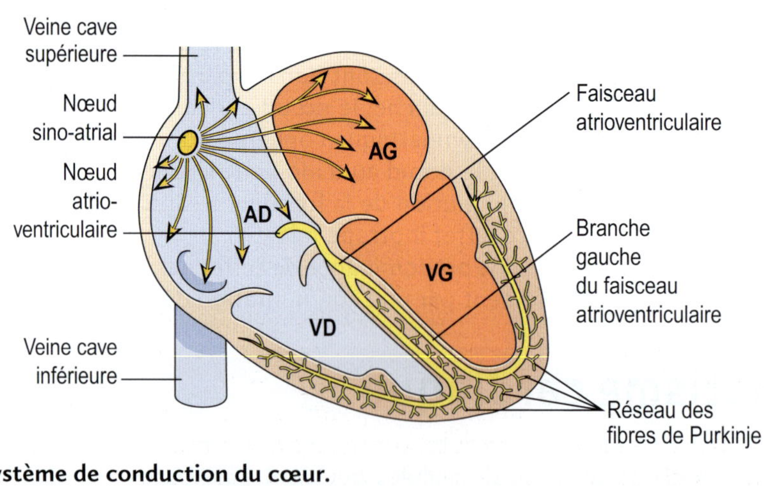

FIGURE 6.4. Le système de conduction du cœur.

Grant A, Waugh A. Ross et Wilson. Anatomie et physiologie normales et pathologiques. 11e édition. Paris : Elsevier Masson ; 2011.

Le faisceau de His

Le tissu nodal se continue au niveau des ventricules par le faisceau de His. Ce faisceau chemine dans le septum interventriculaire puis se divise en une branche droite (pour le ventricule droit) et une branche gauche (pour le ventricule gauche). La branche gauche est elle-même divisée en une hémibranche antérieure et une postérieure. Elles aboutissent au réseau de Purkinje, fine arborescence au contact des cellules myocardiques dans la paroi des ventricules. À ce niveau, l'excitation parcourt le myocarde de l'intérieur vers l'extérieur (de l'endocarde vers l'épicarde) et de la pointe du cœur vers la base.

Particularité

Toutes les cellules nodales sont capables d'engendrer un potentiel d'action dont la fréquence propre de stimulation est d'autant plus basse que l'on descend vers les ventricules. La fréquence de décharge du nœud sinusal se situe entre 60 et 80 battements par minute, celle du nœud auriculo-ventriculaire entre 50 et 60 battements par minute, et celle de la partie distale du faisceau de His est d'environ 30 battements par minute.
La commande cardiaque se situe normalement au niveau du nœud sinusal dont seul l'automatisme peut s'exprimer du fait de sa fréquence de décharge propre plus élevée. Les structures nodales sous-jacentes ont alors uniquement un rôle de conduction de l'influx électrique. Le rythme cardiaque est dit **sinusal**. Cependant, en cas de défaillance du nœud sinusal, les structures sous-jacentes peuvent prendre le relais. Le rythme est **jonctionnel** lorsque la commande est assurée par le nœud auriculo-ventriculaire, et **idio-ventriculaire** quand elle est assurée par la partie distale du faisceau de His.
Le tissu nodal, bien qu'automatique, est soumis (nous l'avons vu) au système parasympathique cardio-modérateur qui prédomine à l'état normal, et au système sympathique cardio-accélérateur.

Fonction

La fonction du tissu nodal est de conduire l'influx électrique à l'ensemble du myocarde de manière à engendrer une contraction musculaire qui se fera dans un certain ordre, en respectant une synchronisation à la fois oreillettes-ventricules et droite-gauche.
Ainsi, la dépolarisation du nœud sinusal aboutit à une onde d'excitation qui se propage à travers le myocarde auriculaire à la vitesse de 1 m/seconde. Cette activation auriculaire dure environ 0,10 seconde et commence par l'oreillette droite, celle de l'oreillette gauche lui succédant après 3 à 4 centièmes de seconde. Il y a donc contraction des oreillettes.
Quand l'onde de dépolarisation arrive à la partie inférieure du septum interauriculaire, elle active le nœud auriculo-ventriculaire. Le ralentissement de l'onde à ce niveau dure en moyenne de 0,12 à 0,20 seconde et permet aux ventricules d'être stimulés avec un certain retard par rapport aux oreillettes, ce qui favorise le remplissage ventriculaire, passif, complété en fin de diastole par la contraction auriculaire.
Puis se fait le passage de l'excitation à l'étage ventriculaire. L'activation ventriculaire dure habituellement de 0,06 à 0,08 seconde et commence au tiers moyen de la surface septale gauche puis dans la branche gauche du faisceau de His et légèrement plus tard vers la branche droite du faisceau de His. Le septum est ainsi activé sur ces deux faces puis l'excitation chemine le long du réseau de Purkinje à la vitesse de 0,37 m/seconde. Ainsi, pendant les deux premiers centièmes de seconde, c'est la région moyenne du septum qui est dépolarisée, de gauche à droite. Puis la partie restante du septum et des ventricules est à son tour activée, à l'exception de la région basale qui le sera durant les deux derniers centièmes de seconde.
Il y a ainsi contraction des ventricules.

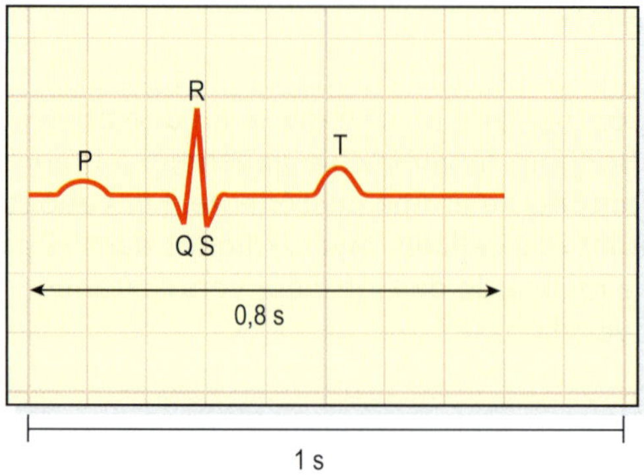

FIGURE 6.5. Électrocardiogramme d'un seul cycle cardiaque.

Grant A, Waugh A. Ross et Wilson. Anatomie et physiologie normales et pathologiques. 11e édition. Paris : Elsevier Masson ; 2011.

L'électrocardiogramme

L'électrocardiogramme (figure 6.5) est l'enregistrement de l'activité électrique du cœur provoquée par la dépolarisation des cellules cardiaques. L'activité électrique est recueillie à partir d'électrodes placées en superficie sur la peau. Les événements électriques précèdent l'action musculaire.

L'ECG est enregistré dans deux plans, frontal et horizontal, et comporte douze dérivations standards.

Le plan frontal

Il permet de déterminer l'axe du cœur et de rechercher une anomalie de rythme ou de conduction. Les électrodes sont placées à l'extrémité des quatre membres permettant d'obtenir six dérivations : trois dérivations standards bipolaires D1, D2, D3, et trois dérivations standards unipolaires VR, VL, VF.

Le plan horizontal

Six électrodes placées sur le thorax donnent les dérivations précordiales de V1 à V6.

Elles permettent l'examen de la région ventriculaire directement en regard de leur emplacement. Le ventricule gauche peut ainsi être divisé en tranches, du septum interventriculaire à droite (V1) à la paroi latérale à gauche (V6).

Il est à noter qu'en plus de ces douze dérivations de base (six standards et six précordiales), il existe six dérivations supplémentaires : V7, V8, V9 (paroi inféro-latéro-basale du ventricule G, partie la plus à gauche), et V3R, V4R, VE pour le ventricule droit.

Les territoires ECG

Ainsi, chaque paroi du cœur va pouvoir être explorée par un groupe de dérivations (figure 6.6) :

- paroi inférieure du ventricule gauche : D2, D3, AVF ;
- paroi antérieure du ventricule gauche : V1, V2, V3 ;
- pointe du ventricule gauche : V4 ;
- territoire antéro-septo-apicale du ventricule gauche : V1, V2, V3, V4 ;
- paroi latérale du ventricule gauche : V5, V6, D1, AVL ;
- territoire antérieur étendu : V1 à V6. D1, AVL ;
- paroi inféro-latéro-basale du ventricule gauche : V7, V8, V9 ;
- ventricule droit : V3R, V4R, VE.

En cas de souffrance myocardique d'origine ischémique par exemple (infarctus du myocarde), ces territoires ainsi définis permettent de préciser la localisation et l'étendue de l'ischémie, mais aussi l'artère coronaire directement en cause.

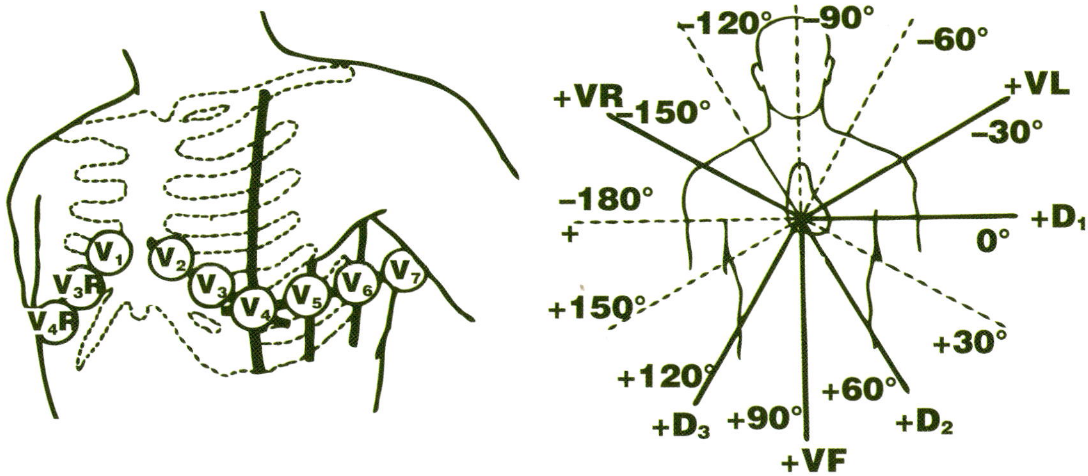

FIGURE 6.6. **Les dérivations précordiales (plan horizontal) et les dérivations standards (plan frontal).**

Séquence de base

Quel que soit le mode d'enregistrement, la séquence de base de l'électrocardiogramme est la même.

L'onde P est due à la dépolarisation auriculaire qui précède de peu la contraction auriculaire.

L'espace PR, isoélectrique, sépare le début de l'onde P du début du QRS. Il traduit le temps nécessaire à la transmission de l'influx électrique du nœud sinusal des oreillettes au tissu myocardique des ventricules et représente ainsi la conduction auriculo-ventriculaire.

Le complexe QRS est dû à la dépolarisation ventriculaire. L'onde Q est par définition la première onde négative du complexe QRS. Elle précède l'onde R (première onde positive du complexe). C'est une onde rapide, peu ample et négative par rapport à la ligne isoélectrique. L'onde R est positive et de grande amplitude. L'onde S suit l'onde R, elle est négative par rapport à la ligne isoélectrique.

Le segment ST représente le temps qui sépare la fin de la dépolarisation du début de la repolarisation ventriculaire. Il est isoélectrique.

L'onde T traduit la repolarisation ventriculaire.

La repolarisation auriculaire n'est pas visualisée car elle survient pendant le complexe QRS.

Interprétation de l'ECG

Une analyse simple de l'ECG permet de préciser les points suivants :

- le **rythme normal** est régulier et **sinusal**, chaque complexe QRS est donc précédé d'une onde P normale ;
- la **fréquence cardiaque** est comprise entre 50 et 100 battements par minute ;
- l'**onde P** dure environ 0,08 seconde, c'est-à-dire qu'elle est large de 2 mm sur le papier à ECG. En effet, l'électrocardiogramme est enregistré sur du papier millimétré qui se déroule à une vitesse constante de 25 mm par seconde ; 1 mm est égal à 0,04 seconde ; l'onde P ne dépasse pas 2 mm de hauteur. Son amplitude et sa durée augmentent en cas d'hypertrophie auriculaire ;
- **l'espace PR** est mesuré du début de l'onde P au début du QRS. Sa durée est comprise entre 0,12 et 0,20 seconde, soit l'équivalent de 5 mm maximum ou d'un grand carré sur l'ECG. Il peut s'allonger en cas de trouble de conduction auriculo-ventriculaire ;

- le complexe QRS dure 0,08 seconde. La durée et la profondeur de l'onde Q sont faibles, leur augmentation peut traduire une nécrose myocardique. L'allongement de la durée du QRS traduit une anomalie de conduction à l'étage ventriculaire (bloc de branche droit ou gauche) ;
- le segment ST est isoélectrique. Le point J (point de raccordement de la fin du QRS à la ligne isoélectrique) représente la fin de la dépolarisation ventriculaire. Une anomalie de ce segment traduit une ischémie myocardique ou des troubles métaboliques portant essentiellement sur le potassium et le calcium. Ce segment peut être surveillé de manière automatique sur les moniteurs ECG utilisés au bloc opératoire.

En aucun cas l'ECG n'apporte d'information sur la fonction « pompe » du cœur, qui sera explorée par d'autres examens (échocardiographie, etc.).

Le cycle cardiaque

Le cycle cardiaque est la période qui s'étend du début d'un battement cardiaque jusqu'au début du suivant. De nombreuses descriptions du cycle cardiaque existent, incluant un nombre variable de phases.

Schématiquement, il peut être décomposé en deux grandes périodes : la **diastole**, qui comprend une phase de relaxation iso-volumétrique des ventricules suivie d'une phase de remplissage, et la **systole,** qui comporte un temps de contraction iso-volumétrique puis d'éjection (figure 6.7).

Le rôle des valves est fondamental puisque leur ouverture ou fermeture, qui dépend des pressions régnant de part et d'autre, conditionnent les différentes phases (en phase I et en phase III, par exemple, toutes les valves sont fermées).

Les phases sont identiques pour le cœur gauche et le cœur droit. Cependant, à droite, les pressions sont nettement inférieures avec un discret asynchronisme de contraction droite-gauche : la contraction de l'oreillette D se fait avant l'oreillette G, mais la contraction du ventricule D débute après la contraction du ventricule gauche.

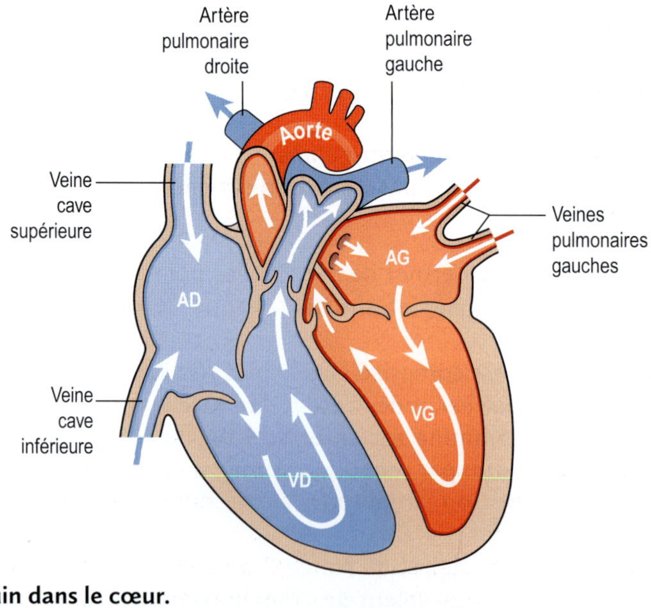

FIGURE 6.7. Flux sanguin dans le cœur.

Grant A, Waugh A. Ross et Wilson. Anatomie et physiologie normales et pathologiques. 11e édition. Paris : Elsevier Masson ; 2011.

La contraction iso-volumétrique : phase I (environ 50 ms)

La contraction des parois ventriculaires provoque une brusque augmentation des pressions à l'intérieur des ventricules. Toutes les valves étant fermées, aucun flux sanguin extra-cardiaque ni modification du volume ventriculaire ne se produisent. La pression intraventriculaire augmente encore jusqu'au niveau de la pression aortique pour le ventricule gauche et de la pression de l'artère pulmonaire pour le ventricule droit.

L'éjection ventriculaire : phase II (environ 210 ms)

Lorsque la pression intraventriculaire dépasse la pression de l'aorte à gauche (80 mmHg) et celle de l'artère pulmonaire à droite (10 mmHg), les valves ventriculo-artérielles, pulmonaire et sigmoïde aortiques s'ouvrent, permettant l'éjection du sang dans le système artériel. À la fin de l'éjection, la pression intraventriculaire diminue et devient inférieure à la pression régnant dans l'aorte et les artères pulmonaires. Ceci permet la fermeture des valves ventriculo-artérielles.

La relaxation iso-volumétrique : phase III (environ 60 ms)

Durant cette période, les valves sont fermées. Il n'y a donc aucune modification du volume ventriculaire. Sous l'effet du relâchement des fibres musculaires, la pression intraventriculaire devient inférieure à la pression intra-auriculaire, d'autant plus facilement que pendant ce même temps, les oreillettes se sont à nouveau remplies.

La phase de remplissage : phase IV (environ 500 ms)

Ceci provoque l'ouverture des valves auriculo-ventriculaires : la phase de remplissage débute. Dans un premier temps, le sang est aspiré de façon passive de l'oreillette vers le ventricule correspondant. C'est la phase de remplissage rapide. À la fin de la diastole, l'oreillette se contracte et complète le remplissage ventriculaire. Cette contraction participe pour 25 % au remplissage des ventricules.
La pression ventriculaire augmente au fur et à mesure que le remplissage se poursuit, jusqu'à dépasser la pression auriculaire : il y a alors fermeture des valves auriculo-ventriculaires (mitrales et tricuspides), ce qui marque la fin de la diastole.

Le débit cardiaque

C'est le volume de sang que le cœur éjecte dans le réseau vasculaire par unité de temps. Il s'exprime en litres par minute (l/min). Il correspond au volume éjecté à chaque systole (volume d'éjection systolique ou VES), de l'ordre de 60 à 90 ml par battement, multiplié par le nombre de battements en une minute ou fréquence cardiaque (FC). Il peut s'écrire : **QC = VES x FC**.
Normalement, le ventricule droit et le ventricule gauche ont le même débit.
Chez l'homme jeune au repos, le débit cardiaque est de **5,5 à 6 l/min**. Il est 10 à 20 % inférieur chez la femme. Il diminue légèrement avec l'âge.
Il peut varier de façon importante selon les conditions physiologiques. Il s'élève avec le stress, l'émotion et l'activité physique. Au cours de la grossesse, il augmente de 20 à 30 %.
Pour pouvoir comparer le débit cardiaque de sujets de corpulence différente, on peut utiliser l'index cardiaque. C'est le débit cardiaque divisé par la surface corporelle, il s'exprime en $l/min/m^2$. Sa valeur est d'environ 3 $l/min/m^2$ (entre 2,5 et 4 $l.\ min^{-1}.m^{-2}$).
Les valeurs données ne sont qu'indicatives et valables seulement au repos. En effet, il vaut mieux, lorsque l'on doit interpréter une situation hémodynamique au bloc opératoire par exemple, raisonner en termes de débit cardiaque adapté ou pas aux besoins de l'organisme

à un moment T. Ainsi, une valeur de débit cardiaque interprétée de manière isolée n'a pas de valeur : si le débit cardiaque est de 8 l/min mais devrait être de 10 l/min (par exemple lors d'un choc septique), il est inadapté, ce qui sera mis en évidence par l'étude d'autres paramètres (pH, lactates, débits sanguins régionaux, etc.). Des mesures correctives devront être prises en menant une action thérapeutique (remplissage, drogues vasoactives, etc.) sur les facteurs déterminants du débit cardiaque.

Facteurs déterminants du débit cardiaque

Le débit cardiaque est déterminé de façon classique par quatre facteurs, qui découlent de sa définition (QC = VES x FC) : la fréquence cardiaque, ainsi que trois facteurs déterminant le VES : la précharge, la post-charge et la contractilité myocardique. Chaque facteur conditionne directement la valeur du débit cardiaque et est régulé (*cf.* ci-après, « Mécanismes de régulation du débit cardiaque ») de manière à faire varier le débit cardiaque pour l'adapter aux besoins de l'organisme.

La précharge

La précharge est définie par le degré d'étirement de la fibre cardiaque à la fin de la diastole.
On sait que plus la précharge augmente, plus la fibre cardiaque est étirée et plus le débit cardiaque augmente (loi de Franck Starling). Ceci est valable jusqu'à un certain degré d'étirement à partir duquel le débit cardiaque n'augmente plus.
Ainsi, lorsqu'un afflux de sang entraîne une distension importante des fibres cardiaques, leur contraction, plus forte pendant la systole, permet l'éjection d'une quantité plus importante de sang. La précharge dépend :

- du retour veineux :
  - qui représente le volume sanguin ramené au cœur ;
  - qui est le facteur majeur de la précharge et est souvent incriminé en anesthésie pour expliquer les baisses de débit et de pression artérielle ;
  - qui est déterminé par le volume sanguin circulant (la volémie), la pression intrathoracique et intra-abdominale (qui gênent le retour du sang au cœur si elles sont trop élevées), la résistance/élastance du réseau veineux, et le tonus veineux ;
- de la fonction diastolique du ventricule (notamment sa compliance qui influence la qualité du remplissage) ;
- de la contraction auriculaire (qui assure le remplissage du ventricule pour 15 à 25 %).

La post-charge

C'est l'ensemble des forces qui s'opposent à l'éjection ventriculaire. C'est donc la pression que les fibres musculaires ventriculaires doivent générer pour dépasser la pression régnant dans l'aorte. Elle est influencée par la taille et le volume des ventricules, la compliance aortique et essentiellement par les résistances vasculaires systémiques.

La contractilité (inotropisme)

Elle est représentée par la vitesse de raccourcissement de la fibre myocardique au moment de la systole. Les principaux déterminants de la contractilité sont :

- la contrainte pariétale (loi de Starling) ;
- l'état de la fibre myocardique et des artères coronaires ;
- l'environnement de la fibre myocardique ;
- l'activité du système nerveux sympathique.

La fréquence

Elle est définie par le nombre de battements par minute. Elle est sous l'influence du système nerveux autonome. L'augmentation de fréquence entraîne une augmentation du débit cardiaque. Cependant, l'augmentation de fréquence se faisant aux dépens de la diastole, au-delà d'une certaine fréquence, la diastole devient trop courte pour assurer un remplissage optimum des ventricules et entraîne alors une réduction du débit cardiaque.

Mécanismes de régulation du débit cardiaque

Ces mécanismes viennent moduler l'activité de la pompe cardiaque en agissant directement sur les facteurs vus précédemment. La régulation du débit cardiaque est nerveuse par le biais du système nerveux autonome (mécanisme rapide) et humoral (mécanisme lent).

Régulation extrinsèque par le système nerveux autonome (SNA)

Les systèmes sympathique et parasympathique agissent à la fois sur la fréquence et la force de contraction.
Les volorécepteurs (oreillette droite) et les barorécepteurs (sinus carotidien et crosse de l'aorte) envoient des informations vers les centres bulbaires de régulation. En réponse, une stimulation du **sympathique** cardiaque entraîne :

- une augmentation de la fréquence cardiaque (effet chronotrope positif) ;
- une accélération de la conduction auriculo-ventriculaire (effet dromotrope positif) ;
- une augmentation de la force de contraction (effet inotrope positif direct par stimulation des récepteurs bêta1-adrénergiques cardiaques = augmentation de l'entrée de calcium et donc de la contractilité).

Ainsi une stimulation du sympathique est responsable d'une augmentation du débit cardiaque.
Une stimulation du **parasympathique** cardiaque *via* le nerf vague entraîne :

- une diminution de la fréquence cardiaque (effet chronotrope négatif) ;
- un ralentissement de la conduction AV (effet dromotrope négatif) ;
- une diminution de la force de contraction (effet inotrope négatif indirect, probablement par ralentissement de la fréquence cardiaque = sortie de calcium plus importante).

Ainsi, une stimulation du parasympathique est responsable d'une diminution du débit cardiaque.

Régulation humorale

Bien que le contrôle du débit cardiaque se fasse essentiellement par le biais du SNA, d'autres facteurs peuvent intervenir :

- des hormones : les catécholamines endogènes circulantes (adrénaline, noradrénaline : produites par la médullosurrénale), le système rénine angiotensine, la thyroxine, le facteur natriurétique auriculaire ;
- des ions : calcium (Ca^{++}), potassium (K^+), sodium (Na^+) et chlore (Cl^-).

La circulation

La circulation pourvoit aux besoins des tissus. Elle y apporte les nutriments et en évacue les déchets. Elle maintient un milieu favorable à la survie et au fonctionnement des cellules.
Le volume sanguin total (VST) est estimé entre 4,5 et 5,5 l, répartis entre les veines (64 % du VST), le cœur (7 % en diastole), les artères de gros calibre (7 %), les artères de petit calibre et les artérioles (8 %), les capillaires (5 %) et la circulation pulmonaire (9 %).
La circulation permet de vasculariser tous les organes de l'organisme, mais avec une prépondérance différente suivant l'organe concerné : ainsi, au repos, le cerveau reçoit 13 % du débit

cardiaque, les reins : 20–25 %, les muscles squelettiques : 20 % (75 % à l'effort), le foie et le tractus digestif : 25 %, la peau : 10 %, et le muscle cardiaque : 4 %.

Caractéristiques

Anatomiquement, il existe deux types de circulation.

La circulation systémique ou grande circulation

Elle distribue le sang réoxygéné à tous les organes (figure 6.8). Le sang est éjecté par le ventricule gauche dans l'aorte qui donne naissance à un grand nombre de branches : les artères qui donneront naissance aux artérioles puis aux capillaires, qui vont permettre l'irrigation de l'ensemble des organes. Après son passage dans les capillaires, où auront lieu les échanges sang-tissu, le sang revient au cœur droit par l'intermédiaire de veinules puis de veines qui se réuniront toutes dans deux troncs veineux, la veine cave inférieure (pour la moitié inférieure du corps) et la veine cave supérieure (pour la moitié supérieure du corps). Les deux veines caves se jettent dans l'oreillette droite.

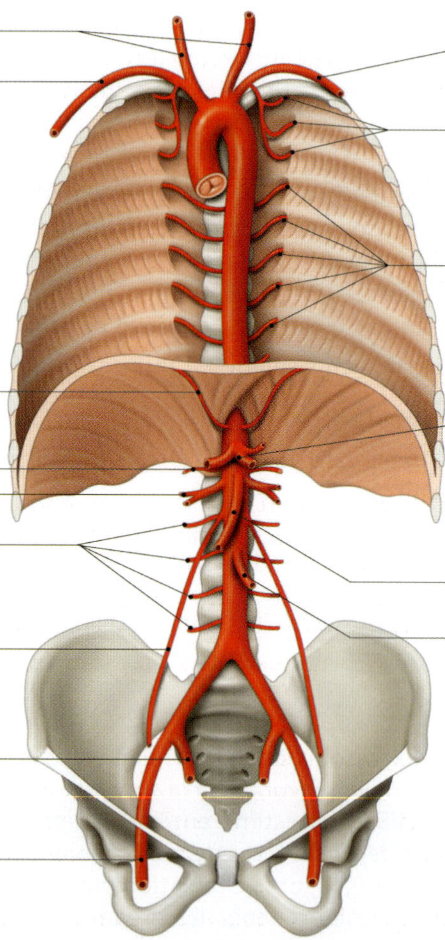

FIGURE 6.8. Circulation systémique.

Perlemuter L, Perlemuter G. Cycles de la vie et grandes fonctions. Paris : Elsevier Masson ; 2012. © Illustrations de Marie Schmitt.

La circulation pulmonaire ou petite circulation

Elle passe à travers les poumons et permet l'oxygénation du sang. Le sang veineux, riche en CO_2 et pauvre en O_2, quitte le cœur droit par le tronc de l'artère pulmonaire, puis les artères pulmonaires droite et gauche. Après son passage dans les capillaires pulmonaires où auront lieu les échanges sang-alvéole (réoxygénation et élimination du gaz carbonique), il revient à l'oreillette gauche par les quatre veines pulmonaires.
(Cette circulation sera davantage détaillée dans le chapitre 7 : « La fonction respiratoire »).
Physiologiquement, en fonction des pressions qui règnent à l'intérieur des vaisseaux, on peut définir un système à haute pression et un système à basse pression. Le système à haute pression (pression moyenne de 100 mmHg) comprend les artères entre le ventricule gauche et les sphincters précapillaires. Le système à basse pression (pression moyenne de 15 mmHg) inclut le lit capillaire, le système veineux et la circulation pulmonaire. Il est caractérisé par un régime de pressions faibles, une grande distensibilité et une grande contenance (80 % du VST).

La circulation artérielle

Elle permet le transport du sang depuis le cœur vers les tissus.

Structure

Les artères ont des parois solides et élastiques formées de trois tuniques. **L'intima**, la plus interne, est constituée d'un endothélium qui tapisse la face interne de l'artère (en contact avec le sang) et permet un écoulement laminaire. **La média** est constituée de fibres musculaires lisses circulaires et de fibres élastiques. Ceci confère à la paroi vasculaire une grande élasticité et la capacité de se contracter. **L'adventice**, la plus externe, est formée de fibres conjonctives. Elle reçoit des fibres nerveuses et commande la vasomotricité.
Les artérioles représentent les branches terminales des artères. Leur paroi musculaire, riche en fibres contractiles, est capable d'occlure complètement la lumière ou bien de l'élargir. Elles font donc varier le débit sanguin des capillaires en fonction des besoins des tissus.

Rôles

1. Son rôle premier est de répartir le sang du cœur vers la périphérie.
2. Au niveau des gros troncs, la richesse en fibres élastiques permet la transformation du débit sanguin discontinu (lié aux battements cardiaques) en débit continu par amortissement des à-coups systoliques.
3. L'élasticité permet aussi d'adapter le contenant au contenu, les artères jouant un rôle de réservoir (mais de faible capacité comparée au système veineux).
4. Les artérioles, riches en fibres contractiles, peuvent modifier leur diamètre jusqu'à l'occlusion de la lumière vasculaire. Cette capacité à pouvoir modifier leur diamètre va entraîner des changements de résistance à l'écoulement du sang, permettant de réguler les débits régionaux et de jouer un rôle dans la régulation de la pression artérielle et du débit cardiaque.

Régulation

La vasomotricité est sous un double contrôle : essentiellement nerveux, mais aussi humoral.
Le contrôle nerveux se fait par le biais du système nerveux autonome (SNA), dont la voie régulatrice est le sympathique. Le médiateur post-ganglionnaire est la noradrénaline, qui vient se lier aux récepteurs alpha1-adrénergiques des vaisseaux pour exercer son effet vasoconstricteur.
À l'état basal, il existe un tonus sympathique permanent, qui entraîne donc un certain degré de vasoconstriction.

La stimulation sympathique entraîne une vasoconstriction artérielle, la cessation du tonus sympathique entraîne une vasodilatation. Ainsi, il apparaît que le principal mécanisme vasodilatateur est « passif », bien que des récepteurs bêta2-adrénergiques vasodilatateurs soient présents (mais en nombre nettement inférieur aux récepteurs alpha).
Le contrôle humoral s'exerce par la médullosurrénale en sécrétant dans le sang l'adrénaline. Celle-ci vient renforcer et prolonger la vasoconstriction nerveuse dans les territoires cutanés et splanchniques (par le biais des récepteurs alpha1-adrénergiques).

La circulation capillaire

Structure

Le système capillaire est situé entre le système artériel et le système veineux. Le sang pénètre dans les capillaires par une artériole et les quitte par une veinule. Après l'artériole, il traverse une série de méta-artérioles puis entre dans les capillaires. À leur origine, les capillaires possèdent un sphincter précapillaire, capable d'ouvrir ou d'occlure l'entrée du capillaire.
Les capillaires ont environ 1 micron de diamètre. Ils ont des parois minces, constituées d'une seule couche de cellules endothéliales, perméables aux petites molécules.

Rôle

La fonction essentielle de la circulation a lieu dans les capillaires. Compte tenu de la très faible vitesse du sang à ce niveau, de la surface d'échange considérable (environ 1000 m^2) et de la minceur de leur paroi, les capillaires sont le site d'échange de liquide et de solutés entre le sang et l'espace extra-cellulaire. Ainsi, ils assurent l'apport d'oxygène et des substrats pour les cellules. Ils assurent l'élimination du CO_2 et des déchets métaboliques cellulaires. Ils sont le lieu d'échange pour les liquides, les nutriments, les électrolytes, les hormones, etc.

Régulation

Les artérioles contrôlent le débit sanguin de chaque tissu en fonction de ses besoins. Cette vasomotricité :

- permet d'assurer une perfusion stable et constante de l'organe en réponse aux variations de pression artérielle ;
- permet de moduler la perfusion à l'activité de l'organe ;
- contribue au contrôle de la volémie efficace (la fermeture des sphincters précapillaires entraînant une augmentation de la volémie).

Au niveau de la circulation capillaire, la régulation met en jeu essentiellement des mécanismes locaux : réponse vasoconstrictrice à une distension de la paroi des artérioles, réponse vasodilatatrice à un défaut d'oxygène ou à une augmentation de la concentration en CO_2, ions H^+, lactates, etc.

La circulation veineuse

La circulation veineuse fait suite à la circulation capillaire.

Structure

Les veinules collectent le sang des capillaires. Elles se réunissent pour former des veines de plus gros calibre, jusqu'à ramener le sang au cœur. La paroi veineuse est mince et comprend trois tuniques. La tunique externe ou **adventice** est constituée de fibres élastiques. La tunique moyenne ou **média**, comporte quelques fibres musculaires lisses. La paroi interne est l'**endoveine**. Les veines des membres inférieurs disposent de valvules pour faciliter le retour veineux.

Rôle

1. Les veines assurent le retour du sang vers le cœur. Elles ramènent le sang à l'oreillette droite par les veines cave supérieure et inférieure et à l'oreillette gauche par les veines pulmonaires. Ceci est largement facilité par la contraction des masses musculaires. Les facteurs déterminants du retour veineux ont été vus (*cf.* ci-dessus, « La précharge »).
2. Elles ont aussi un **rôle de réservoir sanguin**. En effet, **60 % du sang de l'organisme est contenu dans les veines**. Les veines sont capables de se dilater et de se contracter et la distensibilité du système veineux est six à dix fois supérieure à celle du système artériel : le volume sanguin veineux du territoire cutané peut varier entre 300 et 800 ml et jouer un rôle important dans la thermorégulation ainsi que dans les ajustements du volume circulant. Au niveau du système digestif, le volume sanguin veineux du territoire porto-hépato-splanchnique peut varier entre 800 et 1800 ml et sert de réserve de volume sanguin au cœur droit, permettant d'adapter rapidement le débit cardiaque. Il en est de même pour les veines musculaires, dont le volume varie en fonction de l'état d'activité des muscles.

Régulation

La vasomotricité veineuse est sensiblement régulée de la même manière que la circulation artérielle, à la différence que les récepteurs alpha2 prédominent par rapport aux récepteurs alpha1.

La circulation lymphatique

Le système lymphatique est un réseau à sens unique ramenant le liquide interstitiel vers le sang. Il est placé en dérivation par rapport au compartiment vasculaire.
La composition de la lymphe indique que celle-ci est un simple liquide interstitiel résorbé au voisinage du capillaire lymphatique.

Structure

Les capillaires lymphatiques sont présents dans tous les tissus. Ils forment de fins canalicules qui s'anastomosent entre eux pour constituer des vaisseaux de plus en plus gros. Deux canaux lymphatiques se drainent dans les veines de la partie inférieure du cou. La grande veine lymphatique se déverse dans la veine sous-clavière droite et draine la moitié droite de la tête, du cou, du thorax et du membre supérieur droit. Le canal thoracique draine, dans la sous-clavière gauche, la lymphe du reste du corps.
Sur l'ensemble du réseau lymphatique, des formations ganglionnaires sont placées.
Les muscles squelettiques, les mouvements respiratoires et les battements artériels exercent une action de pompage permettant le déplacement de la lymphe.

Rôle

1. Même si la majorité des échanges entre les espaces tissulaires et le secteur vasculaire se font par l'intermédiaire de la circulation capillaire (environ 18 l par jour), une partie (2 l par jour) se fera par le système lymphatique.
Ainsi, la circulation lymphatique prend en charge et ramène dans la circulation sanguine les protéines et le liquide se trouvant en excès dans les espaces tissulaires. Elle joue un rôle dans la régulation du volume du liquide interstitiel et dans la concentration des protéines de ce liquide.
2. Elle intervient dans la défense de l'organisme par l'intermédiaire des ganglions lymphatiques (présence de lymphocytes B et T, génération d'anticorps).

La pression artérielle

Définition et valeurs

Le cœur, en propulsant le sang, crée une pression sur la paroi des artères : c'est la pression sanguine ou pression artérielle. Elle s'élève au moment de la systole et s'abaisse pendant la diastole. On définit ainsi la **pression systolique**, pression maximale atteinte lors de l'éjection ventriculaire, et la **pression diastolique**, pression minimale obtenue pendant la diastole juste avant l'éjection ventriculaire.
Mesurée de façon courante, la valeur de la pression artérielle est exprimée en millimètres de mercure (mmHg). Chez l'adulte, elle est d'environ 130 mmHg (100–140) pour la systolique et 70 mmHg (60–90) pour la diastolique. La différence entre les deux est appelée « pression différentielle ».
La **pression artérielle moyenne (PAM)** est la pression qui s'exercerait en permanence sur les parois vasculaires si l'écoulement sanguin était continu. Elle diffère de la moyenne entre pression systolique et pression diastolique et se calcule avec la formule suivante : **PAM = (P syst + 2 P diast)/3**.
Sa valeur est environ 80 à 90 mmHg et reflète la pression de perfusion périphérique des organes.

Facteurs déterminants de la pression artérielle

La pression artérielle (PA) est la résultante du produit du débit cardiaque (QC) par la résistance à l'écoulement du sang ou résistances vasculaires systémiques (RVS). Elle peut s'écrire selon la formule suivante : $\mathbf{PA = Q_C \times RVS}$ ou ($\mathbf{Q_C = F_C \times VES}$).
Elle varie en fonction du volume d'éjection systolique, de la fréquence cardiaque et des résistances vasculaires systémiques.
La vasomotricité est la capacité pour les vaisseaux de modifier leur diamètre et par là de modifier la résistance à l'écoulement du sang. L'état de vasodilatation ou de vasoconstriction va se traduire par une baisse ou une augmentation de la pression artérielle.
La vasomotricité artérielle est sous le contrôle du système nerveux autonome et humoral.

Régulation de la pression artérielle

Régulation à court terme ou régulation nerveuse par le SNA

C'est un contrôle rapide dont la réponse est instantanée. La régulation s'exerce sur le débit cardiaque et les résistances périphériques. Le système de régulation comprend des récepteurs périphériques, les **barorécepteurs** et les **chémorécepteurs**, situés principalement au niveau du sinus carotidien et de la crosse de l'aorte.
Les barorécepteurs sont stimulés par leur propre étirement et donnent des informations sur l'état de tension des artères. Les chémorécepteurs sont sensibles aux anomalies de l'équilibre acido-basique ou de l'oxygénation. Les messages sont véhiculés par des neurones afférents jusqu'aux centres de régulation situés dans le bulbe rachidien. La réponse se fait par le système nerveux autonome. Le parasympathique emprunte le trajet de la dixième paire crânienne ou nerf vague qui envoie des fibres efférentes vers le cœur. Le sympathique emprunte les cordons latéraux de la moelle et donne des fibres pour le cœur, les artérioles, les veines et la médullosurrénale.
Ainsi lorsque la PA diminue, il y a une réduction de la fréquence des potentiels d'action vers les centres bulbaires. La réponse se fait par le sympathique avec augmentation du débit cardiaque et des résistances vasculaires.

Régulation à moyen et long terme

La régulation à moyen et long terme intervient en cas d'altération prolongée de la pression artérielle. La régulation à **moyen terme** fait appel à des mécanismes de transfert liquidiens au niveau des capillaires, à des mécanismes de tension-relaxation au niveau des vaisseaux et à des hormones (système rénine-angiotensine et hormone antidiurétique).
La régulation à **long terme** fait intervenir le rein et les hormones qui jouent sur la balance hydrosodée.

Système rénine-angiotensine

La **rénine** est synthétisée et stockée dans l'appareil juxta-glomérulaire du rein. Elle est libérée dans la circulation quand la pression de perfusion rénale ou la natrémie diminue.
Dans le foie, elle transforme l'angiotensinogène en **angiotensine I**. L'angiotensine I est ensuite transformée en **angiotensine II** par une enzyme appelée « enzyme de conversion ».
L'angiotensine II a deux effets essentiels : c'est un puissant vasoconstricteur et elle stimule la sécrétion d'**aldostérone** qui entraîne une réabsorption de sodium au niveau du tube contourné distal.

Hormone antidiurétique (ADH)

La sécrétion de l'ADH est sous la dépendance de l'osmolalité plasmatique et de l'hydratation extra-cellulaire. Une augmentation de l'osmolalité stimule les osmorécepteurs de l'hypothalamus. Ces récepteurs provoquent la libération d'ADH qui augmente la réabsorption d'eau par le rein et restaure la volémie.

Monitorage cardio-vasculaire

Plusieurs paramètres hémodynamiques peuvent être monitorés.

ECG et segment ST

Le monitorage de l'ECG en per-opératoire est obligatoire et permet de dépister les troubles du rythme et de la conduction.
Certains moniteurs permettent de mesurer de manière automatique le segment ST et de dépister ainsi les éventuelles ischémies myocardiques.

La pression artérielle (PA)

La mesure de PA peut se faire de manière non invasive à l'aide d'un brassard. Elle fait appel à une méthode auscultatoire ou oscillométrique.
Elle peut être mesurée en continu de manière invasive à l'aide d'un cathéter introduit dans une artère et mis en communication avec une tête de pression.

La pression veineuse centrale (PVC)

La mesure de la PVC se fait à l'aide d'un cathéter introduit dans une veine périphérique ou centrale et poussé jusqu'à la veine cave supérieure (tableau 6.1).
La PVC représente les pressions de remplissage de l'oreillette droite et du ventricule droit.

Les pressions vasculaires pulmonaires

Un cathéter artériel pulmonaire (appelé cathéter de Swan Ganz) est introduit dans une veine profonde (veine jugulaire interne ou veine sous-clavière). Il est poussé à travers l'oreillette droite et le ventricule droit jusque dans l'artère pulmonaire. Il permet de mesurer la pression de l'artère pulmonaire et la pression de l'artérielle pulmonaire d'occlusion (PAPO).

TABLEAU 6.1. Valeurs normales des pressions dans le système cardio-vasculaire (en mmHg).

	Systolique	Diastolique	Moyenne
Oreillette droite			1 à 8
Ventricule droit	15 à 30	0 à 8	
Artère pulmonaire	15 à 30	4 à 12	15
PAPO[1]			2 à 12
Oreillette gauche			2 à 12
Ventricule gauche	100 à 140	0 à 8	
Aorte	100 à 140	60 à 90	70 à 105

[1] PAPO : pression artérielle pulmonaire d'occlusion.

Ces mesures donnent une bonne estimation des pressions régnant au niveau de l'oreillette et du ventricule gauche. Ce cathéter permet aussi le calcul du débit cardiaque.

Le débit cardiaque

Il peut être calculé à l'aide d'un cathéter artériel pulmonaire (méthode invasive) ou de façon non invasive à l'aide d'un Doppler.

La technique Doppler peut être utilisée lors d'une échocardiographie réalisée soit par voie externe, soit par voie œsophagienne (échographie transœsophagienne ou ETO, utilisée essentiellement dans les centres de chirurgie cardiaque ou en réanimation). Plus récemment, ont été développées des sondes Doppler à usage unique permettant de mesurer le débit aortique descendant par voie transœsophagienne et ainsi d'estimer le débit cardiaque et le volume d'éjection systolique (VES).

Enfin, d'autres techniques de monitorage permettent d'estimer le débit cardiaque et le VES en analysant, soit l'onde de pression artérielle mesurée par un cathéter artériel, soit l'onde de pléthysmographie mesurée par un saturomètre.

Cela permet d'estimer la volémie et donc d'optimiser le remplissage du patient pour obtenir le meilleur débit cardiaque possible, source d'amélioration du pronostic post-opératoire.

Focus **Implications anesthésiques**

La chirurgie cardiaque est une spécialité tellement spécifique qu'elle n'est pratiquée que dans des centres autorisés.

Pendant vos études, vous serez amené à pratiquer un stage dans cette discipline et bien évidemment des connaissances solides anatomiques et physiologiques sont requises. La chirurgie artérielle (carotide, pontage aortique ou pontage distal) est en revanche pratiquée dans de nombreux centres.

Si l'on considère que la première cause de morbi-mortalité péri-opératoire (toute chirurgie confondue) est cardiaque, toutes ces connaissances demandées vous seront bien évidemment utiles au quotidien, dans la gestion des patients présentant une cardiopathie et opérés d'une chirurgie non cardiaque : pathologie coronarienne, pathologie valvulaire (rétrécissement ou insuffisance aortique ou mitrale), insuffisance cardiaque, troubles de la conduction et pacemaker, troubles du rythme (fibrillation auriculaire, notamment).

Chez ces patients, l'importance du monitorage et son interprétation est fondamentale : ECG et bon positionnement des électrodes, segment ST (mesure automatisée mais interprétation nécessaire), PA invasive. Le monitorage du débit cardiaque non invasif est de plus en plus

utilisé dans les blocs opératoires puisque l'amélioration du débit cardiaque (en monitorant le VES) améliore le pronostic : cela a été bien montré initialement sur les fractures du col fémoral, mais aussi en chirurgie lourde chez les patients à risque.
Enfin, vous devrez comprendre les modifications hémodynamiques liées à la chirurgie (clampages, saignements, compression veineuse cave, etc.), liées à l'anesthésie (anesthésie médullaire : rachianesthésie et anesthésie péridurale qui diminue le retour veineux par vasodilatation artério-veineuse), aux positions et bien évidemment savoir les traiter (emploi de vasoconstricteurs et/ou remplissage).

S'ENTRAÎNER

QUESTION 1

Cochez la bonne réponse : vrai ou faux.
Un électrocardiogramme normal présente les caractéristiques suivantes :

a. Une onde P précède chaque complexe QRS ☐ Vrai ☐ Faux
b. L'espace PR est supérieur à 5 mm ☐ Vrai ☐ Faux
c. Un complexe QRS est situé après chaque onde P ☐ Vrai ☐ Faux
d. Le rythme est sinusal ☐ Vrai ☐ Faux

QUESTION 2

Entourez la (ou les) bonne(s) réponse(s).
Les bruits du cœur sont produits par :

a. La contraction du myocarde
b. La circulation du sang dans les coronaires
c. La circulation dans les ventricules
d. Les trois à la fois
e. Aucun des trois

QUESTION 3

Cochez la bonne réponse : vrai ou faux.
À propos des vaisseaux sanguins :

a. Les capillaires possèdent des valvules ☐ Vrai ☐ Faux
b. Les artères contiennent plus de tissus élastiques que les veines ☐ Vrai ☐ Faux
c. Les veines assurent le transport hors du cœur ☐ Vrai ☐ Faux
d. Le sang s'écoule plus rapidement par les veines ☐ Vrai ☐ Faux
e. La pression sanguine artérielle est toujours plus basse que dans les veines ☐ Vrai ☐ Faux

QUESTION 4

Cochez la bonne réponse : vrai ou faux.
Les veines ont plusieurs fonctions :

a. Elles assurent le retour du sang au cœur ☐ Vrai ☐ Faux
b. Elles apportent l'oxygène aux tissus ☐ Vrai ☐ Faux
c. Elles représentent le plus grand réservoir sanguin ☐ Vrai ☐ Faux
d. Elles éliminent les déchets métaboliques cellulaires ☐ Vrai ☐ Faux
e. Elles interviennent dans la défense de l'organisme ☐ Vrai ☐ Faux

QUESTION 5

1. Définissez la précharge.
2. Citez les éléments dont elle dépend et expliquez leurs relations entre eux.

QUESTION 6

Facteurs déterminants de la tension artérielle : notez la formule résumant ces déterminants et expliquez en détail sa signification.

QUESTION 7

Quels sont les facteurs intervenant dans la régulation du débit cardiaque ?

QUESTION 8

Donnez la définition des termes suivants : dromotrope, chronotrope, bathmotrope, inotrope.

QUESTION 9

Citez les artères du réseau coronaire, expliquez leur réseau spécifique de vascularisation.

QUESTION 10

Cas clinique
Mme A, 1 m 60, 90 kg, 58 ans, est hospitalisée en urgence dans l'unité de soins intensifs cardiologiques pour un syndrome coronarien aigu (suspicion d'infarctus du myocarde), confirmé par l'ECG réalisé à domicile en urgence par le médecin du Samu.
Mme A a été prise en charge à 19 h 15. Son mari a permis à l'équipe soignante de connaître les antécédents de la patiente :

- tabac : 1 paquet/jour ;
- arrêt de son traitement anticholestérolémiant depuis 3 mois ;
- pas d'autre antécédent médical ou chirurgical notable.

À la prise en charge, l'équipe note les éléments suivants :

- TA = 159/108 mmHg ;
- SpO2 = 95 % ;
- T° = 37 °C ;
- EVA = 3 octobre ;
- glycémie capillaire = 1 g/l.

Le médecin a prescrit les soins suivants au moment de la prise en charge :

- pose de voie veineuse périphérique, réalisation d'un bilan sanguin complet et pose d'une perfusion de 500 ml glucosé 5 % sur 8 heures ;
- mise sous surveillance continue : scope, TA automatique, SpO_2 ;
- début du traitement :
  - Aspégic® 250 mg IVDL,
  - Héparine® 4000 UI bolus IV,
  - Plavix® 75 mg, 8 comprimés en 1 prise,
  - Perfalgan® 1 g x 3/jour.

À l'arrivée en soins intensifs, le médecin prescrit :

- la pose d'une sonde à oxygène (2 l/min) ;
- la pose d'une seringue électrique d'héparine 25000 UI/24 heures (ampoules disponibles 25000 UI/5 ml).

1. Citez les signes cliniques pathognomoniques de l'infarctus du myocarde.
2. Expliquez la prise en charge IDE que vous réalisez lors de l'admission de Mme A en soins intensifs et pendant les 4 premières heures après son arrivée.

ÉLÉMENTS DE RÉPONSES

Recherchez les éléments de réponses manquants dans le chapitre que vous venez de terminer. Cette démarche augmentera vos capacités de mémorisation et votre préparation au concours.

QUESTION 1

a. Vrai ; **b.** Faux ; **c.** Vrai ; **d.** Vrai.

QUESTION 2

e. En effet, les bruits du cœur sont produits par la fermeture des valves mitrale et tricuspide (B1) et la fermeture des valves aortique et pulmonaire (B2).

QUESTION 3

a. Faux ; **b.** Vrai ; **c.** Faux ; **d.** Faux ; **e.** Faux.

QUESTION 4

a. Vrai ; **b.** Faux ; **c.** Vrai ; **d.** Faux ; **e.** Faux.

QUESTION 5

1. La précharge est définie par le degré d'étirement de la fibre cardiaque à la fin de la diastole.
2. Éléments dont elle dépend : retour veineux, fonction diastolique ventriculaire, contraction auriculaire.

QUESTION 6

....

....

QUESTION 7

Le débit cardiaque est la quantité de sang éjectée par le cœur par unité de temps ; il est égal au produit du volume d'éjection systolique par la fréquence cardiaque.
Les facteurs intervenant dans la régulation du débit cardiaque sont :

- la précharge (= degré d'étirement des fibres cardiaques ; loi de Starling. Dépend : du retour veineux, de la fonction diastolique ventriculaire, de la contraction auriculaire) ;
- la post-charge, représentée essentiellement par les résistances vasculaires systémiques ;
- la contractilité ou inotropisme cardiaque ;
- la fréquence cardiaque, qui est régulée par le système neurovégétatif.

QUESTION 8

....

....

QUESTION 9

Les artères coronaires droite et gauche sont les premières branches naissant de l'aorte et assurent la vascularisation du cœur.
La **coronaire droite** descend à la face antérieure du ventricule droit et assure la vascularisation de l'oreillette droite, du ventricule droit, de la partie inférieure du ventricule gauche, du nœud sinusal et du nœud auriculo-ventriculaire ainsi que du 1/3 postérieur du septum inter-ventriculaire.
La **coronaire gauche** débute par un tronc commun et se divise en deux branches. L'**artère interventriculaire antérieure** gagne le sillon interventriculaire antérieur et assure la vascularisation

d'une partie du ventricule gauche, du septum interventriculaire (2/3 antérieur) et de la branche droite du faisceau de His. L'artère circonflexe contourne le cœur dans le sillon auriculo-ventriculaire et vascularise l'oreillette gauche et une partie de la face inférieure du ventricule gauche et du nœud sinusal.

QUESTION 10

Cas clinique

1. Les signes de l'infarctus du myocarde sont : ....

....

....

2. La prise en charge IDE à l'accueil et dans les 4 premières heures doit détailler et expliquer :

- l'installation et l'accueil, la mise sous surveillance, le recueil des données cliniques et paracliniques ;
- la vérification du traitement mis en œuvre et la réalisation des prescriptions médicales (détailler la préparation, la surveillance spécifique de chaque traitement, la surveillance clinique et paraclinique, etc.) ;
- la planification des soins (rôle propre, sur prescription, en collaboration, etc.) ;
- la surveillance spécifique en lien avec les risques identifiés ;
- les transmissions.

Testez-vous

1. Citez les paramètres mesurés au cours d'une spirométrie et donnez leurs valeurs normales.

2. Entourez la (ou les) bonne(s) réponse(s).

Après diffusion dans l'organisme, la quantité d'oxygène définitivement présente dans le sang artériel dépend de :

a. la fraction inspirée en O_2

b. la tension artérielle

c. l'absence de shunt

d. la ventilation alvéolaire

e. la diffusion à travers la membrane alvéolo-capillaire

3. Citez les valeurs normales des gaz du sang.

4. Donnez la valeur des différents volumes et des différentes capacités pulmonaires.

5. Entourez la (ou les) bonne(s) réponse(s)

L'espace mort anatomique :

a. est le volume d'air contenu dans les voies aériennes supérieures

b. atteint les alvéoles pulmonaires

c. participe aux échanges gazeux

d. est estimé à environ 150 ml

e. est compressible et modifiable

Réponses

1. Capacité vitale (CV) = 4,5 l ; volume courant (Vt) = 500 ml ; volume résiduel inspiratoire (VRI) = 3 l ; volume de réserve expiratoire (VRE) = 1 l.

2. a. ; c. ; d.

3. pH = 7,40 ± 2 : $PaCO_2$ = 40 ± 2 mmHg ; PaO_2 = 90 ± 10 mmHg ; bicarbonates = 24 ± 2 mEq/L : SaO_2 > 97 %.

4. Volume courant (Vt) = 500 ml ; capacité vitale (CV) = 4500 ml ; volume résiduel inspiratoire (VRI) = 3000 ml ; capacité résiduelle fonctionnelle (CRF) = 2200 ml ; volume de réserve expiratoire (VRE) = 1000 ml : capacité pulmonaire totale (CPT) = 5700 ml ; volume résiduel (VR) = 1200 ml.

5. a. ; d.

CHAPITRE 7

La fonction respiratoire[6]

Objectifs d'apprentissage

- Nommer les différentes composantes anatomiques de l'appareil respiratoire.
- Identifier le mécanisme des échanges gazeux au niveau pulmonaire.
- Énoncer les modalités de transport des gaz.
- Repérer les différents éléments de régulation de la ventilation.
- Citer les méthodes d'exploration de la fonction ventilatoire et les différentes valeurs mesurées.

SAVOIRS

La respiration est l'ensemble des phénomènes qui concourent à assurer les échanges gazeux entre le milieu ambiant (air) et la cellule (qui consomme de l'O_2 et produit du CO_2).

Anatomie de l'appareil respiratoire

Les voies aériennes sont les structures qui permettent à l'air inspiré d'atteindre **l'alvéole pulmonaire**, unité fonctionnelle où se produisent les échanges gazeux entre l'air inspiré et le sang capillaire. L'oxygène (O_2) apporté par l'air inspiré traverse la membrane alvéolo-capillaire et pénètre dans le sang, alors que le gaz carbonique (CO_2) sort du sang vers l'alvéole d'où il sera éliminé par l'air expiré.

Les voies aériennes extra-pulmonaires

Les voies aériennes supérieures (VAS)

Les VAS (figure 7.1) permettent de conduire l'air jusqu'à la trachée et comprennent : les fosses nasales, la cavité buccale, le pharynx et le larynx. La majorité des tissus les constituant est recouverte de cellules ciliées qui, associées à la production de mucus, permettent de réchauffer et humidifier l'air, mais surtout de le débarrasser des impuretés.

Le pharynx, canal musculo-membraneux, est un véritable carrefour entre les voies aériennes et digestives. Il est subdivisé en rhino-pharynx (étage supérieur), qui s'ouvre en avant vers les fosses nasales ; en oropharynx (étage moyen), qui est situé en arrière de la langue et s'ouvre dans la cavité buccale ; et en hypopharynx (étage inférieur), qui se trouve en arrière du larynx et se prolonge par l'œsophage.

Le larynx est un conduit situé entre le pharynx et la trachée. Il est composé de muscles, de ligaments et de cartilages. De structure très rigide, il assure une véritable protection à la fois de l'organe de la phonation par l'intermédiaire du cartilage thyroïde (« pomme d'Adam »), qui est

[6] Auteur : Thierry Hérail.

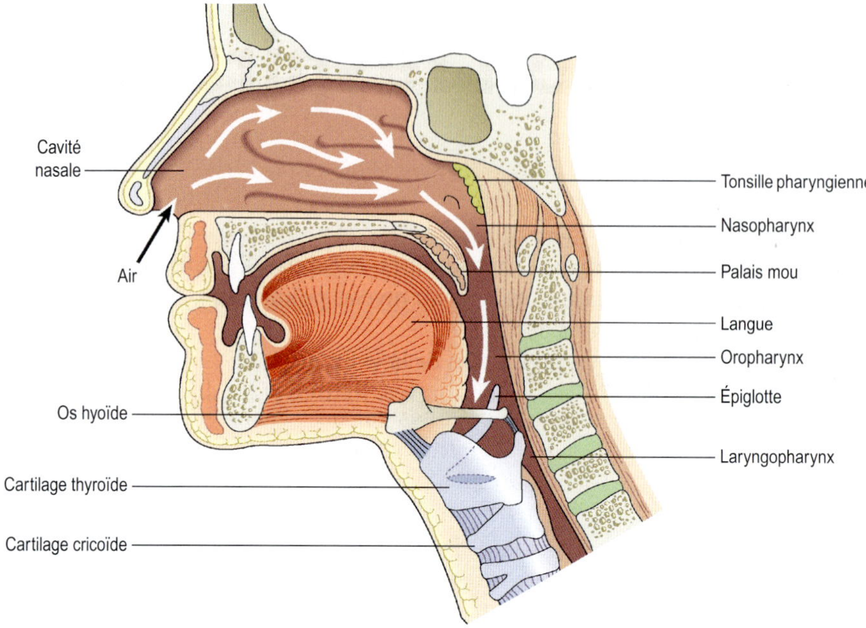

FIGURE 7.1. Voies aériennes supérieures.

Grant A, Waugh A. Ross et Wilson. Anatomie et physiologie normales et pathologiques. 11e édition. Paris : Elsevier Masson ; 2011.

placé en avant des cordes vocales, et des voies aériennes inférieures, puisqu'en ayant la capacité de se fermer totalement et rapidement, il évite d'éventuelles inhalations de corps étrangers. Il se poursuit par la trachée.

En anesthésie, deux autres cartilages sont importants à connaître : l'épiglotte, qui vient coiffer la glotte (région du larynx où siègent les cordes vocales), un repère incontournable lors de l'intubation oro-trachéale, et le cartilage cricoïde, annulaire, situé en dessous du cartilage thyroïde, qui permet de réaliser la manœuvre de Sellick (l'appui sur le cricoïde va venir comprimer en arrière l'œsophage contre le rachis, évitant le reflux de substances gastriques lors d'une anesthésie générale). Entre le thyroïde et le cricoïde est tendue une membrane très fine et facilement repérable, la membrane intercricothyroïdienne. Elle permet, par ponction, l'abord direct des voies aériennes en cas de difficulté d'intubation.

Les voies aériennes inférieures extra-pulmonaires

La trachée fait suite au larynx. C'est un conduit de 10 à 12 cm de long et de 2 cm de diamètre, constitué en avant par des anneaux cartilagineux (de 16 à 20) incomplets en forme de fer à cheval ouvert en arrière (reliés entre eux par des ligaments), et fermé dans sa partie postérieure par le muscle trachéal. Elle se situe en avant de l'œsophage, dans la région cervicale inférieure pour sa moitié supérieure et dans la cavité thoracique (médiastin moyen) pour sa partie inférieure. Elle se termine en regard de la vertèbre T5 en se divisant en deux bronches qui font entre elles un angle de 60° suivant un plan incliné en bas et en arrière. La bifurcation se nomme la **carène** ou éperon trachéal.

La bronche souche droite est presque verticale, ce qui explique l'inhalation préférentielle des corps étrangers vers la droite, ainsi que l'intubation sélective à droite.

Les bronches souches se divisent ensuite en bronches lobaires qui deviennent intrapulmonaires.

Les poumons

Les poumons sont situés dans la partie latérale de la cage thoracique, de part et d'autre du médiastin auquel ils sont reliés par les pédicules pulmonaires au niveau du hile pulmonaire. Ils sont enveloppés par la plèvre (figure 7.2).
Leurs faces inférieures s'appuient sur le diaphragme, leurs faces externes sur le plan costal, leurs faces internes sur le médiastin. Leurs sommets (apex) débordent en haut le plan de l'orifice supérieur du thorax et bombent dans les creux sus-claviculaires.
Ils sont constitués d'une charpente fibreuse (la trame ou interstitium pulmonaire) qui contient les vaisseaux et nerfs pulmonaires, et les voies aériennes (figure 7.3).

La segmentation pulmonaire

Chaque poumon peut être subdivisé en lobes par des scissures (bien individualisées), eux-mêmes subdivisés en segment. Chacun de ces territoires possède une autonomie fonctionnelle en recevant un pédicule broncho-vasculaire autonome et représente donc un véritable poumon en miniature.
Cette segmentation est importante à connaître car elle permet des exérèses chirurgicales partielles, notamment des segmentectomies grevées d'une mortalité bien moindre que les exérèses élargies.
Le poumon droit comporte trois lobes séparés par deux scissures (la grande scissure et la petite). Un lobe supérieur séparé lui-même en trois segments, un lobe moyen séparé en deux segments et un lobe inférieur séparé en cinq segments (dont les quatre derniers sont regroupés sous le nom de pyramide basale).
Le poumon gauche ne comporte que deux lobes et donc qu'une seule scissure. Le lobe supérieur comporte deux parties : le culmen, qui se divise en trois segments, et la lingula, qui se divise en deux segments. Le lobe inférieur comporte cinq segments (dont les quatre derniers sont regroupés sous le nom de pyramide basale).

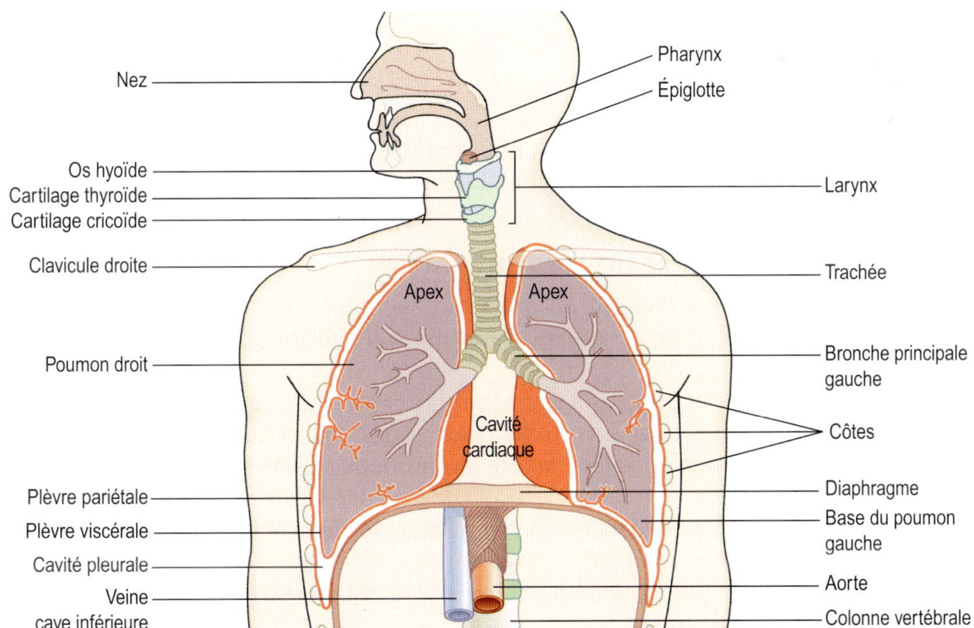

FIGURE 7.2. Structures associées à la respiration.

Grant A, Waugh A. Ross et Wilson. Anatomie et physiologie normales et pathologiques. 11e édition. Paris : Elsevier Masson ; 2011.

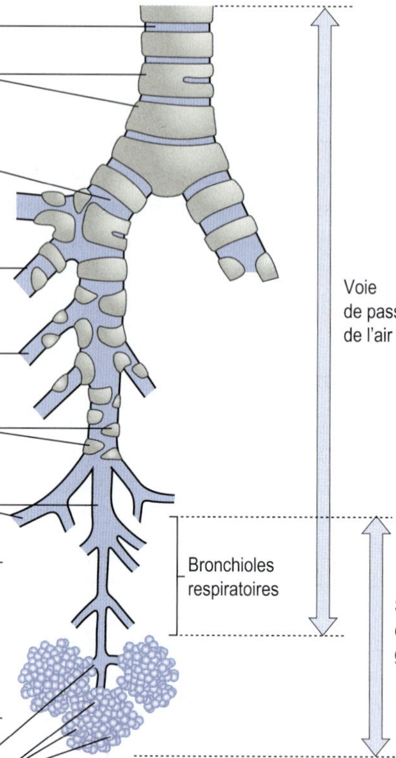

FIGURE 7.3. **Voies aériennes inférieures.**

Grant A, Waugh A. Ross et Wilson. Anatomie et physiologie normales et pathologiques. 11e édition. Paris : Elsevier Masson ; 2011.

La trame pulmonaire

Appelée également « interstitium pulmonaire », elle est formée de tissu conjonctivo-élastique qui donne ses propriétés élastiques au poumon (caractérisées par la compliance). D'autre part, elle contient les vaisseaux et nerfs pulmonaires.

Les voies aériennes intrapulmonaires

Les bronches lobaires se divisent en bronches segmentaires, et ce jusqu'aux bronchioles terminales (bronches de 15e et 16e ordres, au nombre de 30000) pour se terminer par les canaux alvéolaires puis les alvéoles.

Le **lobule pulmonaire** est une unité anatomique et physiologique. Chaque lobule est séparé des autres par des cloisons interlobulaires et est constitué d'une bronchiole terminale accompagnée d'une branche de l'artère pulmonaire (l'artère lobulaire). Cette bronchiole terminale se ramifie de plus en plus pour constituer des canaux alvéolaires dans lesquels s'ouvrent les alvéoles pulmonaires. La branche de l'artère pulmonaire se ramifie aussi et donne naissance à un réseau très dense de capillaires qui baigne les alvéoles pulmonaires. Ce schéma structural (une bronche et une artère) va se retrouver au niveau de tous les territoires de division du poumon.

L'unité fonctionnelle est constituée par l'**alvéole** (il en existe environ 300 millions), par la membrane alvéolo-capillaire, et par le capillaire (figure 7.4). Son rôle est de permettre les échanges gazeux par diffusion simple à travers la membrane. La stabilité alvéolaire est maintenue par la structure même du poumon et par la présence du **surfactant**, liquide tensioactif qui tapisse les alvéoles et qui permet de diminuer la tension superficielle (force qui tend à réduire le diamètre interne de l'alvéole et donc à diminuer la surface d'échange) au sein de l'alvéole et de la garder ouverte. Les pneumocytes de type II alvéolaire sécrètent le surfactant.

La vascularisation pulmonaire

Le poumon est l'organe le mieux irrigué de l'organisme puisqu'il reçoit la totalité du débit cardiaque (figure 7.5).

Le ventricule droit contient le sang veineux mêlé (riche en CO_2 et pauvre en O_2) qu'il éjecte dans le tronc de l'artère pulmonaire puis les artères pulmonaires droite et gauche ; celles-ci se ramifient ensuite (de façon sensiblement parallèle à celle des bronches) jusqu'aux artérioles pulmonaires puis aux capillaires pulmonaires où s'effectuent les échanges gazeux (réoxygénation et élimination du gaz carbonique). Le sang oxygéné est ensuite repris par les veinules pulmonaires jusqu'aux veines pulmonaires (au nombre de quatre) qui se drainent dans l'oreillette gauche.

Particularité de la circulation pulmonaire, aussi appelée « petite circulation » :

- système à basse pression au niveau de l'artère pulmonaire :
  - pression moyenne = 15 mmHg,
  - pression systolique = 25 mmHg (une pression de 20 mmHg dans l'artère pulmonaire est suffisante pour maintenir un débit pulmonaire de 6 l/min),
  - pression diastolique = 8 mmHg ;

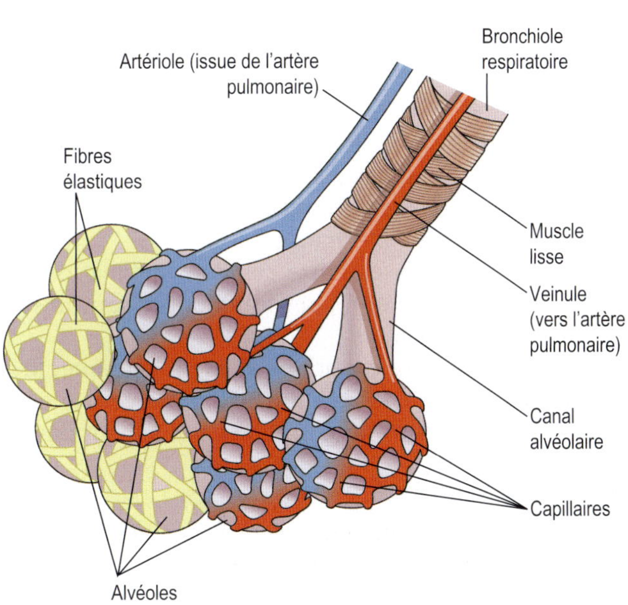

FIGURE 7.4. **Structure de l'alvéole.**

Grant A, Waugh A. Ross et Wilson. Anatomie et physiologie normales et pathologiques. 11e édition. Paris : Elsevier Masson ; 2011.

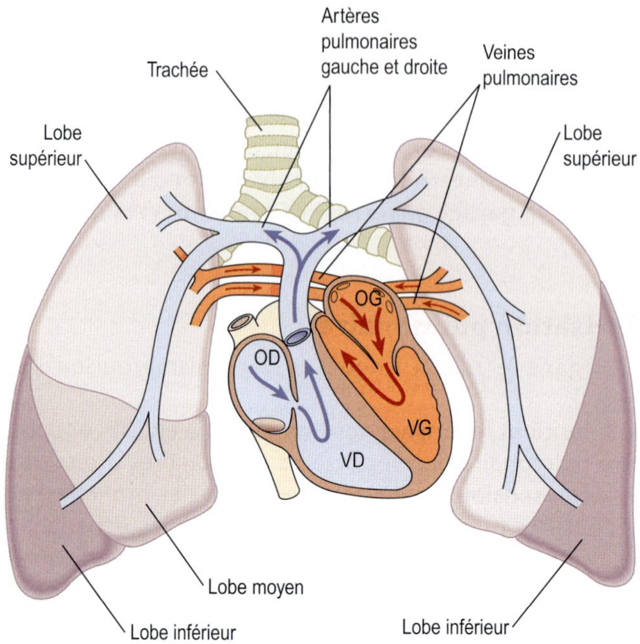

FIGURE 7.5. Vascularisation pulmonaire.

Grant A, Waugh A. Ross et Wilson. Anatomie et physiologie normales et pathologiques. 11e édition. Paris : Elsevier Masson ; 2011.

- Structure de l'alvéole.
- les parois de l'artère pulmonaire sont minces et contiennent peu de fibres musculaires lisses ;
- le débit sanguin pulmonaire est de 6 l/min ;
- il existe une inégalité de perfusion dans les différentes parties du poumon : dans les conditions normales, sur le poumon en position verticale, le débit sanguin pulmonaire diminue de manière presque linéaire de la base au sommet.

Il existe un système circulatoire complémentaire : le système bronchique, composé des artères bronchiques naissant de l'aorte ou des artères intercostales, qui vascularise les voies aériennes conductrices jusqu'aux bronchioles terminales. Au-delà, c'est la circulation pulmonaire qui assure la vascularisation de la zone d'échange.

Il existe de nombreuses anastomoses entre ces deux circulations (bronchique et pulmonaire) expliquant notamment que le poumon peut fonctionner sans le système bronchique : c'est le cas de la transplantation pulmonaire.

Le **rôle** de la circulation pulmonaire est principalement d'amener le sang veineux au contact de la surface d'échange puis de ramener le sang artérialisé vers le cœur ; mais elle joue aussi les rôles de réservoir sanguin et de filtration du sang en éliminant des petits caillots sanguins.

L'innervation pulmonaire

L'innervation du poumon est sous la dépendance du système nerveux autonome ou système neurovégétatif (SNA), permettant le contrôle :

- de la sécrétion bronchique ;
- du diamètre des voies aériennes ;
- du diamètre des vaisseaux pulmonaires.

Les fibres nerveuses afférentes transmettent les informations en provenance des mécanorécepteurs intra-pulmonaires (arbre bronchique et alvéoles) jusqu'aux centres supérieurs par l'intermédiaire du nerf vague.

En retour, la réponse se fera par **les fibres nerveuses efférentes** appartenant soit :

- au système parasympathique *via* le nerf vague et innervant le muscle lisse bronchique (effet bronchoconstricteur) et les glandes sous muqueuses des bronches de gros et moyen calibre (effet sécrétoire) ;
- au système sympathique innervant les glandes sous muqueuses et le muscle lisse bronchique (effet bronchodilatateur par stimulation des récepteurs bêta2-adrénergiques) ainsi que les vaisseaux pulmonaires distaux (vasodilatation par stimulation des récepteurs bêta ou blocage des récepteurs alpha).

En revanche, le contrôle de l'ensemble de la respiration est plus complexe et fait aussi intervenir les nerfs moteurs des muscles respiratoires, les récepteurs extra-pulmonaires et les centres respiratoires, et sera détaillé plus loin.

Les autres structures anatomiques impliquées dans la mécanique respiratoire

La cage thoracique

Armature squelettique qui comporte les vertèbres thoraciques, les côtes, les cartilages costaux et le sternum.

La plèvre

Elle est constituée de deux feuillets : l'un, pariétal, qui tapisse la paroi thoracique, le diaphragme et le médiastin ; l'autre, viscéral, qui tapisse le parenchyme pulmonaire. L'espace entre ces deux feuillets est virtuel : c'est la **cavité pleurale**. Elle permet le glissement du poumon dans la cage thoracique lors des mouvements respiratoires. La pression dans la cavité pleurale est négative, ceci évite aux poumons de se rétracter sur eux-mêmes.

Les muscles respiratoires

Les muscles respiratoires ont comme particularité de contenir une majorité de fibres résistantes à la fatigue, se contractant de manière régulière. Ils participent à la ventilation mais aussi au tonus de posture, à la parole, à la toux, aux vomissements, etc.

Les muscles inspiratoires

- **Le diaphragme :** c'est le plus important. Il constitue la paroi inférieure du thorax, et sépare donc les cavités thoracique et abdominale. Il est innervé par le nerf phrénique (issu de C3-C4-C5). Sa contraction, en refoulant le contenu abdominal et en surélevant les arcs costaux inférieurs, est responsable d'une augmentation de volume de la cage thoracique, d'une diminution de la pression pleurale et d'une augmentation de la pression abdominale. Il assure les deux tiers du travail inspiratoire.
- **Les muscles accessoires :** le sterno-cléido-mastoïdien, les trapèzes, les scalènes. Ils élèvent les deux premières côtes et déplacent le sternum vers le haut. Les muscles intercostaux externes : en élevant les arcs costaux, ils agrandissent les diamètres antéro-postérieur et transverse du thorax.

Les muscles expiratoires

- Les muscles intercostaux internes : ils abaissent les arcs costaux.
- Les muscles abdominaux : obliques internes et externes, le muscle transverse de l'abdomen, le grand droit de l'abdomen. Ils diminuent le diamètre de l'abdomen et augmentent donc la pression intra-abdominale, ce qui fait remonter le dôme diaphragmatique.

La fonction de l'appareil respiratoire

Les voies aériennes

Leur rôle est :

- d'amener l'air inspiré jusqu'au lieu d'échange sans participer aux échanges gazeux : c'est l'**espace mort anatomique** (environ 150 ml) = zone ventilée mais non perfusée ;
- d'humidifier et de réchauffer l'air inspiré, pour préserver la trophicité de l'épithélium bronchique ;
- de filtrer et d'éliminer les particules inhalées ; les particules de gros calibre sont filtrées par le nez, celles de moyen calibre se déposent dans les voies aériennes conductrices et remontent grâce au flux mucociliaire jusqu'à l'épiglotte où elles sont dégluties. Les particules de petit calibre se déposent au niveau des alvéoles où elles sont prises en charge par les macrophages puis éliminées vers la circulation sanguine ou vers la circulation lymphatique.

Le nez et les fosses nasales jouent aussi un rôle dans l'odorat, l'immunité (sécrétion des immunoglobulines A) et accessoirement, dans la phonation.
Le pharynx joue un rôle dans la respiration, la déglutition et la phonation.
Le larynx est l'organe de la phonation.

Les poumons

Outre les fonctions respiratoires (ventilation et échanges gazeux), le poumon permet la synthèse de phospholipides, de protéines (collagène et élastine), de glucides (mucopolysaccharides du mucus bronchique) ; il joue un rôle dans la capture et la libération de substances vaso-actives (conversion de l'angiotensine I en angiotensine II), dans l'inactivation de la sérotonine, de la bradykinine, de certaines prostaglandines.
Il a un rôle important dans la régulation de l'équilibre acido-basique en contrôlant le taux de bicarbonates et en ajustant le taux de CO_2, par l'augmentation ou la diminution de son élimination respiratoire.
Il tient enfin un rôle prédominant dans la fonction d'épuration de tous les éléments inhalés étrangers au mélange gazeux. Ceci est réalisé soit de manière mécanique (épuration muco-ciliaire), immunologique (sécrétions d'immunoglobulines, phagocytose par les macrophages) ou enzymatique (antiprotéase, hydroxylases, etc.).

La mécanique respiratoire

C'est l'étude des forces qui déplacent les poumons et la cage thoracique et des résistances qui s'opposent à ces forces.
Un flux d'air ne peut se créer que s'il y a une différence de pression entre les alvéoles et l'extérieur (pression atmosphérique ou barométrique : PB). Cette différence de pression sera initialement générée par des contractions musculaires déplaçant la cage thoracique et le poumon. Ces mouvements d'air et des structures pulmonaires devront s'opposer respectivement à la résistance au passage de l'air et à des forces élastiques de rétraction-expansion.

Description

L'inspiration

La pression alvéolaire (PA) est, en l'absence de mouvement d'air (à l'équilibre), égale à la pression atmosphérique alors que la pression intrapleurale (PPI) qui s'exerce autour du poumon est d'environ -5 cm H_2O.

Lors de l'inspiration, l'ensemble poumon/paroi thoraco-abdominale s'agrandit par contraction des muscles inspiratoires. Cette augmentation de volume (V) est associée à une diminution de pression P (le produit P x V est constant, loi de Boyle). La pression alvéolaire diminue donc, et un gradient de pression s'établit entre l'atmosphère et les alvéoles, permettant à l'air d'entrer dans le poumon.
Au fur et à mesure que l'air pénètre dans les alvéoles, la pression alvéolaire augmente. À la fin de l'inspiration, la pression alvéolaire s'équilibre donc avec la pression atmosphérique, interrompant l'entrée d'air dans le poumon. Dans le même temps, les forces de rétraction pulmonaire sont au maximum : le poumon est très étiré et tend constamment à se rétracter. Il en est de même des muscles abdominaux qui, en tendant à revenir à leur position de départ, vont pousser le diaphragme vers le haut. L'expiration débute alors lorsque les forces de rétraction deviennent supérieures aux forces d'expansion pulmonaire.

L'expiration

L'expiration est donc passive en respiration calme, due à l'élasticité propre du poumon et de l'abdomen, qui tend à réduire le volume de l'ensemble poumon/paroi thoraco-abdominale. La pression alvéolaire augmente (P x V est constant), et un gradient de pression s'établit entre les alvéoles et l'atmosphère, permettant à l'air de sortir des poumons.
L'expiration peut devenir active si la ventilation doit être accélérée, par exemple au cours de l'exercice musculaire. Elle est alors due à l'action des muscles expiratoires qui diminuent le volume thoracique (muscles intercostaux internes) et augmentent la pression abdominale (muscles de la paroi abdominale, principalement muscle transverse).
En fin d'expiration, les forces opposées de rétraction élastique du poumon et d'expansion de la paroi thoracique s'équilibrent, à un volume pulmonaire appelé « capacité résiduelle fonctionnelle » (CRF). Il n'y a plus de mouvement d'air. À partir de la CRF, des volumes pulmonaires plus grands (inspiration suivante) ou plus petits (expiration forcée) seront atteints par l'action des muscles inspiratoires ou expiratoires.

La capacité résiduelle fonctionnelle (CRF)

Il s'agit du volume pulmonaire lorsque le système respiratoire est en équilibre.
C'est le volume pulmonaire à la fin d'une expiration normale. La CRF est égale à la somme du volume résiduel et du volume de réserve expiratoire (*cf.* ci-après, « Explorations »). Elle n'a pas de valeur fixe et varie selon :

- la position (elle est maximale en position debout) ;
- le sexe (la CRF de l'homme est supérieure de 10 % à celle de la femme) ;
- la taille (elle augmente avec elle) ;
- l'obésité (elle diminue fortement avec elle) ;
- l'âge (elle est plus faible chez le nouveau-né).

Le rôle de la plèvre

Pour que la ventilation se produise, il faut que le poumon suive les mouvements du diaphragme et de la cage thoracique mais sans y être fixé. Or le poumon a tendance à s'affaisser sur lui-même du fait de son élasticité propre et de la tension superficielle de ses alvéoles. La plèvre avec ses deux feuillets, un « côté thoracique » et l'autre « côté pulmonaire », va jouer ce rôle, chaque feuillet coulissant l'un sur l'autre. La pression négative dans la cavité pleurale va permettre « d'attirer » le poumon sur la cage thoracique.
Pendant l'inspiration, les mouvements du thorax venant « tirer » sur la plèvre, la pression intrapleurale devient encore plus négative, attirant le poumon sur la cage thoracique. Durant l'inspiration, plus le poumon va augmenter de volume, plus il va venir « comprimer » la plèvre : la pression intrapleurale va devenir moins négative, jusqu'à ne plus s'opposer à la force de rétraction élastique du poumon et le laisser revenir à sa position de départ : c'est l'expiration.

Pour bien comprendre ce rôle de la plèvre, il suffit de prendre l'exemple en pathologie du **pneumothorax**. Il s'agit d'un épanchement pleural aérique : de l'air étant présent dans la cavité pleurale, la pression intrapleurale n'est plus négative, le poumon n'est alors plus maintenu plaqué contre la paroi thoracique et il se rétracte. Sur une radio pulmonaire, on visualise le parenchyme pulmonaire décollé.

Les facteurs déterminants la ventilation

L'efficacité de la ventilation sera conditionnée par les forces qui s'opposent aux différents mouvements et par les résistances des voies aériennes.

La compliance pulmonaire

Le poumon est constitué de fibres d'élastine et de collagène, formant une structure élastique qui s'oppose aux mouvements et dont la tendance spontanée est de tendre vers la rétraction. Cette propriété élastique du poumon est définie par la compliance (l'élastance est l'inverse) : la compliance du poumon est la facilité avec laquelle le poumon se laisse distendre. Sur un poumon compliant, l'inspiration est facile et nécessite des changements de pression faible pour obtenir de grands volumes ventilés. Elle est définie par la pente de la courbe pression/volume ou par le changement de volume par unité de pression : dV/dP. Pour un adulte sain, elle est de 200 ml/cm d'eau. La compliance peut être calculée par les respirateurs de réanimation ou d'anesthésie et être surveillée pour adapter les thérapeutiques ventilatoires.
La compliance dépend de **deux facteurs** :

- l'élasticité pulmonaire (augmentée en cas d'emphysème et diminuée en cas de fibrose pulmonaire) ;
- la tension de surface alvéolaire, exercée par le liquide qui recouvre les alvéoles : c'est la force qui a tendance à collaber les alvéoles et à résister à leur expansion (due à l'attraction des molécules de surface entre elles, notamment H_2O). Cette tension est diminuée par le surfactant (produit par les pneumocytes II de l'épithélium alvéolaire), qui évite que les alvéoles ne se collabent. Dans la **maladie des membranes hyalines**, une pathologie du nouveau-né prématuré chez qui la production de surfactant est insuffisante, une rigidité des poumons (diminution de la compliance), des zones d'atélectasie (territoires alvéolaires collabés) et une inondation des alvéoles apparaissent.

La compliance thoracique

À l'inverse du poumon, la paroi thoracique a tendance à s'agrandir toujours plus (force imposée par la forme des arcs costaux). Ainsi, ces deux forces élastiques du système thoraco-pulmonaire (poumon + paroi thoracique) s'exercent en sens inverse.
L'équilibre de ces deux systèmes est trouvé à la fin d'une expiration passive normale, correspondant à la capacité résiduelle fonctionnelle (CRF). À partir de la CRF, des volumes pulmonaires plus grands ou plus petits seront atteints par l'action respective des muscles inspiratoires ou expiratoires.

Les résistances des voies aériennes

C'est la difficulté que rencontre l'air pour circuler dans les voies aériennes.
Le siège des résistances est maximal au niveau des voies aériennes supérieures pour 50 % (essentiellement le nez), et pour 40 % au niveau de la trachée et des grosses bronches.
Dès les bronchioles segmentaires, la vitesse et la résistance diminuent. Au niveau des bronchioles terminales, l'écoulement est laminaire (parallèle à la paroi), la vitesse est quasi nulle, les résistances sont réduites, ce qui facilitera les échanges.

Échanges gazeux au niveau des poumons

La pression partielle d'un gaz (Pp) est le produit de sa concentration fractionnelle dans le mélange gazeux par la pression totale, soit (dans l'air atmosphérique, tableau 7.1 et figure 7.6) :
Pp = % du gaz x 760 mmHg (pression barométrique).
Les échanges gazeux s'effectuent au niveau de la membrane alvéolo-capillaire.

TABLEAU 7.1. Composition de l'air atmosphérique.

Oxygène (O_2)	20,96 %	PO_2 = 159,3 mmHg
Azote et gaz rares (N_2)	79 %	PN_2 = 560 mmHg
Gaz carbonique (CO_2)	0,04 %	PCO_2 = 0,3 mmHg

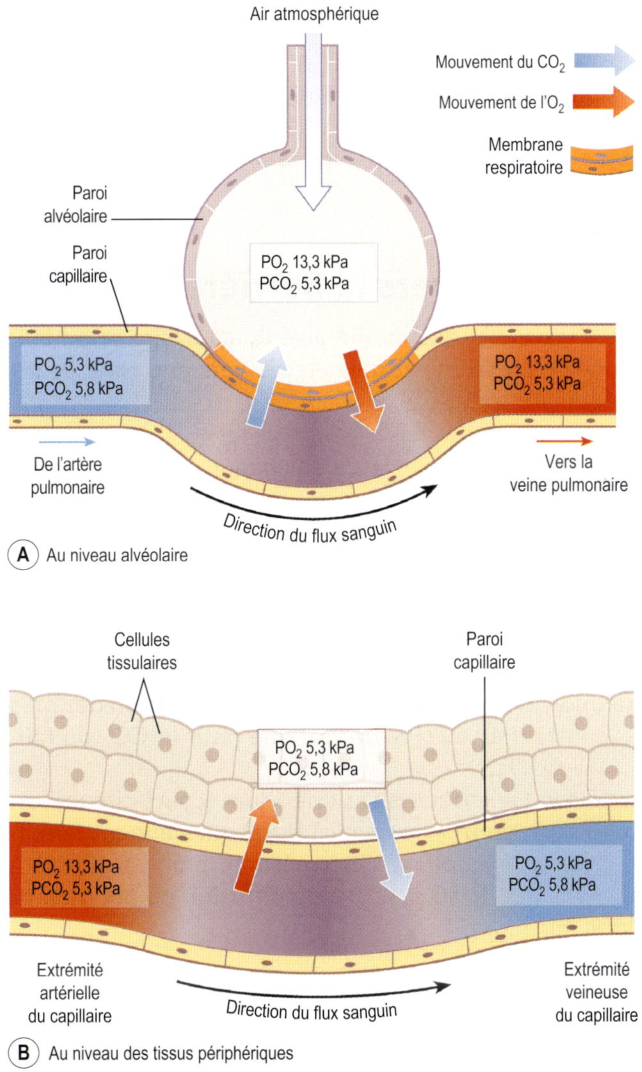

FIGURE 7.6. Échanges alvéolaires.

Grant A, Waugh A. Ross et Wilson. Anatomie et physiologie normales et pathologiques. 11e édition. Paris : Elsevier Masson ; 2011.

La ventilation alvéolaire

La **ventilation minute** (V) est égale au produit de la fréquence respiratoire (FR) par le volume courant (VT). Soit : V = FR x VT.
La **ventilation alvéolaire** (VA) est la quantité de gaz atteignant l'alvéole, soit la fraction du volume courant atteignant l'alvéole. Le reste constitue le volume de l'espace mort. Soit : VA = FR x (VT - VD) où VD représente **l'espace mort physiologique** (l'espace qui ne participe pas aux échanges gazeux).
L'air alvéolaire est la résultante du mélange de gaz provenant à la fois de l'air inspiré (donc venant des voies aériennes) et du sang (arrivant aux poumons par l'artère pulmonaire) : les pressions partielles en O_2 et CO_2 au niveau de l'alvéole (PAO_2 et $PACO_2$) sont donc intermédiaires entre celles de l'air extérieur inspiré et celles du sang :

- pression totale des gaz alvéolaires = pression atmosphérique = 750 mmHg (au niveau de la mer) ;
- pression partielle de l'azote (PAN_2) = idem air inspiré/alvéole (l'azote n'est ni consommé ni excrété par le poumon) = 560 mmHg ;
- pression partielle de vapeur d'eau = idem air inspiré/alvéole = 50 mmHg ;
- les 140 mmHg restants correspondent à la pression partielle en O_2 et CO_2, et sont une constante physique indépendante du régime ventilatoire : **$PAO_2 + PACO_2$ = 140 mmHg**. La part respective de l'O_2 et du CO_2 dans l'alvéole dépendra essentiellement des rapports ventilation-perfusion pulmonaire mais aussi de leur diffusion, transport et consommation-production tissulaire.

La diffusion à travers la barrière alvéolo-capillaire

Les gaz diffusent à travers la membrane alvéolo-capillaire selon la loi de Fick : un gaz diffuse toujours d'une zone de pression partielle élevée vers une zone de pression partielle plus basse, jusqu'à ce qu'un équilibre soit atteint.
Cette diffusion dépend :

- de la différence des pressions partielles de chaque côté de la membrane ;
- de la surface de la membrane (plus la surface est grande, plus la diffusion est grande) ;
- de l'épaisseur de la membrane dont elle est inversement proportionnelle (plus la membrane est fine, plus la diffusion est facile) ;
- d'une constante de diffusion (qui dépend de la solubilité et du poids moléculaire du gaz considéré) ; le CO_2 diffuse vingt fois plus vite que l'O_2 ;
- du temps de contact.

Ainsi, dans un poumon idéal, il devrait y avoir une égalisation des pressions de chaque gaz entre l'alvéole (PA) et le sang (Pa). Ceci n'est vrai que pour le CO_2 du fait de sa grande capacité de diffusion : $PaCO_2 = PACO_2$.
Par contre, pour l'O_2, $PaO_2 < PAO_2$ du fait de shunt (court-circuit) sanguin anatomique et d'inégalités du rapport ventilation/perfusion (*cf.* infra) qui viennent faire baisser la PaO_2.
La capacité de diffusion du poumon est mesurée grâce à un examen qui utilise la diffusion au CO (gaz inerte). La DLCO ou capacité de diffusion du poumon pour l'oxyde de carbone est normalement de 25 ml/min/mmHg.

La diffusion de l'O_2

Elle suit la différence de pression de l'oxygène de part et d'autre de la membrane alvéolo-capillaire. D'un côté, la pression alvéolaire en oxygène (PAO_2) est de 100 mmHg, de l'autre côté de la membrane, soit du côté sanguin, elle est de 40 mmHg. L'oxygène suit ce gradient

de pression : après avoir passé la membrane alvéolo-capillaire, l'oxygène se combine avec l'hémoglobine et la pression dans le globule rouge (GR) s'élève vite : au tiers de la longueur du capillaire la pression optimale dans le globule rouge est atteinte.
Ainsi la quantité d'oxygène qui se retrouvera en définitive dans le sang artériel dépend de :

- la fraction inspirée en O_2 ;
- la ventilation alvéolaire ;
- la diffusion à travers la membrane alvéolo-capillaire ;
- l'espace mort ;
- l'existence d'un shunt.

La diffusion du CO_2

Malgré le gradient de pression faible, la pression partielle du CO_2 dans le sang étant de 45 mmHg et la pression dans l'alvéole de 40 mmHg, le CO_2 diffuse très rapidement grâce à son coefficient de solubilité très élevé.

Le rapport ventilation/perfusion (VA/Q)

Description

Il existe une inégalité de répartition de la **ventilation alvéolaire (VA)** dans les différentes parties du poumon : la ventilation est plus importante dans les parties déclives du poumon (en position debout, les bases sont mieux ventilées que les sommets), du fait d'une pression pleurale plus négative aux sommets qu'aux bases liées à l'effet de la gravité (les alvéoles, plus tassées aux bases, ont une « marge » de distension plus grande). Cette différence est encore plus marquée pour la **perfusion (Q)**, qui est beaucoup plus importante aux bases qu'aux sommets (ceci est toujours lié à l'effet de la gravité).
Or, pour que les échanges gazeux de l'O_2 et du CO_2 se fassent correctement, il doit y avoir une synchronisation et une adéquation entre la ventilation alvéolaire et la perfusion (débit capillaire pulmonaire). Même si VA et Q décroissent tous les deux des bases aux sommets, si on les compare entre eux, aux bases le débit sanguin est supérieur à la ventilation. Aux sommets, c'est l'opposé, de sorte que le rapport ventilation-perfusion est beaucoup plus élevé au sommet qu'à la base : **VA/Q** < 1 aux bases ; **VA/Q** > 1 aux sommets. La valeur moyenne du VA/Q est 0,8.
Ainsi, on peut distinguer, d'après West, trois zones théoriques différentes dans le poumon suivant leur rapport VA/Q.

La zone 1

Située aux sommets du poumon, elle est caractérisée par le fait que la pression capillaire est inférieure à la pression alvéolaire (zone située au-dessus de la valve pulmonaire) ; aucun flux sanguin n'est possible, la pression alvéolaire venant comprimer le capillaire. Cette zone ne s'observe pas dans les conditions normales car la pression artérielle est suffisante pour vasculariser les sommets pulmonaires ; elle peut apparaître si la pression artérielle diminue (cas d'une perte sanguine importante) ou si la pression alvéolaire augmente (cas d'une ventilation en pression positive). Cette zone définit **l'espace mort alvéolaire** : zone bien ventilée mais non perfusée (qui ne participe donc pas aux échanges gazeux).

La zone 2

Elle est située à la partie moyenne du poumon. Elle est caractérisée par une zone où la pression alvéolaire est comprise entre la pression artérielle précapillaire (qui lui est supérieure) et la pression postcapillaire ou veineuse (qui lui est inférieure). Le débit sanguin pulmonaire est donc déterminé par la différence entre la pression artérielle et la pression alvéolaire.

La zone 3

Elle est située à la partie inférieure du poumon. Dans cette zone, la pression post-capillaire (ou veineuse) devient supérieure à la pression alvéolaire et le débit sanguin pulmonaire est déterminé par la différence artério-veineuse, comme c'est habituellement le cas dans la grande circulation. Cette zone définit **l'effet shunt** : zone bien perfusée, mais moins bien ventilée (figure 7.7).

Conséquences des inégalités du VA/Q

Dans une unité pulmonaire (alvéole + capillaire) qui a un rapport ventilation-perfusion normal (=1), la PaO_2 (pression en O_2 dans l'alvéole) est de 100 mmHg, et la $PaCO_2$ de 40 mmHg.
Dans une unité pulmonaire qui a un rapport ventilation-perfusion diminué **(effet shunt)** parce que la ventilation est altérée alors que la perfusion est maintenue, la pression partielle des gaz dans l'alvéole s'équilibre avec la pression partielle dans le sang à l'entrée du capillaire : la PaO_2 peut atteindre 40 mmHg, et la $PaCO_2$ 45 mmHg.
Dans une unité pulmonaire qui a un rapport ventilation-perfusion augmenté **(espace mort)** parce que la perfusion est altérée alors que la ventilation est maintenue, la pression partielle des gaz dans l'alvéole se rapproche de celle des gaz inspirés : la PaO_2 peut atteindre 150 mmHg, et la $PaCO_2$ 0 mmHg.
Ces inégalités dans les rapports ventilation-perfusion expliquent l'absence d'égalisation des pressions alvéolaires et des pressions sanguines systémiques. Ainsi, la pression partielle d'O_2 dans le sang artérialisé (PaO_2) est un peu inférieure à celle qui est mesurée dans l'air alvéolaire (environ 5 mmHg de différence). Ceci représente la différence alvéolo-artérielle en oxygène.

Le shunt

Le shunt vrai (VA/Q = 0)

Il correspond à un segment vasculaire qui ne participe pas aux échanges alvéolo-capillaires. Le sang à ce niveau ne traverse aucune zone ventilée et n'est donc pas oxygéné.
Ce shunt peut être anatomique (le sang « court-circuite » les zones pulmonaires) ou physiologique (perfusion de zones pulmonaires mais qui ne sont pas ventilées).

L'effet shunt (VA/Q = ↘)

Il correspond à une zone perfusée mais mal ventilée.
L'effet shunt peut être physiologique (au niveau des bases pulmonaires en position debout par exemple) ou pathologique (atélectasie, pneumopathie).

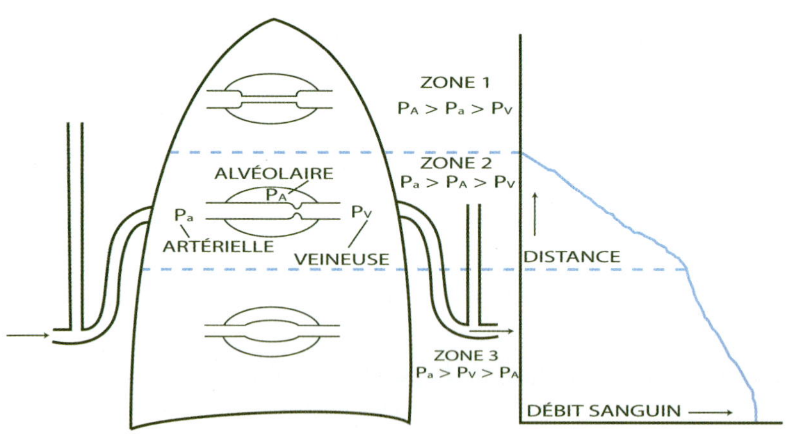

FIGURE 7.7. Zones de West.

L'espace mort

Il correspond à un espace où ne se déroule aucun échange gazeux, c'est-à-dire une zone ventilée non perfusée. Néanmoins, on peut distinguer :

- **l'espace mort (VA/Q = ∞) :** correspond à une zone normalement ventilée mais dont la perfusion est totalement abolie ;
- **l'effet espace mort (VA/Q = ↗) :** correspond à une zone normalement ventilée mais mal perfusée ;
- **l'espace mort anatomique :** est le volume d'air contenu dans les voies aériennes conductrices (fosses nasales, cavité buccale, pharynx, larynx, trachée et bronches). Il n'atteint jamais les alvéoles pulmonaires et ne participe donc pas aux échanges gazeux. Il est de l'ordre de 150 ml. Cet espace étant incompressible, pour un même niveau de ventilation (spontanée ou mécanique), la ventilation alvéolaire (air qui parvient aux alvéoles) sera d'autant plus grande que le volume courant est grand (et donc la fréquence respiratoire petite — car à chaque inspiration, 150 ml du volume courant insufflé ne parviendra pas aux alvéoles). En pratique clinique, si l'on veut augmenter la ventilation alvéolaire d'un patient ventilé, il vaut mieux augmenter le volume courant (en évitant d'être barotraumatique) plutôt que la fréquence respiratoire ;
- **l'espace mort physiologique :** c'est le volume de l'espace mort anatomique auquel s'ajoute le volume des alvéoles ventilées mais non ou mal perfusées. Il est normalement peu différent de l'espace mort anatomique.

La vasoconstriction hypoxique

C'est la vasoconstriction des vaisseaux pulmonaires afférents (situés avant l'alvéole), déclenchée par des récepteurs situés dans la membrane alvéolaire et sensible à la baisse de pression partielle en oxygène dans l'alvéole. Cette vasoconstriction a pour effet de diminuer ou d'annuler la vascularisation des régions mal ventilées du poumon et ainsi de les shunter au profit de régions les mieux ventilées pour rétablir un VA/Q plus adéquat.

La « broncho-pneumo-constriction » hypoxique

Toujours dans le but de maintenir un VA/Q adéquat, en cas d'anomalie de la perfusion pulmonaire, une baisse de la ventilation alvéolaire pourra se voir. C'est le cas de **l'embolie pulmonaire**, caractérisée par l'existence d'un caillot dans un vaisseau pulmonaire conduisant à la baisse (voire à l'arrêt) de la perfusion d'un territoire.

Dans un premier temps : la conséquence respiratoire immédiate est la survenue d'un effet espace mort : une partie du poumon (siège de l'embolie) n'est plus vascularisée mais est toujours ventilée. Une telle zone ne participera donc pas aux échanges gazeux. Cet espace mort se traduit par une diminution de la pression partielle en CO_2 dans les alvéoles.

Dans un second temps : cette baisse de $PaCO_2$ et la libération locale d'agents humoraux est responsable d'un collapsus alvéolaire régional de manière à rétablir un VA/Q proche de 1 dans les zones embolisées. Mais, cette réaction de broncho-pneumo-constriction s'étend bien au-delà du seul territoire pulmonaire concerné par l'embolie, pour gagner une grande partie du poumon. Au niveau du parenchyme pulmonaire normal, on se retrouve donc dans une zone à ventilation abaissée avec une perfusion un peu augmentée (du fait de la redistribution du flux sanguin de la zone embolisée vers les zones non embolisées) : il s'agit d'un effet shunt expliquant la baisse de la PaO_2 (hypoxémie) consécutive.

Voici comment s'explique l'effet shunt retrouvé dans l'embolie pulmonaire alors que l'amputation vasculaire est responsable normalement d'un effet espace mort.

Le transport de l'oxygène et du gaz carbonique

L'O_2 passe des alvéoles dans la circulation sanguine sous l'effet des pressions partielles (le gaz va des hautes pressions vers les basses pressions) ; puis il se dissout dans le plasma pour franchir la membrane du globule rouge (GR) dans lequel il se combine avec l'hémoglobine (Hb). Le GR se rend ensuite jusqu'aux tissus et va libérer l'oxygène ; cette libération s'accompagne de la prise en charge par ce même GR du CO_2, qu'il transporte ensuite jusqu'aux poumons où il sera éliminé par la respiration.

Le transport de l'O_2 dans le sang

L'O_2 se trouve sous deux formes : l'O_2 dissous et l'O_2 combiné.

L'oxygène dissous (3 %)

La dissolution des gaz dans un liquide obéit à la loi de Henry : la quantité de gaz dissous est proportionnelle à la pression partielle que le gaz exerce dans le mélange et à son coefficient de solubilité. Seule la fraction dissoute du gaz participe à la pression partielle : Cette quantité dissoute peut donc être mesurée en tant que pression partielle en O_2 dans le sang artériel (PaO_2). Pour chaque mm de Hg exercé par l'oxygène il y a **0,003 ml d'oxygène dissous pour 100 ml** de sang. Si la PaO_2 avoisine 100 mmHg (normale), 100 ml de plasma contiennent alors 0,3 ml d'O_2. La relation PaO_2 O_2 dissous est linéaire (contrairement à la relation PaO_2 - O_2 combiné). L'oxygène étant peu soluble, la quantité d'O_2 dissous est limitée (dans le plasma et le cytoplasme des hématies), mais essentiel sur le plan fonctionnel. L'O_2 dissous est la forme de passage obligatoire qui permet la diffusion pour les échanges gazeux. On peut augmenter cette quantité dissoute en augmentant la pression exercée par l'oxygène : c'est la base de l'oxygénothérapie hyperbare.

L'oxygène combiné (97 %)

C'est la forme préférentielle de transport de l'oxygène (97 %).
L'oxygène se trouve combiné dans le globule rouge avec l'hémoglobine (*cf.* chapitre 14) selon la réaction : hémoglobine + O_2 = oxyhémoglobine (HbO_2). Cette réaction est compétitive et réversible. Au niveau de l'hémoglobine, chaque molécule d'oxygène se fixe sur un atome de fer et sur une chaîne de globine, de telle sorte que chaque molécule d'hémoglobine fixe de manière réversible quatre molécules d'oxygène.

La courbe de dissociation de l'hémoglobine ou courbe de Barcroft

Cette courbe étudie les variations de la **saturation en oxygène de l'hémoglobine** (SaO_2) en fonction de la PO_2.
La SaO_2 représente la quantité d'hémoglobine oxygénée (oxy-Hb) sur la quantité totale en hémoglobine ou autrement dit :
SaO_2 = O_2 combiné avec Hb x 100 (capacité totale en O_2).
La quantité maximale d'oxygène combinée avec l'hémoglobine s'appelle la **capacité en oxygène**.
L'hémoglobine en présence d'oxygène se combine facilement pour donner naissance à l'oxyhémoglobine (HbO_2), mais la relation SaO_2-PO_2 :

- n'est pas linéaire et suit une courbe sigmoïde ;
- est de plus influencée par le PH, la PCO_2, la température et le 2,3-DPG.

La forme incurvée de la courbe permet d'analyser les variations d'affinité de l'hémoglobine pour l'oxygène :

- dans la première partie, à pente raide (de 0 à 75 mmHg de PO_2), on observe qu'une différence très petite de PO_2 provoque une variation très importante de SaO_2 ;
- dans la partie supérieure, aplatie (pour une PO_2 comprise entre 75 et 100 mmHg), la courbe montre qu'une variation de PO_2 modifie peu la quantité d'oxygène combiné ;
- la dernière partie, en plateau, montre que l'hémoglobine est saturée à 97,5 % pour une PO_2 de 100 mmHg et que toute augmentation de PO_2 ne modifie pas la SaO_2.

Cette courbe permet de définir la P50, qui représente la pression partielle en oxygène nécessaire pour avoir une hémoglobine saturée à 50 %. La valeur moyenne de la **P50 est de 27 mmHg**. Les variations de la P50 permettent de définir les facteurs modifiant **l'affinité** de l'hémoglobine.
Toute augmentation de la P50, donc un déplacement de la courbe vers la droite (pour une même PO_2, la SaO_2 sera plus basse), traduit une diminution de l'affinité et donc une augmentation de la délivrance de l'O_2 aux tissus.
On retrouve comme causes de déviation vers la droite :

- une diminution du pH et donc une augmentation de la concentration en ion H + (effet bohr) ;
- une augmentation de la pression en CO_2 (PCO_2) ;
- une augmentation de la température ;
- une augmentation du 2,3-DPG (métabolite intermédiaire intra-érythrocytaire de la glycolyse).

Par exemple, le muscle en effort est chaud, acide et hypercapnique, toutes ces modifications déplacent la courbe vers la droite entraînant la diminution de l'affinité de l'hémoglobine pour l'oxygène au niveau du muscle : l'oxygène est libéré et le CO_2 pris en charge.
À l'inverse, le déplacement de la courbe vers la gauche (pour une même PO_2, la SaO_2 sera plus élevée), avec diminution de la P50, traduit une augmentation de l'affinité de l'hémoglobine pour l'oxygène et donc une augmentation de sa captation. Elle se voit lorsque le pH augmente, lorsque la température, la PCO_2, le 2,3-DPG diminuent.
L'intérêt de ces modifications de l'affinité de l'hémoglobine pour l'oxygène est de :

- favoriser la libération des molécules d'O_2 dans les capillaires tissulaires = délivrer l'O_2 là où la PO_2 est faible et prendre en charge le CO_2 ;
- favoriser la fixation des molécules d'O_2 dans les capillaires pulmonaires = capter l'O_2 là où la PO_2 est élevée (pour aller le distribuer ensuite en périphérie) et libérer le CO_2 pour qu'il soit éliminé par voie pulmonaire.

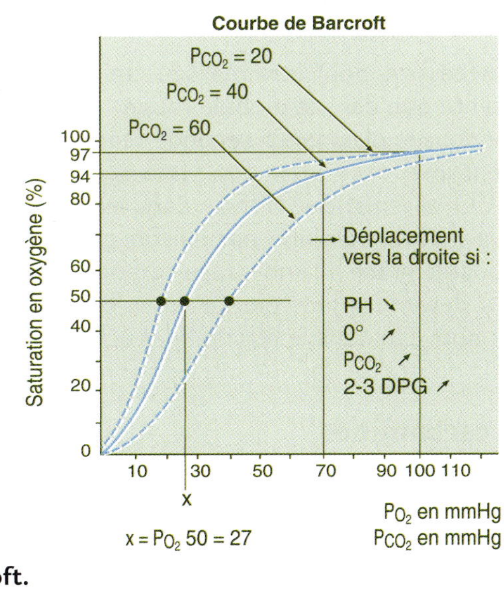

FIGURE 7.8. Courbe de Barcroft.

Le transport du CO_2

Le dioxyde de carbone (CO_2) est un produit terminal du métabolisme énergétique et va diffuser des cellules de l'organisme (productrices de CO_2) dans les capillaires sanguins sous forme dissoute. Dans le sang, son transport s'effectue sous trois formes :

- le CO_2 dissous ;
- le CO_2 combiné aux protéines sous forme de composés carbaminés),
- le CO_2 sous forme de bicarbonates.

Dans le sang, le CO_2 se trouve :

- dans le plasma (70 %) :
  - sous forme dissoute (faiblement),
  - sous forme de bicarbonates (essentiellement),
- dans les hématies (30 %) :
  - sous forme dissoute,
  - sous forme combinée à Hb,
  - sous forme de bicarbonates.

Il est ainsi amené jusqu'aux capillaires pulmonaires, puis à nouveau dissocié sous forme dissoute pour diffuser dans l'alvéole.

Le CO_2 dissous

Le CO_2 est un gaz très soluble (vingt fois plus que l'oxygène), ce qui explique que malgré le gradient de pression faible alvéolo-capillaire (P_ACO_2 = 40/ $PaCO_{2}$ = 45 mmHg), le CO_2 diffuse très rapidement, mais uniquement sous forme dissoute.
Cette forme dissoute est donc qualitativement très importante puisqu'elle est la forme de passage obligée pour les échanges par diffusion, expliquant que le CO_2 qui aura été transporté sous forme complexée chimiquement, devra être à nouveau dissocié pour être éliminé par le poumon.

Le CO_2 sous forme de bicarbonate

C'est la plus grande partie du CO_2 transporté. Les bicarbonates se forment par réaction du CO_2 avec de l'eau grâce à la présence d'une enzyme : **l'anhydrase carbonique**.

$$CO_2 + H_2O <> H_2CO_3 <> H^+ + HCO^{3-}$$

La première réaction nécessite, pour être réalisée rapidement, la présence de l'anhydrase carbonique qui n'est présente que dans le globule rouge ; cette réaction est donc très rapide dans le globule et très lente dans le plasma. La seconde réaction (la dissociation ionique), est rapide et ne nécessite pas d'enzyme.
La majeure partie du CO_2 plasmatique diffuse dans les GR où il va soit rester sous forme dissoute, soit être couplé à l'hémoglobine par liaison carbaminée, mais pour l'essentiel il sera transformé en bicarbonates grâce à l'anhydrase carbonique. Ainsi, lorsque la concentration de bicarbonates (HCO^{3-}) deviendra plus élevée dans le globule rouge que dans le plasma, les HCO^{3-} vont diffuser à nouveau dans le plasma (par échange avec des ions chlore (Cl^-) plasmatiques pour conserver la neutralité ionique intra-érythrocytaire).

Les composés carbaminés

Le CO_2 se combine avec le groupement aminé terminal des protéines plasmatiques. Cela représente 30 % du transport du CO_2. La protéine la plus importante est l'hémoglobine. Pour l'hémoglobine (Hb), le groupement aminé terminal (NH_2) réagit avec le CO_2. La réaction permet la formation de **carbamino-hémoglobine**. Cette réaction est rapide et ne nécessite pas d'enzyme.

$$HbNH_2 + CO_2 \Leftrightarrow HbNHCO_2H$$

Vous aurez noté que dans les deux cas où le CO_2 est combiné chimiquement (sous forme de bicarbonates ou de composés carbaminés), il y a production d'ion H^+. Ces ions H^+ sont tamponnés par l'hémoglobine oxygénée (oxyHb) pour former de l'hémoglobine réduite (permettant de libérer l'O_2), selon la réaction :

$$HbNH_2 + CO_2 \Leftrightarrow HbNHCO_{2-} + H^+$$

L'Hb réduite peut capter davantage d'ions H^+ que l'Hb oxygénée. Ceci favorise la capacité de liaison du CO_2 dans les GR en périphérie (effet Haldane), puisqu'à ce niveau, l'O_2 est libéré (par baisse de l'affinité de l'Hb pour l'O_2), permettant de prendre en charge les ions H^+, sans quoi les réactions chimiques de combinaison du CO_2 ne pourraient avoir lieu. Ainsi, en périphérie, tout est fait pour que l'O_2 soit libéré et le CO_2 pris en charge par les GR, et pour que les ions H^+ soient tamponnés. Au niveau des capillaires pulmonaires, l'ensemble de ces réactions chimiques s'inverse (vers la gauche), puisque l'oxygénation de l'Hb (en oxyHb) libère alors des ions H^+, permettant de dissocier le CO_2 à partir des HCO^{3-} et des composés carbaminés (qui auront fixé un H^+). La concentration en CO_2 du sang étant supérieure à celle de l'alvéole, le CO_2 diffuse vers l'alvéole pour y être éliminé.

Les échanges gazeux sang-tissus

L'oxygène et le gaz carbonique s'échangent des cellules vers le sang capillaire (voir figure 7.6) par simple diffusion selon la loi de Fick et dépendent donc de la surface capillaire, des différences de pression partielle, de l'épaisseur de la membrane et d'une constante de diffusion dépendant du gaz considéré. Le CO_2 diffuse vingt fois plus vite que l'O_2, sa prise en charge est donc plus rapide que celle de l'oxygène.
Dans les conditions physiologiques, le **transport de l'oxygène** (TaO_2) est défini par le produit du débit cardiaque (Qc) par le contenu en oxygène du sang (CaO_2), soit $TaO_2 = Qc \times CaO_2$.
Le **contenu en oxygène** est proportionnel à la concentration en hémoglobine dans le sang :

$$CaO_2 = SaO_2 \times Hb \times 1{,}34 + 0{,}0031 \times PaO_2$$

1,34 correspond au pouvoir oxyphorique de l'hémoglobine (1 g d'Hb fixe 1,34 ml d'O_2)
0,0031 correspond à la fraction dissoute de l'O_2.
En considérant que physiologiquement la SaO_2 est proche de 100 % et que l'O_2 dissous est négligeable, on peut dire que :

$$CaO_2 = 1{,}34 \times \text{concentration en Hb}$$

Si on prend comme [Hb] normale 15 g/100 ml de sang, la capacité maximale de transport d'O_2 par l'Hb est de : 21 ml/100 ml de sang (pour Hb à 15 g).
L'oxygénation des tissus dépend de la quantité d'oxygène transportée jusqu'aux tissus (TaO_2). **Les besoins en oxygène ou consommation en oxygène (VO_2)** sont définis par la quantité d'oxygène utilisée par les tissus, qui est le produit du débit cardiaque (Qc) par la **différence artério-veineuse en O_2** (DAV). La DAV est la quantité d'oxygène extraite par les tissus, en d'autres termes la fraction d'O_2 utilisée : c'est la différence entre la quantité d'oxygène présente dans le sang artériel (CaO_2) et la quantité d'oxygène restante à la sortie ou contenu en oxygène dans le sang veineux (CvO_2).
Ce qui permet d'écrire :

$$VO_2 = Qc \times (CaO_2 - CvO_2)$$

Lorsque le transport en O_2 diminue, les besoins restant constants, il existe une augmentation de **l'extraction** de l'oxygène (un des mécanismes est la **vasodilatation locale** qui permet une augmentation de la surface des échanges tout en diminuant la distance de diffusion).

L'extraction est variable suivant l'organe considéré et suivant son activité : l'extraction peut doubler sur un muscle squelettique à l'effort alors que cette possibilité est très restreinte pour le myocarde, l'extraction myocardique étant d'emblée quasiment maximale.
En dessous d'une certaine valeur dite critique, toute diminution supplémentaire du transport en O_2 s'accompagnera d'une hypoxie tissulaire.
Les facteurs dont dépend l'oxygénation tissulaire sont donc : la concentration en hémoglobine, le débit sanguin et sa répartition, les besoins en oxygène, les paramètres de la diffusion des capillaires vers les tissus.

L'équilibre acide-base

Sur ce point, voyez le chapitre 9, « Régulation respiratoire du pH ».

Le contrôle de la respiration

La respiration est une activité rythmique automatique et permanente, qui prend naissance au niveau du tronc cérébral et qui est modifiée par de multiples facteurs.
Sa fonction principale est de maintenir à un niveau constant la PaO_2, la $PaCO_2$ et le pH, malgré les variations des besoins métaboliques (élévation de la consommation d'O_2 liée à l'exercice, diminution de la FiO_2, par exemple en altitude).
Ce contrôle implique la présence :

- de récepteurs périphériques qui informent les centres respiratoires ;
- d'un système effecteur (les muscles respiratoires) ;
- de centres respiratoires responsables de la genèse du rythme respiratoire (alternance d'inspirations et d'expirations).

Les centres de contrôle

Centres bulbaires inspiratoire et expiratoire

Ils sont situés dans le bulbe.

- Le groupe respiratoire dorsal : situé au niveau du noyau du faisceau solitaire, contrôle le diaphragme et est donc responsable du rythme de base de la respiration. Il envoie aussi des influx vers le groupe respiratoire ventral.
- Le groupe respiratoire ventral : situé au niveau des noyaux ambigus et rétro-ambigus, il contrôle les muscles intercostaux et abdominaux.

Centre pneumotaxique

Il est situé dans la protubérance au niveau du noyau parabrachialis. En transmettant des informations provenant de l'hypothalamus vers les centres bulbaires, il accélère la fréquence respiratoire en réponse à l'émotion, la fièvre, etc. Il module aussi l'adaptation ventilatoire à des variations de la PaO_2, $PaCO_2$.

Les chémorécepteurs

Les centres bulbaires sont informés des variations de PO_2, de PCO_2, et de concentration d'ion H^+ par deux groupes de récepteurs.

Les chémorécepteurs périphériques

Ils sont situés au niveau du **glomus carotidien** (au niveau de la division des artères carotides communes), et de la crosse de l'aorte.

Les neurones efférents du glomus carotidien passent par le nerf de Héring (branche du IX) et, ceux de la **bifurcation aortique** par le nerf de Cyon (branche du X).
Ils sont surtout sensibles aux variations de PO_2. Toute chute de la PaO_2 en dessous de 60 mmHg entraîne une stimulation des centres respiratoires et donc une augmentation de la ventilation (par augmentation de la fréquence respiratoire et par augmentation de la ventilation alvéolaire).
Toute augmentation de la PaO_2 entraîne une diminution de la ventilation.
Ils réagissent de manière peu importante pour les variations de $PaCO_2$.
En revanche, ils sont aussi sensibles aux variations d'ion H^+. Si la concentration d'ion H^+ augmente (acidose), la ventilation augmente ; toute diminution de la concentration d'ion H^+ (alcalose) entraîne une diminution de la ventilation.

Les chémorécepteurs centraux

Situés au niveau du bulbe rachidien (structure différente des centres respiratoires), ils sont sensibles à la composition chimique du liquide céphalorachidien (LCR) qui les baigne, principalement à l'acidose et aux augmentations de PCO_2.
Ils répondent directement et vivement à une élévation de PCO_2. Le CO_2 traverse rapidement la barrière hémato-méningée, il se combine avec H_2O pour donner H_2CO_3 qui se dissocie en HCO^{3-} et H^+. Les chémorécepteurs centraux sont sensibles à l'augmentation des ions H^+ et induisent alors une hyperventilation. Ainsi, L'élévation de la $PaCO_2$ (hypercapnie) entraîne une hyperventilation alvéolaire, alors que, réciproquement, la baisse de la $PaCO_2$ (hypocapnie) entraîne une hypoventilation alvéolaire. Pour une valeur normale de PaO_2, la ventilation augmente de 3 l/min pour chaque élévation de 1 mmHg de la $PaCO_2$.
Si la rétention de CO_2 persiste, des ions HCO_3 sont transportés dans le LCR où ils tamponnent les ions H^+, ce qui limite l'hyperventilation réactionnelle (ce qui explique l'absence d'hyperventilation en dépit d'une $PaCO_2$ élevée chez l'insuffisant respiratoire chronique).

Les mécanorécepteurs

Nous l'avons vu, ils mettent en jeu le SNA, *via* des fibres afférentes du nerf vague et des fibres efférentes sympathique ou parasympathique (*cf.* « Innervation »). Ils sont situés au niveau :

- de la **paroi thoracique** (articulations et fuseaux neuromusculaires) : ils permettent d'adapter la contraction des muscles inspiratoires à la charge (réflexe myotatique). L'absence d'adaptation entraîne la dyspnée ;
- de la **muqueuse nasale** : leur stimulation entraîne un éternuement par mise en jeu des centres expiratoires ;
- du **pharynx** : leur stimulation entraîne un reniflement et une bronchodilatation par stimulation des muscles intercostaux externes et du diaphragme (mise en jeu du centre bulbaire inspiratoire) ;
- du **larynx** : leur stimulation entraîne une respiration ample avec bronchoconstriction et toux ;
- de la **trachée** : leur stimulation entraîne une toux et une bronchoconstriction ;
- des **poumons** : on distingue trois sortes de récepteurs :
  - les récepteurs à l'irritation : situés au niveau des grosses voies aériennes extra-pulmonaires, leur stimulation par les particules étrangères et l'histamine provoque une bronchoconstriction avec hyperpnée,
  - les récepteurs à la distension (réflexe de Herring-Breuer) : la stimulation des tensiorécepteurs de la paroi des bronches terminales entraîne une inhibition inspiratoire,
  - les récepteurs juxtacapillaires ou récepteurs J : situés au niveau des la paroi alvéolaire, leur stimulation par l'augmentation des pressions capillaire pulmonaire et interstitielle pulmonaire provoque une hyperpnée.

Les autres facteurs

D'autres facteurs plus accessoires peuvent venir moduler le contrôle de la respiration. Il peut s'agir de la stimulation d'autres récepteurs :

- récepteurs entraînant une augmentation de la ventilation : les récepteurs de la douleur, les récepteurs sensibles aux catécholamines, les thermorécepteurs cutanés, les mécanorécepteurs des membres ;
- baro-récepteurs aortique et sino-carotidien : leur stimulation par augmentation de la pression artérielle provoque une diminution de la ventilation ;
- réflexe de Von Bezold-Jarisch : chémorécepteur de la circulation pulmonaire et coronaire sensible à certaines substances dont la stimulation entraîne une apnée avec bradycardie et hypotension.

Enfin, il faut noter la possibilité de contrôler volontairement la respiration (sous la dépendance du cortex).

Les explorations

L'examen clinique

- Inspection :
  - fréquence respiratoire (FR) tachypnée ou bradypnée ;
  - amplitude des mouvements respiratoires ;
  - signes de lutte : tirage, balancement abdominal ;
  - battement des ailes du nez ;
  - cyanose ;
  - hippocratisme digital ;
- Palpation : transmission des vibrations vocales ;
- Percussion : tympanisme ;
- Auscultation : symétrie du murmure vésiculaire, bruit et souffle anormaux.

Les gaz du sang

- pH = 7,40 $\pm$ 2 ;
- PaO_2 = 90 $\pm$ 10 mmHg ;
- $PaCO_2$ = 40 $\pm$ 2 mmHg ;
- bicarbonates = 24 $\pm$ 2 mEq/l ;
- SaO_2 > 97 %.

Les épreuves fonctionnelles respiratoires (EFR)

Les EFR couramment employées sont :

- la spirométrie : permet le calcul de la fréquence, volume courant, débit ventilatoire minute, la capacité vitale (avec VRE et VRI) ;
- la méthode pneumotachographique : couplée à la spirométrie, elle étudie les débits dans les voies aériennes lors d'une expiration forcée.

Les volumes mobilisables

Ils peuvent être calculés au décours d'une spirométrie standard.
La **capacité vitale** (CV) : volume maximal d'air mobilisé lors d'une inspiration forcée faisant suite à une expiration forcée = totalité des volumes mobilisables = VT + VRI + VRE.

Le **volume courant** (VT) : c'est le volume d'air mobilisé par une inspiration ou par une expiration courante.
Le **volume de réserve inspiratoire** (VRI) : volume maximal d'air mobilisé lors d'une inspiration forcée au-delà du volume courant.
Le **volume de réserve expiratoire** (VRE) : volume maximal d'air mobilisé lors d'une expiration forcée au-delà du volume courant.

Les volumes statiques

Ils demandent des méthodes d'exploration plus complexes (méthode de dilution d'un gaz traceur type hélium, pléthysmographie corporelle) car ce sont des volumes non mobilisables, donc non mesurable par spirométrie.
Le **volume résiduel** (VR) : volume d'air subsistant dans les poumons après une expiration forcée, soit la différence entre la CRF (capacité résiduelle fonctionnelle) et le VRE (volume de réserve expiratoire) : VR = CRF - VRE.
La **capacité résiduelle fonctionnelle** (CRF) : volume d'air subsistant dans les poumons après une expiration normale, soit CRF = VRE + VR.
La **capacité pulmonaire totale** (CPT) : totalité des volumes mobilisables (capacité vitale) et non mobilisables (volume résiduel), c'est-à-dire la totalité de l'air contenu au maximum dans les poumons. CPT = CV + VR.

Volumes et capacités pulmonaires pour un homme sain de 70 kg	
VT	500 ml
CV	4500 ml
VRI	3000 ml
CRF	2200 ml
VRE	1000 ml
CPT	5700 ml
VR	1200 ml

Les débits

La **ventilation globale de repos** ou **débit ventilatoire global** (VE) représente la quantité de gaz inspiré et expiré en une minute : VE = FR x VT. Elle est de 6 à 10 l/min.
La **ventilation maximale (Vmax)** représente le plus grand volume mobilisable en une minute. Elle est de 120 à 150 l/min.
Le **volume expiré maximal par seconde (VEMS)** : volume maximal expiré au cours de la première seconde d'une expiration complète et forcée, succédant à une inspiration forcée. La valeur normale est de 4 000 ml.
Le **coefficient de Tiffeneau**, qui est le rapport entre le VEMS et la capacité vitale (VEMS/CV), permet de quantifier un syndrome obstructif (asthme notamment) ; il est normalement compris entre 70 et 75 %. L'inconvénient du VEMS est que sa partie initiale dépend plus de l'effort musculaire que peut produire le patient que des résistances bronchiques. Pour s'en affranchir, on peut calculer **le débit expiratoire maximal** : de l'ordre de 10 l/s.

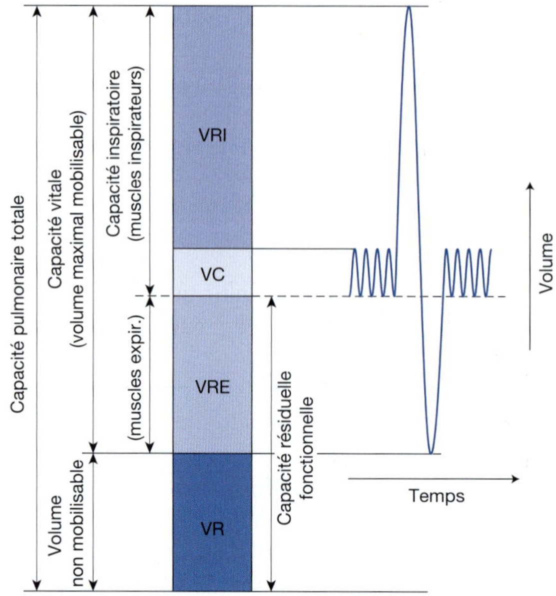

FIGURE 7.9. Débits et volumes pulmonaires.

Perlemuter L, Perlemuter G. Cycles de la vie et grandes fonctions. Paris : Elsevier Masson ; 2012. © Illustrations de Marie Schmitt.

Le calcul du volume expiré maximal obtenu entre 25 et 75 % de la CV (DEM 25–75) ne tient alors pas compte de la partie initiale de la courbe d'expiration forcée (figure 7.9).

Focus

Implications anesthésiques

La chirurgie thoracique peut être pratiquée dans la plupart des centres, selon l'importance des interventions, qui sont, pour les gestes les plus simples, la thoracoscopie diagnostique et la chirurgie du pneumothorax, et pour les gestes les plus complexes, les résections pulmonaires segmentaires ou lobaires, les pneumonectomies. Les centres spécialisés se chargent des greffes.

Dans cette discipline, la connaissance de la physiologie respiratoire prend toute son importance puisque cette chirurgie nécessite le plus souvent une exclusion pulmonaire, dite ventilation uni-pulmonaire (ventilation du poumon non opéré permettant « d'affaisser » le poumon opéré, pour permettre la réalisation de la chirurgie), responsable d'anomalies de ventilation perfusion importantes. Vous apprendrez à réaliser cette ventilation particulière par l'emploi de sonde d'intubation à double lumière et à corriger les anomalies engendrées (ventilation protectrice uni-pulmonaire, CPAP sur le poumon non ventilé, etc.).

Dans la pratique quotidienne, les bases anatomo-physiologiques vous permettront de comprendre :

- la réalisation de l'intubation oro-trachéale conventionnelle ;
- les réglages du respirateur d'anesthésie, l'utilisation des différents modes ventilatoires (mode pression ou volume, aide inspiratoire) et leur surveillance (intérêt des courbes pression-volume et débit-volume) ;
- les manœuvres de recrutement visant à réduire les atélectasies et l'utilisation de la PEP (pression de fin d'expiration positive) ;
- la ventilation des patients à risque : BPCO, insuffisants respiratoires, patients de réanimation (SDRA, etc.), obèses morbides.

S'ENTRAÎNER

QUESTION 1

Entourez la (ou les) bonne(s) réponse(s).
La circulation pulmonaire a certaines particularités :
a. c'est un système à basse pression
b. elle permet une égalité de perfusion dans tous ses espaces
c. c'est un système à haute résistance
d. elle possède un système circulatoire complémentaire
e. elle est aussi appelée « petite circulation »

QUESTION 2

Entourez la (ou les) bonne(s) réponse(s).
Quel est le pourcentage d'O_2 contenu dans l'air que nous respirons ?
a. 15 %
b. 21 %
c. 25 %
d. 51 %
e. 79 %

QUESTION 3

Cochez la bonne réponse : vrai ou faux.
Dans les conditions normales, l'hémoglobine libère de l'oxygène plus facilement lorsque :
a. La température corporelle augmente ☐ Vrai ☐ Faux
b. l'acidité sanguine diminue ☐ Vrai ☐ Faux
c. le pH sanguin augmente ☐ Vrai ☐ Faux
d. la pression partielle en oxygène est élevée ☐ Vrai ☐ Faux
e. la concentration sanguine en CO_2 est faible ☐ Vrai ☐ Faux

QUESTION 4

La membrane alvéolo-capillaire : renseignez le tableau ci-dessous en indiquant les valeurs des paramètres indiqués, avec leurs unités.

	Artère pulmonaire	Alvéole	Veine pulmonaire
PO_2			
PCO_2			
SaO_2			

QUESTION 5

Où se produisent les échanges gazeux respiratoires ? Dessinez une alvéole pulmonaire et les sens de circulation des différents gaz impliqués dans la respiration.

QUESTION 6

Dans le cadre de l'exploration fonctionnelle respiratoire (spiromètre standard), quels sont les différents volumes pulmonaires ? Donnez leurs capacités (en ml) en remplissant le schéma ci-dessous.

QUESTION 7

Citez les muscles inspiratoires et expiratoires intervenant dans la respiration. Quels sont les muscles mobilisés au cours de l'inspiration, de l'expiration, de l'expiration forcée ?

QUESTION 8

Un homme âgé de 40 ans a une capacité vitale de 4,6 l, un volume de réserve inspiratoire de 2,25 l, un volume de réserve expiratoire de 1,75 l et une fréquence respiratoire de 15. Calculez le volume minute.

QUESTION 9

Expliquez où est produit le CO_2 dans l'organisme. Citez les différents modes de transport sanguin du CO_2.

QUESTION 10

Cas clinique

Depuis hier, Mme A a été admise dans le service de réanimation après un malaise d'origine encore inconnue.

Elle est sédatée, intubée, ventilée (intubation orale n° 7, Vt 450 ml, FR = 13/min, FiO_2 45 %).

Quels sont les éléments de surveillance infirmière à exercer auprès de cette patiente sous ventilation contrôlée ?

ÉLÉMENTS DE RÉPONSES

Recherchez les éléments de réponses manquants dans le chapitre que vous venez de terminer. Cette démarche augmentera vos capacités de mémorisation et votre préparation au concours.

QUESTION 1

a. ; **d.** ; **e.**

QUESTION 2

....

....

QUESTION 3

a. Vrai ; **b.** Faux ; **c.** Faux ; **d.** Faux ; **e.** Faux.

QUESTION 4

....

....

QUESTION 5

Les échanges gazeux se produisent au niveau de la membrane alvéolo-capillaire.

....

....

QUESTION 6

Il s'agit des volumes pulmonaires mobilisables. Volume courant (VT) : volume d'air qui entre et qui sort du poumon lors d'une inspiration normale au repos (500 ml).

- Capacité vitale : volume maximal d'air inspiré après une expiration forcée. Mesurée par un spiromètre (5000 ml).
- Volume de réserve inspiratoire (VRI) : volume maximal inspiré au-delà d'une inspiration normal (2500 à 3000 ml).
- Volume de réserve expiratoire (VRE) : volume maximal expiré au-delà d'une expiration normale (1000 ml).

QUESTION 7

- Muscles inspiratoires : diaphragme, muscles intercostaux externes, scalènes, sterno-cléido-mastoïdien.
- Muscles expiratoires :
  - expiration passive : relâchement du diaphragme ;
  - expiration forcée : muscles grands droits de l'abdomen, transverses, obliques, intercostaux internes.
- Muscles mobilisés au cours de l'inspiration : muscles intercostaux, diaphragme.
- Muscles mobilisés au cours de l'expiration : passive.
- Muscles mobilisés au cours de l'expiration forcée : muscles intercostaux expirateurs, muscles abdominaux.

QUESTION 8

6,1 l/min. Pour rappel : volume minute = FR x volume courant = FR x [CV – (VRI + VRE)].

QUESTION 9

Le dioxyde de carbone (CO_2) est produit dans les cellules de l'organisme et diffuse dans les capillaires sanguins sous forme dissoute. Dans le sang, son transport s'effectue sous trois formes :

- le CO_2 dissous ;
- le CO_2 combiné aux protéines sous forme de composés carbaminés ;
- le CO_2 sous forme de bicarbonates.

QUESTION 10

Cas clinique

Éléments de surveillance générale :

- sonde d'intubation ;
- neurologique ;
- état cutané ;
- entrée et sortie ;
- sonde gastrique ;
- transit intestinal ;
- pendant le nursing ;
- nursing.

Soins spécifiques concernant la sonde d'intubation :

- présence de sécrétions ;
- repère chiffré à la commissure labiale ;
- numéro de la sonde ;
- contrôle du ballonnet (étanchéité) ;
- fixation efficace par lacet sec (sinon glisse, macération) ;
- état cutané ;
- risque de morsure, coupure de sonde et d'arrêt de la ventilation ;
- assurer la perméabilité = > aspirations ;
- modifier l'emplacement de la sonde pour éviter des escarres, des lésions par alternance de la position de la sonde chaque jour : commissures droites puis le lendemain commissures gauches des lèvres en tenant compte des repères ;
- changer le lacet de fixation une fois par jour ;
- le tube n'est pas en appui sur les lèvres ;
- Guédel mise.

Testez-vous

1. Cochez la bonne réponse

Le rôle du LCR :

a. il assure l'hydratation du cerveau	☐ Vrai	☐ Faux
b. il permet au cerveau de flotter et diminue sa masse	☐ Vrai	☐ Faux
c. il assure la protection du cerveau contre les chocs	☐ Vrai	☐ Faux
d. il assure l'apport des éléments nutritifs du cerveau	☐ Vrai	☐ Faux
e. il filtre les substances nutritives du système nerveux	☐ Vrai	☐ Faux
f. il évacue les déchets du métabolisme du système nerveux	☐ Vrai	☐ Faux

2. Entourez la (ou les) bonne(s) réponse(s)

La circulation cérébrale est assurée par :

a. les carotides internes

b. la carotide externe

c. l'artère axillaire

d. l'artère spinale antérieure

e. les artères vertébrales

3. Expliquez le rôle de la barrière hémato-encéphalique

4. Dessinez précisément un neurone et annotez le schéma pour permettre de visualiser sa composition

5. Entourez la (ou les) bonne(s) réponse(s)

La stimulation adrénergique entraîne :

a. au niveau cardiaque : une augmentation de la fréquence

b. au niveau pulmonaire : une broncho-constriction

c. au niveau digestif : un relâchement des sphincters

d. au niveau vésical : une contraction sphinctérienne

e. au niveau de l'œil : une mydriase

Réponses

1. Vrai ; Faux ; Vrai ; Vrai ; Faux ; Vrai

2. Réponses exactes : a. et e.

3. La barrière hémato-encéphalique isole le système nerveux du reste de l'organisme. Elle permet de maintenir la constance du milieu extracellulaire cérébral et permet le passage ou non de certaines substances (protéines, glucose, acides aminés, électrolytes)

4. *cf.* figure 5.1

5. Réponses exactes : a., d. et e.

CHAPITRE 8

La fonction neurologique[7]

Objectifs d'apprentissage

- Décrire la structure du neurone et ses propriétés physiologiques.
- Identifier les compartiments liquidiens du système nerveux central.
- Définir le système nerveux cérébro-spinal et décrire sa constitution.
- Décrire l'anatomie et la physiologie du système nerveux végétatif.

SAVOIRS

Le tissu nerveux

Au niveau central, le système nerveux est constitué :

- de cellules nerveuses ou neurones ;
- de cellules de soutien ou cellules gliales ;
- de capillaires sanguins.

Au niveau périphérique, le système nerveux est constitué :

- de cellules nerveuses ou neurones ;
- de cellules de Schwann ;
- de capillaires sanguins ;
- de tissu conjonctif.

Le neurone

Le neurone (figure 8.1) est constitué :

- d'un **corps cellulaire** contenant le noyau, des corps de Nissl (amas de réticulum endoplasmique) et des neuro-fibrilles mais aussi des ribosomes, un appareil de Golgi et de nombreuses mitochondries. Deux prolongements partent du corps cellulaire : les dendrites et l'axone ;
- de **dendrites** : prolongements afférents (amenant les informations vers le corps cellulaire), elles constituent le pôle récepteurs du neurone, en s'articulant avec les terminaisons nerveuses de très nombreux axones d'autres neurones. Elles contiennent les mêmes organites que le corps cellulaire (sauf le noyau et l'appareil de Golgi) et une quantité importante de neurofibrilles ;
- d'un **axone** ou cylindraxe : prolongement efférent (véhiculant le message provenant du corps cellulaire), toujours unique, il constitue le pôle effecteur du neurone. Il se divise en de nombreuses ramifications qui vont s'articuler avec le pôle récepteur d'autres neurones (ou d'autres cellules, musculaires notamment). Ces articulations interneuronales, permettant de transmettre l'information d'un neurone à un autre, sont appelées des **synapses**. Il est de longueur variable, les plus grands pouvant mesurer un mètre.

7 Auteur : Thierry Hérail.

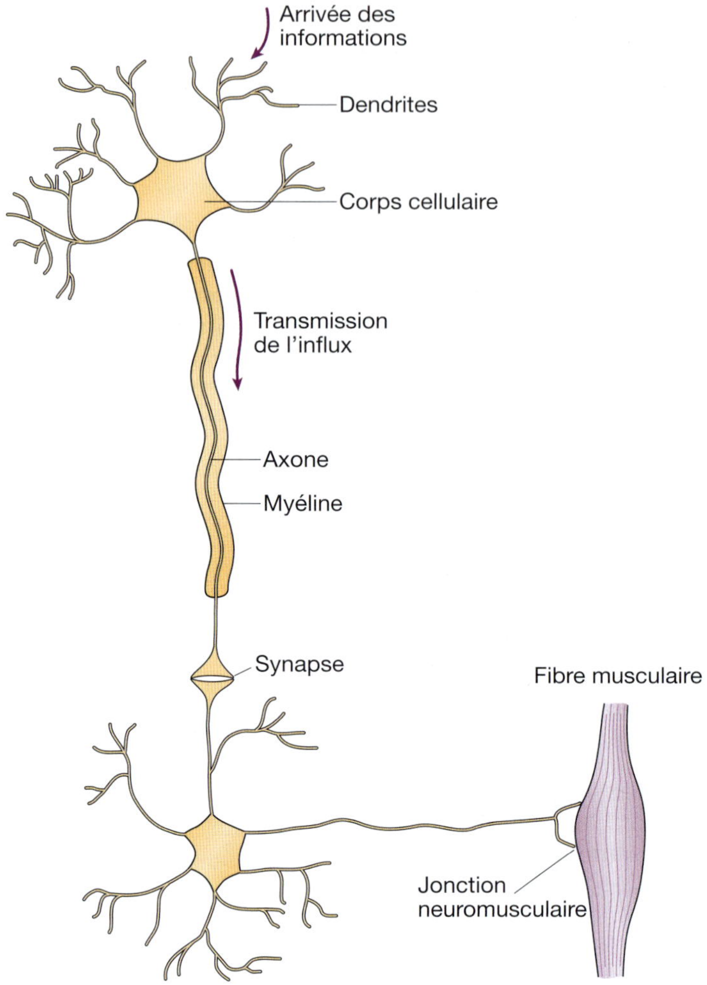

FIGURE 8.1. Schéma d'un neurone et d'une synapse.

Perlemuter L, Perlemuter G. Cycles de la vie et grandes fonctions. Paris : Elsevier Masson ; 2012. © Illustrations de Marie Schmitt.

Les cellules gliales

Véritables cellules de soutien des neurones, elles sont indispensables à leur survie et à leur maturation (rôle trophique). Elles sont impliquées dans leur fonctionnement et participent à la réparation des lésions neuronales.

Au niveau du système nerveux périphérique

Il s'agit des **cellules de Schwann**, qui sont donc des cellules gliales appartenant exclusivement au système nerveux périphérique.

Tout comme les oligodendrocytes (au niveau central), elles synthétisent la myéline.

Mais elles ont aussi un autre rôle fondamental qui est d'être la seule cellule capable de réparer des fibres nerveuses sectionnées (contrairement au niveau central, où les lésions neurologiques telles que traumatisme crânien, accident vasculaire cérébral, tumeur, etc., provoquent la formation de cicatrices, expliquant le risque de survenue de crises épileptiques).

Au niveau du système nerveux central

Elles forment la **névroglie** qui représente 40 % du cerveau. On en distingue quatre types :

- les astrocytes, qui sont présents dans l'ensemble du système nerveux. Ils participent à la barrière hémato-encéphalique, ils apportent les nutriments aux neurones et permettent à ceux-ci de maintenir leur potentiel électrique ;
- les épendymocytes, qui tapissent les ventricules cérébraux et les plexus choroïdes. Ils participent également à la formation du LCR ;
- les cellules de la microglie, qui sont des cellules phagocytaires (comparables aux macrophages), qui permettent l'élimination des micro-organismes ;
- les oligodendrocytes, qui ont un rôle de soutien des neurones et un rôle dans la fabrication de la gaine de myéline permettant d'isoler électriquement les axones du système nerveux central.

La myéline

La myéline est une substance isolante phospho-amino-lipidique qui entoure les axones des neurones. Elle est produite par :

- les cellules de Schwann pour le système nerveux périphérique ;
- les oligodendrocytes pour le système nerveux central.

La myéline permet la classification des fibres nerveuses. On distingue :

- les **fibres myélinisées** dont les axones sont entourés d'une gaine discontinue de myéline séparée par des espaces non myélinisés : **les nœuds de Ranvier** ; cette myélinisation augmente la vitesse de conduction de l'influx nerveux ;
- des **fibres non myélinisées** à conduction nerveuse plus lente.

La classification des neurones

La classification des neurones selon la forme de leur prolongement cellulaire

- Les neurones **unipolaires** ne possèdent qu'un seul prolongement : l'axone.
- Les neurones **bipolaires** possèdent un axone et une dendrite situés aux pôles opposés.
- Les neurones **multipolaires** possèdent de multiples dendrites et un axone.

La classification des neurones selon leur fonction

Les neurones efférents ou voies descendantes, ou **motoneurones**, transmettent les ordres du système nerveux central aux organes périphériques.
Les neurones **afférents**, ou voies ascendantes, transmettent les messages de la périphérie vers les centres supérieurs.
Les **interneurones** permettent de moduler les informations venant de la périphérie ; ils constituent l'interconnexion entre les neurones afférents et les neurones efférents. Ils représentent 99 % des neurones et sont situés dans le système nerveux central.

La classification des neurones selon leur vitesse de conduction

Pour les fibres myélinisées, la conduction s'effectue de manière saltatoire (par sauts), d'un nœud de Ranvier à l'autre ; cette conduction est rapide et commande les actes volontaires. Elle augmente proportionnellement selon le diamètre de l'axone de la gaine de myéline et de la distance internodale.
Les fibres non myélinisées sont à conduction lente (dépolarisation de proche en proche), et régissent les phénomènes involontaires.

Propriétés physiologiques de la cellule nerveuse

Les propriétés essentielles du neurone sont l'excitabilité et la conductibilité.

Le potentiel de repos

Toutes les cellules de l'organisme possèdent un potentiel de repos (ou potentiel de membrane) représenté par la différence de potentiel qui existe entre l'intérieur de la cellule (chargé négativement) et l'extérieur de la cellule (chargé positivement). Ces différences de polarité s'expliquent par une plus faible quantité d'ions positifs à l'intérieur de la cellule : le milieu extracellulaire est plus riche en ions sodium, et le milieu intracellulaire est plus riche en ions potassium. Ceci est dû à la présence de pompes à sodium et de pompes à potassium au niveau membranaire qui permettent de maintenir constant à l'intérieur de la cellule les concentrations en sodium et potassium par transfert actif, en compensant la sortie de potassium et l'entrée de sodium qui se fait par diffusion passive.

L'excitabilité

C'est l'aptitude à répondre à une stimulation.
Quel que soit le type de stimulus (thermique, électrique, chimique, mécanique), la réponse d'une cellule nerveuse à une stimulation, dès l'instant où son intensité est suffisante (seuil), est toujours la même : création d'un potentiel d'action (dépolarisation de la membrane) qui va se propager le long de l'axone : ceci constitue **l'influx ou signal nerveux**.
L'amplitude du potentiel d'action est identique quelle que soit l'intensité de la stimulation et est d'emblée maximale : c'est la loi du tout ou rien. Ainsi, le neurone ne peut moduler sa réponse qu'en jouant sur la fréquence d'envoi de ce signal : il crée ainsi un message nerveux sous la forme de potentiels d'action se succédant à une fréquence variable.
En résumé, l'excitabilité de la fibre nerveuse répond aux caractéristiques suivantes :

- **l'intensité liminaire** (intensité minimum pour atteindre le seuil d'excitation) ;
- **la loi du tout ou rien** ;
- le rapport entre la durée et l'intensité du stimulus (**chronaxie**).

La conductibilité

C'est l'aptitude à propager la réponse à une stimulation.
Sous l'influence d'une stimulation nerveuse, il se produit une dépolarisation de la membrane, qui est dans un premier temps localisée. Lorsqu'elle atteint un certain seuil, il se produit alors une dépolarisation qui est non seulement de grande amplitude mais qui va être propagée tout le long de la fibre nerveuse : c'est le potentiel d'action, qui résulte d'une entrée massive de sodium (Na^+) à l'intérieur de la cellule grâce à l'ouverture des canaux sodiques.
La repolarisation résulte de la sortie d'ions potassium (pompes à potassium) : cette sortie de charges positives vient compenser l'entrée de celles ayant été apporté par le sodium. Dans le même temps, la membrane devient imperméable au sodium, permettant la repolarisation de la membrane et son retour à l'état de base.
La période réfractaire est la courte période pendant laquelle une nouvelle stimulation est incapable d'engendrer un nouveau potentiel d'action.
L'influx nerveux se propage de manière unidirectionnelle des dendrites vers le corps cellulaire, puis vers l'axone, sans variation d'amplitude et à vitesse constante.
Chaque fibre nerveuse est indépendante et fonctionne pour son propre compte.

La synapse

La zone de transmission de l'influx nerveux est appelée synapse (entre deux neurones ou d'un neurone à une cellule effectrice). La plupart d'entre elles transmettent l'influx nerveux par un mécanisme chimique, faisant intervenir des neurotransmetteurs. Cette transmission chimique explique le rôle déterminant des synapses, qui est de pouvoir contrôler et moduler la transmission de l'influx nerveux (ce qui ne serait pas possible si la transmission était uniquement électrique : on-off).
La synapse est constituée par la membrane présynaptique, l'espace synaptique et par la membrane post-synaptique (figure 8.2).
Le neurotransmetteur synthétisé au niveau du corps cellulaire du neurone présynaptique est acheminé jusqu'à l'extrémité axonale par les neuro-fibrilles, puis il est stocké au niveau des vésicules des boutons présynaptiques.
L'arrivée du potentiel d'action permet sa libération au niveau de l'espace synaptique, puis il se fixe sur des récepteurs spécifiques au niveau de la membrane post-synaptique. Cette fixation entraîne toute une série de réactions en cascades, notamment dues à des changements de perméabilité ionique de la membrane post-synaptique, permettant la transmission de l'information.
Le transmetteur est ensuite dégradé au niveau de la fente synaptique par des enzymes spécifiques ; il est parfois recapté par la membrane présynaptique.

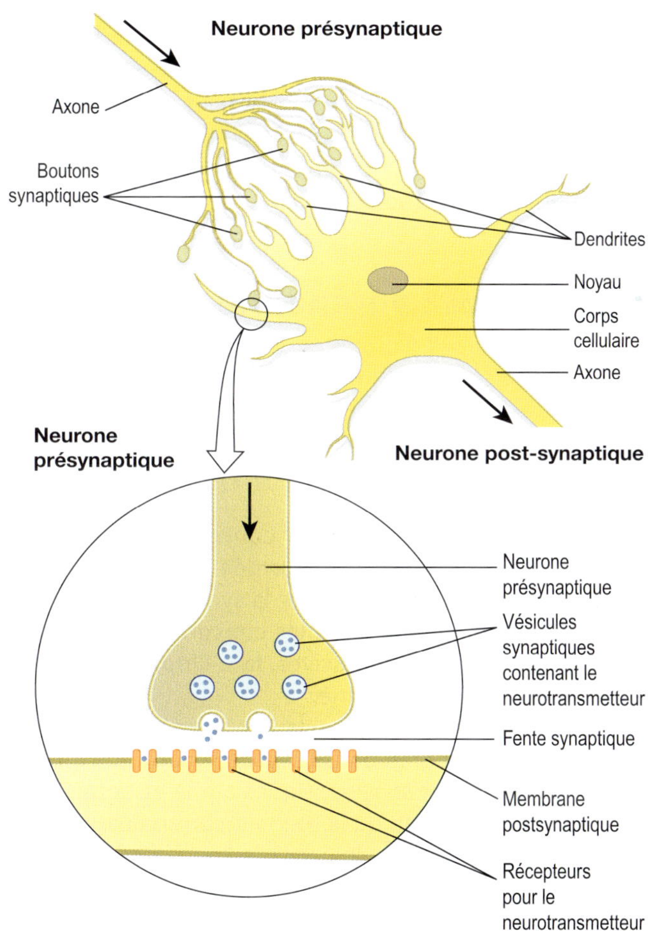

FIGURE 8.2. Schéma d'une synapse.

Grant A, Waugh A. Ross et Wilson. Anatomie et physiologie normales et pathologiques. 11e édition. Paris : Elsevier Masson ; 2011.

Les différents neurotransmetteurs

Il existe de nombreux neurotransmetteurs qui donnent leur nom aux neurones (et synapses) dont ils déterminent la transmission (adrénergiques, cholinergiques, sérotoninergiques). La répartition topographique dans le système nerveux de ces différents types de synapses est bien définie.

L'acétylcholine

L'acétylcholine est le neurotransmetteur au niveau :

- de la jonction neuromusculaire ;
- du système nerveux végétatif : pour les deux synapses (ganglionnaire et terminale) du système parasympathique et de la synapse ganglionnaire du système sympathique ;
- du système nerveux central (neurones cholinergiques).

L'acétylcholine est synthétisée dans le cytoplasme des terminaisons nerveuses à partir de la choline et de l'acétylcoenzyme A (acétyl CoA), catalysée par une enzyme (la choline acétyltransférase). L'acétyl CoA est présent dans les mitochondries et provient de la dégradation du glucose. Quant à la choline, elle est captée dans le milieu extracellulaire (provenant des apports alimentaires, de la dégradation des phospholipides membranaires ou du « recyclage » lors de la dégradation de l'acétylcholine).

L'acétylcholine est ensuite stockée dans des vésicules au niveau présynaptique. Une fois libérée dans la fente synaptique suite à l'arrivée du potentiel d'action, elle se fixe sur ses récepteurs spécifiques post-synaptiques pour exercer ses effets. Elle est ensuite détruite très rapidement par l'acétylcholinestérase, libérant alors de la choline, dont une partie sera recaptée en présynaptique pour former à nouveau de l'acétylcholine.

Les catécholamines : adrénaline, noradrénaline et dopamine

Synthèse

La dopamine, la noradrénaline (NA) et l'adrénaline (A) sont des catécholamines produites par le système sympathicochromaffine : la médullosurrénale et les fibres nerveuses sympathiques post-ganglionnaire.

Elles sont synthétisées à partir d'un précurseur commun : la L-tyrosine, acide aminé qui provient de l'alimentation. La L-tyrosine est transformée en L-Dopa (L-dihydro-phénylalanine) par la tyrosine hydroxylase, qui est l'étape limitant de la synthèse des catécholamines, cette enzyme étant soumise à un rétrocontrôle négatif par les concentrations intracytoplasmiques de noradrénaline. Par actions enzymatiques successives, la L-Dopa est transformée en dopamine, qui peut alors être transformée en noradrénaline.

Au niveau des fibres nerveuses sympathiques, la noradrénaline ainsi synthétisée est concentrée dans les granules de stockage et libérée dans l'espace synaptique lors de l'arrivée de l'influx nerveux, pour stimuler les récepteurs post-synaptiques alpha et bêta.

En revanche, c'est seulement au niveau de la médullosurrénale que la noradrénaline pourra être transformée en adrénaline puisqu'elle seule possède l'équipement enzymatique nécessaire pour effectuer cette transformation. À la différence de la noradrénaline produite au niveau des fibres sympathiques, l'adrénaline est déversée dans la circulation sanguine et agit donc comme une hormone.

Rôles

Les catécholamines endogènes sont donc :

1. Des neurotransmetteurs au niveau du SNC et du SN périphérique sympathique (essentiellement pour la noradrénaline). La dopamine est le neurotransmetteur des voies dopaminergiques du SNC ainsi que des fibres sympathiques à destination rénale. La dopamine est surtout présente au niveau de la substance noire des noyaux gris centraux, qui joue un rôle important dans la motricité. La dégénérescence des neurones dopaminergiques de la substance noire conduit à la maladie de Parkinson.

La noradrénaline est, au niveau du SNC, le neurotransmetteur des fibres noradrénergiques (surtout dans le *locus coeruleus*, noyau du tronc cérébral) ; et, au niveau du système nerveux périphérique végétatif, le neurotransmetteur des terminaisons sympathiques post-ganglionnaires.

L'adrénaline est présente dans le cerveau, surtout au niveau du bulbe, mais à des taux plus faibles que les autres catécholamines.

2. Des hormones produites par la médullosurrénale (90 % d'adrénaline, 10 % de noradrénaline). Le principal stimulus pour la libération de catécholamines par la médullosurrénale est l'activation des fibres sympathiques préganglionnaires, véhiculées par le nerf splanchnique, sous la dépendance de l'hypothalamus, lors de situation de stress physique ou psychologique : le stress, le changement de posture ou de température, l'hypoxie, l'hypoglycémie, l'hypovolémie, la douleur, l'effort physique.

Ainsi, la noradrénaline apparaît donc comme étant le neurotransmetteur du SN sympathique alors que l'adrénaline apparaît comme étant l'hormone de réponse au stress.

Effets

Dans tous les cas, l'action des catécholamines s'effectue après liaison avec des récepteurs spécifiques situés sur les membranes des tissus cibles. Ils sont de deux types, alpha et bêta, subdivisés en $\alpha 1$ et 2, $\beta 1$ et 2.

L'ensemble des effets alpha et bêta est résumé dans le tableau 8.1.

TABLEAU 8.1. **Réponse des effecteurs aux influx végétatifs chez l'homme.**

Organe	Influx adrénergique Récepteurs a et b	Influx cholinergique Récepteurs muscariniques
Cœur	Récepteurs $\beta 1$ inotrope (contractilité) + dromotrope (conduction) + chronotrope (fréquence) + bathmotrope (excitabilité) +	Baisse de la fréquence, de la contractilité et de la vitesse de conduction Bradycardie, arrêt vagal, bloc atrio-ventriculaire
Vaisseaux sanguins	Récepteurs $\alpha 1$: vaso-constriction Récepteurs $\beta 2$: vasodilatation	Dilatation
Poumons	Récepteurs $\beta 2$: bronchodilatation	Bronchoconstriction diminution sécrétions bronchiques
Tube digestif	Récepteurs $\alpha 1$: contraction des sphincters (cardia, pylore, anus) Foie : diminution glycogénolyse Récepteurs $\beta 2$: baisse de la contractilité, du tonus, du péristaltisme (estomac, intestin) Rate : relaxation Pancréas : inhibition de la sécrétion d'insuline	Relâchement des sphincters et augmentation du péristaltisme Pancréas : stimulation de la sécrétion d'insuline

(Suite)

TABLEAU 8.1. **Suite.**

Organe	Influx adrénergique Récepteurs a et b	Influx cholinergique Récepteurs muscariniques
Utérus	Récepteurs α1 : contraction si grossesse Récepteurs β2 : relaxation utérine	Réaction variable
Vessie	Récepteurs β2 : relâchement muscle Récepteurs α1 : contraction sphincter vésical	Relâchement du sphincter et contraction du muscle
Œil	Récepteurs α1 : mydriase	Myosis accommodation
Sécrétions diverses : ***– glandes salivaires*** ***– glandes lacrymales*** ***– gastriques*** ***– pancréatiques***	Récepteurs α1 : pas de sécrétion ou sécrétions faibles	Sécrétions abondantes et généralisées
Peau	Récepteurs α1 : contraction des muscles pilo-moteurs et sécrétion faible et localisée des glandes sudoripares	Sécrétion généralisée

Schématiquement, on considère que l'adrénaline est à la fois alpha- et bêta-stimulant, alors que la noradrénaline possède, aux concentrations physiologiques, une action alpha prédominante. Cela explique que l'effet principal de la noradrénaline est une vasoconstriction artérielle (récepteurs alpha), mais qu'elle possède peu d'action sur le cœur. Ce n'est qu'à très fortes doses (en thérapeutique donc) que la noradrénaline peut activer des récepteurs β-adrénergiques.
L'adrénaline, à dose physiologique (endogène), possède un effet prépondérant sur les récepteurs β2-adrénergiques vasculaires, principalement au niveau des vaisseaux des muscles squelettiques. La relaxation des fibres musculaires lisses vasculaires entraîne une vasodilatation dans tout le territoire musculaire, augmentant ainsi le débit vasculaire régional et donc les apports (au détriment d'une légère baisse de la pression artérielle). Par cette action, l'adrénaline (qui est l'hormone de réponse au stress) prépare donc à l'effort musculaire, d'autant mieux qu'elle va permettre aussi l'utilisation des stocks énergétiques (glucides, lipides) en augmentant le taux de l'AMP cyclique dans les cellules-cibles, ce qui entraîne les effets suivants :

- activation de la glycogénolyse ;
- inhibition de la glycogénogenèse ;
- activation de la gluconéogenèse (action antagoniste de celle de l'insuline) ;
- activation de la lipolyse (lipase hormono-sensible) ;
- inhibition de la lipogenèse.

En thérapeutique, aux doses intermédiaires, l'adrénaline entraîne une augmentation de la pression artérielle systolique (par augmentation du débit cardiaque) et de la fréquence cardiaque (récepteurs β1-adrénergiques cardiaques). À forte posologie, elle augmente rapidement la pression artérielle par augmentation de la force contractile cardiaque (récepteurs β-adrénergiques cardiaques), par augmentation de la fréquence cardiaque (récepteurs β) et par vasoconstriction puissante et généralisé (récepteurs α-adrénergiques).

Concernant la dopamine, son rôle physiologique dans la circulation est mal connu : elle produit à faible posologie une vasodilatation artérielle rénale (probablement *via* les récepteurs dopaminergiques) et mésentérique. À posologie plus élevée, elle induit une vasoconstriction artérielle et exerce une action inotrope positive cardiaque *via* les récepteurs bêta.

Élimination

Après leur libération et après avoir exercé leurs effets biologiques, les catécholamines sont :
1. soit en grande partie (70 % de la NA) recaptées par la membrane présynaptique des terminaisons nerveuses sympathiques ou par les cellules gliales. Il s'agit d'un phénomène d'économie des catécholamines endogènes.
2. soit dégradées enzymatiquement. Deux voies principales sont impliquées :
- la désamination oxydative faisant intervenir la monoamine oxydase (MAO) et conduisant à la formation d'acide hydroxymandélique puis à l'acide vanyl-mandélique (VMA) éliminé dans les urines ;
- la méta-métoxylation faisant intervenir la catécholamine O-méthyl-transférase (COMT) et conduisant à la formation de métabolites métamethydroxylés : la métanéphrine et la nor-métanéphrine.

Ces composés urinaires (métanéphrines et VMA) peuvent être dosés pour établir le diagnostic de phéochromocytome (tumeur de la médullosurrénale secrétant des catécholamines) et responsable, entre autres, de poussées hypertensives.

Les autres neurotransmetteurs

- La **sérotonine ou 5-hydroxy-tryptamine (5-HT)** : est synthétisée à partir du tryptophane, acide aminé qui provient de l'alimentation.
  L'enzyme limitante est la tryptophane hydroxylase.
- L'**histamine :** synthétisée à partir de l'histidine par la L-histidine décarboxylase.
- Le **GABA (acide gamma amino-butyrique)** : le précurseur du GABA est la glutamine, synthétisée dans les cellules gliales à partir du glutamate (ou acide glutamique). Le GABA a un effet inhibiteur sur les neurones en induisant une hyperpolarisation de la membrane. C'est le neurotransmetteur inhibiteur le plus répandu dans le SNC. De nombreux anesthésiques (benzodiazépines, barbituriques, propofol, halogénés) sont des agonistes du système GABAergique et ont donc un effet inhibiteur sur le SNC.
- **Le glutamate (acide glutamique) :** c'est non seulement le neurotransmetteur excitateur le plus répandu dans le SNC (presque tous les neurones excitateurs du SNC sont glutaminergiques), mais aussi un précurseur du GABA dans les neurones GABAergiques.
- Les **neuropeptides** : leur nombre identifié ne cesse d'augmenter (endorphine, enképhaline, substance P, somatostatine, GRH, VIP, NYP, etc.).

Les compartiments liquidiens du système nerveux central

La vascularisation du système nerveux central

Le système artériel

Toute la vascularisation de l'encéphale est sous la dépendance de deux systèmes :
- le système carotidien, qui se compose de deux artères carotides internes (droite et gauche) donnant les **artères cérébrales** :
  - les artères cérébrales antérieures vascularisent la partie interne des lobes frontaux et pariétaux,

– les artères cérébrales moyennes (ou sylviennes) vascularisent la majeure partie des hémisphères cérébraux (cortex, substance blanche et noyau lenticulaire).

- le système vertébral, qui comprend deux artères vertébrales se réunissant dans la fosse postérieure pour donner le **tronc basilaire**, qui vascularise la partie basale du cerveau, le tronc cérébral, le cervelet et une partie des noyaux gris centraux. Il se termine en donnant les deux artères cérébrales postérieures qui vascularisent la partie interne des lobes occipitaux et temporaux.

Il existe de nombreuses **anastomoses** artérielles, surtout au niveau cortical, à l'intérieur de chaque système et entre les deux systèmes, créant de véritables réseaux artériels anastomotiques.
Le but de ces réseaux est de constituer des voies de circulation de suppléance, notamment en cas d'occlusions artérielles. Le principal réseau à connaître est situé au niveau de la base du cerveau : il s'agit du **polygone de Willis** (figure 8.3) capable, théoriquement, d'alimenter n'importe quelle artère cérébrale à partir d'un seul des trois troncs qui le composent (les deux carotides internes et le tronc basilaire). Ainsi, l'artère communicante antérieure relie les deux cérébrales antérieures et les artères communicantes postérieures relient, de chaque côté, la carotide interne à la cérébrale postérieure homolatérale.

Le système veineux

Le système veineux ne comporte ni muscle lisse, ni valvule. Il existe :

- un réseau **superficiel** formant les veines corticales, dont la plupart se jettent dans le sinus longitudinal supérieur. Elles drainent la surface des hémisphères cérébraux et le centre ovale ;
- un réseau **profond** se jetant dans les veines basilaires et dans les veines ventriculaires, après avoir drainé la partie centrale des hémisphères cérébraux, le tronc cérébral et le cervelet ;
- des **sinus veineux** (lacs veineux inclus dans les dédoublements de la dure-mère).

Le retour veineux est exclusivement drainé vers les deux veines jugulaires internes.

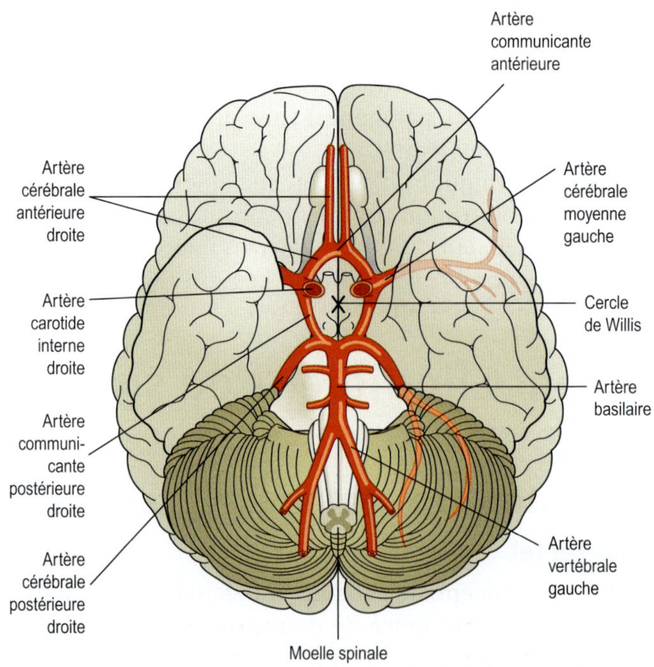

FIGURE 8.3. Polygone de Willis.

Grant A, Waugh A. Ross et Wilson. Anatomie et physiologie normales et pathologiques. 11e édition. Paris : Elsevier Masson ; 2011.

Le débit sanguin cérébral (DSC)

Le DSC représente de 15 à 20 % du débit cardiaque, soit **55 ml/min/100 g de cerveau**, 80 % étant destinés au cortex (substance grise) et 20 % au sous-cortical (substance blanche), chez le sujet adulte éveillé en décubitus. Pourtant, le cerveau représente seulement 2 % du poids total du corps.
La consommation d'oxygène (135 micromoles/100 g/min) est très élevée : au repos, il utilise 20 % de l'oxygène consommé par l'organisme entier. En revanche, elle diffère entre la substance grise (80 ml/min/100 g) et la substance blanche (20 ml/min/100 g). La consommation de glucose (34 micromoles/100 g/min) est également très élevée.
En effet, le tissu nerveux se maintient à un très haut niveau d'énergie pour assurer la synthèse des protéines au niveau des corps cellulaires, le maintien des potentiels de membrane et la propagation de l'influx nerveux. Cette énergie est exclusivement fournie par la glycolyse aérobie (apport constant d'ATP et de phosphocréatine).
Or le stockage du glucose et de l'oxygène est pratiquement inexistant au niveau cérébral, expliquant que même de très courtes interruptions de la circulation cérébrale apportent de profondes perturbations des fonctions neurologiques et mentales (la persistance de la conscience ne dépasse pas 10 secondes après l'interruption complète de la circulation cérébrale). Le cerveau est donc totalement tributaire de l'apport sanguin. En cas d'anoxie ou d'hypoglycémie, des lésions irréversibles sont créées en quelques minutes.
C'est pourquoi le DSC est extrêmement régulé : pour pouvoir s'adapter aux importants besoins du métabolisme cérébral.

La régulation du débit sanguin cérébral

Le DSC est égal à :

$$\frac{\text{Pression de perfusion cérébrale (PPC)}}{\text{Résistances vasculaires}}$$

PPC = Pression artérielle moyenne (PAM) - Pression veineuse (PV) cérébrale.
Dans les conditions physiologiques, la pression veineuse cérébrale est négligeable (de l'ordre de 5 mmHg), de sorte que la pression de perfusion cérébrale peut être assimilée à la pression artérielle systémique.
La résistance vasculaire (RV) est l'ensemble des forces qui s'opposent au passage du sang dans les vaisseaux cérébraux : pression intracrânienne, viscosité sanguine, tonus vasculaire cérébral.

Régulation humorale

La pression partielle de CO_2 ($PaCO_2$) : le CO_2 est un puissant vasodilatateur cérébral, agissant indirectement par l'intermédiaire du pH intracérébral. Une variation à la hausse de 1 mmHg de la $PaCO_2$ entraîne une augmentation de DSC de 5 %.
Le CO_2 traverse facilement la barrière hémato-encéphalique car il est liposoluble.
La pression partielle d'O_2 (PaO_2) a un rôle régulateur plus limité. Seule une PaO_2 inférieure à 40-50 mmHg entraîne une dilatation artérielle et une augmentation du débit sanguin cérébral.

Régulation métabolique

L'activation de zones spécifiques du cortex cérébral provoque une augmentation parallèle du débit sanguin et du métabolisme oxydatif dans ces zones.

Régulation nerveuse extrinsèque

Elle joue sur le diamètre des artères cérébrales de gros calibre.
La stimulation de fibres sympathiques (principalement issues du ganglion cervical supérieur) entraîne une baisse de 20 % du débit sanguin cérébral.
La stimulation de fibres parasympathiques entraîne une augmentation du débit sanguin cérébral.

Autorégulation

Elle protège le cerveau contre les variations hémodynamiques : dans les conditions physiologiques, le DSC restant constant pour des valeurs de PA moyenne comprises entre 50 et 150 mmHg. Ainsi, une augmentation de la PAM entraînera une vasoconstriction avec augmentation des RVC pour éviter une augmentation du DSC. Le mécanisme inverse est mis en place en cas d'hypotension artérielle. Cette adaptation prévient ainsi l'apparition d'un œdème cérébral (en cas d'augmentation de la pression artérielle) ou d'une ischémie cérébrale (en cas de chute de la pression artérielle). En dehors de ces valeurs limite, le DSC suit les variations de la PAM.
L'autorégulation est due à la libération d'agents vasodilatateurs (NO) et vasoconstricteurs (endothéline).
L'autorégulation peut être modifiée par des facteurs physiologiques : l'hypercapnie limite l'étendue de la courbe d'autorégulation, l'hypertension artérielle chronique élève les seuils inférieur et supérieur d'autorégulation.

Le liquide céphalo-rachidien, les méninges et la barrière hémato-encéphalique

L'ensemble du système nerveux central (SNC) est protégé dans la cavité osseuse crânio-rachidienne. Entre l'os et le SNC se trouvent les méninges, qui assurent, entre autres, le rôle d'amortisseur pour le SNC, puisqu'elles renferment au niveau de l'espace sous-arachnoïdien un liquide appelé liquide céphalo-rachidien.
Ainsi, l'ensemble du SNC, encéphale et moelle épinière, est recouvert par une enveloppe à trois couches appelée **les méninges**, composées de :

- la dure-mère = couche externe, la plus épaisse, résistante et qui présente deux expansions au niveau du cerveau : la tente du cervelet (sépare le crâne en étage sus-tentoriel contenant le cerveau et sous-tentoriel, correspondant à la fosse postérieure, contenant le cervelet et le tronc cérébral) et la faux du cerveau (entre les deux hémisphères) ;
- l'arachnoïde = membrane intermédiaire qui tapisse la face interne de la dure-mère ;
- la pie-mère = membrane interne, mince, qui tapisse la surface du cerveau et de la moelle épinière.

Entre l'arachnoïde et la pie-mère se trouve l'espace sous-arachnoïdien qui est occupé par le liquide céphalo-rachidien. Au niveau cérébral, certaines portions de l'espace sous-arachnoïdien sont plus vastes : elles sont alors appelées citernes (citernes de la base du crâne, etc.).
Le liquide céphalo-rachidien (LCR), au niveau cérébral, se situe, d'une part au niveau des ventricules cérébraux et d'autre part, au niveau de l'espace sous-arachnoïdien en périphérie. Ces deux espaces sont en communication au niveau du IVe ventricule par les trous de Magendie et de Luska. Au niveau médullaire, le LCR se situe uniquement au niveau de l'espace sous-arachnoïdien. En effet, le canal central médullaire ou épendyme est partiellement virtuel car en principe plus ou moins oblitéré pendant l'adolescence.
Le LCR est sécrété à l'intérieur des ventricules cérébraux par les plexus choroïdes (en majorité) situés dans les ventricules latéraux ; il gagne ensuite le IIIe ventricule par les trous de Monro et le IVe ventricule par l'aqueduc de Sylvius, puis il se rend vers les citernes de la base et de la voûte ainsi que vers l'épendyme (virtuel) par les trous de Magendie et de Luska. Il est enfin réabsorbé dans les sinus veineux intracrâniens par les villosités arachnoïdiennes, au niveau de l'espace sous-arachnoïdien (figure 8.4).
Dans des conditions physiologiques, la totalité du LCR est renouvelé en 12 heures.
Le volume total du LCR est de 150 ml (dont 15 % dans les ventricules), sa production est continue de 500 à 700 ml/jour et sa circulation est permanente.

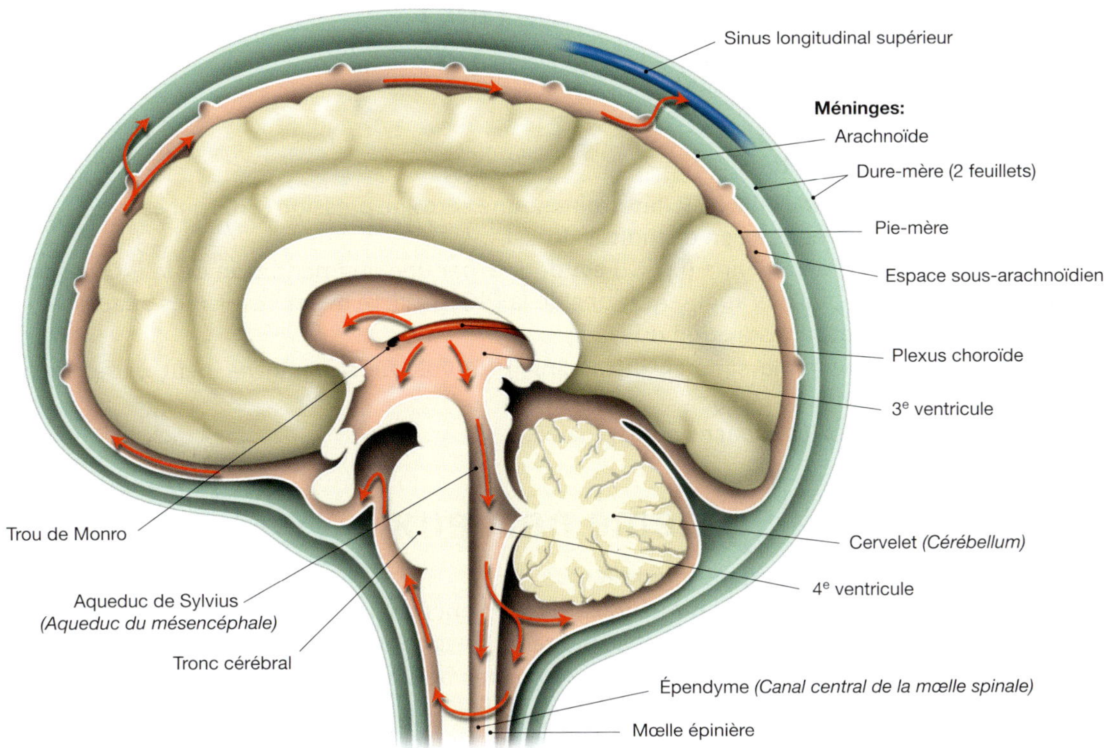

FIGURE 8.4. **Circulation LCR.**

Perlemuter L, Perlemuter G. Cycles de la vie et grandes fonctions. Paris : Elsevier Masson ; 2012. © Illustrations de Marie Schmitt.

Il n'est pas qu'un simple transsudat du plasma, les substances dissoutes dans le LCR étant en concentration bien différente :

- le pH est plus acide (7,33) dans le LCR que dans le plasma parce que la PCO_2 y est plus élevée ;
- les concentrations de protéines, glucose, K+ sont plus basses dans le LCR que dans le plasma, alors que la concentration de Cl– y est plus élevée. La glycorachie est de 2,8 à 3,8 mmol/l (mais celle-ci doit être comparée à la glycémie et doit représenter la moitié de sa valeur) ;
- le HCO^{3-} est le principal tampon dans le LCR ;
- la concentration de Ca_{2+} dans le LCR est identique à la concentration de Ca_{2+} ionisé dans le plasma ;
- le LCR est pauvre en protéines (0,25 à 0,45 g/l).

Le LCR est normalement clair, eau de roche, aseptique. Il contient moins de trois éléments par millilitre (cellules mononucléées uniquement).

Les fonctions du LCR sont multiples : amortissement des déplacements du cerveau, évacuation grâce à son renouvellement rapide de différents métabolites produits par le cerveau, et transport d'hormones.

Le système nerveux est isolé du reste de l'organisme par une barrière appelée **la barrière hémato-encéphalique**. Elle permet de maintenir constante la composition du milieu extracellulaire cérébral. Le passage de la barrière peut s'effectuer par différents mécanismes :

- diffusion simple pour les substances liposolubles non liées aux protéines et non ionisées au pH sanguin (cas des médicaments liposolubles) ;
- diffusion facilitée par un transporteur (cas du glucose, et de certains acides aminés) ;
- transport actif (pompe Na-K).

La pression intracrânienne (PIC)

Le volume intracrânien est constant et se répartit en :
- volume sanguin ;
- volume du LCR ;
- volume parenchymateux.

La circulation sanguine et le LCR déterminent une certaine pression (PIC) qui est de **5 à 10 mmHg** chez un adulte au repos et en décubitus dorsal.
L'hypertension intracrânienne (HTIC) est définie par une augmentation de la PIC au-dessus de 15 mmHg. Pour de faibles augmentations de la PIC, il existe des mécanismes adaptateurs :
- augmentation de la résorption du LCR ;
- diminution du volume sanguin intracrânien (le volume sanguin ne peut varier qu'en sens inverse du volume du LCR) ;
- fuite du LCR vers les espaces péri-spinaux.

Description du système nerveux

On oppose schématiquement (figure 8.5) :
- le système nerveux central ou névraxe (SNC) : encéphale et moelle épinière dont le rôle est d'élaborer et d'intégrer les messages nerveux. Il est contenu dans les structures osseuses ;
- le système nerveux périphérique (SNP) : racines nerveuses, ganglions, nerfs et terminaisons nerveuses dont le rôle est de transmettre au SNC des informations provenant des capteurs sensoriels périphériques et viscéraux, et en retour, activer les fonctions motrices, de manière volontaire, des muscles du squelette (SNP somatique) et activer les fonctions, de manière non volontaire, rattachée aux viscères (SNP autonome ou végétatif).

Le système nerveux central

Le cerveau

Le cerveau, ou encéphale, est situé dans la boîte crânienne. Il est séparé en deux étages par la tente du cervelet. On distingue :
- l'étage supra-tentoriel, qui comprend les hémisphères cérébraux, le thalamus, les noyaux gris centraux ;
- l'étage sous-tentoriel, qui comprend le cervelet et le tronc cérébral.

Les hémisphères

Il en existe un droit et un gauche séparés par la scissure inter-hémisphérique ou faux du cerveau. Chaque hémisphère est séparé en lobes par des scissures intra-hémisphériques. Il en existe trois principales :
- la scissure de Rolando ;
- la scissure de Sylvius ;
- la scissure perpendiculaire interne.

Chaque lobe est séparé en régions par des circonvolutions cérébrales qui correspondent à des aires fonctionnellement distinctes.
La superficie, appelée **cortex**, est composée de substance grise (corps des neurones). La profondeur est constituée principalement de substance blanche (fibres nerveuses), comprenant les voies de communication et quelques amas de substance grise : les noyaux gris centraux, parmi lesquels on distingue le noyau caudé et le noyau lenticulaire, qui forme les corps striés.

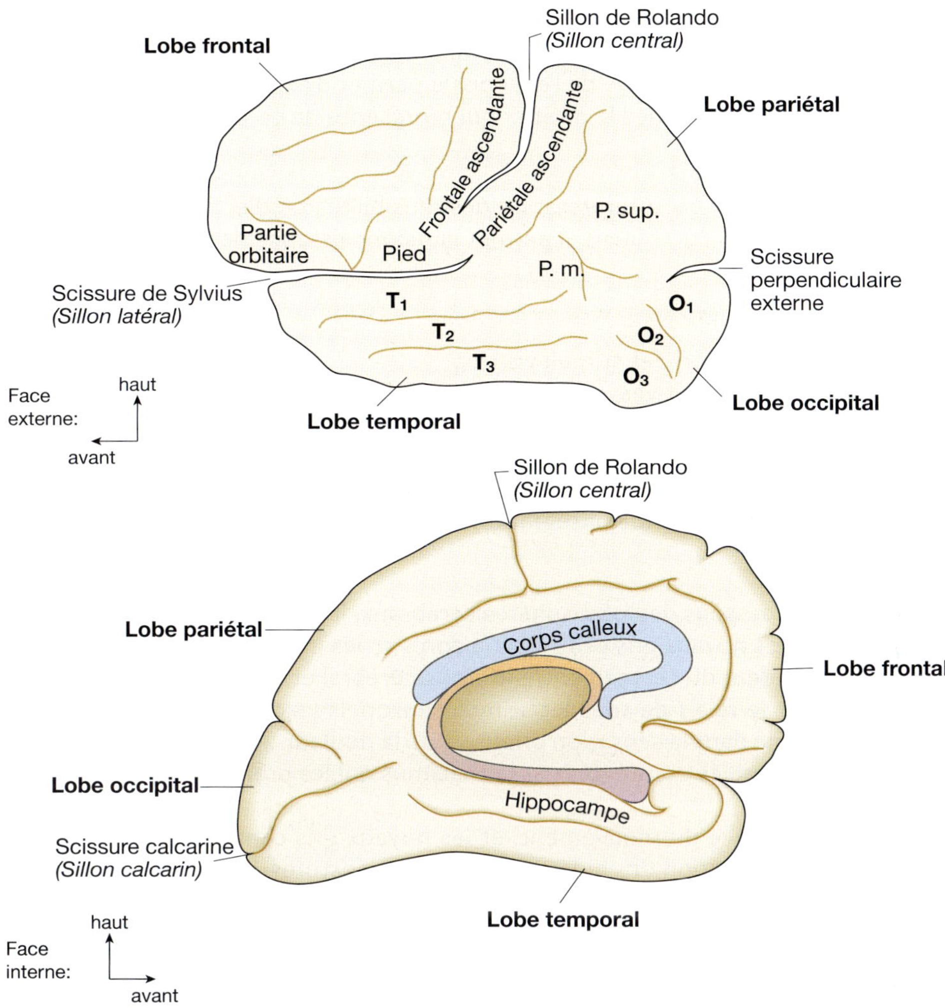

FIGURE 8.5. Les différentes circonvolutions.

Perlemuter L, Perlemuter G. Cycles de la vie et grandes fonctions. Paris : Elsevier Masson ; 2012. © Illustrations de Marie Schmitt.

Les voies de communication

Les fibres intra-hémisphériques sont constituées du centre ovale et de la capsule interne.
Les fibres inter-hémisphériques sont constituées du corps calleux, du trigone et de la commissure blanche.

Le cortex

Il est responsable de la conscience, de la volonté et des fonctions dites supérieures. C'est à son niveau que sont intégrées les informations sensorielles et que sont émis les ordres moteurs.

Le lobe frontal

Les circonvolutions les plus antérieures sont liées au contrôle du comportement : raisonnement abstrait, comportement social, expression, langage, personnalité.
Les circonvolutions proches de la scissure de Rolando sont les aires motrices et pré-motrices. Elles représentent la frontale ascendante et permettent la programmation de l'acte moteur.

Le lobe temporal

Il permet le contrôle de l'audition, la compréhension du langage ainsi que les processus de mémorisation. La latéralisation de l'encéphale permet d'expliquer la prépondérance du langage sur l'hémisphère gauche chez le droitier qui représente de ce fait l'hémisphère dominant.

Le lobe pariétal

Il permet l'intégration et l'interprétation des sensibilités tactile, thermique, algésique.
Pour l'hémisphère non dominant, il permet la reconnaissance de la forme de son corps (schéma corporel).

Le lobe occipital

Il permet l'interprétation des stimuli visuels.
Les aires primaires (sensitives, motrices, sensorielles) reçoivent les informations des structures sous-jacentes, elles les transmettent ensuite à des aires adjacentes secondaires ou tertiaires pour analyse et intégration. Toutes les informations sensitives, motrices et sensorielles sont intégrées au niveau des aires associatives situées au niveau du carrefour pariéto-temporo-occipital, permettant ainsi une intégration consciente et hautement élaborée.

Le diencéphale

Il siège juste au-dessous des hémisphères cérébraux, il est constitué par quatre parties.
Le thalamus et les noyaux gris centraux ou corps striés (noyau caudé et noyau lenticulaire) sont situés en profondeur du cerveau entre le tronc cérébral et le cortex.
Le thalamus est le relais de tous les stimuli sensoriels (excepté des stimuli olfactifs). Il assure également un rôle dans la sensation primitive de la douleur. Ainsi, les messages venus de la périphérie sont rassemblés et intégrés par le thalamus qui les projette sur le cortex où ils émergent à la conscience.
Le cortex a l'initiative du mouvement, et les noyaux gris centraux permettent l'automatisme, l'entretien et la régulation des mouvements et des postures.

L'hypothalamus

Il forme la partie antérieure du IIIe ventricule et représente le centre principal du système nerveux végétatif.
Il contrôle les fonctions de l'hypophyse, du système nerveux végétatif et des grandes fonctions de l'organisme (contrôle de la température, de l'équilibre hydrique, de la faim, des émotions).

Le système limbique

Il est situé en profondeur du lobe temporal. C'est une aire primitive qui filtre l'ensemble des messages sensoriels qui se dirigent vers le cortex cérébral. Il est responsable des comportements alimentaire, sexuel, d'agressivité, de peur, de fuite.

Le cervelet

Il siège en arrière et au-dessous des hémisphères cérébraux. Il comporte deux hémisphères latéraux et un lobe médian ou vermis. Il est relié au tronc cérébral par les pédoncules cérébelleux. Il est formé de substance grise externe, le cortex, et de substance blanche interne. Il a pour fonction le contrôle de l'équilibre, la coordination des mouvements musculaires et le maintien du tonus musculaire.

Le tronc cérébral

Il est juste en avant du cervelet, en dessous des hémisphères cérébraux. Il présente en son centre le IVe ventricule. Il est composé de trois parties superposées : le mésencéphale, le pont et le bulbe rachidien. La substance blanche est représentée par le passage des voies ascendantes et des voies descendantes, la substance grise par les noyaux gris centraux (*locus niger*, *locus caeruleus*, noyau rouge, noyau de l'olive bulbaire et les noyaux graciles et cunéiformes), les noyaux des paires crâniennes et la réticulée.

Le mésencéphale

Il est formé des pédoncules cérébraux et des tubercules quadrijumeaux.

Il correspond à la partie supérieure du tronc cérébral ; il est constitué de deux masses de fibres s'écartant l'une de l'autre et se dirigeant chacune vers un hémisphère. Au bord interne des pédoncules émergent la IIIe et la IVe paires crâniennes. Le *locus niger* est situé dans les pédoncules cérébraux.

Le pont ou protubérance annulaire

Il s'agit d'un large ruban annulaire transversal d'où émerge la Ve paire crânienne.

Dans la partie ventrale du pont, il existe de nombreux noyaux gris centraux qui sont les premiers relais du système extra-pyramidal.

Le sillon bulbo-protubérantiel

C'est le sillon qui sépare le bulbe rachidien de la protubérance annulaire, il est le siège du lieu d'émergence de nombreuses paires crâniennes : les VI, VII, VII bis, VIII.

Le bulbe rachidien

C'est la partie inférieure du tronc cérébral, il fait suite à la moelle épinière, traverse le trou occipital. Sa face postérieure constitue avec la face postérieure de la protubérance le plancher du IVe ventricule, lui-même recouvert par le cervelet.

La face antérieure du tronc cérébral repose sur la gouttière basilaire de l'os occipital. De sa face antérieure émergent les IXe, X^{e}, XIe et XIIe paires crâniennes. Il représente en outre le lieu de passage de toutes les voies ascendantes et descendantes, et comporte des centres bulbaires (la réticulée en particulier).

La **réticulée** occupe la majeure partie de l'espace vide entre les noyaux gris centraux et les voies ascendantes et descendantes.

Le nombre considérable de synapses explique le caractère diffus de l'activité du système réticulé et de son importance fonctionnelle. Il ne transmet aucun message particulier mais il reçoit d'innombrables informations ; il les rassemble, les associe, en une information générale diffuse qui permet aux structures supérieures d'effectuer leurs activités. La réticulée joue un rôle dans les phénomènes de la vigilance et du sommeil ; elle permet la liaison entre les centres hypothalamiques et le tronc cérébral, elle coordonne les nerfs crâniens.

Les voies ascendantes

Elles sont représentées par les voies de la sensibilité lemniscale et les voies de la sensibilité extra-lemniscale.

Les voies de la sensibilité lemniscale

La sensibilité lemniscale est la sensibilité profonde et superficielle ; c'est la sensibilité consciente. C'est un système à conduction rapide et hautement spécialisé à trois neurones. Il existe des récepteurs cutanés sensibles aux stimulations électriques, mécaniques, chimiques et thermiques, (disque de Merkel, corpuscules de Pacioni, de Meissner, de Golgi) et des récepteurs articulaires (organes tendineux de Golgi), ainsi que des récepteurs musculaires représentés par les fuseaux neuro-musculaires qui sont sensibles à l'étirement.

Le premier neurone est une grosse fibre myélinisée (A alpha et bêta) avec des récepteurs cutanés, articulaires et musculaires ; son corps cellulaire est situé dans le ganglion rachidien ; elle emprunte la racine postérieure pour gagner les cordons postérieurs de Goll et Burbach. Le premier relais se fait au niveau du bulbe dans les noyaux de Goll et Burbach. Le deuxième neurone traverse la ligne médiane et fait relais dans le thalamus. Le troisième neurone va jusqu'au cortex pariétal.

Les voies de la sensibilité extra-lemniscale

La sensibilité extra-lemniscale est la sensibilité **thermique**, de la **douleur** et superficielle grossière ; elle est inconsciente.

Il n'existe pas de récepteurs individualisés spécialisés dans la détection de la douleur. Les messages douloureux sont générés en périphérie au niveau des terminaisons libres des fibres A delta et C.

Au niveau cutané, on retrouve des nocicepteurs polymodaux (sensibles aux stimulations thermiques, chimiques et mécaniques), dont les messages sont véhiculés par les fibres A delta et C, et des mécanorécepteurs sensibles aux stimulations mécaniques douloureuses et reliés aux fibres A delta.

Au niveau musculaire, articulaire et viscéral, les récepteurs sont des nocicepteurs polymodaux, sensibles aux tractions et à la distension, reliés aux fibres A delta et C.

La majorité des nocicepteurs se comporte comme des **chémorécepteurs** et peut être sensibilisée (diminution du seuil de stimulation) par les différentes substances dites algogènes libérées localement lors des lésions tissulaires : ions K+ et H+, sérotonine libérée par les plaquettes, substance P libérée par les terminaisons nerveuses et bradykinine formée à partir des kininogènes plasmatiques.

Pour une stimulation tactile de faible intensité, il y a mise en jeu des fibres nerveuses de gros calibre A alpha et bêta avec sensation tactile. Pour une stimulation plus forte, il y a mise en jeu des fibre A delta avec une sensation douloureuse brève et localisée. Pour une stimulation encore plus intense, il y a mise en jeu des fibres C et sensation d'une douleur diffuse et intense.

Au niveau médullaire, les fibres arrivent par le nerf périphérique au niveau de la corne postérieure de la moelle. Les fibres A delta et C se terminent dans la corne postérieure de la moelle, essentiellement dans les couches I et II. Ces fibres peuvent entrer en connexion avec des interneurones dont les neuromédiateurs sont l'aspartate et le glutamate. Elles peuvent également faire synapse avec des neurones nociceptifs spécifiques (pour des douleurs intenses) et non spécifiques (stimulations nociceptives et non nociceptives). Les messages proviennent de la peau et des viscères. Ces convergences viscéro-somatiques permettent d'expliquer les phénomènes de douleur projetée (douleur hépatique dans l'épaule droite, douleur cardiaque dans le membre supérieur gauche).

Les deux types de neurones croisent la ligne médiane puis cheminent dans le cordon antérolatéral de la substance blanche pour former :

- les **faisceaux spino-thalamiques**, qui se rendent au thalamus latéral (aspect sensorio-discriminatif de la douleur) ;
- les **faisceaux spino-réticulaires**, qui, après un relais dans la réticulée, se rendent au thalamus médian (élaboration des réactions motrices et émotionnelles liées à la douleur) ;
- les faisceaux spino-ponto-mésencéphaliques, qui se projettent dans la réticulée mésencéphalique (substance grise péri-acqueducale et aire parabrachiale). Ils ont un rôle dans la réaction comportementale à la douleur (fuite, immobilisation, défense, attaque), dans les réactions émotionnelles (peur, mémorisation de l'atteinte nociceptive) et neuro-endocriniennes (libération des hormones de stress).

Les **mécanismes de contrôle** de la douleur sont multiples et présents à tous les niveaux. Le niveau médullaire est le plus étudié, mais il existe une modulation de la douleur au niveau périphérique, spinal et supra-spinal.

Les voies descendantes

Les voies descendantes sont les **voies motrices**, représentées par la voie pyramidale et par les voies extra-pyramidales.

La voie pyramidale

Elle doit son nom à la structure qu'elle traverse au niveau du bulbe cérébral : la pyramide bulbaire. Elle véhicule la **motricité volontaire**. Elle naît au niveau de la frontale ascendante (aire motrice du lobe frontal), puis traverse la capsule interne pour se rendre dans le tronc cérébral qu'elle traverse en abandonnant les fibres motrices pour les noyaux des paires crâniennes. Elle traverse la ligne médiane au niveau de la pyramide bulbaire puis chemine dans la moelle au niveau du cordon latéral jusqu'au motoneurone.

Les voies extra-pyramidales

Elles sont représentées par le faisceau cérebello-spinal qui permet le contrôle de la motricité par le cervelet et par le faisceau rubro-spinal qui permet le contrôle de la motricité par les noyaux gris centraux. Elles comprennent également les faisceaux réticulo-spinal, vestibulo-spinal, etc. Le système extra-pyramidal contrôle et régule les influx pyramidaux. Ces voies participent à la formation des mouvements automatiques et semi-volontaires qui accompagnent les mouvements volontaires.

La moelle épinière

Elle se présente comme un cylindre allongé contenu dans le canal osseux rachidien formé par l'empilement des vertèbres les unes sur les autres (figure 8.6).

Elle fait suite au tronc cérébral et s'étend du trou occipital jusqu'à L2 chez l'adulte (deuxième vertèbre lombaire). Elle présente deux renflements à chacune de ses extrémités, un cervical et l'autre lombaire correspondant à l'émergence des plexus brachial et lombaire. Au-dessous du renflement lombaire, la moelle diminue de calibre et se termine par une extrémité conique, le cône terminal.

Elle est recouverte par les **méninges** : la pie-mère, interne à son contact, contient de nombreux vaisseaux et donne naissance aux ligaments dentelés qui amarrent la moelle à la dure-mère. La dure-mère externe, résistante, formant le fourreau dural, laisse passer les nerfs rachidiens jusqu'à leur sortie au trou de conjugaison. Elle se termine chez l'adulte en S1-S2. Entre ces deux feuillets se situe l'arachnoïde. On peut ainsi individualiser des espaces :

- l'**espace péridural** entre les parois ostéo-ligamentaires du canal rachidien et la dure-mère ;
- **l'espace sous-dural** normalement virtuel entre la dure-mère et le feuillet externe de l'arachnoïde ;

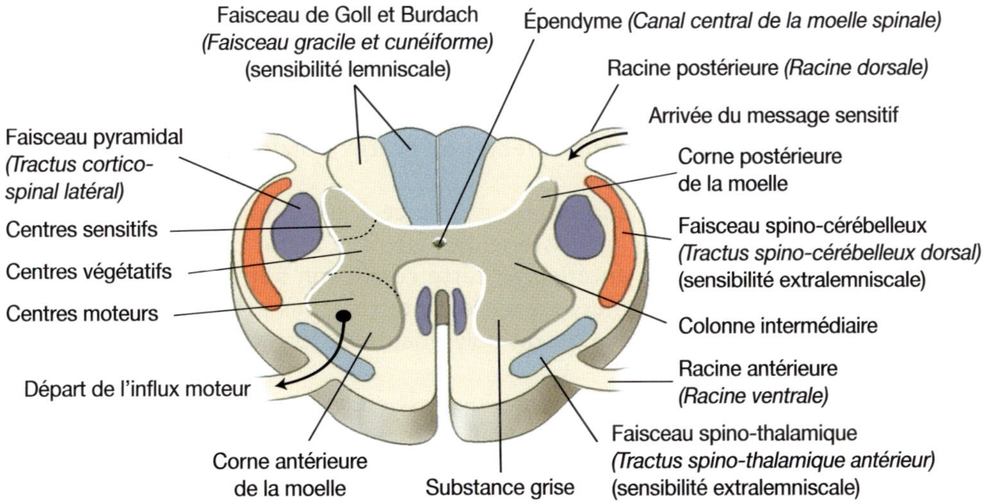

FIGURE 8.6. **La moelle épinière.**

Perlemuter L, Perlemuter G. Cycles de la vie et grandes fonctions. Paris : Elsevier Masson ; 2012. © Illustrations de Marie Schmitt.

- **l'espace sous-arachnoïdien** entre la pie-mère et l'arachnoïde, qui contient le LCR et qui se termine en cul-de-sac au niveau de S2.

À chaque étage vertébral, la moelle épinière donne naissance à **une paire de nerfs rachidiens** (gauche et droit) : il existe 31 paires de nerfs rachidiens, composées de la réunion (au niveau du trou de conjugaison) d'une racine antérieure motrice, et d'une racine postérieure sensitive.

La coupe de la moelle

La surface de la moelle épinière est parcourue par des sillons verticaux :
- un sillon médian antérieur large et peu profond ;
- un sillon médian postérieur sans profondeur et étroit ;
- les sillons latéraux antérieur et postérieur situés au niveau de l'émergence de racines antérieure et postérieure.

Ces sillons délimitent des cordons :
- cordon postérieur ;
- cordon antérieur ;
- cordon latéral.

Sur une coupe, la moelle est composée de substance blanche et de substance grise.
La **substance blanche**, externe, est constituée des voies ascendantes, descendantes et d'associations situées dans les différents cordons.
La **substance grise**, interne, dessine un papillon percé en son centre par le canal de l'épendyme ; elle est formée des centres nerveux médullaires.
La corne postérieure contient les centres sensitifs, la région intermédio-latéralis unit les cornes antérieures et postérieures et contient les centres végétatifs, et la corne antérieure contient les centres moteurs.
De chaque extrémité naît la racine correspondante : la racine postérieure sensitive qui « arrive » et la racine antérieure qui « part ».

Le rôle de la moelle épinière

La moelle joue un rôle évidemment déterminant dans la transmission des messages grâce aux voies situées dans la substance blanche.
Elle possède également la particularité de pouvoir déclencher une activité réflexe : l'arc réflexe est le type de fonctionnement médullaire le plus simple, à savoir qu'une stimulation périphérique engendrera une réponse qui n'aura pas été intégrée au niveau des structures supra-médullaires (tronc cérébral ou cortex), mais simplement déclenchée au niveau médullaire.
Une stimulation périphérique donne naissance à un influx nerveux véhiculé par le neurone sensitif. Il emprunte la racine postérieure jusqu'à la corne postérieure où il s'articule avec un motoneurone de la corne antérieure ; cette connexion s'effectue avec ou sans l'intermédiaire d'un interneurone. L'influx nerveux est ensuite transmis jusqu'au muscle effecteur qui donne la réponse motrice. Le réflexe est dit polysynaptique lorsque le neurone sensitif s'articule avec plusieurs interneurones.
Chaque étage médullaire ou métamérique est en relation avec les étages sus et sous-jacents, éloignés ou non les uns des autres, ce qui permet une certaine cohésion de fonctionnement des différents groupes musculaires : contrôle de la posture, maintien du tonus musculaire, coordination des mouvements. Cette activité est sous le contrôle des centres supérieurs : substance réticulée, cervelet, thalamus, tronc cérébral, et le cortex cérébral, grâce aux différentes voies d'association.

La description du système nerveux périphérique

Il se compose de toutes les parties du système nerveux autres que le cerveau et la moelle épinière : racines nerveuses, ganglions, nerfs, terminaisons nerveuses, récepteurs.
Son rôle est de transmettre au SNC des informations provenant des capteurs sensoriels périphériques et viscéraux, et, en retour, activer les fonctions motrices des muscles du squelette (= SNP somatique) et activer les fonctions, autonomes, rattachées aux viscères (= SNP autonome ou végétatif).
Il est donc constitué de nerfs mixtes contenant à la fois des fibres sensorielles et des fibres motrices.
D'autre part, on parlera de **fibres afférentes** indiquant que les axones transportent l'information vers le SNC et de **fibres efférentes** envoyant l'information du SNC vers les muscles ou les glandes.
Enfin, on peut lui distinguer schématiquement deux composantes :

- le SNP somatique destiné aux muscles squelettiques ;
- le SNP autonome ou végétatif, rattaché au fonctionnement des viscères.

Le SNP autonome ou végétatif

Il sera détaillé et intégré dans le paragraphe « Système nerveux végétatif ».

Le SNP somatique

Il est constitué des nerfs crâniens et des nerfs rachidiens (ou spinaux) innervant la peau, les articulations et les muscles associés à une commande volontaire.
Les neurones moteurs, ou motoneurones, commandent la contraction musculaire et innervent les muscles striés squelettiques.
Les neurones sensoriels collectent les informations issues de la peau, des articulations et des muscles, grâce à des récepteurs sensoriels, et les transmettent au SNC.

Les nerfs crâniens

Il existe douze paires de nerfs crâniens numérotés de I à XII dans l'ordre de leur émergence de l'encéphale, de l'avant vers l'arrière. Tous naissent du tronc cérébral sauf le I (olfactif) et le II (optique), qui naissent du cerveau. Le corps cellulaire des motoneurones se situe dans les noyaux des nerfs crâniens du tronc cérébral, celui des neurones sensitifs dans le ganglion des nerfs crâniens.
On les différencie en nerfs sensoriels, moteurs, ou mixtes :

- Les nerfs sensoriels sont les nerfs olfactif (I), optique (II) et auditif (VIII), ce dernier étant constitué d'un contingent cochléaire et d'un contingent vestibulaire.
- Les nerfs moteurs sont le nerf moteur oculaire commun (III), qui possède aussi des fibres végétatives, le nerf moteur oculaire externe (VI), le nerf spinal (XI) et le nerf grand hypoglosse (XII).
- Les nerfs mixtes possèdent des fibres sensitives et motrices : nerf trijumeau (V). Aux fibres sensitives et motrices sont associées des fibres végétatives pour le nerf pneumogastrique (X), le nerf glosso-pharyngien (IX) et le nerf facial (VII).

Les nerfs rachidiens ou spinaux

Ils naissent de la moelle épinière. Il en existe 31 paires (figure 8.7). Ils prennent le nom de la vertèbre placée immédiatement en dessous de leur lieu d'émergence.
Le nerf rachidien est formé de l'union de la racine postérieure sensitive et de la racine antérieure motrice. Le corps cellulaire des neurones moteurs siège dans la corne antérieure de la moelle, celui des neurones sensitifs est situé dans le ganglion rachidien postérieur (ou ganglion spinal) situé en dehors de la moelle, à l'intérieur du trou de conjugaison intravertébral. Dès sa sortie du trou de conjugaison, le nerf rachidien se divise en une branche antérieure et postérieure.

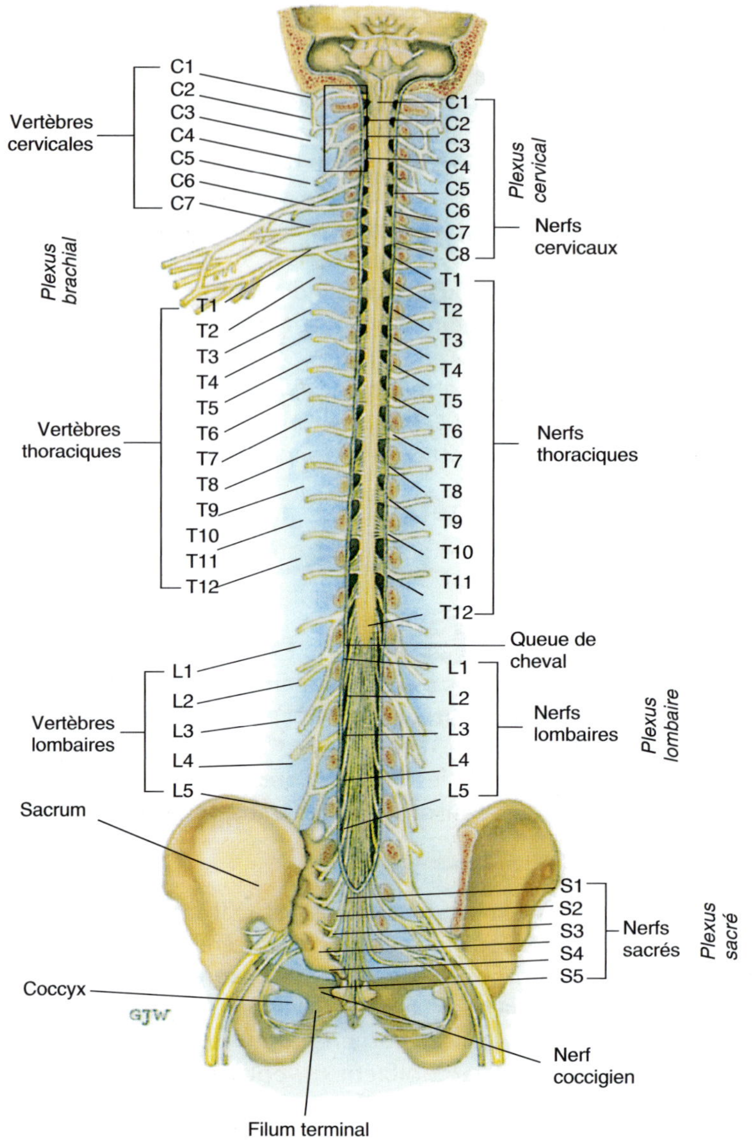

FIGURE 8.7. **Nerfs rachidiens.**

Source : Patton K, Thibodeau G. Anatomy & Physiology. 6e édition. Paris : Elsevier; 2006.

La branche postérieure

Elle se distribue aux muscles paravertébraux et aux tissus qui les recouvrent, assurant ainsi l'innervation sensitive cutanée de la face postérieure du crâne, du cou, du thorax et des régions lombaires, fessières et sacrées en dedans de la ligne scapulaire moyenne.

La branche antérieure

Au niveau thoracique : les racines restent indépendantes et donnent naissance aux 12 **nerfs intercostaux** (T1 à T12). Les branches antérieures assurent l'innervation sensitive et motrice de la paroi thoracique et abdominale correspondante (muscles intercostaux et abdominaux).

Aux niveaux cervical et lombo-sacré : les racines nerveuses antérieures se regroupent pour former des plexus. On distingue divers plexus :

- le **plexus cervical** (C1 à C4), formé de l'anastomose des branches antérieures des quatre premières racines cervicales. Il permet en particulier d'assurer l'innervation du diaphragme (nerf phrénique) ;
- le **plexus brachial**, qui résulte de l'anastomose des racines de C5 à T1 et assure l'innervation du membre supérieur, de l'épaule et de la région axillaire ;
- le **plexus lombaire**, formé par la réunion des branches antérieures de L1 à L4. Il donne une partie de l'innervation du membre inférieur ;
- le **plexus sacré**, formé par la réunion des racines de S1 à S3. Il donne naissance au nerf grand sciatique qui innerve toute la partie postérieure du membre inférieur, ainsi qu'aux nerfs assurant l'innervation de la fesse ;
- le **plexus honteux** et le **plexus sacro-coccygien**, issus de l'anastomose de fibres provenant des nerfs sacrés. Ils permettent l'innervation des régions périnéale, anale.

Système nerveux végétatif

L'innervation des viscères n'est pas organisée comme celle des muscles striés. Elle est sous la dépendance du système nerveux végétatif (SNV) ou système nerveux autonome (autonome car non soumis au contrôle de la volonté), formé du **système sympathique** et du **système parasympathique**. Il a comme rôle la **régulation de la vie végétative** (les fonctions viscérales), intervenant dans la plupart des métabolismes, assurant l'homéostasie et les adaptations à l'environnement (circulatoires, respiratoires, excrétoires, thermiques).

La plupart des viscères reçoivent une double innervation effectrice, sympathique et parasympathique. Ces deux influences sont généralement opposées : l'une est stimulante, l'autre est inhibitrice. La régulation de l'équilibre sympathique/parasympathique permet le bon fonctionnement physiologique de l'organe et son adaptation. Cependant, certains organes ne reçoivent qu'un seul type d'innervation (c'est le cas de nombreux territoires vasculaires et de l'utérus, qui ne reçoivent qu'une innervation sympathique).

L'organisation générale du SNV présente des points communs entre les deux systèmes et comprend :

- des centres : situés dans le SNC, soit au niveau de la moelle épinière, soit du tronc cérébral ;
- des fibres efférentes impliquant toujours une chaîne de deux neurones :
  - le premier neurone dit préganglionnaire a son corps cellulaire dans le SNC et se termine en faisant synapse avec le second neurone dans un ganglion végétatif (en dehors du SNC) ;
  - le deuxième neurone dit postganglionnaire a son corps cellulaire dans ce même ganglion et voit son axone se terminer au niveau des organes cibles ;
  - en revanche, la localisation du ganglion végétatif, et donc la longueur du premier et du deuxième neurones, diffèrent entre les deux systèmes ;
  - le rôle des fibres efférentes est de contrôler la musculature lisse des différents organes (yeux, poumons, vaisseaux, etc.), ainsi que le fonctionnement des cellules glandulaires et des cellules myocardiques.
- des fibres afférentes, provenant des récepteurs des viscères (foie, poumon, cœur, artères, œsophage, intestins, vessie, etc.) et de la peau (nociception, température, etc.), qui transmettent les informations concernant les fonctions viscérales vers le SNC ; le premier

neurone gagne le ganglion spinal ou les ganglions des nerfs crâniens (III, VII, IX et X), où se situe son corps cellulaire ; le 2e neurone rejoint le tronc cérébral et le thalamus *via* les colonnes antérieures et latérales de la moelle ;

- des neuromédiateurs ;
- des récepteurs ;
- des arcs réflexes qui assurent la régulation.

Le SN végétatif comporte donc une partie appartenant au système nerveux central et une partie appartenant au système nerveux périphérique. Il comporte également une composante motrice et une composante sensorielle.

Le système sympathique

Les centres

Ils sont uniquement médullaires.
Les corps cellulaires des neurones préganglionnaires sont situés dans la moelle, au niveau de la colonne intermédio-latérale (ou corne latérale) de la substance grise de la moelle épinière de C8 à L3 :

- de C8 à T2 : centres cilio-spinal et cardio-accélérateur ;
- de T2 à T5 : centre broncho-pulmonaire ;
- de D6 à L3 : centre viscéral abdomino-pelvien.

Les fibres efférentes

La fibre préganglionnaire, myélinisée, est courte ; elle sort de la moelle par la racine antérieure pour émerger dans le nerf spinal, qu'elle quitte rapidement par le rameau communicant blanc pour rejoindre les ganglions.
Les ganglions sont situés loin des organes à innerver, soit en situation prévertébrale, soit en situation paravertébrale (ils sont alors organisés en chaîne sympathique latéro-vertébrale).
Pour le **sympathique relayant dans la chaîne sympathique latéro-vertébrale :** le ganglion est en situation paravertébrale ; la succession des ganglions paravertébraux forme la chaîne sympathique latéro-vertébrale. Il existe deux ganglions cervicaux : le ganglion cervical supérieur en regard de C2 et le ganglion cervical inférieur ou ganglion stellaire. Les ganglions thoraciques, lombaires, sacrés et coccygiens ont une systématisation segmentaire et transversale.
La fibre post-ganglionnaire est longue et non myélinisée (rameau communicant gris). Elle assure l'innervation sympathique segmentaire de la peau (vaisseaux, muscles arrecteurs des poils et glandes sudoripares) ainsi que des viscères de la face et du cou (muscles intrinsèques de l'œil, glandes salivaires et lacrymales), et du thorax (cœur, poumons).
Pour le **sympathique relayant dans les ganglions prévertébraux :** la fibre préganglionnaire traverse la chaîne sympathique latéro-vertébrale sans y faire relais et gagne les ganglions prévertébraux en formant les nerfs splanchniques. On distingue ainsi le nerf ou plexus splanchnique médiastinal, lombaire (ou plexus lombaire) et sacré pelvien (aussi appelé nerf hypogastrique).
Les ganglions prévertébraux sont le ganglion cœliaque, le ganglion mésentérique supérieur et le ganglion mésentérique inférieur ; ils forment une chaîne discontinue.
Les fibres post-ganglionnaires sont longues et accompagnent le pédicule vasculo-nerveux de l'organe qu'elles innervent, ou bien elles ont un trajet propre et sont rejointes par les fibres post-ganglionnaires du système parasympathique ; elles forment alors des plexus préviscéraux.

La médullosurrénale

Est particulière dans le système neurovégétatif, puisqu'elle est assimilée à un ganglion sympathique.
La fibre préganglionnaire (partant de L3) est donc longue et innerve directement la médullosurrénale, en cheminant dans les nerfs splanchniques. La fibre postganglionnaire est représentée par les cellules chromaffines de la médullosurrénale, délivrant dans la circulation l'adrénaline et la noradrénaline.
C'est donc une glande mixte, à la fois ganglion sympathique et glande à sécrétion hormonale.

Le système parasympathique

Il est composé d'un contingent crânien (tronc cérébral) et d'un contingent médullaire (sacré), dont l'organisation est analogue.
La fibre préganglionnaire est plus longue que dans le système sympathique, car les ganglions parasympathiques sont typiquement situés à côté, sur, ou même dans leurs organes-cibles.

Le système parasympathique crânien

Il doit son nom à la situation de ses centres qui sont dans les noyaux des paires crâniennes au niveau des pédoncules cérébraux, de la protubérance annulaire et du tronc cérébral. La fibre efférente chemine avec les paires crâniennes. Après le premier relais effectué dans un ganglion, la fibre postganglionnaire se rend à l'organe effecteur.
Au niveau du mésencéphale : le centre situé dans le noyau pupillaire du III fait relais dans le ganglion ciliaire et innerve l'œil.
Au niveau de la protubérance : le centre situé dans le noyau lacrymal du VII, suit le nerf mucco-lacrymo-nasal, et après relais dans le ganglion sphéno-palatin innerve les glandes lacrymales et la muqueuse nasale.
Le centre, situé dans le noyau salivaire supérieur du VII bis, suit le nerf salivaire supérieur, et après relais dans le ganglion sous-maxillaire, innerve les glandes sous-maxillaires.
Au niveau du bulbe, le centre situé dans le noyau salivaire inférieur du IX, fait relais dans le ganglion salivaire inférieur et participe à l'innervation de la parotide et des glandes sous-maxillaires.
Le centre, situé dans le noyau cardio-pneumo-entérique ou noyau dorsal du vague, emprunte le trajet du nerf vague (X). Tout au long de son trajet partent des fibres préganglionnaires qui font relais dans les ganglions au contact des très nombreux viscères du thorax et de l'abdomen qu'ils innervent : cœur, bronches, œsophage, estomac, intestin grêle, côlon, foie, vésicule biliaire, pancréas, uretères. Ainsi, environ 75 % des fibres parasympathiques cheminent dans le nerf vague.

Le système parasympathique sacré

Les centres sont situés dans la substance grise médullaire (corne latérale) au niveau de S2, S3, S4.
La fibre préganglionnaire est longue et se dirige directement vers l'organe qu'elle contrôle en cheminant avec les nerfs pelviens.
Le ganglion est situé dans la paroi des organes effecteurs (vessie, sigmoïde, rectum, uretères, reins, organes génitaux).
Les fibres post-ganglionnaires sont donc très courtes (quelques millimètres) et non myélinisées.

L'organisation fonctionnelle

Au niveau des ganglions végétatifs, le neurotransmetteur est toujours **l'acétylcholine**.
Les terminaisons des fibres sympathiques libèrent de la noradrénaline, les récepteurs sont appelés **adrénergiques**.
Les terminaisons des fibres parasympathiques libèrent de l'acétylcholine ; elles sont **cholinergiques**.

Les récepteurs cholinergiques

On isole :

- les récepteurs **nicotiniques**. Ils sont présents au niveau du ganglion du système sympathique et parasympathique, sont stimulés par la nicotine et l'acétylcholine, sont bloqués par les ganglioplégiques ;
- les récepteurs **muscariniques** sont situés au niveau des terminaisons des fibres parasympathiques sur l'organe effecteur. Ils sont stimulés par l'acétylcholine et la muscarine et sont bloqués par l'atropine. On en distingue cinq variétés (M1 à M5).

Les récepteurs adrénergiques

On isole des récepteurs alpha et bêta. Un même organe possède les deux types de récepteurs en quantité différente. L'effet global est la somme des effets élémentaires (alpha et bêta) et dépend donc de la nature du récepteur dominant :

- les **récepteurs bêta1** sont stimulés par l'adrénaline, la noradrénaline, l'isoprénaline et la dobutamine. Ils sont inhibés par les bêta1-bloquants ;
- les **récepteurs bêta2** sont stimulés par la noradrénaline, l'adrénaline, l'isoprénaline le salbutamol et la terbutamine. Ils sont bloqués par les bêta-bloquants ;
- les **récepteurs alpha1** sont stimulés par l'adrénaline, la noradrénaline, la phényléphrine, l'aramine. Ils sont bloqués par la prazosine et sont post-synaptiques au niveau de tous les organes ;
- les **récepteurs alpha2** présynaptiques. Ils sont stimulés par l'adrénaline, la noradrénaline et la clonidine. Ils sont bloqués par la yohimbine (sélectif) et par la phentolamine (non sélectif).

La régulation centrale

La régulation du SNV est extrêmement complexe et se fait à différents niveaux.

L'hypothalamus est le centre majeur de la régulation de la vie végétative, d'autant plus qu'il existe de nombreuses connexions entre l'hypothalamus et le système endocrinien, ainsi qu'avec les centres régulateurs du système cardio-respiratoire, digestifs thermorégulateurs, du sommeil et du comportement.

Certaines zones du cortex sont impliquées aussi dans le contrôle végétatif : cortex limbique, cortex sensitivo-moteur et fronto-orbitaire en relation avec les émotions. Ceci permet d'expliquer les réactions cardio-vasculaires et respiratoires aux agressions.

Enfin, dans le bulbe sont retrouvés des centres de régulation de la respiration, des centres vasomoteurs et des centres de la régulation du rythme cardiaque (figure 8.8).

Focus

Implications anesthésiques

Les cibles des produits anesthésiques sont : le cerveau (anesthésie générale), la moelle (anesthésie générale et périmédullaire), et les nerfs périphériques (anesthésie locorégionale périphérique). La connaissance de ces données physiologiques neurologiques est incontournable.

Cela vous permettra de comprendre :

- les mécanismes d'action des produits anesthésiques (hypnotiques, morphiniques, curares, anesthésiques locaux) ;
- les techniques de réalisation des anesthésies péri-médullaires :
  - rachianesthésie au niveau de l'espace sous-arachnoïdien,
  - anesthésie péridurale au niveau de l'espace péridural.

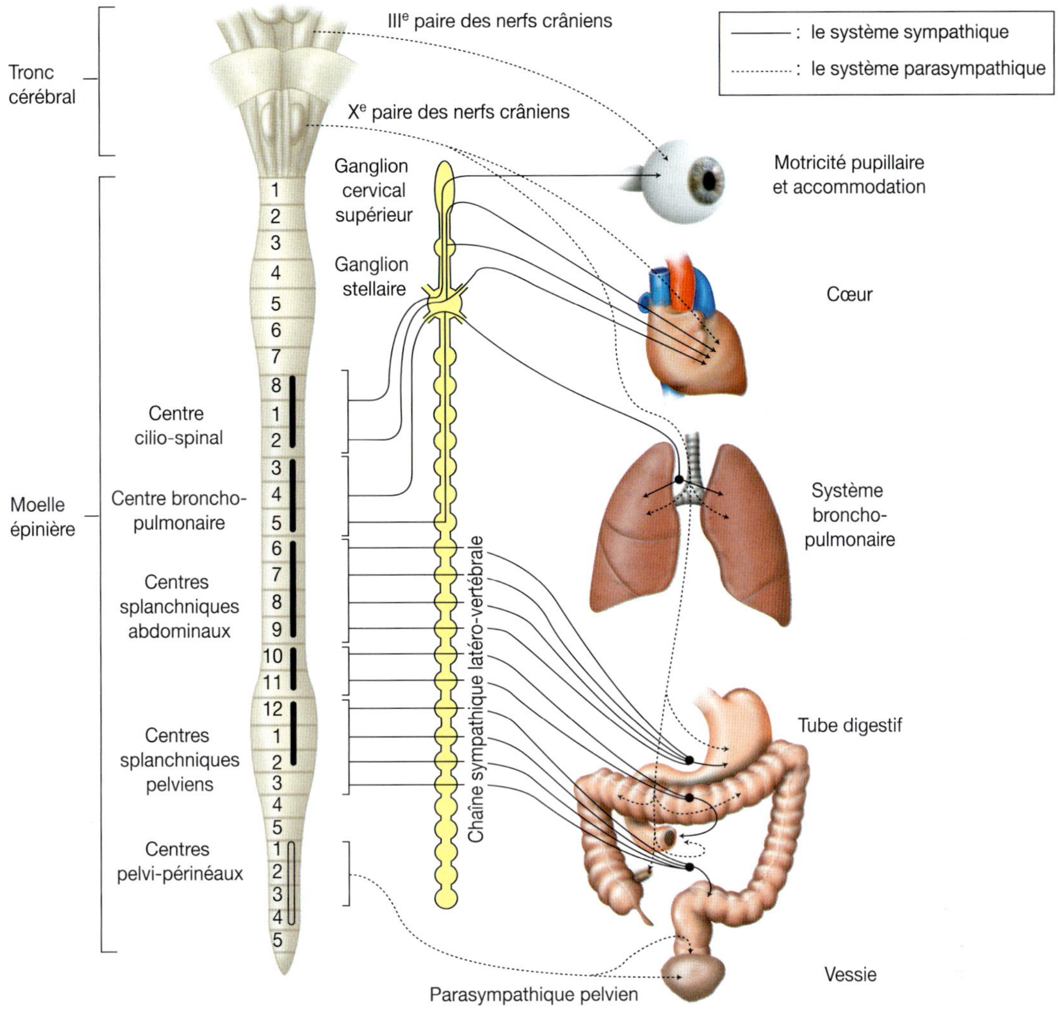

FIGURE 8.8. Les centres végétatifs médullaires.

Perlemuter L, Perlemuter G. Cycles de la vie et grandes fonctions. Paris : Elsevier Masson ; 2012. © Illustrations de Marie Schmitt.

- leur retentissement, notamment hémodynamique par blocage des fibres sympathiques ;
- les techniques de réalisation des anesthésies nerveuses périphériques (bloc axillaire, fémoral, sciatique, etc.) ;
- les monitorages cérébraux, permettant d'adapter les posologies des produits anesthésiques et de contrôler leur retentissement :
  - le monitorage cérébral de la profondeur de l'anesthésie, qui est utilisé en pratique courante (BIS et entropie),
  - les nouveaux monitorages de la nociception, basés sur l'analyse de la balance du sympathique-parasympathique (pupillométrie, analyse de la variabilité de la fréquence cardiaque),
  - les nouveaux monitorages de l'oxygénation cérébrale (oxymétrie cérébrale) utilisés en chirurgie à risque (chirurgie cardiaque, chirurgie carotidienne, position demi-assise par exemple).
- le monitorage de la curarisation et le mode d'action des curares.

Enfin, la connaissance des amines vasopressives (adrénaline, noradrénaline, éphédrine, néosynéphrine) vous sera indispensable puisque ces dernières sont utilisées quotidiennement pour contrôler le retentissement hémodynamique des anesthésies générales ou péri-médullaires, ou, plus rarement, pour traiter une complication grave (choc septique, anaphylactique, arrêt cardiaque, patient de réanimation, par exemple).

S'ENTRAÎNER

QUESTION 1

Entourez la (ou les) bonne(s) réponse(s).

Les éléments constitutifs de la jonction neuromusculaire :

a. une structure présynaptique avec des vésicules contenant un neurotransmetteur spécifique
b. une fente synaptique
c. un élément post-synaptique de transmission
d. du LCR baignant tous ces éléments
e. une enveloppe autour de ces éléments

QUESTION 2

Entourez la (ou les) bonne(s) réponse(s).

La régulation de la circulation cérébrale dépend :

a. de la position de la tête et du tronc
b. des interactions entre $PaCO_2$ et PaO_2
c. du ionogramme sanguin
d. de l'hématocrite
e. de la perméabilité de la barrière hémato-encéphalique

QUESTION 3

Entourez la (ou les) bonne(s) réponse(s).

La pression intra-crânienne dépend :

a. du volume cérébral
b. du volume sanguin cérébral
c. de la pression artérielle moyenne
d. du volume de LCR
e. de la pression de perfusion cérébrale

QUESTION 4

Cochez la bonne réponse : vrai ou faux.

La stimulation parasympathique :

a. augmente la fréquence cardiaque	☐ Vrai	☐ Faux
b. augmente les sécrétions bronchiques	☐ Vrai	☐ Faux
c. entraîne une vasodilatation vasculaire	☐ Vrai	☐ Faux
d. entraîne une contraction des fibres musculaires lisses	☐ Vrai	☐ Faux
e. entraîne une mydriase	☐ Vrai	☐ Faux

QUESTION 5

Cochez la bonne réponse.
Quel est le tonus prédominant en fonction des organes concernés ?

	Sympathique	Parasympathique
a. Muscle cardiaque	☐	☐
b. Muscle lisse vasculaire	☐	☐
c. Sécrétions salivaires	☐	☐
d. Sécrétions sudoripares	☐	☐
e. Œil	☐	☐

QUESTION 6

Combien de nerfs émergent du système nerveux central ?

QUESTION 7

Donnez la constitution du tronc cérébral. Précisez deux grands rôles du tronc cérébral.

QUESTION 8

Expliquez la relation qui existe entre le volume parenchymateux cérébral, le volume sanguin cérébral et le volume de LCR.

QUESTION 9

Citez les neurotransmetteurs du système nerveux végétatif. Détaillez leur localisation.

QUESTION 10

Cas clinique
Ce matin, vous prenez en charge Mme C, 1,60 m, 55 kg, 85 ans, hospitalisée pour un AVC ischémique avec hémiplégie gauche. Le scanner cérébral réalisé en urgence à son admission a diagnostiqué un AVC ischémique.
Ses antécédents connus sont :
- une hypertension artérielle ;
- des épisodes de fibrillation auriculaire ;
- un athérome bi-carotidien ;
- une artériosclérose cérébrale ;
- une maladie d'Alzheimer (diagnostiquée il y a 5 ans).

Elle présente actuellement des troubles mnésiques importants. Elle a besoin d'aide pour sa toilette et l'habillage, elle est autonome par ailleurs, marche avec une canne et n'a pas de troubles sphinctériens.
Ce matin, ses constantes sont les suivantes :
- TA = 180/100 mmHg ;
- pouls = 76/min ;
- T° = 37,2°C.

Le médecin a prescrit les soins suivants au moment de la prise en charge :
- pose de voie veineuse périphérique, réalisation d'un bilan sanguin complet et pose d'une perfusion de 1000 ml de sérum physiologique sur 24 heures ;
- repos au lit et lever au fauteuil 1 heure/jour ;
- début du traitement :
  - Kardégic® 160 mg 1 sachet le midi,
  - Sectral® 200 mg ¼ cp. matin et soir,

- Hyperémium® 1 m 1 cp. le matin,
- Lovenox® 0,4 ml SC,
- Cordarone® 1 cp. le matin,
- Amlor® 10 mg 1 cp. le matin.

1. Citez les signes cliniques de l'AVC ischémique.

2. Expliquez la prise en charge IDE que vous réalisez durant cette matinée de soins auprès de Mme C.

3. Au vu des antécédents de la patiente, quels sont les deux examens à visée étiologique à réaliser en urgence ?

4. À l'heure actuelle, dans le cadre d'un AVC ischémique datant de moins de 6 heures, et en dehors de contre-indication, quel est le traitement de choix ?

ÉLÉMENTS DE RÉPONSE

Recherchez les éléments de réponses manquants dans le chapitre que vous venez de terminer. Cette démarche augmentera vos capacités de mémorisation et votre préparation au concours.

QUESTION 1

a. ; **b.** ; **c.**

QUESTION 2

a. ; **b.** ; **d.**

QUESTION 3

....

....

QUESTION 4

a. Faux ; **b.** Vrai ; **c.** Vrai ; **d.** Faux ; **e.** Vrai

QUESTION 5

a. Parasympathique ; **b.** Sympathique ; **c.** Parasympathique ; **d.** Sympathique ; **e.** Parasympathique

QUESTION 6

....

....

QUESTION 7

Le tronc cérébral regroupe : le mésencéphale, le pont, le bulbe rachidien.
C'est un centre de localisation des noyaux des nerfs crâniens et le centre de passage et relais des grandes voies nerveuses. Il reçoit beaucoup d'informations qu'il rassemble et associe en une information générale qu'il diffuse aux fonctions supérieures.

QUESTION 8

La somme de ces trois éléments est une constante. Toute variation de l'un se fait aux dépens des deux autres. Elle constitue le volume intra-crânien.

QUESTION 9

....

....

QUESTION 10

Cas clinique

1. ....

....

2. ....

....

3. ECG de repos : recherche d'une fibrillation auriculaire nécessitant une anti-coagulation.
Doppler des troncs supra-aortiques : recherche d'une sténose serrée carotidienne, nécessitant un avis chirurgical.

4. Thrombolyse

Testez-vous

1. Cochez la (ou les) bonne(s) réponse(s)

Le système squelettique a pour fonction de :

a. protéger les organes internes

b. fournir une structure de soutien au corps

c. assurer l'hématopoïèse

d. assurer le stockage des sels minéraux

e. aucune de ces réponses

2. Quelle différence de fonction existe-t-il entre un muscle lisse et un muscle strié ?

3. Cochez la bonne réponse

Le tissu osseux est composé de :

a. moelle osseuse	☐ Vrai	☐ Faux
b. phosphate de calcium	☐ Vrai	☐ Faux
c. collagène	☐ Vrai	☐ Faux
d. tissu conjonctif dense fibreux	☐ Vrai	☐ Faux

4. Décrivez les différentes parties d'un os long

5. Cochez la bonne réponse

La principale hormone qui régule l'équilibre du Ca_{2+} entre les os et le sang est :

a. l'hormone de croissance

b. la calcitonine

c. la parathormone

d. l'ocytocine

e. la corticotrophine

Réponses

1. a., b., c., d.

2. Le muscle lisse joue un rôle dans les mouvements des organes internes (digestifs) et dans la vasomotricité vasculaire ; le muscle strié permet d'assurer les mouvements volontaires, de maintenir la posture et de produire de la chaleur

3. Vrai, Vrai, Vrai, Faux

4. 2 épiphyses (extrémités), diaphyse, 2 métaphyses (au milieu)

5. c

CHAPITRE 9

La fonction locomotrice[8]

Objectifs d'apprentissage

- Citer les différents os composant le crâne et la colonne vertébrale.
- Expliquer les spécificités du système osseux vertébral.
- Identifier les principales caractéristiques de la fibre musculaire striée et de la fibre musculaire lisse liées aux propriétés biologiques des muscles striés.
- Décrire la contraction neuromusculaire.
- Expliquer en quelques mots le lien entre activité musculaire et production d'énergie.

SAVOIRS

Le squelette

Généralités

Classification

Le squelette est constitué de 206 os constants et de nombreux os inconstants : ils sont tous en nombre pair sauf la mandibule, le vomer, l'os hyoïde, le sternum, le sacrum et le coccyx.
Ils sont classés selon leur forme :

- os long (fémur, tibia, humérus, etc.). Il est constitué d'une diaphyse (partie intermédiaire ou corps), de deux extrémités appelées épiphyses (qui présentent les surfaces articulaires recouvertes de cartilage ainsi que les zones d'insertions musculaires et tendineuses), et de deux métaphyses (qui présentent le cartilage de croissance lors de la croissance de l'os) situées entre la diaphyse et les épiphyses. La cavité médullaire est une cavité creusée dans la diaphyse ;
- os court (os du carpe, du tarse) ;
- os plat (os du crâne, os iliaque, omoplate, etc.) ;
- os irrégulier (vertèbre) ;
- sésamoïdes (petits os de forme généralement arrondie dont le plus gros est la rotule) ;
- os pneumatique (creusés de cavités : maxillaire supérieur et les sinus, etc.).

Fonctions

Ils stabilisent et maintiennent le corps.
Ils donnent **l'insertion** aux muscles, tendons et ligaments et participent donc à la locomotion (figure 9.1).
Ils protègent les organes internes.
C'est le lieu où s'effectuent l'**hématopoïèse** et le stockage des **sels minéraux** (phosphore, calcium).

[8] Auteur : Thierry Hérail.

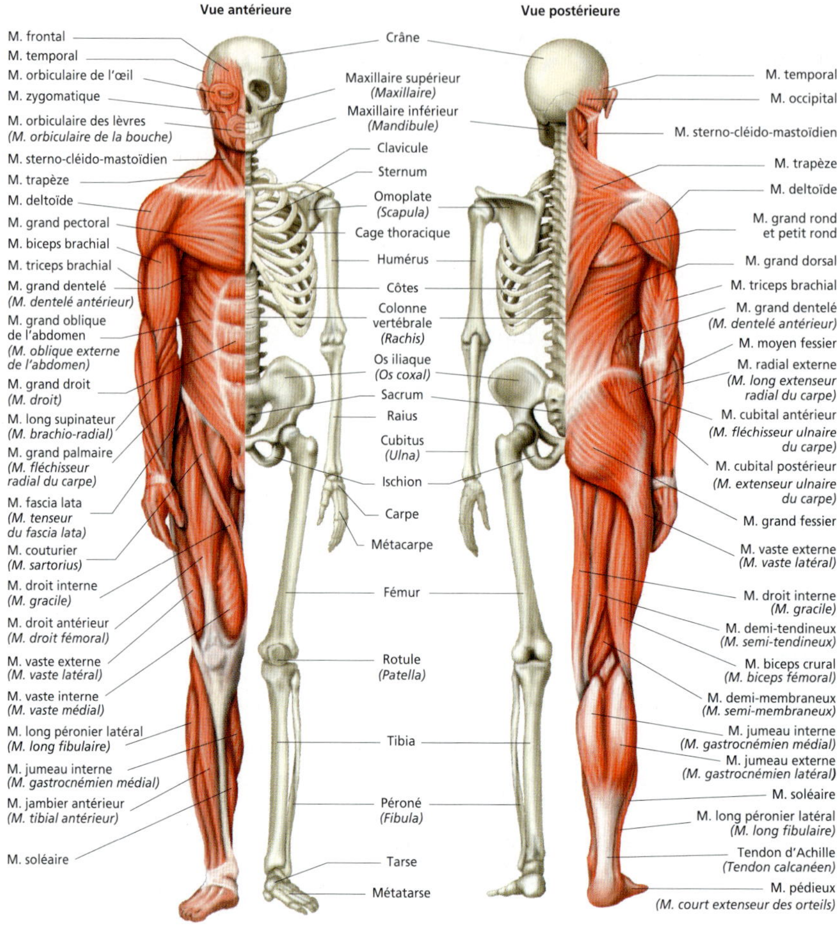

FIGURE 9.1. Squelette et muscles.

Perlemuter L, Perlemuter G. Cycles de la vie et grandes fonctions. Paris : Elsevier Masson ; 2012. © Illustrations de Marie Schmitt.

Structure

L'os est une matrice calcifiée contenant des cellules osseuses que l'on distingue selon leur fonction : ostéocytes, ostéoblastes et ostéoclastes.

Le périoste est une membrane fibroélastique bien vascularisée qui entoure les os sauf au niveau des surfaces articulaires. Il est richement vascularisé et innervé et donne insertion aux muscles et tendons.

Le tissu osseux se présente sous deux aspects différents :

- **l'os compact**, composé de lamelles très denses disposées en couches concentriques autour de canaux vasculaire (canaux de Havers) est dense et compact. Il est situé à la périphérie de la diaphyse et forme la corticale des os (longs, mais aussi des os courts et plats) ;
- **l'os spongieux** contient la moelle osseuse, siège de l'hématopoïèse. Il occupe les extrémités des os longs (épiphyses) et la partie centrale des os courts, plats et irréguliers. Il est formé d'un assemblage trabéculaire de minces lamelles osseuses, sans système haversien, qui délimitent des cavités (aréoles). Ces aréoles sont remplies de moelle osseuse. Chez l'adulte, la moelle hématopoïétique n'est présente que dans certains os seulement : vertèbres, sacrum, os iliaque, côtes, sternum, os du crâne, extrémités supérieures du fémur et de l'humérus.

Le crâne

C'est l'ossature de la tête. Il est composé de deux parties : le crâne et la face.

Le crâne est formé de 8 os : le frontal, l'ethmoïde, le sphénoïde, l'occipital, les 2 temporaux, et les 2 pariétaux (figure 9.2).

La face est formée de 14 os : les maxillaires supérieurs, les deux malaires ou pommettes, les deux os propres du nez, les deux unguis ou os lacrymaux, les deux palatins, les deux cornets inférieurs, le vomer, et le maxillaire inférieur.

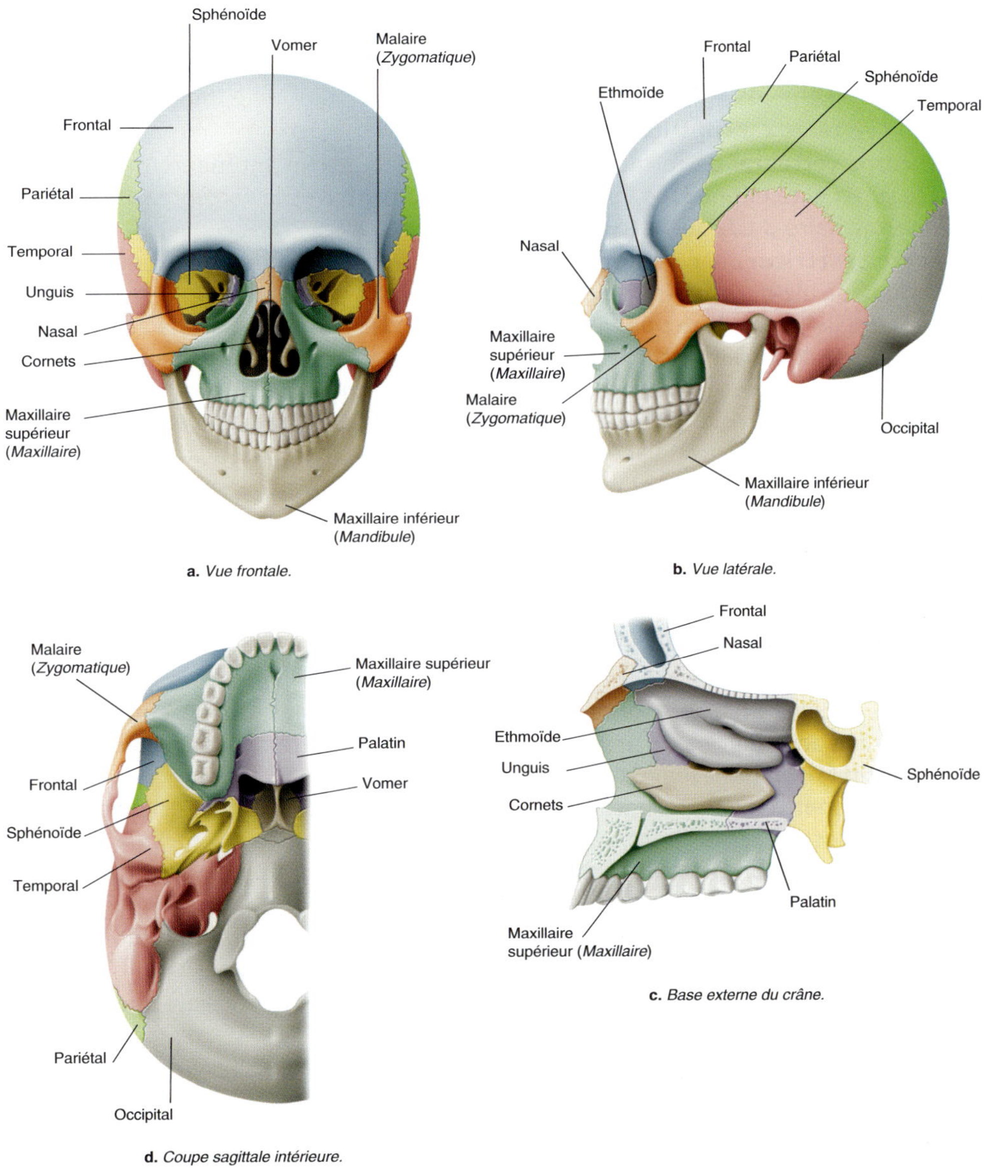

FIGURE 9.2. Squelette du crâne.

Perlemuter L, Perlemuter G. Cycles de la vie et grandes fonctions. Paris : Elsevier Masson ; 2012. © Illustrations de Marie Schmitt.

La colonne vertébrale

Elle est constituée des vertèbres superposées et articulées entre elles. Sa forme générale présente 4 courbures dans le plan sagittal ; la colonne cervicale présente une convexité antérieure, la colonne dorsale une concavité antérieure, la colonne lombaire une convexité antérieure et le sacrum composé des 5 vertèbres sacrées présente une concavité antérieure.
Elle est formée de 33 à 35 vertèbres :

- 7 vertèbres cervicales ;
- 12 vertèbres dorsales ;
- 5 vertèbres lombaires ;
- 5 vertèbres sacrées formant un os unique, le sacrum ;
- 4 vertèbres coccygiennes formant le coccyx.

Caractéristiques générales

Chaque vertèbre est constituée par :

- un **corps vertébral** de forme cylindrique situé à la partie antérieure de la vertèbre ; il a une face supérieure et une face inférieure qui s'articulent avec la vertèbre sus- et sous-jacente par l'intermédiaire du disque intervertébral ;
- un **arc postérieur** qui comprend de chaque côté successivement d'avant en arrière :
  - le pédicule qui s'implante sur le corps vertébral,
  - un massif articulaire pourvu de deux saillies : les apophyses articulaires supérieure et inférieure (on appelle l'isthme de la vertèbre le segment situé entre elles),
  - une lame osseuse, plus large que le pédicule forme la partie postérieure du trou rachidien,
  - l'apophyse transverse fixée latéralement à l'union du pédicule et de la lame,
  - l'apophyse épineuse placée en arrière sur la ligne médiane, à la jonction des lames.
- le **trou de conjugaison** qui est un orifice latéral limité par les deux pédicules sus et sous-jacents ; il permet le passage des nerfs rachidiens, des vaisseaux de la moelle et des méninges ;
- le **canal rachidien**, formé par la juxtaposition des trous rachidiens (limité en avant par le corps vertébral et en arrière par l'arc postérieur), contient la moelle épinière et les méninges.

Caractéristiques propres

- Les **deux premières vertèbres cervicales** ont une forme particulière :
  - C1, appelée **atlas**, est formée de deux masses latérales réunies entre elles par deux arcs, un arc antérieur et un arc postérieur. Les masses latérales s'articulent en haut avec l'os occipital, en bas avec l'axis (C2),
  - C2, appelée **axis**, présente l'apophyse odontoïde qui permet l'articulation en avant avec l'arc postérieur de l'atlas,
  - les autres vertèbres cervicales présentent un petit corps vertébral et un grand trou rachidien.
- Les **vertèbres dorsales** ont un corps plus volumineux et présentent sur leurs faces latérales deux facettes permettant l'articulation avec les côtes (figure 9.3).
- Les **vertèbres lombaires** ont un corps encore plus volumineux et leur apophyse transverse est de forme triangulaire.
- Les **vertèbres sacrées** sont soudées entre elles et forment le **sacrum** qui est un os triangulaire concave en avant, présentant quatre trous de conjugaison appelés trous sacrés. Le sacrum est uni en haut à la colonne lombaire avec laquelle il forme un angle appelé le promontoire ; en bas, il s'articule avec le coccyx. Il est relié latéralement à l'os iliaque pour constituer le bassin.
- Les **vertèbres coccygiennes** : elles sont atrophiées et soudées entre elles pour former le coccyx.

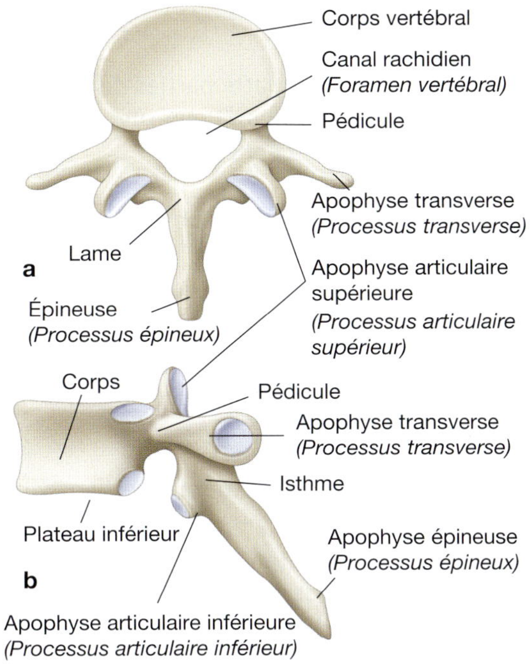

FIGURE 9.3. **La vertèbre dorsale.**

Perlemuter L, Perlemuter G. Cycles de la vie et grandes fonctions. Paris : Elsevier Masson ; 2012. © Illustrations de Marie Schmitt.

Articulations intervertébrales

L'articulation des corps vertébraux se fait par l'intermédiaire des disques intervertébraux. De forme biconvexe, ils sont constitués d'une partie périphérique fibreuse en forme d'anneau qui s'insère fortement sur les corps vertébraux sus et sous-jacents, et d'une partie centrale gélatineuse appelée *nucleus pulposus*.
Elles sont maintenues en avant par le ligament vertébral commun antérieur, et en arrière par le ligament vertébral commun postérieur.
L'articulation des apophyses articulaires se fait par une capsule articulaire.
Le ligament jaune réunit les lames vertébrales de chaque côté, le ligament inter-épineux réunit les apophyses épineuses entre elles.

La cage thoracique

L'ensemble colonne vertébrale – côtes – sternum constitue le thorax. Les mouvements du thorax sont déterminants dans la respiration.
Le squelette de la cage thoracique comprend la colonne vertébrale en arrière, le sternum en avant, et latéralement **les côtes**. Celles-ci sont au nombre de 12 paires. Elles s'insèrent en avant sur le sternum, sauf les deux dernières paires (11e et 12e), qui sont flottantes, et s'articulent en arrière avec la colonne vertébrale. On distingue les vraies côtes qui se prolongent jusqu'au sternum, des fausses côtes qui se terminent par un cartilage commun (8e, 9e et 10e paires).
Le **sternum**, os plat est divisé en trois parties :
- le manubrium à la partie supérieure ;
- le corps du sternum à la partie moyenne ;
- l'appendice xiphoïde à la partie inférieure.

Les membres

Chaque membre supérieur comprend quatre parties distinctes :

- le bras : il n'est composé que d'un seul os, l'humérus ;
- l'avant-bras avec 2 os : le radius et le cubitus ;
- le poignet, ou carpe, comporte 8 os ;
- la main : 5 métacarpiens (os de la main) et 14 phalanges (2 pour le pouce et 3 pour les 4 autres doigts), soit 19 os.

Chaque membre supérieur est rattaché au tronc par l'intermédiaire de la ceinture scapulaire (droite et gauche) composée de la clavicule et de l'omoplate.
Chaque membre inférieur comprend quatre parties distinctes :

- la cuisse : elle est composée d'un seul os, le plus long du corps, le fémur ;
- le genou : comprenant la rotule ;
- la jambe avec 2 os : le tibia et le péroné ;
- le pied : comprenant les tarses (7 os), le métatarse (5 métatarsiens) et les 5 orteils (14 phalanges), soit 26 os.

Chaque membre inférieur est rattaché au tronc par l'intermédiaire de la ceinture pelvienne, composée de 4 os : l'os iliaque (droit et gauche), le sacrum et le coccyx.

Les muscles

Principaux types de muscles

Trois types de muscles existent :

- le muscle squelettique (volontaire) qui est formé de muscle strié ;
- le muscle viscéral (involontaire) qui contient du tissu **musculaire lisse** ;
- le **muscle cardiaque** (myocarde) qui est constitué d'un muscle strié particulier (*cf.* chapitre 6).

Ces trois variétés de muscles se distinguent par d'importantes caractéristiques, aussi bien dans leur mode de fonctionnement que dans leur mode d'innervation.

Composition chimique du muscle

- 80 % **d'eau**, dont la plus grande partie est intracellulaire.
- Des **protéines contractiles** : myosine (40 % des protéines du muscle), actine (15 %). Ainsi que pour le muscle strié : tropomyosine (5 %) et myoglobine.
- Des **éléments minéraux** : sodium, potassium, phosphore, magnésium, calcium, zinc.

Les muscles striés

Il existe environ 600 muscles squelettiques chez l'homme, représentant environ 43 % du poids du corps (en fonction de l'activité physique).

Fonctions

Les muscles striés (ou squelettiques) assurent les **mouvements volontaires** et réflexes, grâce à leur propriété mécanique de se contracter (diminuer de longueur sous l'influence d'un stimulus).
Ils permettent le maintien de la **posture grâce à leur tonus.**
Ils interviennent aussi dans la thermorégulation par production de **chaleur**.

Structure

Un muscle est formé par des faisceaux musculaires, eux-mêmes formés de la réunion de plusieurs fibres musculaires (figure 9.4). Il est entouré de deux enveloppes : une solide, **l'épimysium**, qui s'étend au-delà du muscle pour former le tendon, et une conjonctive : le **périmysium**.
La fibre musculaire striée est une cellule de très grande dimension (elle peut atteindre 15 cm) de forme cylindrique avec les extrémités arrondies ; chaque fibre musculaire est entourée d'une membrane : le **sarcolemme** qui entoure le sarcoplasme (cytoplasme) contenant de nombreuses mitochondries, de nombreux noyaux (jusqu'à 100) et surtout d'une centaine de **myofibrilles**, responsables de la contraction musculaire.
Chaque **myofibrille** apparaît comme une succession de bandes alternativement claires et sombres et de lignes : d'où le nom de muscle strié. Ceci provient de la disposition des filaments de myosine (épais) et d'actine (fins), protéines constitutives de la myofibrille.
Ainsi, le sarcomère est une portion de la myofibrille comprise entre deux disques Z (structure protéique plane).
Un filament de **myosine** est constitué d'environ 300 molécules de myosine II. Chaque molécule possède deux têtes et une tige. Ce sont les modifications de forme de l'ensemble tête-tige qui permettront, lors de l'interaction avec l'actine, le basculement des têtes et ainsi le glissement des filaments, et par là même la contraction musculaire.

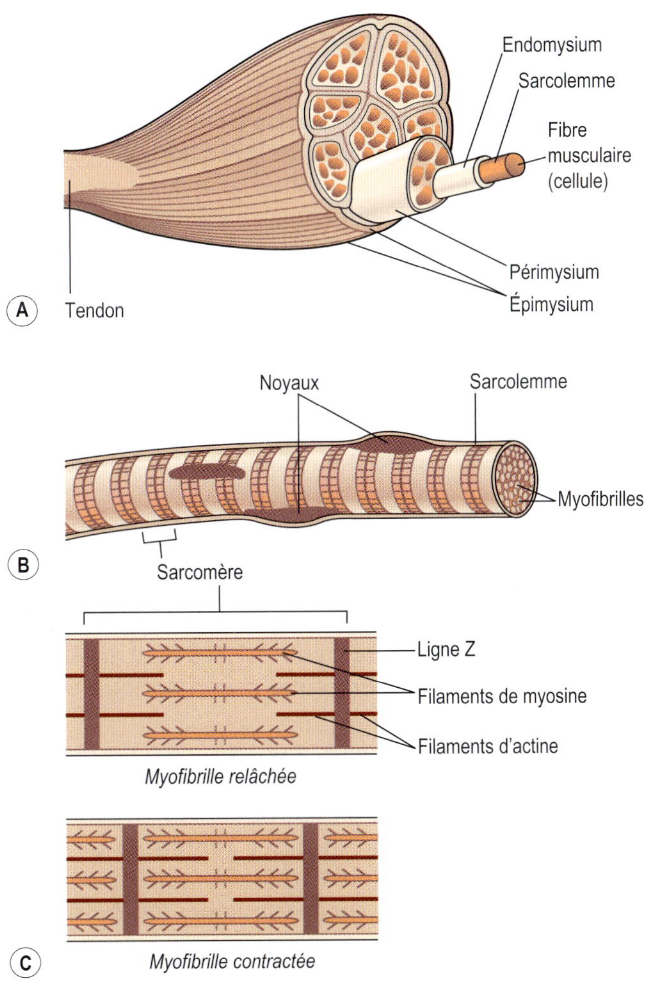

FIGURE 9.4. Organisation à l'intérieur d'un muscle squelettique (du muscle à la fibrille).

Grant A, Waugh A. Ross et Wilson. Anatomie et physiologie normales et pathologiques. 11e édition. Paris : Elsevier Masson ; 2011.

Un filament **d'actine** est constitué de deux molécules d'actine enroulées sur elles-mêmes en hélice.
La **tropomyosine** est une molécule venant s'enrouler autour du filament d'actine et sur laquelle vient se fixer à intervalles réguliers une molécule de **troponine**.

Physiologie de la transmission neuromusculaire et de la contraction musculaire

La transmission neuromusculaire correspond à une série d'étapes moléculaires qui assurent la transformation d'un potentiel d'action du motoneurone en un potentiel d'action au niveau de la fibre musculaire. Le neuromédiateur physiologique est l'acétylcholine, synthétisée dans la terminaison axonale du motoneurone.

Le motoneurone

Contrairement au muscle cardiaque et aux muscles lisses, la fibre musculaire striée est uniquement dépendante de la stimulation électrique provenant du neurone l'innervant : le motoneurone. Il comporte :

- un corps cellulaire avec un volumineux noyau situé dans la corne antérieure de la moelle épinière ou dans le tronc cérébral ;
- de nombreuses dendrites ;
- un seul axone myélinisé, qui perd sa gaine de myéline au voisinage de la jonction neuromusculaire (*cf.* chapitre 8).

La transmission de l'excitation du motoneurone à la fibre musculaire s'effectue au niveau d'une synapse particulière, puisqu'elle est chimique (avec comme neuromédiateur : l'acétylcholine). Cette synapse est appelée la jonction neuromusculaire, ou plaque motrice.
Habituellement il n'existe qu'une plaque motrice par cellule musculaire, mais un même motoneurone peut innerver de 3 à 1 000 cellules musculaires. Ceci dépend de la fonction du muscle considéré : plus le mouvement impliqué par ce muscle doit être fin et moins le motoneurone innerve de cellule musculaire.
L'ensemble formé par le motoneurone et toutes les fibres musculaires qu'il innerve est appelé **unité motrice**.

La jonction neuromusculaire

La jonction neuromusculaire (figure 9.5) ou plaque motrice permet donc la transmission de l'influx nerveux du motoneurone à la fibre musculaire.
Anatomiquement, elle est constituée d'une membrane présynaptique (celle du motoneurone) et d'une membrane post-synaptique (celle de la fibre musculaire), séparées par la fente synaptique.
Physiologiquement, lorsqu'un influx nerveux gagne la terminaison axonale (du motoneurone), les vésicules d'acétylcholine, synthétisées et stockées au niveau de l'extrémité du motoneurone, fusionnent avec la membrane présynaptique et libèrent l'acétylcholine dans la fente synaptique.
Au niveau postsynaptique, l'acétylcholine interagit avec un récepteur nicotinique spécifique. Cette fixation modifie la conformation du récepteur avec l'ouverture d'un canal intramembranaire et diffusion d'ions de sodium (Na^+) et de potassium (K^+) de part et d'autre de la membrane musculaire, créant une dépolarisation localisée (potentiel de plaque). Lorsque ce potentiel atteint un certain seuil il se propage sous forme d'un potentiel d'action à toute la fibre musculaire grâce à l'ouverture secondaire de canaux sodiques (qui permettent cette fois-ci une entrée massive de sodium).

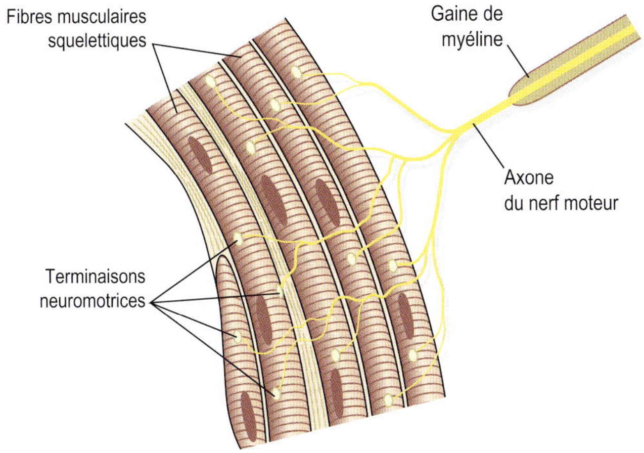

FIGURE 9.5. **Jonction neuromusculaire.**

Grant A, Waugh A. Ross et Wilson. Anatomie et physiologie normales et pathologiques. 11e édition. Paris : Elsevier Masson ; 2011.

Lorsque la liaison acétylcholine-récepteur cesse, la repolarisation de la fibre musculaire s'effectue par la sortie du Na^+ et la rentrée du K^+.

L'acétylcholine

- est le neuromédiateur au niveau de la jonction neuromusculaire ;
- est synthétisée au niveau du corps cellulaire du motoneurone et stockée dans des vésicules au niveau de l'extrémité du motoneurone dans des renflements de la membrane présynaptique : acétyl CoA + choline ➔ acétylcholine + CoA.

La choline-acétyl-transférase

- produit son effet comme vu précédemment ;
- est rapidement inactivée et dégradée au niveau de la fente synaptique par une enzyme spécifique : l'acétylcholinestérase, qui peut être inhibée par des anticholinestérasiques (édrophonium, néostigmine) augmentant la durée de vie de l'acétylcholine (cette propriété est utilisée dans le traitement symptomatique de la myasthénie et l'antagonisation des curares utilisés en anesthésie). Les divers produits de cette dégradation sont ensuite recaptés par le motoneurone et réutilisés pour resynthétiser de l'acétylcholine (figure 9.6).

La contraction musculaire

L'arrivée du potentiel d'action sur la cellule musculaire permet l'ouverture de canaux calcique et l'entrée massive de calcium dans le muscle. Le calcium vient activer la troponine en se fixant à elle. La troponine peut alors déplacer la tropomyosine qui occupait les sites de fixation des têtes de myosine sur l'actine. La levée de l'inhibition de la liaison entre actine et myosine permet le raccourcissement des myofibrilles et donc la contraction musculaire. Toutes ces étapes nécessitent de l'énergie qui est fournie par l'ATP.

Propriétés du muscle strié

Excitabilité

C'est la capacité du muscle à répondre à toute stimulation électrique (influx nerveux) par une contraction musculaire. Cette excitation répond à des lois :

- elle ne peut avoir lieu en dessous d'une intensité minimum ou liminaire appelée encore **rhéobase** ou seuil d'excitation ;

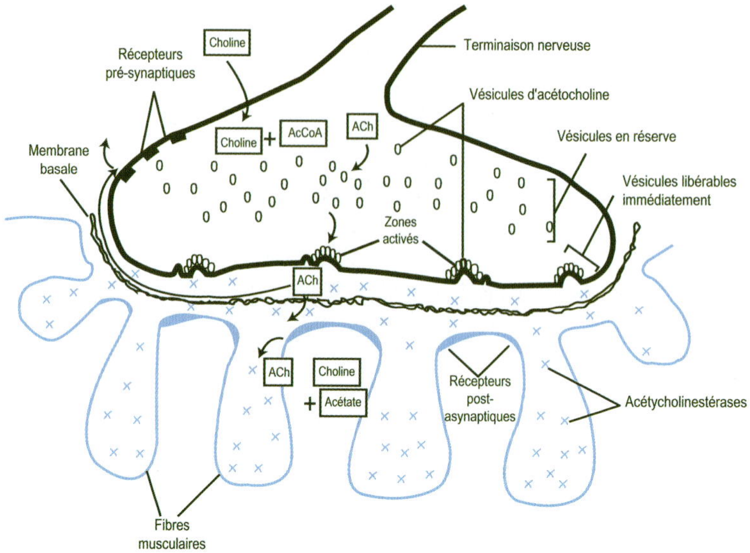

FIGURE 9.6. La jonction neuromusculaire le cycle de l'acétycholine.

- la fibre musculaire donne d'emblée son maximum d'efficacité ; une fois le seuil atteint, la puissance de la contraction ne dépend plus de l'intensité de la stimulation : c'est la **loi du tout ou rien** ;
- la variation d'intensité susceptible de déclencher une contraction musculaire doit être brusque.

Il y a un lien entre la durée de l'excitation et l'intensité liminaire : c'est la **chronaxie** qui représente le temps nécessaire pour obtenir une réponse à une excitation réalisée avec une intensité égale au double de l'intensité liminaire. Elle est constante pour chaque muscle et caractérise le fonctionnement musculaire : un muscle à chronaxie basse est dit rapide, un muscle à chronaxie haute est dit lent.

Contractilité

C'est la capacité que possède un muscle à se raccourcir. À l'échelon de la fibre musculaire isolée, nous avons vu qu'elle obéit à la loi du tout ou rien. Cependant, à l'échelon du muscle, une contraction maximale ne peut avoir lieu que si :

- toutes les fibres du muscle sont atteintes par l'influx nerveux ;
- chaque fibre se raccourcit de manière maximale.

Ainsi, la **force musculaire** peut être augmentée soit par :

- le recrutement d'unités motrices conduisant à recruter toutes les fibres du muscle : ceci dépend de la commande nerveuse initiale ;
- la modification de la fréquence de stimulation (du potentiel d'action) conduisant à obtenir, pour chaque fibre, le raccourcissement maximal : une stimulation isolée étant trop brève, elle ne peut provoquer à elle seule le raccourcissement maximal de la fibre car tous les sites de liaison actine-myosine ne sont alors pas atteints. Le raccourcissement sera plus important si une seconde stimulation électrique survient pendant la première contraction. Le renouvellement des stimulations va donc conduire à l'augmentation du raccourcissement : c'est le phénomène de sommation. L'augmentation de la fréquence de stimulation conduira à l'obtention de la contraction maximale : c'est le **tétanos**.

On distingue deux types de contraction musculaire :

- la contraction est dite isométrique lorsque le muscle se contracte sans changer de longueur (mais sa tension développée change). C'est le cas lors du maintien d'une charge dans une position fixe ;
- la contraction est dite isotonique lorsque le muscle change de longueur (la tension restant constante).

On l'étudie grâce à un myographe ; on obtient une courbe qui reproduit les variations de longueur du muscle : le myogramme.
Aspect du myogramme :
Une stimulation unique provoque une secousse musculaire : réponse mécanique d'une fibre à un potentiel d'action unique. Le myogramme montre :

- une phase de latence : laps de temps entre l'émission du potentiel d'action et le début de la contraction musculaire ;
- une phase de contraction ;
- une phase de relâchement ou de relaxation, temps séparant le maximum de la contraction musculaire et le relâchement complet ;
- une phase réfractaire : temps pendant lequel la fibre musculaire est inexcitable.

Lors d'une stimulation en série à cadence lente, chaque stimulation entraîne une contraction autonome.
Une stimulation pendant la période réfractaire n'entraîne aucune contraction.
Une stimulation survenant pendant la phase de contraction musculaire provoque une contraction plus forte ; les effets des deux stimulations s'ajoutent, il y a sommation. Le myogramme dessine une courbe régulière et sans oscillation jusqu'à l'obtention du tétanos.

Élasticité

Propriété du muscle à se laisser distendre et à revenir à sa position de départ lorsque la traction exercée sur lui cesse.
L'élasticité est dite parfaite lorsque le muscle revient parfaitement à sa position de départ : il n'existe pas d'allongement résiduel.

Tonicité

Le tonus musculaire est la propriété du muscle à demeurer dans un état de légère contraction musculaire. Le système nerveux central est informé de son degré d'étirement par des récepteurs appelés fuseaux neuromusculaires.

Métabolisme énergétique du muscle

L'énergie du muscle est fournie par l'adénine triphosphate (ATP) ; la fibre musculaire transforme l'énergie chimique (ATP) en énergie physique (phénomène de contraction).
Cependant, les réserves en ATP de la cellule musculaire sont faibles. L'ATP doit donc être en permanence régénérée pour que sa concentration intracellulaire reste constante. Selon l'importance de l'effort musculaire, la source d'ATP est différente :

- pour un effort immédiat, la voie de synthèse de l'ATP utilise la phosphocréatine (CrP), une protéine contenue dans le muscle, immédiatement disponible : adénosine biphosphate (ADP) + phosphocréatine → ATP ;
- pour un effort modéré, la voie de synthèse est appelée phosphorylation oxydative. Cette réaction correspond au métabolisme des glucides et des lipides en présence d'oxygène apporté par les vaisseaux sanguins qui irriguent les muscles ;
- pour un effort puissant et long, la voie de synthèse doit être rapide et s'effectue en absence d'oxygène : c'est la voie anaérobie. La fibre musculaire utilise le glycogène

présent dans les muscles ; le métabolisme anaérobie aboutit à la formation d'acide lactique, dont l'accumulation est un facteur limitant de l'exercice musculaire (sensation de fatigue et crampes).

Les fibres musculaires striées sont de deux types. La différence porte sur l'équipement enzymatique de chaque fibre nécessaire à la formation d'ATP. On trouve :

- la **fibre musculaire striée rouge** : elle est riche en capillaires, mitochondries et en myoglobine (pigment du muscle), permettant la prise en charge de l'oxygène de l'hémoglobine provenant des capillaires. La voie de synthèse de l'ATP est principalement la phosphorylation oxydative. Ces fibres sont appelées **fibres de type S, ou lentes, ou type I**, peu fatigables et capables de développer une puissance continue ;
- la **fibre musculaire striée blanche** : elle contient peu de myoglobine et beaucoup de glycogène. La voie de synthèse de l'ATP utilisée est celle de la glycolyse anaérobie. Ces fibres, appelées de **fibres de type F, ou rapides, ou type II**, se contractent vite mais sont rapidement fatigables.

Phénomène thermique

La production de chaleur au repos représente le métabolisme de base qui est de 10 kcal/min/kg de muscle.

Lors de la contraction musculaire on observe :

- une chaleur initiale qui se dégage lors de la contraction musculaire et qui se décompose en :
  - chaleur d'activation,
  - chaleur de maintien,
  - chaleur de raccourcissement,
  - chaleur thermo-élastique.
- une chaleur retardée témoin de la restauration ; celle-ci correspond à la phase aérobie au cours de laquelle s'effectue la reconstitution des réserves du muscle : resynthèse du phosphocréatine et du glycogène.

Le muscle lisse

Fonctions

Il joue un rôle moteur au niveau :

- des organes internes : estomac, intestin, œil, bronches, vessie, utérus, etc. ;
- des vaisseaux : rôle dans la vasomotricité (dilatation/constriction).

Structure

Il est composé de cellules fusiformes :

- en forme de fuseau à extrémités effilées ;
- disposées en couches ;
- ne contenant qu'un seul noyau ;
- beaucoup plus petites que la cellule musculaire striée ;
- ne présentant pas l'alternance de bandes claires et sombres (absence de myofibrille) : d'où le terme lisse.

Le cytoplasme contient :

- des filaments d'actine spécifiques au muscle lisse ;
- des filaments de myosine ;
- ces filaments sont disposés approximativement dans le sens longitudinal de la cellule, attachés à des plaques en forme de disque. Mais ils ne sont pas organisés en myofibrilles ;
- pas de myoglobine ni troponine.

Propriétés physiologiques de la fibre musculaire lisse

Excitabilité

Le muscle lisse se contracte sous l'effet d'un potentiel d'action qui peut avoir deux origines :

- soit une activité électrique spontanée appelée **potentiel pacemaker** : la fibre musculaire lisse se dépolarise de manière autonome (donc indépendamment de toute innervation extérieure) jusqu'à un potentiel seuil, qui se propage alors aux autres fibres musculaires, puisque chaque cellule du muscle lisse unitaire sont couplées entre elles électriquement ;
- soit une **activité transmise** par un neurone : l'innervation du muscle lisse est alors sous la dépendance du système neurovégétatif (il n'y a pas de contrôle volontaire sur la fibre lisse). Il n'existe pas de plaque motrice spécialisée ; la terminaison axonale contient des vésicules qui libèrent le neurotransmetteur après passage de l'influx nerveux.

On peut donc classer les fibres musculaires lisses selon leur innervation :

- les fibres lisses **unitaires** : elles sont retrouvées dans le tractus intestinal, dans l'utérus et dans la paroi des vaisseaux de petit calibre. Elles ont un potentiel d'action spontané avec propagation de l'influx d'une fibre à l'autre sous forme de péristaltisme ;
- les fibres lisses **multi-unitaires** : elles sont retrouvées dans les voies aériennes pulmonaires, dans la paroi des vaisseaux de gros calibre, les canaux déférents, l'iris. Elles ont une innervation très riche, dépendante essentiellement du système nerveux végétatif. Mais chaque cellule est indépendante électriquement.

Contractilité

Elle s'effectue par le glissement des filaments les uns sur les autres ; elle est **lente et puissante**.

Focus — **Impératifs anesthésiques**

La connaissance de l'anatomophysiologie de l'appareil locomoteur vous sera indispensable pour bien appréhender l'anesthésie en chirurgie orthopédique et traumatologique, spécialité la plus pratiquée avec la chirurgie digestive.
Elle vous sera utile pour comprendre l'anesthésie loco-régionale, puisque celle-ci repose sur une excellente connaissance de l'anatomie.
La physiologie de la transmission neuromusculaire sera approfondie au cours de vos études, puisque cela est impératif pour comprendre parfaitement le mode d'action des curares, que vous serez évidemment amené à utiliser quotidiennement.
Enfin, vous verrez que les pathologies neuromusculaires, telles que les myopathies ou les myotonies, posent de réels problèmes anesthésiques.

S'ENTRAÎNER

QUESTION 1

Répondez par vrai ou par faux aux affirmations suivantes :

a. La colonne lombaire est composée de cinq vertèbres ☐ Vrai ☐ Faux
b. La colonne dorsale présente une convexité antérieure ☐ Vrai ☐ Faux
c. Le sacrum est formé de trois vertèbres soudées entre elles ☐ Vrai ☐ Faux
d. Le sternum est un élément de la cage thoracique ☐ Vrai ☐ Faux

QUESTION 2

Entourez la (ou les) bonne(s) réponse(s).
Les vitamines intervenant dans le métabolisme des os :
a. Vitamine A
b. Vitamine C
c. Vitamine D
d. Les trois à la fois
e. Aucune des trois

QUESTION 3

Entourez (ou les) bonne(s) réponse(s).
Les minéraux intervenant dans le métabolisme des os :
a. Le calcium
b. Le phosphore
c. Le magnésium
d. Les trois à la fois
e. Aucun des trois

QUESTION 4

Répondre par vrai ou par faux aux affirmations suivantes.
La contractilité d'un muscle est :

a. la capacité du muscle à se laisser distendre	☐ Vrai	☐ Faux
b. la capacité du muscle à revenir à sa position de départ	☐ Vrai	☐ Faux
c. la capacité du muscle de répondre par une contraction	☐ Vrai	☐ Faux
d. la capacité du muscle à se raccourcir	☐ Vrai	☐ Faux

QUESTION 5

Citez les propriétés des muscles striés et définissez succinctement chacune d'entre elles.

QUESTION 6

Quelles sont les différentes catégories de vertèbres qui composent la colonne vertébrale et leur nombre ?

QUESTION 7

Citez les deux propriétés physiologiques de la fibre musculaire lisse.

QUESTION 8

Expliquez le rôle de l'acétylcholine dans la transmission neuro-musculaire.

QUESTION 9

Expliquez le rôle des muscles dans la production de chaleur et d'énergie nécessaire à la vie courante.

QUESTION 10

Cas clinique
Vous êtes infirmier dans un service d'ortho-traumatologie.
Mme C, 80 ans, 1,60 m, 55 kg, est hospitalisée en urgence après une chute à son domicile qui a provoqué une fracture basi-cervicale du fémur gauche.
Elle bénéficie d'une arthroplastie céphalique non cimentée du fémur gauche sous anesthésie générale.

On note comme seul antécédent une hypertension artérielle traitée depuis 20 ans par un demi-comprimé de Catapressan® le matin ; stabilisée autour de 130/80 mmHg.
Elle sort du bloc opératoire à 9 h 30 pour être accueillie en salle de réveil.
Elle est installée dans sa chambre à 15 heures.
La fiche de liaison mentionne que l'intervention s'est déroulée sans incident.
À la sortie de SSPI, les paramètres sont :

- PA : 100/60 mmHg ;
- pouls : 92 pulsations par minute ;
- fréquence respiratoire : 15 cycles par minute ;
- diurèse : 500 ml.

Il est noté que Mme C est confuse et agitée depuis son réveil. Elle a :

- deux drainages aspiratifs de Redon (contenant respectivement 100 ml et 150 ml depuis leur changement à l'arrivée dans sa chambre) ;
- un pansement absorbant à la hanche gauche ;
- une sonde vésicale posée au bloc opératoire dont l'ablation est prévue le lendemain ;
- une perfusion branchée sur cathéter court à l'avant-bras droit.

Les prescriptions sont :

- à 15 heures : 2 l de SG 5 % pour 24 heures avec par litre 2 g NaCl et 1 g de KCl ; Perfalgan® 2 g/6 heures à diluer et à passer en 15 minutes ;
- à 20 heures : Fragmine® 2 500 UI en injection sous cutanée ;
- vessies de glace sur le pansement à renouveler régulièrement.

Elle peut boire à partir de 16 heures et manger un potage léger et un dessert le soir.
Décrivez la prise en charge de Mme C depuis sa sortie de SSPI et pendant les premières 24 heures.

ÉLÉMENTS DE RÉPONSES

Recherchez les éléments de réponses manquants dans le chapitre que vous venez de terminer. Cette démarche augmentera vos capacités de mémorisation et votre préparation au concours.

QUESTION 1

a. Vrai ; **b.** Faux ; **c.** Faux ; **d.** Vrai.

QUESTION 2

d.

QUESTION 3

d.

QUESTION 4

a. Faux ; **b.** Faux ; **c.** Faux ; **d.** Vrai.

QUESTION 5

Les propriétés des muscles striés sont :

- l'excitabilité ou capacité du muscle à répondre à toute stimulation électrique, mécanique, thermique ou chimique par une contraction musculaire ;
- la contractilité ou capacité du muscle à se raccourcir ;
- l'élasticité ou capacité du muscle à se laisser distendre et à revenir à sa position de repos lorsque la traction cesse ;
- la tonicité ou capacité du muscle à demeurer dans un état de légère contraction musculaire.

QUESTION 6

Les différentes catégories de vertèbres composant la colonne vertébrale sont :

- 7 vertèbres cervicales ;
- 12 vertèbres dorsales ;
- 5 vertèbres lombaires ;
- 5 vertèbres sacrées ;
- 4 vertèbres coccygiennes.

QUESTION 7

Les deux propriétés physiologiques de la fibre musculaire lisse sont l'excitabilité et la contractilité.

QUESTION 8

....

....

QUESTION 9

....

....

QUESTION 10

La prise en charge de Mme C, qui est une personne âgée venant de bénéficier d'une chirurgie lourde en urgence, nécessite une surveillance étroite durant les 24 premières heures post-opératoires. Les éléments importants des soins sont :

- une installation préservant l'arthoplastie ;
- une surveillance des signes cliniques et paracliniques : Redons, pansement, PA, pouls, conscience, respiration, diurèse, surveiller sensibilité et mobilité des orteils de la jambe G., transmettre en cas d'anomalie, détecter signes de phlébite (dissociation pouls température, douleur du mollet, etc.) ;
- la mise en œuvre des prescriptions médicales (programme perfusion, antalgiques, injections, etc.) ;
- la surveillance spécifique car risque de douleur importante, risque thromboembolique, risque hémorragique.

Le lendemain, il faudra lever Mme C, éviter hypotension orthostatique (prendre TA avant pour repère, surveiller apparition d'un malaise, aller à son rythme), éviter luxation de la prothèse (sortir la patiente du côté opéré, glisser au bord du lit et l'asseoir en sortant les deux jambes en même temps, assise genoux fléchis à 90° et pieds à plat, mettre ses affaires à portée de main), éviter risque de chute (chaussures adaptées, maintenir si agitée).

Testez-vous

1. Pour chaque élément, cochez la bonne réponse : vrai ou faux.

Les reins sont des organes anatomiquement situés :

a. de part et d'autre du rachis	☐ Vrai	☐ Faux
b. en arrière du côlon	☐ Vrai	☐ Faux
c. sous la coupole diaphragmatique	☐ Vrai	☐ Faux
d. en dehors de la cavité péritonéale	☐ Vrai	☐ Faux
e. en contact avec les muscles para-vertébraux	☐ Vrai	☐ Faux

2. Cochez la (ou les) bonne(s) réponse(s).

Le liquide extracellulaire représente :

a. 5 % du poids du corps

b. 15 % du poids du corps

c. 20 % du poids du corps

d. 30 % du poids du corps

e. 40 % du poids du corps

3. Cochez la (ou les) bonne(s) réponse(s).

Le filtrat glomérulaire contient :

a. du glucose

b. des petites protéines

c. de la créatinine

d. des acides aminés

e. des éléments figurés du sang

4. Définir ce qu'est la clairance à la créatinine. Indiquez sa valeur normale.

5. Cochez la (ou les) bonne(s) réponse(s).

Le tube proximal est le site de :

a. la réabsorption du glucose

b. la sécrétion de glucose

c. la concentration de l'eau

d. la dilution des électrolytes

e. la réabsorption des électrolytes

Réponses

1. a. Vrai ; b. Faux ; c. Vrai ; d. Vrai ; e. Vrai

2. c.

3. a. ; b.

4. C'est la mesure du volume de plasma totalement épuré (à concentration constante) de la créatinine et par minute — 80 à 120 ml/min.

5. a. ; d. ; e.

CHAPITRE 10

La fonction rénale[9] : équilibre acido-basique et équilibre hydro-électrolytique

Objectifs d'apprentissage

- Décrire l'anatomie du rein et des voies urinaires.
- Citer les grandes fonctions du rein.
- Définir les examens permettant d'évaluer la fonction rénale et donner leurs valeurs.
- Citer les éléments intervenant dans l'équilibre acido-basique et identifier les éléments intervenant dans l'équilibre hydro-électrolytique.
- Citer les méthodes d'évaluation des compartiments liquidiens.

NOTIONS

L'anatomie de l'appareil urinaire

L'appareil urinaire comprend :

- les deux reins : qui sécrètent l'urine ;
- les deux uretères : qui acheminent l'urine sécrétée des reins à la vessie ;
- la vessie : qui sert de réservoir aux urines ;
- l'urètre : qui permet l'évacuation des urines.

Reins

Structure

Chaque rein a la forme d'un haricot de 12 cm de haut, 6 cm de large et 3 cm d'épaisseur chez l'adulte. Leur poids est d'environ 110 à 160 g. À la face interne du rein se situe le hile. C'est le point d'entrée des artères rénales et de sortie des veines et des canaux excréteurs intra-rénaux (figure 10.1).

Les reins (figure 10.2) sont entourés d'une capsule fibreuse. Ils sont formés de deux parties distinctes : **une partie externe ou corticale ou cortex rénal**, située immédiatement sous la capsule rénale, et **une partie interne ou médullaire ou médulla**, composée d'un ensemble de structures pyramidales à l'aspect striée, les pyramides de Malpighi (au nombre de 6 à 9), et dont le sommet correspond au début des voies excrétrices et forme les papilles. Au centre, en contact direct avec le hile, se situe une cavité : **le bassinet**.

[9] Auteur : Thierry Hérail.

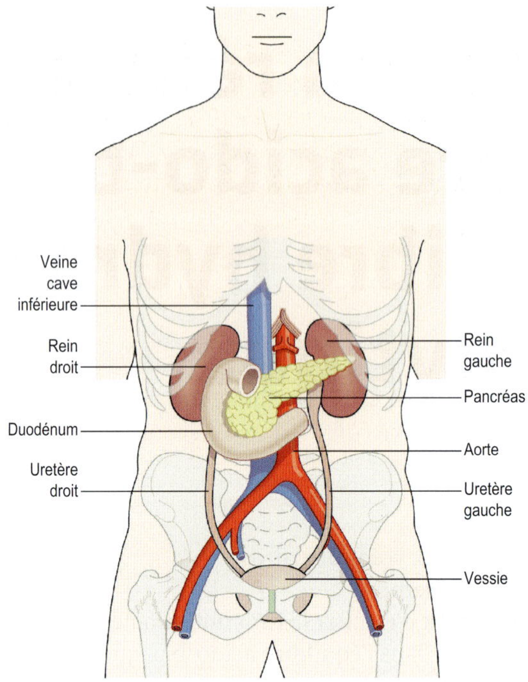

FIGURE 10.1. Parties du système urinaire.

Grant A, Waugh A. Ross et Wilson. Anatomie et physiologie normales et pathologiques. 11e édition. Paris : Elsevier Masson ; 2011.

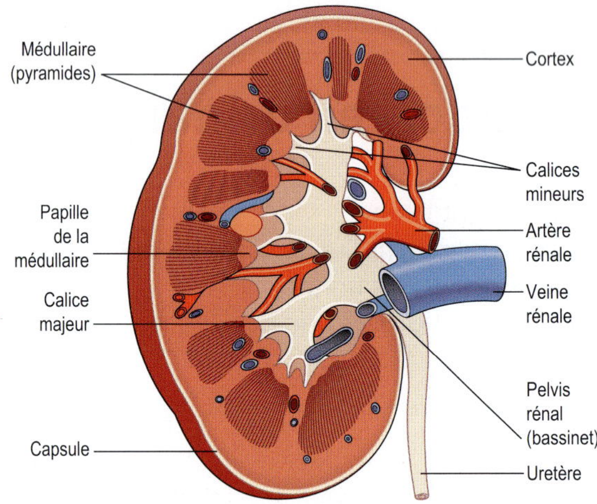

FIGURE 10.2. Coupe du rein droit.

Grant A, Waugh A. Ross et Wilson. Anatomie et physiologie normales et pathologiques. 11e édition. Paris : Elsevier Masson ; 2011.

Chaque papille rénale se projette vers le centre du rein dans une sorte d'entonnoir : **les petits calices** (au nombre de huit). L'urine, formée par les néphrons dans le cortex et la médullaire, passe à travers les pores des papilles pour être recueillie par les petits calices, qui se déversent dans **les grands calices** (au nombre de trois). De ces grands calices, l'urine est déversée dans **le bassinet**, et de là, dans l'uretère.

Rapports

Les reins sont deux **organes rétro-péritonéaux** plaqués contre la paroi abdominale postérieure. Ils sont situés de part et d'autre de la colonne vertébrale dorso-lombaires, entre la 12e vertèbre thoracique et la 3e vertèbre lombaire. Le rein droit est un peu plus bas que le gauche. En arrière, ils sont en contact avec les muscles para-vertébraux et les dernières côtes. En avant, ils sont séparés des viscères abdominaux (foie, côlon, duodénum à droite et rate, pancréas, côlon, jéjunum à gauche) par le péritoine pariétal postérieur. Leur pôle supérieur est recouvert par les glandes surrénales.

Uretères

Les uretères sont deux conduits fibro-musculaires qui assurent le passage de l'urine des reins vers la vessie. Ils mesurent 20 à 30 cm de long chez l'adulte et leur diamètre est de 2 à 5 mm. Ils naissent des bassinets et se terminent dans la vessie après un trajet en baïonnette dans la paroi vésicale jouant le rôle d'anti-reflux.

Vessie

La vessie est un organe creux situé dans le petit bassin, elle assure le stockage et l'expulsion de l'urine. Sa capacité physiologique est de 300 ml, mais peut atteindre 2 à 3 l en cas de rétention urinaire.
Elle comprend deux parties, le corps et la base. Le corps dont les fibres musculaires forment le detrusor, est extensible. Il correspond à la partie située au-dessus des orifices urétéraux. La base, ou trigone, est fixe et correspond à la partie basse de la vessie située sous les méats urinaires.
Sa face supérieure est tapissée par le péritoine. Sa face antérieure est fixée par les ligaments pubo-vésicaux à la symphyse pubienne. Chez l'homme, la base de la vessie est en rapport avec la prostate, les vésicules séminales et le rectum. Chez la femme, elle est en rapport avec la face antérieure du vagin et de l'utérus.

Urètre

Chez la femme, l'urètre est un conduit court d'environ 3 cm qui s'abouche par le méat urétral au niveau de la vulve, 2 cm en arrière et au-dessous du clitoris.
Chez l'homme, l'urètre est plus long (environ 14 cm). Il traverse la prostate, l'aponévrose moyenne du périnée et le corps spongieux.

Anatomie fonctionnelle du rein

Le néphron est l'unité fonctionnelle et structurelle du rein (figure 10.3). Chaque rein comporte environ 1 million de néphrons. Chaque néphron comprend un *glomérule* et un *tubule* formé de quatre parties distinctes (tube contourné proximal, anse de Henlé, tube contourné distal et tube collecteur).

Le glomérule

Le glomérule est situé dans la corticale du rein. Il se compose d'un peloton vasculaire ; c'est un réseau de capillaires artériels formé par la division d'une artériole afférente qui, à la sortie du glomérule, se continue par une artériole efférente. Ce peloton vasculaire est entouré d'une capsule (la capsule de Bowman) qui délimite la lumière urinaire. Entre l'artère et la lumière urinaire, il existe un filtre très sélectif constitué de plusieurs couches cellulaires qui permet la filtration glomérulaire.

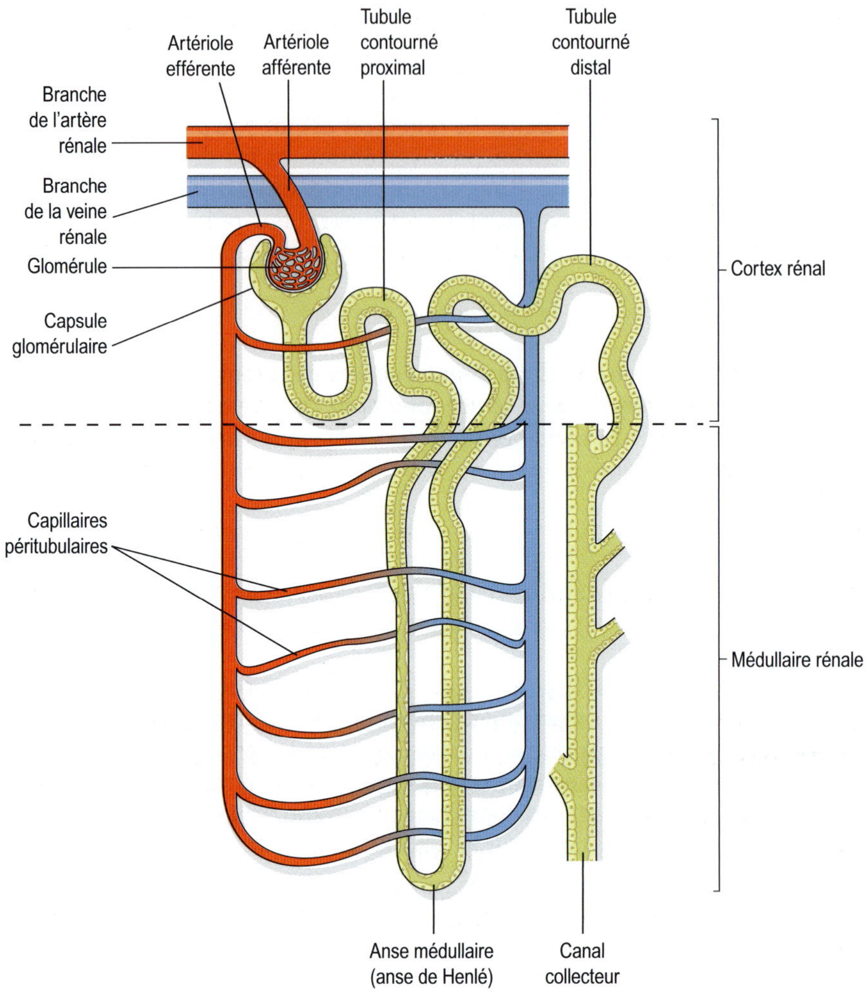

FIGURE 10.3. **Néphron et vaisseaux.**

Grant A, Waugh A. Ross et Wilson. Anatomie et physiologie normales et pathologiques. 11e édition. Paris : Elsevier Masson ; 2011.

Le tube contourné proximal

Le tube contourné proximal est situé dans la corticale. Partie la plus longue du néphron, il est contourné dans sa partie initiale et se poursuit par une partie droite.

L'anse de Henlé

L'anse de Henlé fait suite au tube contourné proximal. Elle est formée d'une branche descendante qui s'enfonce dans la médullaire et d'une branche ascendante.

Le tube contourné distal

Situé dans la corticale, le tube contourné distal fait suite à l'anse de Henlé.

Le tube collecteur

Le tube collecteur, faisant suite au tube contourné distal, est situé à la fois dans la corticale et la médullaire.

Les différents tubules collecteurs du rein vont se réunir pour former un canal collecteur qui va se déverser, au sommet des pyramides de Malpighi, à travers les pores des papilles, dans un calice mineur.

Les fonctions rénales

Le néphron assure la formation de l'urine définitive : il dispose pour cela de trois fonctions : la filtration glomérulaire, la réabsorption tubulaire et la sécrétion tubulaire.

Filtration glomérulaire

La filtration est la première étape dans la formation de l'urine : elle est dévolue au glomérule. Le **débit sanguin rénal est important**, il représente un quart du débit cardiaque, soit environ **1200 ml/min**. Il existe une autorégulation du débit sanguin rénal, c'est-à-dire qu'il reste constant pour des valeurs de pression artérielle moyenne comprises entre 80 et 200 mmHg, ceci par adaptation automatique de la résistance des artérioles afférentes (mécanisme en partie inexpliqué). Environ 20 % du débit sanguin rénal sont filtrés au niveau du glomérule pour donner 180 l d'urine primitive par jour. Le volume de liquide filtré par unité de temps par l'ensemble des glomérules constitue le taux de filtration glomérulaire (TFG) = 120 ml/min/1,73 m^2 de surface corporelle.

Seuls les éléments dont le poids moléculaire est inférieur à 70000 daltons traversent le filtre glomérulaire. Il n'y a donc pas, dans les conditions physiologiques, de passage des grosses molécules. Par contre, l'urine contient des molécules de petit poids moléculaire à des concentrations proches de celles du plasma. De même, les substances dissoutes de petit poids telles l'urée et le glucose franchissent librement le filtre glomérulaire.

Plusieurs facteurs règlent la filtration glomérulaire :

- la pression de filtration, qui est la force motrice de la filtration. Elle est la résultante de deux forces contradictoires. Elle dépend d'une part, des pressions hydrostatiques à l'intérieur des capillaires et de la lumière urinaire, et d'autre part, de la pression oncotique (liée aux protéines) à l'intérieur des capillaires ;
- la perméabilité de la membrane glomérulaire ;
- la surface d'échange des capillaires glomérulaires ;
- le débit sanguin glomérulaire : plus le débit est important, plus la filtration glomérulaire est importante.

Réabsorption et sécrétion tubulaire

Les tubules sont le lieu de phénomènes de réabsorption et de sécrétion. Ils transforment le filtrat glomérulaire en urine définitive en réabsorbant l'eau et les substances nécessaires au maintien de l'équilibre intérieur et en éliminant les déchets et les substances exogènes.

La réabsorption est le passage d'eau ou de solutés depuis la lumière tubulaire vers l'interstitium cellulaire puis les capillaires péritubulaires ; la sécrétion correspond au processus inverse.

Réabsorption et sécrétion peuvent se faire par **transfert passif**, les mouvements d'eau se font suivant un gradient osmotique et les mouvements de solutés suivant un gradient de concentration.

Elles peuvent se faire par **transfert actif**, ce type de transport nécessitant de l'énergie et un transporteur. Le transporteur présente une limite à ce type de transfert. La plupart des substances réabsorbées ont un débit de réabsorption maximal appelé transfert tubulaire maximal. Par exemple, le glucose est totalement réabsorbé de façon active dans le tube contourné proximal si son taux sanguin est inférieur à 1,60 g/l. Au-delà de ce seuil, les capacités de transport sont dépassées et une glycosurie apparaît.

Fonction endocrine

L'érythropoïétine

La régulation de l'érythropoïèse est sous la dépendance d'une hormone, l'érythropoïétine, qui stimule la maturation et la prolifération des globules rouges au sein de la moelle osseuse. Elle est principalement synthétisée par le rein au niveau de l'appareil juxta-glomérulaire (structure cellulaire située entre l'artériole afférente du glomérule et le tube contourné distal). Le principal facteur déclenchant de la production d'érythropoïétine est l'hypoxie tissulaire. Celle-ci peut être provoquée par une diminution du nombre d'érythrocytes ou de leur contenu en hémoglobine, une diminution du débit sanguin ou une baisse d'apport d'oxygène par les poumons.

Le 1-25 dihydrocholecalciférol

C'est le métabolite le plus actif de la vitamine D. Il est formé au niveau du rein grâce à une hydroxylase. Il contrôle l'absorption intestinale du calcium et du phosphore et leur mobilisation osseuse.

La rénine

Elle est sécrétée par l'appareil juxtaglomérulaire, suite à une baisse de la concentration de NaCl au niveau de la macula densa ou à une baisse de la perfusion rénale. Une fois secrétée la rénine diffuse dans le courant sanguin et catalyse l'angiotensinogène sécrétée par le foie en angiotensine I. Dans les poumons une enzyme de conversion transforme l'angiotensine I pour former l'angiotensine II, un puissant vasoconstricteur. L'angiotensine II augmente la sécrétion d'aldostérone. L'ensemble de ces hormones constitue le système rénine-angiotensine-aldostérone (SRAA), essentiel dans la régulation de la pression artérielle sanguine.

Le rôle du rein dans l'équilibre hydro-électrolytique

Les glomérules filtrent chaque jour 180 litres d'ultrafiltrat contenant de nombreux électrolytes. Après la traversée tubulaire, moins de 1 % du sodium et de l'eau filtrés sont finalement éliminés (figure 10.4), expliquant que le débit urinaire (ou diurèse) soit de 0,5 à 2 l/24 heures On parle **d'oligurie** pour une diurèse < 500 ml/24 heures et **d'anurie** pour une diurèse < 100 ml/24 heures.

Mouvements hydriques

Au niveau du tube contourné proximal : c'est à ce niveau que la majorité de l'eau filtrée (70 %) est réabsorbée, de façon passive, suivant un gradient osmotique créé par la réabsorption active du sodium.

Au niveau de la branche descendante de l'anse de Henlé : celle-ci étant perméable à l'eau, il se crée aussi un équilibre osmotique avec l'interstitium (hypertonique) par réabsorption d'eau.

Au niveau de la branche ascendante de l'anse de Henlé : celle-ci étant imperméable à l'eau, il n'y aura pas d'échange hydrique à ce niveau (par contre, le NaCl y est transporté de manière passive et active vers l'interstitium).

Au niveau du tube contourné distal : il y a réabsorption d'eau seulement en présence de l'hormone antidiurétique (ADH).

Au niveau du tube collecteur, les échanges hydriques sont sous l'influence de deux mécanismes : le gradient osmotique cortico-médullaire et l'action de l'ADH.

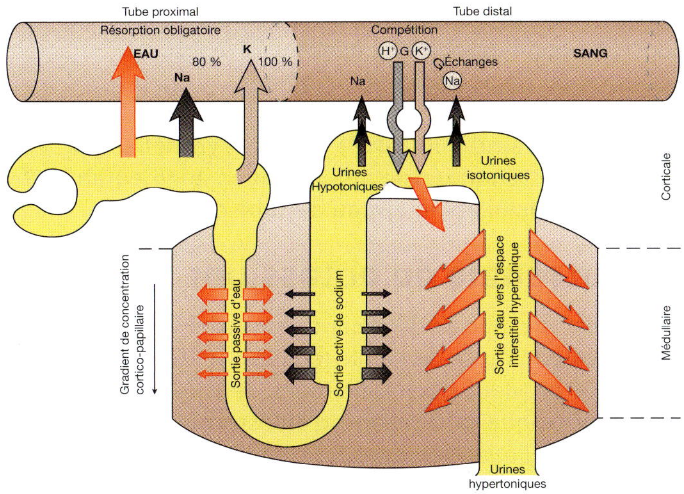

FIGURE 10.4. Le mécanisme d'excrétion de l'eau et du sel.

Perlemuter L, Perlemuter G. Cycles de la vie et grandes fonctions. Paris : Elsevier Masson ; 2012. © Illustrations de Marie Schmitt.

Le gradient cortico-médullaire

Il résulte d'un enrichissement de la médullaire en sodium lié à sa réabsorption par la branche ascendante de l'anse de Henlé sans réabsorption concomitante d'eau. La concentration de sodium est donc très importante dans la partie profonde de la médullaire. Ainsi, au niveau du tube collecteur, l'eau sera réabsorbée en fonction de ce gradient osmotique créé par l'anse de Henlé.

L'hormone antidiurétique (ADH)

L'ADH ou vasopressine est une hormone secrétée par **l'hypothalamus** puis stockée dans la post-hypophyse. Sa sécrétion est sous la dépendance de l'osmolalité plasmatique et de l'hydratation cellulaire. Une augmentation de l'osmolalité plasmatique stimule les osmorécepteurs de l'hypothalamus qui provoquent la sécrétion d'ADH.
En présence d'ADH, les parois du tube contourné distal et du tube collecteur deviennent perméables et l'eau peut être réabsorbée. La réabsorption de l'eau permet de diminuer l'osmolalité plasmatique.
En l'absence d'ADH, le passage d'eau à travers la paroi est nul, entraînant une dilution de l'urine. C'est par ce mécanisme lié à l'ADH que la régulation définitive du volume urinaire se réalise.

Élimination rénale du sodium

Quatre-vingt-dix-neuf pour cent du sodium filtré sont réabsorbés : Une grande partie du sodium (60 à 70 %) est réabsorbée par transport actif au niveau du tube contourné proximal. Environ 20 à 30 % du sodium filtré sont réabsorbés au niveau de la branche ascendante de l'anse de Henlé. L'adaptation finale, de manière à obtenir un bilan nul, a lieu dans la partie distale du néphron, au niveau du tube contourné distal et du tube collecteur, sous le contrôle de l'aldostérone. L'aldostérone est une hormone minéralocorticoïde sécrétée par les glandes corticosurrénales principalement en réponse à une stimulation du système rénine-angiotensine (*via* l'angiotensine II) ou à une élévation de la kaliémie. Elle a un rôle crucial dans le maintien de la volémie plasmatique, de la pression artérielle ainsi que de la kaliémie.
La rénine, stockée dans les cellules de la *macula densa* (de l'appareil juxta-glomérulaire), est sécrétée en réponse à une baisse de la concentration de NaCl dans le tubule rénal, une diminution de la perfusion rénale ou une hypovolémie. La rénine scinde l'angiotensinogène en angiotensine I,

convertie elle-même en angiotensine II par l'enzyme de conversion. L'angiotensine II stimule la sécrétion d'aldostérone qui agit en augmentant la réabsorption (active) de sodium et (passive) d'eau, contre la sécrétion de potassium et d'ions H^+.
D'autres facteurs interviennent dans la régulation de l'excrétion rénale du sodium : notamment le peptide auriculaire natriurétique (ANP) peptide synthétisé par les myocytes des oreillettes cardiaques. Il accroît l'excrétion rénale de sodium en augmentant la fraction de filtration et en inhibant la réabsorption de NaCl au niveau du tube collecteur.

Élimination rénale du potassium

Le potassium filtré est presque entièrement réabsorbé au niveau du tube contourné proximal (65 à 70 %) et au niveau de l'anse de Henlé (environ 30 %).
Le potassium urinaire provient essentiellement de sa sécrétion par le tube contourné distal. Une hyperkaliémie provoque la sécrétion d'aldostérone qui stimule la sécrétion tubulaire de potassium, permettant l'élimination dans les urines du potassium en excès.

Rôle du rein dans l'équilibre acido-basique

Pour maintenir un pH constant, l'organisme dispose de trois lignes de défense :
- les **systèmes tampons** intra- et extra-cellulaires d'action immédiate ;
- les **poumons**, d'une latence de quelques minutes ;
- le **rein**, d'action plus lente.

Le rein a un rôle essentiel dans la régulation de l'équilibre acido-basique. Sa réponse nécessite 24 à 48 heures. Le rôle du rein est d'éliminer les ions H^+ produits par le métabolisme ou apportés par l'alimentation et de reconstituer la masse des tampons. Cette action s'exerce par un triple mécanisme : réabsorption des bicarbonates filtrés, excrétion d'ions H^+ sous forme d'acidité titrable et excrétion d'ions ammoniaques.

Réabsorption des bicarbonates

La réabsorption des bicarbonates filtrés par le glomérule permet la régénération du système tampon le plus efficace de l'organisme.
Le tube contourné proximal assure la réabsorption de 90 % des bicarbonates et l'anse de Henlé environ 10 à 15 %. La réabsorption est due à la sécrétion d'ions H^+ dans la lumière tubulaire, qui en réagissant avec HCO^{3-}, forment du CO_2 et de l'H_2O. Le CO_2 diffuse facilement dans la cellule, pour donner à nouveau en présence d'H_2O, des ions H^+ et HCO^{3-}. Les ions H^+ sont à nouveau libérés dans la lumière tubulaire alors que les HCO^{3-} passent dans le courant sanguin.

$$CO_2 + H_2O \leftrightarrows H_2CO_3 \leftrightarrows H^+ + HCO^{3-}$$

La réabsorption des bicarbonates est totale tant que leur concentration plasmatique est inférieure à 26–28 mmol/l.

Excrétion de l'acidité titrable

L'acidité titrable est le nombre de mEq d'acide qu'il faut neutraliser pour ramener le pH de l'urine à celui du sang.
Environ 20 à 30 mEq d'ions H^+ sont sécrétés sous forme d'acidité titrable par jour ce qui représente, dans les conditions habituelles, un tiers de l'excrétion totale des ions H^+.
L'excrétion des ions H^+ sous forme d'acidité titrable est due essentiellement aux phosphates.
Les phosphates (HPO^{4-}) filtrés vont tamponner les ions H^+ sécrétés dans la lumière urinaire pour être éliminés sous forme de $H_2PO_4^-$.
Ceci se produit au niveau du tube contourné proximal et du tube collecteur.

Excrétion d'ammonium

L'excrétion d'ammonium assure l'élimination des deux tiers de la charge acide. L'ammoniaque (NH_3) diffuse depuis la cellule vers la lumière tubulaire (tube contourné proximal) où il capte un ion H^+ pour former qui est éliminé dans les urines.

L'exploration de la fonction rénale

L'appréciation de la fonction rénale repose sur la connaissance de la diurèse et des constantes biologiques sanguines et urinaires.

Diurèse

Le volume d'urine éliminée est l'une des mesures les plus importantes de la fonction rénale. Il peut se calculer par la diurèse horaire (la normale est supérieure à 1 ml/kg/h), ou journalière.
Par contre, il faut toujours se souvenir qu'il n'y a pas de réelle normalité dans sa valeur : on peut simplement constater si la diurèse est adaptée ou non, aux apports et aux pertes diverses, de telle manière que le bilan hydrique (entrées-sorties) soit constamment nul.
La diurèse peut être diminuée ou devenir nulle en cas d'insuffisance rénale aiguë ou chronique : on parle **d'oligurie** pour une diurèse < 500 ml/24 heures, et **d'anurie** pour une diurèse < 100 ml/24 heures.

Constantes biologiques sanguines et urinaires

Plusieurs substances peuvent être mesurées dans le sang :
- l'urée : elle augmente en cas d'insuffisance rénale. Cependant, elle ne reflète pas fidèlement la valeur fonctionnelle des reins ;
- la créatinine plasmatique est un déchet du métabolisme azoté. Elle s'élève au cours des insuffisances rénales ;
- l'ionogramme sanguin ;
- la numération formule sanguine et les plaquettes (anémie et thrombopénie en cas d'insuffisance rénale chronique) ;

Dans les urines, les principales données recueillies sont l'osmolalité urinaire et l'ionogramme urinaire.

Clairance de la créatinine

Le débit de filtration glomérulaire (DFG) est le meilleur indicateur du fonctionnement rénal. Du fait de la complexité et du coût de la mesure du DFG, des techniques d'estimation ont été développées. Ainsi, la clairance de la créatinine permet de mesurer le débit de filtration glomérulaire, diminuant en cas d'insuffisance rénale.
Le terme de clairance est utilisé pour exprimer la capacité du rein à débarrasser le plasma de certaines substances. La clairance d'une substance est donc la quantité de plasma épurée de cette substance en une minute.
La créatinine est une substance endogène, produit terminal du catabolisme musculaire, éliminée exclusivement par voie urinaire. Elle est filtrée librement au niveau du glomérule et n'est ni réabsorbée ni sécrétée au cours de sa traversée tubulaire. La quantité filtrée par le rein est donc égale à la quantité éliminée dans les urines. Cette égalité peut s'exprimer de la façon suivante : le produit de la concentration plasmatique de la créatinine (Pcréat) et du débit de filtration glomérulaire (DF) est égal au produit de la concentration urinaire de créatinine (Ucréat) et du débit urinaire (V).

$$P_{créat}\ (mmol/L) \times DF\ (mL/min) = U_{créat}\ (mmol/L) \times V\ (mL/min)$$

D'où : clairance de la créatinine = $DF = \frac{U_{créat} \times V}{P_{créat}} = 125$ ml/min.

La clairance de la créatinine se calcule donc en ayant connaissance de la créatininémie, de la créatininurie et du débit urinaire.

Des formules d'estimation de cette clairance peuvent aussi être utilisées. Elles ont l'avantage de ne pas nécessiter un recueil des urines : les deux formules les plus utilisées sont celle de Cockroft & Gault et la formule MDRD (*Modification of the Diet in Renal Disease*). Ces formules permettent d'estimer la clairance de la créatinine d'un sujet à partir de quatre éléments : son taux de créatinine plasmatique, son sexe, son âge, son poids (pour la formule de Cockroft & Gault), ainsi que son origine ethnique (pour la formule MDRD).

On parle d'insuffisance rénale :

- modérée : pour une clairance entre 30 et 60 ml/min ;
- sévère : pour une clairance entre 15 et 30 ml/min ;
- terminale : pour une clairance < 15 ml/min.

Résultats normaux ionogramme sanguin :

- sodium Na^+ = 142 mmol/l ;
- potassium K^+ = 4 mmol/l ;
- chlore Cl^- = 103 mmol/l ;
- bicarbonate CO_3H^- = 26 mmol/l ;
- protéines = 60 g/l ;
- créatinine = 60–120 mmol/l (7–14 mg/l) ;
- urée = 4 mmol/l (0,25 g/l) ;
- glucose = 4–6 mmol/l (0,80–1,20 g/l).

L'équilibre acido-basique

pH et ions H^+

La concentration d'ions H^+ est relativement constante dans l'organisme. On exprime cette concentration sous forme de pH, qui est le logarithme de l'inverse de la concentration en ions H^+. Ainsi, la valeur du pH représente une mesure réelle de la concentration en ion H^+.

Le pH normal varie dans des limites très étroites : 7,38 à 7,42 dans le sang artériel, au repos, chez l'homme normal. Si la concentration des ions H^+ s'élève, le pH s'abaisse, on parle **d'acidose**. Si la concentration des ions H^+ s'abaisse, le pH s'élève, on parle **d'alcalose**.

Lorsque le pH s'écarte beaucoup de ces valeurs, de nombreux troubles apparaissent (troubles du métabolisme, de la perméabilité membranaire et de la répartition des électrolytes), les limites compatibles avec la survie se situant classiquement entre 6,8 et 7,8.

En effet, toute modification du pH va entraîner des modifications :

- des protéines intra-cellulaires, des enzymes et des canaux membranaires qui sont très sensibles au pH (entraînant alors des modifications de leur activité) ;
- de l'excitabilité neuronale (dépression du système nerveux central en acidose, hyperexcitabilité en alcalose) ;
- de la concentration en ions K^+ du fait des échanges H^+/K^+.

La constance du pH est donc particulièrement importante.

Or, chaque jour, l'organisme doit faire face à une charge acide puisque l'ingestion et la production d'acides sont bien plus importantes que celles des bases (les apports alimentaires et métaboliques en bases sont limités). L'essentiel de l'équilibre acido-basique va donc consister à éliminer l'excès d'acides par l'organisme.

Cette charge acide provient en partie de l'alimentation (beaucoup d'aliments ingérés sont des acides organiques), mais la source la plus importante provient de la production de CO_2 liée au métabolisme aérobie.

$$CO_2 + H_2O \rightleftarrows H_2CO_3 \rightleftarrows H^+ + HCO^{3-}$$

Par ce biais, est produit chaque jour environ 12 500 mEq H^+.
Pour maintenir un pH constant, l'organisme dispose de trois lignes de défense :

- les **systèmes tampons** intra- et extra-cellulaires d'action immédiate ;
- les **poumons**, d'une latence de quelques minutes ;
- le **rein**, d'action plus lente.

Systèmes tampons de l'organisme

Les systèmes tampons sont la première ligne de défense, limitant de grandes variations de pH en venant se combiner avec les ions H^+.
Il existe deux types de tampons : les tampons extra-cellulaires et les tampons intra-cellulaires.

- Les systèmes **tampons intra-cellulaires** comprennent l'hémoglobine, les protéines, les phosphates des cellules, l'os et les cristaux d'apatite. L'hémoglobine représente le système tampon non bicarbonate le plus important, capable de fixer directement les ions H^+ (*cf.* chapitre 11).
- Les **tampons extra-cellulaires** sont constitués par le système acide carbonique/bicarbonates, les phosphates et les protéines plasmatiques. Le système acide carbonique/bicarbonates est de loin le système tampon le plus important de l'organisme. Il est produit par le métabolisme du CO_2 : le CO_2 dissous dans le sang diffuse dans les GR pour y être hydraté par l'anhydrase carbonique en acide carbonique (H_2CO_3) qui libère ensuite des ions H^+ (tamponnés par l'Hb) et des bicarbonates (HCO^{3-}) qui passent dans le plasma pour être disponibles pour tamponner les excès d'ions H+ d'origine métabolique.

$$CO_2 + H_2O \rightleftarrows H_2CO_3 \rightleftarrows H^+ + HCO^{3-}$$

Régulation de l'équilibre acido-basique

La régulation complète de l'équilibre acido-basique met donc en jeu plusieurs mécanismes de défense suivant une certaine chronologie : l'un, immédiat, est représenté par les systèmes tampons de l'organisme. Les autres mécanismes font intervenir le poumon en quelques minutes puis le rein beaucoup plus tardivement.

Systèmes tampons

Nous avons vu que les systèmes tampons permettent d'atténuer immédiatement les effets des variations de concentration en ion H^+ et que le tampon le plus important sur le plan fonctionnel est l'ion bicarbonate.
Si on ajoute des ions H^+ dans le secteur plasmatique (= acidose métabolique), les bicarbonates plasmatiques vont se lier avec les ions H^+ suivant la relation :

$$H^+ + CO_3H^- \rightarrow H_2CO_3 \rightarrow H_2O + CO_2$$

Ainsi, l'augmentation de la concentration en ions H_+ sera faible, limitant ainsi les variations de pH. La quantité d'HCO_3- aura diminué, celle de CO_2 et H_2O auront augmenté. L'augmentation de CO_2 n'aura cependant pas lieu car une augmentation immédiate de la ventilation surviendra.

Régulation respiratoire du pH

Toute variation de la ventilation alvéolaire, en contrôlant l'élimination du CO_2, a un effet très marqué sur l'équilibre acido-basique.
La réponse ventilatoire aux variations de pH permet d'amplifier de façon importante l'efficacité du tampon bicarbonate/acide carbonique permettant ainsi de prendre en charge près de 75 % des perturbations de l'équilibre acide-base.
Sa mise en jeu est rapide (latence de quelques minutes).
Nous venons de voir que la baisse du pH d'origine métabolique (excès d'ions H^+) stimule la ventilation alvéolaire permettant d'éliminer le CO_2 produit par le tamponnement des ions H^+ par les bicarbonates. Cela ramène le pH à sa valeur normale.
À l'inverse, une fuite d'ions H^+ ou un excès de bicarbonates (alcalose métabolique) provoque une hypoventilation qui, en augmentant la $PaCO_{2,}$ tend à ramener le pH à sa valeur normale.

Régulation rénale du pH

Sur ce point, *cf. supra*, « Rôle du rein dans l'équilibre acido-basique ».

Méthodes d'étude de l'équilibre acido-basique

En pratique, les différents systèmes tampons étant en équilibre, la connaissance d'un seul suffit pour analyser l'équilibre acido-basique de l'organisme, qui sera donc déterminé par l'état du principal tampon extracellulaire de l'organisme, le **système acide carbonique/bicarbonates**, suivant l'équation de Henderson-Hasselbalch.

$$pH = 6{,}1 + \log \frac{CO_3H^-}{H_2CO_3}$$

H_2CO_3 étant calculé en connaissant la pression partielle en CO_2 ($PaCO_2$), l'équation peut aussi s'écrire :

$$pH = 6{,}1 + \log \frac{CO_3H^-}{0{,}03PaCO_2}$$

Le maintien du pH sanguin dans d'étroites limites implique la constance du rapport $CO_3H^-/PaCO_2$. Toute variation d'un terme de la fraction devra être accompagnée dans le même sens de l'autre terme, de façon à ramener le pH à sa valeur initiale.
À l'origine des variations du pH on a :

- soit des variations de la $PaCO_2$; on parle dans ce cas d'acidose ou d'alcalose respiratoire ;
- soit des variations de la concentration en bicarbonates ; on parle alors d'acidose ou d'alcalose métabolique.

L'approche clinique de l'équilibre acido-basique nécessite des examens biologiques simples, qui, confrontés à la clinique, permettront de caractériser un trouble de l'équilibre acido-basique et son éventuelle compensation. Ce sont essentiellement la gazométrie et l'ionogramme sanguin.
La gazométrie artérielle mesure le pH, la $PaCO_2$ et permet de calculer la concentration en bicarbonates. Elle donne d'autres valeurs comme la PaO_2, la saturation en O_2 de l'hémoglobine, le taux d'hémoglobine, l'hématocrite, etc.
Les valeurs normales sont :

- pH = 7,38–7,42 ;
- $PaCO_2$ = 36–42 mmHg ;
- CO_3H^- = 22–26 mmol/l.

L'ionogramme sanguin permet de connaître les valeurs du CO_2, de la kaliémie et du trou anionique (TA).

Le TA permet d'explorer les acidoses métaboliques en mesurant les anions et les cations plasmatiques : $[Na^+] + [K^+] - [Cl^-] - [HCO^{3-}]$ (en mmol/l). Il est normalement < 16 mmol.

L'équilibre hydrique

Répartition de l'eau dans l'organisme

L'eau est un constituant fondamental du corps humain. Elle représente 60 % du poids du corps mais cette quantité varie d'un individu à l'autre en fonction de l'âge, du sexe et de l'obésité. Elle est plus importante chez l'enfant et décroît avec l'âge. Elle est moins importante chez la femme et l'obèse (le tissu adipeux étant pauvre en eau).
L'eau se répartit à l'intérieur de l'organisme en deux compartiments fonctionnellement distincts séparés par la membrane cellulaire.
Le **compartiment intra-cellulaire** représente 60 % de l'eau totale, soit environ 40 % du poids du corps. Il est riche en potassium et pauvre en sodium.
Le **compartiment extra-cellulaire** correspond à 40 % de l'eau totale, soit environ 20 % du poids du corps. Il est riche en sodium et pauvre en potassium. Sur le plan anatomique, le compartiment extra-cellulaire est divisé en deux secteurs : plasmatique et interstitiel :

- le **secteur intra-vasculaire** ou **plasmatique** correspond à l'eau contenue dans les vaisseaux. Il représente 12 % de l'eau totale (5 % du poids du corps) ;
- le **secteur interstitiel** correspond à l'eau contenue entre les parois capillaires et la membrane cellulaire. Il représente environ 20 % de l'eau totale (15 % du poids du corps). On y rattache un autre secteur, l'espace transcellulaire, comprenant les liquides issus de toutes les sécrétions liquidiennes de l'organisme. Il représente 2,5 % du volume de l'eau totale.

Ainsi, chez un homme non obèse de 80 kg, l'eau corporelle totale est de 48 l. Le compartiment intra-cellulaire représente 32 l et le compartiment extra-cellulaire, 16 l. Le secteur interstitiel correspond à 12 l, et le secteur plasmatique à 4 l.

Mouvements de l'eau

L'eau circule librement et rapidement dans les trois principaux compartiments de l'organisme (secteurs intra-cellulaire, interstitiel et plasmatique).

Échanges entre les milieux intra-cellulaire et extra-cellulaire

Les échanges entre les milieux intra-cellulaire et extra-cellulaire se font à travers la membrane cellulaire et dépendent de l'osmolarité des solutions de part et d'autre de la membrane.

- **L'osmolarité** d'une solution est la concentration totale en substances dissoutes exerçant un pouvoir osmotique par litre de solution. Elle est exprimée en milliosmoles/l.
- **L'osmolalité** d'une solution est la concentration totale en substances dissoutes exerçant un pouvoir osmotique par kilo d'eau. Elle s'exprime en milliosmoles/kg d'eau. En pratique, ces deux termes sont souvent confondus, car très proches.

Dans le secteur extra-cellulaire, les substances osmotiquement actives sont le sodium, principal cation extra-cellulaire constituant la quasi-totalité de l'osmolalité extra-cellulaire, et pour les anions, essentiellement le chlore et les bicarbonates.
Dans le secteur cellulaire, les substances osmotiquement actives sont le potassium, principal cation cellulaire, et le phosphore, principal anion.
Ainsi, l'osmolalité est identique dans les secteurs extra-cellulaire et cellulaire : 290 ± 5 mOsm/kg d'eau.

On désigne sous le terme **d'osmose** le déplacement de l'eau du milieu le moins concentré vers le milieu le plus concentré jusqu'à équilibration des pressions osmotiques de part et d'autre de la membrane.
La pression osmotique d'une solution dépend du nombre de particules osmotiquement actives dans la solution. Seules les substances qui ne traversent pas la membrane cellulaire, ou celles dont les concentrations sont maintenues inégales de part et d'autre de la membrane, sont osmotiquement actives. Ce sont essentiellement le sodium, le glucose, le mannitol. Les substances qui diffusent librement à travers la membrane, telle que l'urée, n'entraînent pas de gradient osmotique, donc pas de transfert d'eau.
Le compartiment intra-cellulaire et le compartiment extra-cellulaire ont la même pression osmotique. Toute variation dans un compartiment entraîne un transfert de liquide pour rétablir l'équilibre osmotique. Les variations se produisent essentiellement à partir du secteur extra-cellulaire et sont dues aux modifications de concentration du sodium.

Échanges entre le plasma et le liquide interstitiel

Les échanges entre le plasma et le liquide interstitiel se font à travers la paroi capillaire. Ils sont la résultante de deux forces qui s'opposent.

- La **pression oncotique** est la pression osmotique générée par les protéines, essentiellement l'albumine. Elle retient l'eau à l'intérieur des vaisseaux.
- La **pression transmurale** est la différence entre la pression hydrostatique capillaire et la pression hydrostatique interstitielle. Elle tend à faire sortir l'eau de l'espace vasculaire.

Bilan hydrique

Les variations du volume en eau et de la composition hydro-électrolytique de l'organisme sont minimes grâce à un équilibre entre les entrées et les sorties, réalisant un bilan hydrique nul.

Entrées d'eau

Les apports hydriques sont à la fois endogènes et exogènes. Ils représentent en moyenne 2300 ml/24 heures.
L'eau exogène est apportée par les boissons pour deux tiers et les aliments pour un tiers. La sensation de soif est l'élément déterminant de cet apport.
L'eau endogène est constituée par le produit du métabolisme cellulaire. Elle est évaluée à environ 600 ml/24 heures.

Sorties d'eau

L'élimination d'eau se fait par la peau, les urines, le tractus digestif et les voies respiratoires. On sépare habituellement les pertes insensibles des pertes sensibles.

Les pertes insensibles

Elles sont appelées ainsi car elles ne sont généralement pas perçues par le sujet.
Elles correspondent aux pertes cutanées dues à l'évaporation et aux pertes pulmonaires. Elles sont d'environ 500 ml/24 heures Elles peuvent varier au cours de diverses circonstances (exercice physique, fièvre, type d'environnement : température ambiante, humidité, courants d'air ou tenue vestimentaire).

Les pertes sensibles

Elles sont représentées par l'eau éliminée dans les urines, les fèces et la transpiration.
La sudation et la transpiration représentent 100 à 200 ml/24 heures chez une personne sédentaire exposée à une température modérée, mais elles peuvent varier de façon importante, notamment au cours de l'exercice physique (jusqu'à 2 l/h).

Les pertes digestives sont de l'ordre de 100 ml/24 heures En situation pathologique, elles peuvent devenir importantes.
L'élimination urinaire est la principale voie d'élimination de l'eau. Elle représente environ 1 500 ml/24 heures.
La diurèse est formée de deux fractions. Une partie obligatoire, d'environ 500 ml, correspond au volume nécessaire pour éliminer les métabolites. La partie facultative est variable et dépend des apports.

Régulation

L'équilibre du bilan hydrique se fait par les parties ajustables des entrées et des sorties c'est-à-dire les boissons et la diurèse.
L'élément régulé est l'osmolalité plasmatique dont les variations sont détectées par les osmorécepteurs situés dans le thalamus. Les effecteurs mis en jeu sont l'**hormone antidiurétique** et la **sensation de soif**.
Ainsi, un déficit hydrique entraîne une hyperosmolarité qui, dans un premier temps, provoque une sécrétion d'ADH (qui réduit l'excrétion de l'eau) puis déclenche la sensation de soif. Ce mécanisme de régulation est extrêmement sensible puisqu'une variation de 1 % de l'osmolalité (soit 3 mOsm/kg H_2O) suffit à le déclencher.
En cas d'augmentation du volume sanguin, un autre mécanisme est mis en jeu, par l'intermédiaire du *peptide auriculaire natriurétique* (ANP), dont la sécrétion, par les cellules myocardiques, est déclenchée par la stimulation des récepteurs de l'étirement dans les atriums du cœur. L'ANP agit en diminuant la réabsorption du sodium et de l'eau au niveau du tube contourné proximal et du tube collecteur, et en inhibant la sécrétion d'aldostérone et d'ADH.

Évaluation des compartiments liquidiens

Le volume des différents compartiments peut être mesuré grâce à des techniques de dilution qui ne sont pas réalisées en pratique courante.
L'examen clinique et certaines données du bilan biologique permettent de connaître le degré d'hydratation des différents secteurs de l'organisme.

Bilan clinique

Parmi les signes cliniques, on appréciera entre autres :
- la sensation de soif ou le dégoût de l'eau ;
- l'état d'hydratation de la peau (pli cutané) et des muqueuses (langue, sillon gingivo-jugal) ;
- la présence d'œdèmes (= rétention hydrosodée) ;
- les variations rapides du poids ;
- le bilan des entrées et des sorties ;
- la présence ou non de troubles neurologiques ;
- sur le plan hémodynamique, on mesurera la pression artérielle, la fréquence cardiaque et, éventuellement, la pression veineuse centrale et la pression capillaire pulmonaire par l'intermédiaire d'un cathéter central.

Bilan biologique

Les examens biologiques comprennent :
- l'ionogramme sanguin et urinaire, l'urée, la créatininémie, la glycémie, la protidémie ;
- l'hématocrite, l'hémoglobine ;
- l'osmolarité plasmatique et urinaire.

En pathologie, ces examens permettent de définir des troubles de l'hydratation : déshydratation extra-cellulaire ou intra-cellulaire, hyperhydratation extra-cellulaire ou intra-cellulaire.

Le métabolisme des électrolytes

Métabolisme du sodium

Répartition

Le sodium (Na^+) contenu dans l'organisme représente environ 60 mmol/kg. Il est essentiellement situé dans le secteur extra-cellulaire (61 %), se partageant entre le milieu interstitiel (49 %) et le milieu plasmatique (12 %). Le sodium intra-cellulaire ne représente que 5 % du sodium de l'organisme. Une partie du sodium (70 %) est échangeable sur 24 heures. Elle permet d'atténuer les variations de la natrémie.
Le sodium est le principal cation du milieu extra-cellulaire. Bien que diffusable à travers la membrane cellulaire, il est maintenu à l'extérieur de la cellule par un transport actif qui fait sortir trois ions sodium de la cellule contre l'entrée de deux ions potassium.
La concentration plasmatique de sodium, ou natrémie, est comprise entre 138 et 142 mmol/l de plasma. Dans le secteur intra-cellulaire, la concentration est de 10 à 20 mmol/l.

Apports et besoins

Les entrées sont représentées par les apports alimentaires. Ils ne sont pas corrélés aux besoins mais dépendent des habitudes alimentaires. Dans les pays occidentaux, ils sont d'environ 150 à 200 mmol/24 heures (soit 9 à 12 g). Les besoins physiologiques sont de l'ordre de 10 mmol/24 heures, si bien que le sel apporté par l'alimentation est toujours suffisant pour compenser les pertes. L'absorption du sodium se fait au niveau intestinal.

Sorties

Les sorties sont principalement rénales. L'élimination urinaire du sodium est précisément régulée et s'adapte exactement aux apports. En cas de régime sans sel strict, elle peut devenir quasi nulle ; elle augmente quand les apports augmentent de façon à maintenir un bilan sodé nul.
L'excrétion urinaire de sodium est comprise entre 150 et 200 mmol/24 heures.
Les pertes extra-rénales sont accessoires, elles sont peu ou pas régulées.
Dans la sueur, les pertes sont faibles (sauf transpiration importante).
Les pertes digestives sont également très faibles (10 à 20 mmol/24 heures). Par contre, elles peuvent devenir importantes en cas de pathologie digestive (diarrhée, fistule digestive).

Rôle

Le sodium est la principale substance osmotiquement active dans le milieu extra-cellulaire. C'est le déterminant majeur du volume du milieu extra-cellulaire.
La natrémie n'est pas le reflet du pool sodé de l'organisme dont elle ne représente que 12 %. Elle reflète en revanche le pouvoir osmotique du liquide extra-cellulaire et conditionne ainsi le degré d'hydratation intra-cellulaire.
Le sodium joue aussi un rôle dans les phénomènes métaboliques et enzymatiques à l'échelon cellulaire et dans le maintien des potentiels des membranes cellulaires.

Métabolisme du potassium

Répartition

Le contenu de potassium (K^+) de l'organisme est de 50 mmol/kg de poids, 80 % du potassium est échangeable en 24 heures. La majeure partie du potassium est contenue dans les muscles, le reste se situe dans le foie et les hématies. Le potassium est le principal cation du milieu intra-cellulaire (90 %) où il se trouve sous forme ionisée ou liée aux protéines. Le milieu extra-cellulaire n'en contient que 2 %. Le potassium est maintenu à l'intérieur de la cellule grâce à un transport actif qui fait entrer deux ions de potassium contre la sortie de trois ions sodium.
Dans la cellule, le potassium a une concentration de 120 mmol/l en moyenne, contre 4 mmol/l dans le milieu extra-cellulaire. La concentration plasmatique en potassium, ou kaliémie, varie entre 3,8 et 5 mmol/l. Elle ne représente qu'une faible partie du pool potassique. Cependant, elle peut être faussement élevée par une erreur de prélèvement (garrot, hémolyse). Elle peut aussi varier sans modification du bilan potassique, car de nombreux paramètres modifient la répartition du potassium entre les milieux extra-cellulaire et intra-cellulaire. L'acidose, le catabolisme protidique, la lyse cellulaire et l'hémolyse entraînent un passage du secteur intra-cellulaire vers le secteur extra-cellulaire. À l'inverse, l'alcalose et l'insuline tendent à faire entrer le potassium dans les cellules.

Apports et besoins

Les apports sont alimentaires, fournis par les légumes, la viande et les fruits frais ou secs. Ils représentent environ 50 à 150 mmol/24 heures. L'absorption digestive du potassium est quasi complète.

Sorties

Les sorties sont principalement rénales (90 %) et sont régulées de façon précise.
Le rein assure une excrétion identique aux entrées, réalisant un bilan potassique nul. Le potassium filtré par les glomérules est réabsorbé à 90 %. Le tube contourné proximal en réabsorbe 70 % et l'anse de Henlé, 20 %. La régulation se fait à la partie distale du néphron, au niveau du tube contourné distal et du tube collecteur, sous l'effet de l'aldostérone et de la kaliémie. La sécrétion tubulaire du potassium est augmentée par l'aldostérone qui augmente la kaliurèse. L'hyperkaliémie, indépendamment de l'aldostérone, augmente la sécrétion tubulaire de potassium. L'excrétion urinaire de potassium est de l'ordre de 50 à 100 mmol/24 heures.
Les sorties extrarénales, digestives et cutanées, ne sont pas régulées. Les pertes fécales sont négligeables, elles représentent 5 à 10 % du potassium ingéré, mais peuvent augmenter dans certaines conditions pathologiques.

Régulation

La régulation essentielle du bilan potassique est assurée par le rein. (*cf.* paragraphe « Équilibre hydro-électrolytique »).
En situation aiguë, pour éviter une variation importante de la kaliémie (surtout une hyper-), un déplacement des ions K^+ du secteur extra-cellulaire vers le secteur intra-cellulaire se produit, sous contrôle hormonal, essentiellement par sécrétion d'insuline.
Les variations de pH jouent un rôle puisque l'acidose entraîne une hyperkaliémie et l'alcalose une hypokaliémie.

Rôle

Le potassium est essentiellement situé dans les cellules. Il assure le maintien de la pression osmotique intra-cellulaire, régissant les mouvements d'eau à travers la membrane cellulaire.

Le rapport potassium intra-cellulaire/potassium extra-cellulaire est responsable du maintien du potentiel de repos des cellules.
Le potassium joue un rôle dans l'excitabilité neuromusculaire, dans la contraction musculaire et dans les phénomènes d'excitation, de conduction et de contractilité au niveau cardiaque, ce qui explique que les variations de la kaliémie peuvent entraîner des troubles cardiaques graves.
Il intervient enfin dans de nombreuses réactions du métabolisme cellulaire, notamment le métabolisme des glucides.

Métabolisme du calcium

Répartition

Le calcium (Ca^{2+}) de l'organisme est fixé en majorité (97 %) dans l'os sous forme de cristaux d'hydroxy-apatite. Le secteur extra-cellulaire n'en contient que 25 mmol. Une faible portion du calcium osseux est échangeable sur 24 heures avec le milieu extra-cellulaire, en particulier le plasma, permettant le maintien de la calcémie.
La concentration plasmatique de calcium, ou calcémie, est comprise entre 2,1 et 2,6 mmol/l. Elle représente trois fractions de calcium : 40 % liés aux protéines, 5 à 10 % complexés à des anions (phosphates, bicarbonates) et 50 % sous forme ionisée. Le calcium ionisé est la seule forme physiologiquement active.
La régulation de la calcémie dépend de trois facteurs : l'absorption intestinale du calcium alimentaire, l'excrétion urinaire du calcium et la résultante de la formation et de la résorption osseuse. Cette régulation est sous la dépendance de deux systèmes hormonaux interdépendants :

- la parathormone (PTH), sécrétée par les glandes parathyroïdes, dont l'action est d'augmenter la calcémie par activation des ostéoclastes (d'où libération osseuse de calcium), augmentation de la réabsorption rénale du calcium et augmente la formation de la forme active de la vitamine D (en 1-25OH D3) au niveau rénal ;
- la vitamine D, dont la forme active est la 1-25OH D3, augmente l'absorption intestinale du calcium.

Apports et besoins

Les apports externes de calcium sont alimentaires, fournis par le lait et les produits laitiers. Seuls 25 à 30 % du calcium ingéré sont absorbés par le tube digestif. L'absorption digestive est augmentée par la vitamine D, l'acidité gastrique et l'hormone parathyroïdienne (PTH). Elle est diminuée, entre autres, par un transit rapide, l'alcalinité et les corticoïdes.
Les besoins de l'organisme sont, chez l'adulte, de 1 g de calcium par jour. Ils sont plus importants chez l'enfant, en raison de la croissance osseuse, et chez la femme enceinte.

Sorties

L'élimination du calcium se fait par l'urine et les selles.
Seule la fraction ionisée du calcium est filtrée par les glomérules. Le tube contourné proximal réabsorbe environ 70 % du calcium filtré, le tube contourné distal et le tube collecteur, environ 10 %. L'excrétion urinaire ne représente que 1 à 3 % de la fraction filtrée. La régulation de l'excrétion rénale du calcium est sous la dépendance de deux hormones, la PTH et la calcitonine.

La PTH stimule la réabsorption du calcium, elle agit au niveau de la branche ascendante de l'anse de Hené et du tube collecteur. La calcitonine stimule aussi la réabsorption du calcium, son action s'effectue au niveau de l'anse de Henlé et du tube contourné distal.
L'excrétion urinaire de calcium est comprise entre 2 et 7 mmol/24 heures.

Flux osseux du calcium

L'os est le siège de phénomènes de formation et de résorption osseuse permanent. Pendant la croissance, la formation osseuse prédomine. À l'âge adulte, la formation osseuse est en équilibre avec la résorption. Chez le sujet âgé, la résorption est prédominante.
Trois hormones influencent la formation et la résorption osseuse : la PTH et la vitamine D stimulent la résorption osseuse et favorisent la libération du calcium. La calcitonine inhibe la résorption osseuse et a un effet hypocalcémiant.

Rôle

Le calcium participe à la rigidité du squelette osseux ainsi qu'à la minéralisation dentaire.
Il intervient également dans les phénomènes d'excitabilité neuromusculaire, dans la contraction cardiaque et dans la coagulation sanguine.

Métabolisme du phosphore

Répartition

Le phosphore de l'organisme est principalement situé dans l'os (70 %). Le reste est présent dans tous les tissus.
Le phosphore plasmatique existe sous deux formes : une forme organique et une forme minérale. La concentration plasmatique en phosphore, ou phosphorémie, est comprise entre 0,8 et 1,4 mmol/l.

Apports et besoins

Les apports sont fournis par l'alimentation, notamment le lait, les viandes, les céréales et les œufs. Seule une partie du phosphore ingéré (50 à 70 %) est absorbée. L'absorption se fait au niveau du jéjunum sous la dépendance de la vitamine D.
Les besoins en phosphore sont de 600 mg par jour, ils sont augmentés chez la femme enceinte.

Sorties

L'élimination de phosphore se fait par les urines et les selles. Au niveau rénal, 90% du phosphore est réabsorbé par le tube contourné proximal. Le phosphore est une substance seuil, c'est-à-dire qu'elle n'apparaît dans les urines qu'à partir d'un taux plasmatique supérieur à 1 mmol/l. Le principal facteur de régulation rénale du phosphore est la PTH qui diminue sa réabsorption tubulaire. L'élimination urinaire de phosphore est d'environ 30 mmol/24 heures.

Rôle

Le phosphore est un composant structurel et fonctionnel de la cellule. Il joue un rôle majeur dans le métabolisme cellulaire car il entre dans la composition de nombreux composés phosphorés : adénosine mono-, di- et triphosphorique.

Focus

Implications anesthésiques

En pré-opératoire, il apparaît fondamental de dépister et de traiter les éventuels désordres hydro-électrolytiques des patients, car ils sont source de complications per- et post-opératoires, notamment cardio-vasculaires.
La déshydratation, en conduisant à une hypovolémie, est responsable d'une baisse du débit cardiaque qui peut entraîner de sévères hypotensions artérielles per-opératoires, notamment après l'induction anesthésique. Le bas débit per-opératoire est source de complications post-opératoires, notamment cardiaques (infarctus, ischémie), rénales (insuffisance rénale), mais aussi hépatiques, intestinales et neurologiques.
Au niveau ionique, toute modification de la kaliémie et de la calcémie risque d'entraîner des troubles du rythme ou de la conduction myocardique.
D'autre part, certaines chirurgies, que vous apprendrez au cours de vos études, sont à haut risque de troubles hydro-électrolytiques post-opératoires : il s'agit notamment de la chirurgie thyroïdienne (hypocalcémie par hypoparathyroïdie), hypophysaire (diabète insipide neurogénique par déficit en ADH), digestive lourde (pertes hydro-électrolytiques), etc. Il faudra donc connaître ces particularités pour dépister et prévenir ces éventuelles complications.
Voilà pourquoi il est important de connaître la physiologie, car cela vous permettra de comprendre le mécanisme de survenue du trouble hydro-électrolytique, ce qui est essentiel pour comprendre et adopter la bonne thérapeutique.

S'ENTRAÎNER

QUESTION 1

Répondez par vrai ou par faux aux propositions suivantes.

a. Les reins sont des organes intra-péritonéaux ☐ Vrai ☐ Faux
b. Les reins sont en contact avec les dernières côtes ☐ Vrai ☐ Faux
c. Les reins pèsent 500 g chacun ☐ Vrai ☐ Faux
d. La corticale est la partie interne du rein ☐ Vrai ☐ Faux

QUESTION 2

Entourez la (ou les) bonne(s) réponse(s).
L'aldostérone est sécrétée en réponse à :

a. une augmentation de la pression artérielle
b. une diminution du volume sanguin
c. une augmentation de la concentration sanguine de calcium
d. une augmentation de la concentration sanguine de sodium
e. une augmentation de la quantité d'eau

QUESTION 3

Répondez par vrai ou par faux aux propositions suivantes.

a. La baisse du pH stimule la ventilation alvéolaire ☐ Vrai ☐ Faux
b. La baisse du pH augmente la $PaCO_2$ ☐ Vrai ☐ Faux
c. Le sodium se trouve majoritairement dans le secteur extra-cellulaire ☐ Vrai ☐ Faux
d. La valeur normale du potassium est de 6 mEq/l ☐ Vrai ☐ Faux

QUESTION 4

Entourez la (ou les) bonne(s) réponse(s).
Le débit de filtration glomérulaire correspond à :
a. la vitesse à laquelle la vessie se remplit
b. la quantité de filtrat formé dans les deux reins par minute
c. la quantité de filtrat qui est réabsorbé par les tubules collecteurs
d. la quantité de sang acheminée jusqu'au rein par minute
e. la quantité d'urine formée à l'heure

QUESTION 5

Définissez le débit sanguin rénal et donnez sa valeur.

QUESTION 6

Expliquez précisément le rôle de l'aldostérone dans l'élimination rénale du sodium.

QUESTION 7

Définissez le néphron et citez ses principales composantes.

QUESTION 8

Citez les différents compartiments répartissant l'eau dans l'organisme. Expliquez leur composition et leur rôle dans l'équilibre hydrique de l'organisme.

QUESTION 9

Citez les valeurs normales d'un gaz du sang.

QUESTION 10

Cas clinique
Ce matin, Mme A est admise aux urgences pour un malaise à domicile. Âgée de 38 ans, Mme A déclare plusieurs antécédents :

- 2 grossesses, 2 accouchements sans particularités ;
- une hypertension artérielle non traitée ;
- une insuffisance rénale terminale nécessitant une dialyse 3 fois/semaine (elle est porteuse d'une fistule artério-veineuse au bras gauche).

Poids = 68 kg ; taille : 1 m 70.
Bilan sanguin : Hb = 10 g/dl, augmentation de l'urée et de la créatinine, hyperkaliémie, hyponatrémie, perturbations phosphocalciques (↑ phosphore et ↓ calcémie).
Après une échographie abdominale et un bilan complet, Mme A souffre d'une grossesse extra-utérine. Elle doit être opérée en urgence.
1. Définissez ce qu'est l'insuffisance rénale chronique et citez les signes principaux de cette pathologie.
2. Expliquez les éléments indispensables (en lien avec son insuffisance rénale) qui doivent figurer dans le dossier de Mme A avant sa prise en charge au bloc opératoire.

ÉLÉMENTS DE RÉPONSE

Recherchez les éléments de réponses manquants dans le chapitre que vous venez de terminer. Cette démarche augmentera vos capacités de mémorisation et votre préparation au concours.

QUESTION 1

a. Faux ; **b.** Vrai ; **c.** Faux ; **d.** Faux.

QUESTION 2

....

....

QUESTION 3

a. Vrai ; **b.** Faux ; **c.** Vrai ; **d.** Faux.

QUESTION 4

b.

QUESTION 5

....

....

QUESTION 6

L'aldostérone est un minéralo-corticoïde sécrétée par la corticosurrénale. Elle agit en augmentant la réabsorption de sodium contre la sécrétion de potassium et d'ions H^+ ; sa sécrétion est stimulée en cas d'hyponatrémie ou d'hypovolémie par l'intermédiaire de l'angiotensine II (système rénine angiotensine).

QUESTION 7

Le néphron est l'unité fonctionnelle du rein ; il est composé du glomérule, du tube contourné proximal, de l'anse de Henlé, du tube contourné distal et du tube collecteur.

QUESTION 8

Compartiments intra-cellulaire et extra-cellulaire (= intra-vasculaire et interstitiel).

....

....

QUESTION 9

....

....

QUESTION 10

1. L'insuffisance rénale chronique est due à une chute chronique et permanente du débit de filtration glomérulaire entraînant une accumulation de déchets azotés dans l'organisme.
Elle est dite fonctionnelle (c'est-à-dire prérénale) lorsqu'elle est essentiellement due à une baisse de la perfusion rénale par baisse du débit cardiaque (débit rénal = 25 % du débit cardiaque) ou vasoconstriction.

Signes diagnostiques :

- asthénie ;
- prise de poids, œdèmes périphériques, dyspnée, signes d'OAP, péricardite par inflation hydrosodée ;
- baisse de la diurèse ± oligurie ;
- signes biologiques du Ionogramme : (augmentation de l'urée et de la créatinine, hyperkaliémie, hyponatrémie, perturbations phosphocalciques (phosphore et calcémie).

2. Détaillez :

- surveillance fistule ;
- bilan clinique : TA, SpO_2, poids habituel et actuel (après dialyse), diurèse résiduelle, date dernière dialyse ;
- voir si nécessité :
  - réhydratation hydro-électrolytique en lien avec hyper-K^+ et hypo-NA^-,
  - transfusion pré-opératoire ;
- bilan coagulation sanguine et transfusionnel avec RAI de moins de 3 jours ;
- faire ECG et gaz du sang.

Testez-vous

1. Citez les différentes fonctions digestives, en fonction des organes concernés

2. Cochez la bonne réponse : vrai ou faux

La prothrombine :

a. La prothrombine n'est pas produite par le foie ☐ Vrai ☐ Faux

b. Le taux de prothrombine est abaissé en cas d'insuffisance hépato-cellulaire ☐ Vrai ☐ Faux

c. Le taux de prothrombine est augmenté en cas de déficit de vitamine K ☐ Vrai ☐ Faux

d. La valeur du taux prothrombine est donnée en g/l ☐ Vrai ☐ Faux

e. Le taux de prothrombine explore les facteurs II, V, VII et X ☐ Vrai ☐ Faux

3. Entourez la bonne réponse

Parmi les organes suivants, deux sont extra-péritonéaux :

a. Estomac
b. Iléon
c. Foie
d. Côlon
e. Pancréas

4. Entourez la (ou les) bonne(s) réponse(s)

Les muqueuses tapissant les différents organes digestifs sont :

a. l'adventice
b. la musculeuse
c. la sous-muqueuse
d. la musculaire muqueuse
e. la muqueuse

5. Entourez la (ou les) bonne(s) réponse(s)

La sécrétion de la bile est assurée par :

a. l'estomac
b. le foie
c. les îlots de Langerhans
d. le duodénum
e. la vésicule biliaire

Réponses

1. Le tube digestif est composé de cinq organes principaux : bouche (fonctions : mastication, insalivation), œsophage (fonctions : transport des aliments), estomac (fonctions : activité motrice et sécrétoire), intestin grêle et côlon (fonctions : transit du bol alimentaire et absorption des nutriments), rectum (fonction : défécation).

2. a. Faux ; b. Vrai ; c. Faux ; d. Faux ; e. Vrai

3. c. ; d. ; e.

4. b. ; c. ; d. ; e.

5. b.

CHAPITRE 11

La fonction digestive, hépatique et métabolismes[10]

Objectifs d'apprentissage
- Décrire l'anatomie du système digestif et du foie.
- Repérer les grandes fonctions du tube digestif et les mécanismes d'absorption.
- Énumérer les examens permettant d'évaluer la fonction hépatique et donner leurs valeurs.
- Définir le métabolisme de base.
- Identifier les besoins de l'organisme en hydrates de carbone, en lipides et en protides.

SAVOIRS

Le système digestif

Généralités

Le système digestif est l'ensemble des organes dont la fonction est la transformation et l'assimilation des aliments. Il comprend donc un conduit, le tube digestif, ouvert à ses deux extrémités (la bouche et le canal anal) et des annexes : les dents, les glandes salivaires, le foie et le pancréas (figure 11.1).

Le tube digestif chemine donc dans trois régions distinctes : cervicale, thoracique et abdominale. L'abdomen est la partie inférieure du tronc et comprend deux parties qui communiquent largement entre elles : la cavité abdominale proprement dite et le petit bassin ou pelvis, qui contient le rectum et le canal anal, mais aussi le bas appareil urinaire ainsi que les organes génitaux internes.

D'un point de vue topographique, la cavité abdominale est divisée en deux étages par le côlon transverse et son méso : l'étage sus-mésocolique (recouvert par le grand épiploon) et l'étage sous-mésocolique.

Sa fonction principale est la digestion, c'est-à-dire l'absorption et l'assimilation des aliments pour les transformer en molécules assimilables.

L'appareil digestif regroupe plusieurs fonctions. Il associe :
- des **phénomènes moteurs** : de la déglutition à la mobilité du tube digestif, chargées d'assurer la progression du bol alimentaire puis digestif ;
- des **phénomènes sécrétoires** multiples dont le but est de fragmenter et dégrader les aliments afin d'en assurer la métamorphose et de faciliter l'absorption.

10 Auteur : Thierry Hérail.

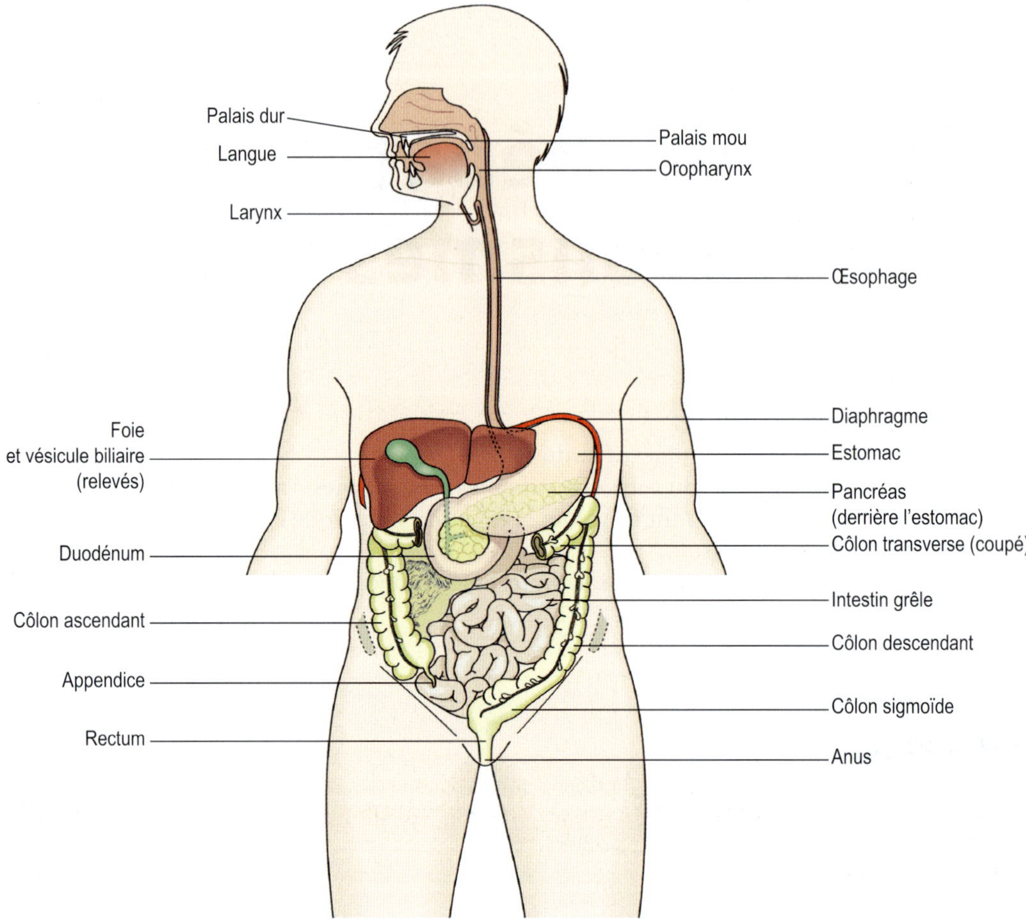

FIGURE 11.1. Anatomie générale.

Grant A, Waugh A. Ross et Wilson. Anatomie et physiologie normales et pathologiques. 11e édition. Paris : Elsevier Masson ; 2011.

L'objectif général est de permettre l'utilisation des éléments produits par les cellules. Il s'agit à la fois de produire de l'énergie nécessaire au bon fonctionnement général de l'organisme et de construire de la matière vivante pour reconstituer les éléments de fonctionnement.

L'ensemble du tube digestif intra-abdominal est entouré de **péritoine** : c'est une membrane séreuse, à deux feuillets. Le feuillet pariétal tapisse les parois de l'abdomen, le feuillet viscéral enveloppe chaque organe abdominal. Les deux feuillets s'accolent pour créer les **mésos** et les **épiploons**, mais ils ne sont pas en contact (contrairement aux feuillets du péricarde ou de la plèvre).

Les méso unissent les organes à la paroi abdominale et les maintiennent en suspension. Ils contiennent les paquets vasculo-nerveux de chaque organe concerné.

Les épiploons sont des replis péritonéaux tendus entre deux organes péritonéaux, mais sans les fixer : le petit épiploon (entre l'estomac, le duodénum et le foie) et le grand épiploon (« tablier péritonéal »).

Les rôles du péritoine sont d'assurer le soutien, la protection et la libre mobilité des organes sans frottement, d'être une barrière à l'extension d'une infection dans la cavité péritonéale et enfin d'être le support des vaisseaux sanguins, des lymphatiques et des nerfs.

Le péritoine définit un certain nombre de régions :

- organes intra-péritonéaux (tapissés sur toutes les faces par le péritoine) : estomac, jéjunum, iléon, côlon transverse ;
- organes partiellement extra-péritonéaux car péritonisés sur une seule face (tapissés sur une seule des faces par le péritoine) : foie, pancréas, duodénum, côlon droit et gauche ;
- organes rétro-péritonéaux : rein.

Les organes digestifs sont directement irrigués par des branches de l'aorte.
La fonction principale du système digestif est donc la digestion, c'est-à-dire l'absorption et l'assimilation des aliments pour les transformer en molécules assimilables et utilisables pour couvrir les besoins énergétiques. Pour ce faire, il associe :

- des **phénomènes moteurs** : de la déglutition à la mobilité du tube digestif, permettant d'assurer la progression du bol alimentaire puis digestif ;
- des **phénomènes sécrétoires** multiples dont le but est de fragmenter et dégrader les aliments afin d'en assurer la transformation et de faciliter l'absorption.

La cavité buccale

Anatomie

Zone d'ingestion des aliments et premier élément du tube digestif, la bouche est une cavité, entièrement tapissée de muqueuse, qui s'étend des lèvres à l'orifice oro-pharyngé, pour s'ouvrir en avant vers l'extérieur par l'orifice labial et en arrière vers le pharynx. Elle est limitée latéralement par les joues ; en haut par le palais osseux ou palais dur (qui sépare la cavité buccale des fosses nasales) et du palais mou ou palais membraneux ou voile du palais ; en bas, par le plancher de la bouche dans la concavité de l'arche mandibulaire, sur lequel repose la langue.
La langue est une masse musculaire, mobile, formée de muscles dont les deux points d'appui osseux sont la mandibule en avant et l'os hyoïde plus en arrière. Elle est recouverte d'une muqueuse très riche en papilles gustatives et en appareils sensoriels. Son rôle dans la mastication, la déglutition et la phonation est essentiel.
Trente-deux dents (chez l'adulte) sont implantées sur les maxillaires inférieurs et supérieurs.
Trois glandes salivaires (la parotide, la sous-maxillaire et la sub-linguale) sécrètent la salive.

Physiologie

Les aliments mis en bouche doivent être mâchés par les dents et mastiqués pendant qu'ils sont mélangés avec la salive. Ce passage dans la cavité buccale a donc une double fonction : permettre la pénétration des aliments dans l'organisme et les préparer à la digestion. Pour cela, la mastication et l'insalivation sont deux processus, respectivement mécanique et chimique, incontournables :

- **la mastication** est possible grâce aux dents, aux mâchoires et aux muscles masticateurs (mylo-hyoïdiens, génio-hyoïdiens, digastriques, temporaux, ptérygoïdiens et masséters) Le fractionnement des aliments et leur amalgame permet leur transformation en une masse pâteuse : le bol alimentaire ;
- **l'insalivation** est possible grâce à la salive, produite par les glandes salivaires à hauteur de 0,5 à 1,5 l par jour. Elle est formée à 99 % d'eau, de sels minéraux et d'une enzyme : la ptyaline, amylase permettant la digestion des sucres. La sécrétion salivaire est dépendante de l'innervation sympathique/parasympathique dont les stimuli sont l'odeur et le goût des aliments, la mastication ainsi que des réflexes conditionnés (*cf.* réflexe de Pavlov : par exemple, la mise en place des couverts sur la table).

La salive permet aussi d'humidifier la muqueuse buccale et faciliter la déglutition (sécrétion de mucines, lubrifiant les aliments) tout en débutant la digestion. Elle joue un rôle essentiel dans l'hygiène bucco-dentaire et les défenses immunitaires (présence d'immunoglobuline A et de lysozymes).

Le pharynx

Anatomie

Carrefour commun aux voies aériennes et digestives, il s'étend de la base du crâne à C6 et communique largement avec les fosses nasales, la cavité buccale, le larynx et se poursuit en bas par l'œsophage. Il a la forme d'une gouttière verticale d'une longueur de 15 cm et d'un calibre de 2 à 5 cm. Anatomiquement, on distingue trois zones : le rhino-pharynx (ou cavum) situé au-dessus du voile du palais, l'oropharynx entre le voile du palais et l'os hyoïde, le laryngopharynx ou hypopharynx de l'os hyoïde à l'œsophage et qui vient « entouré » le larynx. Il est formé de muscles (striés) constricteur et élévateur.

À la jonction entre le pharynx et la partie supérieure de l'œsophage, zone la plus étroite pour le passage des aliments, se trouve le sphincter supérieur de l'œsophage (SSO) formé par les fibres musculaires striées du muscle crico-pharyngien et du muscle constricteur inférieur du pharynx. En dehors des déglutitions, il demeure fermé en permanence et prévient ainsi l'entrée d'air dans l'œsophage lors des inspirations.

Physiologie

Lorsque le bolus alimentaire, projeté volontairement en arrière par la contraction linguale, touche la paroi postérieure du pharynx ou le voile du palais, il induit une **déglutition** qui se caractérise par :

- une contraction des muscles pharyngiens permettant la progression des aliments ;
- une fermeture des voies aériennes (élévation du voile du palais = fermeture des fosses nasales ; ascension du larynx et abaissement de l'épiglotte sur l'orifice laryngé = fermeture du larynx) associée à une suspension de la respiration permettant d'éviter les fausses routes ;
- l'ouverture du SSO.

La déglutition ne dure qu'1 seconde, dont 0,7 seconde pour la traversée du SSO.

La déglutition est un acte réflexe, transmis des centres nerveux bulbaire (près des centres respiratoires) par le nerf pneumogastrique.

L'œsophage

Anatomie

L'œsophage est un tube musculaire d'environ 25 cm, reliant le pharynx et l'estomac. Il a un trajet cervical (5 à 6 cm) puis thoracique (16 à 18 cm) et enfin abdominal (3 cm) après avoir traversé le diaphragme au niveau de la dixième vertèbre dorsale ; il est séparé du rachis par l'aorte. Il assure le transport des aliments de la bouche à l'estomac.

Il possède un sphincter à chaque extrémité : le SSO (vu précédemment) et le sphincter inférieur de l'œsophage (SIO) : le SIO, au niveau du cardia (ou jonction gastro-œsophagienne), est formé d'un élément externe anatomique correspondant aux piliers du diaphragme et d'une composante interne (le sphincter proprement dit) correspondant à un épaississement de 3–4 cm de la couche musculaire (lisse) de la paroi œsophagienne. Il est fermé en permanence en dehors de la déglutition, jouant ainsi un rôle majeur dans la prévention des reflux gastro-œsophagiens.

L'œsophage est composé de cinq couches tissulaires. De l'extérieur vers l'intérieur ces couches sont : l'adventice, la musculeuse, la sous-muqueuse, la musculaire muqueuse et la muqueuse. La présence de fibres musculaire et élastiques assure la fonction motrice du bol alimentaire vers l'estomac.
Il est vascularisé par les artères œsophagiennes (branches directes de l'aorte thoracique) et par les artères phréniques antérieures et gastrique gauche (issues de l'artère cœliaque).
Il est innervé par le système parasympathique (nerf pneumogastrique ou vague) et par le système sympathique.

Physiologie

L'arrivée du bol alimentaire dans l'œsophage induit :

- la fermeture du SSO (évite le reflux) ;
- la propagation d'une onde contractile péristaltique le long de l'œsophage ;
- la relaxation du SIO pendant toute la durée de la déglutition.

Le transit demande 9 secondes.
L'ensemble de ces phénomènes est réflexe (centre de la déglutition - nerf vague), contrairement au temps buccal qui est volontaire.

L'estomac

Anatomie

L'estomac est une poche musculaire (en forme de J) située sous la coupole diaphragmatique gauche (figure 11.2). Il est relié, en haut, à l'œsophage par le cardia (sphincter supérieur), et en bas, au duodénum par le pylore (sphincter inférieur). Ses dimensions sont en moyenne de 20–25 cm de hauteur pour 10–12 cm de largeur avec une capacité de 1 à 1,5 litre.
Sa paroi est essentiellement musculaire, enveloppée par le péritoine.
Il se subdivise en **trois zones anatomiques :** le fundus (ou grosse tubérosité) suivi du corps puis de l'antre, et en **deux zones fonctionnelles :**

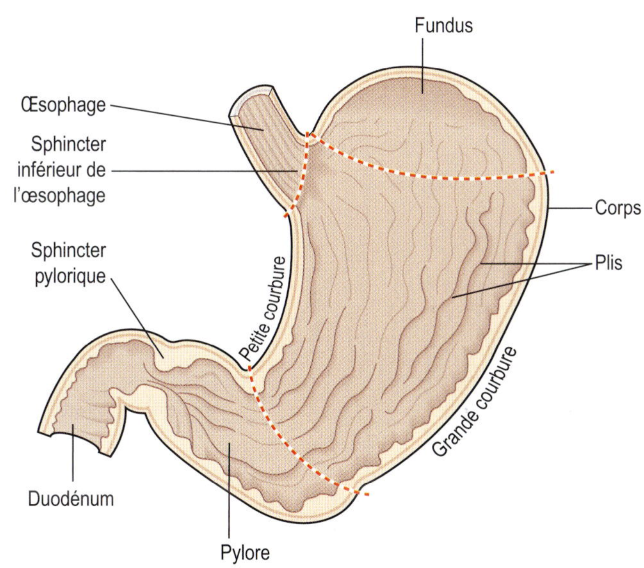

FIGURE 11.2. Coupe longitudinale de l'estomac.

Grant A, Waugh A. Ross et Wilson. Anatomie et physiologie normales et pathologiques. 11e édition. Paris : Elsevier Masson ; 2011.

- la partie proximale de l'estomac : formée par le fundus et le corps, elle représente la zone de réception et de réservoir pour les aliments (par relaxation musculaire), ainsi que la vidange des liquides. C'est aussi la zone principale de la sécrétion de l'estomac : mucus, HCO^{3-}, HCl, et enzymes telles que le pepsinogène ;
- la partie distale de l'estomac : formée par l'antre, elle présente une activité motrice importante permettant le mélange des aliments, le broyage des particules et le contrôle de la vidange dans le duodénum. La sécrétion est moins importante : du mucus, des HCO^{3-} et des hormones telles que la gastrine.

Comme l'œsophage, il comporte cinq couches tissulaires : l'adventice, la musculeuse, la sous-muqueuse (très richement vascularisée), la musculaire muqueuse (très développée) et la muqueuse. L'épithélium de surface de la muqueuse s'invagine pour former des cavités au fond desquelles se trouvent les glandes gastriques, permettant une double sécrétion :

- exocrine : c'est le suc gastrique qui agit *in situ* ;
- endocrine : c'est essentiellement la gastrine, hormone déversée dans le sang.

Il est vascularisé par les artères gastriques, toutes originaires du tronc cœliaque : artère coronaire stomachique (la plus importante), artères gastro-épiploïques et artère polaire supérieure de la rate. Les veines (coronaire stomachique pour la principale) se jettent dans la veine porte.
Il est innervé à la fois par le système sympathique (nerfs splanchniques) et par le système parasympathique (nerf pneumogastrique) permettant de contrôler l'activité des cellules pacemaker.

Physiologie

Les fonctions physiologiques dévolues à l'estomac (figure 11.3) sont :

- un rôle de réservoir qui donne le temps au suc gastrique d'agir, mais surtout de permettre la délivrance des nutriments à l'intestin grêle de manière régulée pour optimiser leur absorption ;
- un rôle d'action chimique par les pepsines, grâce aux sécrétions gastriques ;
- un rôle mécanique de brassage grâce à la mobilité gastrique, destinée à transformer le bol alimentaire en une bouille liquide (combiné à l'action des sucs gastriques) ;

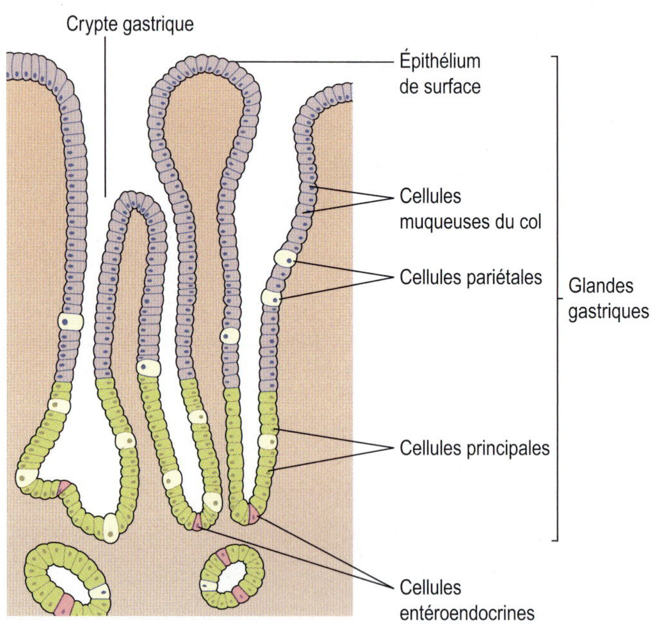

FIGURE 11.3. Structure de la muqueuse gastrique.

Grant A, Waugh A. Ross et Wilson. Anatomie et physiologie normales et pathologiques. 11e édition. Paris : Elsevier Masson ; 2011.

- un rôle de barrière, l'estomac n'intervenant pas de façon significative dans l'absorption des nutriments (sauf l'alcool), de l'eau ou de certains produits (comme les médicaments) ;
- la sécrétion d'une hormone : la gastrine, sécrétée par l'antre (cellules G) en réponse à la distension de la paroi gastrique. Elle favorise la sécrétion du suc gastrique (essentiellement HCl) et augmente les contractions antrales, favorisant ainsi la vidange gastrique par un relâchement du pylore ;
- un rôle de stérilisation du bol alimentaire : par destruction quasi totale des bactéries et champignons grâce à l'acidité gastrique, évitant ainsi diarrhée et mal-absorption par pullulation microbienne ;
- un rôle dans l'érythropoïèse par le biais du facteur intrinsèque.

L'arrivée du bol alimentaire dans l'estomac déclenche des contractions péristaltiques permanentes (par stimulation de cellules pacemaker de l'estomac distal), qui sont organisées en ondes lentes à raison de 3 à 6 par minute et d'une durée de 6 à 10 secondes. Cela permet d'assurer le broyage des aliments (action mécanique), ainsi que leur brassage avec le suc gastrique (action chimique), permettant d'aboutir à une liquéfaction plus ou moins importante du bol alimentaire puis à une vidange gastrique *via* le pylore. Le pylore se comporte comme un tamis sélectif : il est toujours plus ou moins fermé (ce qui permet le brassage des aliments), mais il peut laisser passer les liquides et les particules de taille inférieure à 2 mm.
Ainsi, la durée de séjour du bol alimentaire dans l'estomac est donc variable : de 20 minutes pour l'eau jusqu'à 4 heures pour un repas complet.

Phénomène sécrétoire : le suc gastrique

Le suc gastrique est sécrété au niveau des glandes gastriques par des cellules spécifiques situées dans tout l'estomac. Ce sont :

- les cellules à mucus ou cellules accessoires : sécrètent le mucus et des HCO^{3-} ;
- les cellules pariétales ou cellules acido-sécrétantes ou cellules bordantes : sécrètent de grandes quantités d'HCl ainsi que du facteur intrinsèque ;
- les cellules principales ou cellules zymogènes : secrètent la pepsine sous forme d'un précurseur, le pepsinogène, ainsi que de l'eau et des électrolytes ;
- les cellules ECL (*entero chromaffin like*) : secrètent de l'histamine qui stimule (action paracrine) la sécrétion d'HCl par les cellules pariétales ;
- les cellules endocrines : essentiellement représentées par les cellules G (gastrine), mais aussi les cellules D (somatostatine : inhibe la sécrétion et la motricité au niveau de l'estomac) et les cellules à ghréline (stimule la prise alimentaire).

Au niveau du fundus et du corps de l'estomac, toutes ces cellules sont retrouvées sauf les cellules à gastrine. Au niveau de l'antre, il y a de très nombreuses cellules à mucus et des cellules G. En revanche, il n'y a aucune cellule pariétale ni principale (donc pas de sécrétion d'acide ni de pepsinogène) ni de cellule à ghréine, et très peu de cellule ECL.
Le suc gastrique est un liquide incolore, visqueux, acide (pH autour de 1) dont le débit est d'environ 1,5 l/jour (dont un tiers pendant la nuit). Il est donc composé :

- d'eau, qui sert à rendre l'ensemble liquide ;
- d'une sécrétion d'acide chlorhydrique (HCl) dont le but est d'acidifier l'ensemble afin d'éliminer les bactéries et d'assurer l'environnement nécessaire à l'action des pepsines ;
- d'une sécrétion alcaline : le mucus (composée de mucine, de chlorure de sodium, de bicarbonate de sodium) qui sert à protéger la paroi gastrique de l'action acide ;
- de facteur intrinsèque (une glycoprotéine) indispensable pour l'absorption de la vitamine B12 au niveau de l'iléon. En cas de gastrectomie, la vitamine n'est pas absorbée et devra être apportée par voie intra-musculaire.
- de pepsine (enzyme protéolytique), chargée de débuter la digestion des protéines.

L'intestin grêle

L'intestin grêle est un tube cylindrique de 4 à 7 m de long chez l'adulte, en continuité de l'estomac par le sphincter pylorique (en haut) et avec le côlon par la valve iléo-caecale (en bas). Ses parois sont constituées de quatre couches tissulaires. La muqueuse est constituée de replis circulaires, de villosités et microvillosités.

L'artère mésentérique supérieure vascularise la totalité de l'intestin grêle. Le drainage veineux se fait par la veine mésentérique supérieure, qui s'unit à la veine porte.

Ses fonctions sont :

- de permettre la progression du bol alimentaire grâce au péristaltisme (par l'action de cellules pacemakers) ;
- d'achever la digestion chimique des hydrates de carbones, des protéines et des graisses par l'action des enzymes pancréatiques, des sels biliaires ainsi que d'enzymes produites par la muqueuse intestinale elle-même ;
- d'assurer l'absorption, au niveau des entérocytes, des nutriments, de l'eau, des minéraux et des vitamines ;
- de protéger l'organisme de la pénétration d'éventuels microbes survivants après le passage gastrique ;
- de sécréter des hormones : sécrétine et cholécystokinine (CCK).

Il est composé de trois parties : le duodénum, le jéjunum et l'iléon (figure 11.4). Les deux dernières parties sont mobiles, rattachées au péritoine par le mésentère.

D'un point de vue fonctionnel, l'intestin est le siège principal de l'absorption des nutriments. Le **duodénum** est une véritable chambre de mélange du chyme gastrique avec les sécrétions pancréatiques et biliaires et est le siège d'une absorption peu régulée (absorption passive par équilibration osmotique, rapide. Intéresse surtout les glucides, l'eau et les électrolytes).

Le **jéjunum** est le principal site d'absorption des nutriments (absorption des glucides, des lipides et des protides. Mouvements hydro-électrolytiques importants).

L'iléon est le siège de mécanismes d'absorption très spécifiques (vitamine B12, sels biliaires).

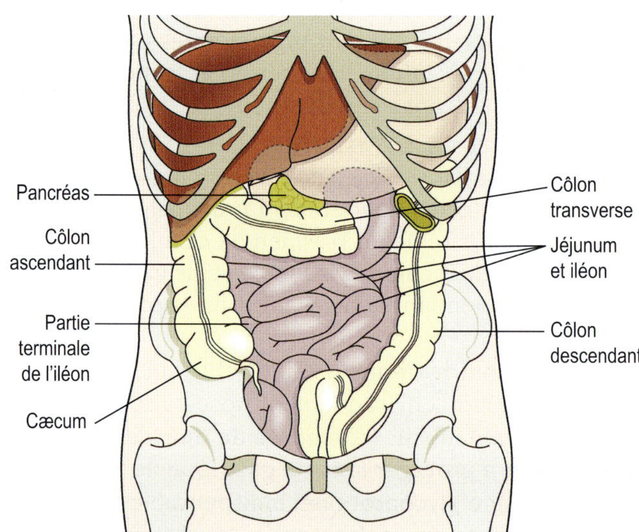

FIGURE 11.4. Anatomie du jéjunum, de l'iléon et du côlon.

Grant A, Waugh A. Ross et Wilson. Anatomie et physiologie normales et pathologiques. 11e édition. Paris : Elsevier Masson ; 2011.

Le duodénum

Le duodénum constitue la portion initiale de l'intestin grêle. C'est un organe profond, fixé, qui mesure de 20 à 30 cm de long et 3 cm de diamètre qui s'enroule autour de la tête du pancréas pour former un tout indissociable, appelé le bloc duodéno-pancréatique. Anatomiquement, il se situe en avant du rachis, de l'aorte et de la veine cave, entre les vertèbres L1 à L4.
Il compte quatre parties :

- le premier duodénum, ou D1, fait suite au pylore et constitue le bulbe du duodénum ;
- le deuxième duodénum, ou D2, reçoit l'abouchement du canal pancréatique principal (canal de Wirsung), véhiculant les sécrétions du pancréas et du cholédoque, véhiculant les sécrétions biliaires, dans une petite cavité : l'ampoule hépato-pancréatique (ampoule de Vater), en formant sur la muqueuse de D2 la papille duodénale (ou grande caroncule). Cette ampoule est entourée de fibres musculaires lisses qui jouent un rôle de sphincter (sphincter d'Oddi) empêchant un reflux du liquide duodénal vers l'ampoule ;
- le troisième duodénum, ou D3, est transversal ;
- le quatrième duodénum, ou D4, s'abouche au jéjunum.

Il est vascularisé par les arcades duodéno-pancréatiques supérieure et inférieure qui s'anastomosent entre elles. Les veines se jettent dans le tronc porte.
L'innervation est identique à celle de l'estomac : il est innervé à la fois par le système sympathique (nerfs splanchniques) et par le système parasympathique (nerf pneumogastrique).
La paroi du duodénum sécrète deux hormones lors de la digestion : la cholécystokinine (CCK) qui active la sécrétion des enzymes pancréatiques et provoque la contraction de la vésicule biliaire au début de la digestion ; et la sécrétine qui active la sécrétion hydro-électrolytique du suc pancréatique (eau et bicarbonates).

La sécrétion de suc pancréatique

Le suc pancréatique est sécrété par les cellules du pancréas exocrine organisées en glandes (90 % du pancréas), pour être déversé dans le duodénum au niveau de la papille.
La sécrétion fluctue en fonction de la prise alimentaire, variant entre 1 et 1,5 litre par 24 heures.
Il s'agit d'un liquide incolore, composé essentiellement d'eau et de bicarbonates, et très riche en enzymes. Son pH alcalin (présence d'ions bicarbonates) permet de tamponner l'acidité du suc gastrique, ce qui est essentiel pour l'activité des enzymes.
Ces enzymes sont indispensables à la digestion.
Elles permettent la digestion des lipides (lipases), des sucres (amylases) et des protéines (protéases). Les protéases (trypsine et chymotrypsine) sont sécrétées sous forme de pro-enzymes inactives (trypsinogène et chymotrypsinogène) et ne seront activées que lorsqu'elles seront libérées dans le tube digestif (pour éviter une atteinte de la glande pancréatique elle-même).
Cette sécrétion est soumise à un contrôle essentiellement hormonal par l'intermédiaire de la cholécystokinine et de la sécrétine, qui la stimulent. Le contrôle par le système parasympathique (nerf vague) est bien moins important (effet stimulant).

La sécrétion biliaire

(*cf.* chapitre 12, « Le foie et les voies biliaires »).

Le jéjuno-iléon

Il constitue les anses grêles et est situé entièrement dans l'étage sous-mésocolique. Le **jéjunum** correspond à la première moitié de l'intestin grêle, **l'iléon** à la seconde moitié, mais sans frontière précise entre eux. Long d'environ 7 m, de diamètre d'environ 3 cm, il est accroché sur toute sa longueur à la cavité abdominale profonde par un repli du péritoine : le **mésentère**. La largeur du mésentère peut atteindre une vingtaine de centimètres, laissant aux anses abdominales une mobilité importante. Il se termine à la valve iléo-caecale (anciennement valvule de Bauhin) pour s'aboucher dans le côlon.

La muqueuse du jéjunum et de l'iléon présente de très nombreux replis (les valvules conniventes), des millions de villosités couvertes de glandes (glandes de Lieberkuhn) et des amas lymphoïdes (les follicules clos) ; de telle sorte que sa surface de contact avoisine les 100 m^2, facilitant ainsi largement l'ensemble des phénomènes d'absorption.

Au niveau des villosités, on retrouve essentiellement des entérocytes (cellules absorbantes), ainsi que des cellules caliciformes (mucosécrétantes) et de rares cellules neuro-endocrines. La mobilité (le péristaltisme) de l'intestin grêle est contrôlée par le système nerveux entérique qui est autonome (cellules pacemaker de Cajal), mais modulée par l'innervation extrinsèque (sympathique et parasympathique). Ces mouvements servent, non seulement à faire progresser le bol alimentaire grâce au péristaltisme, mais surtout à mélanger le contenu intestinal et mettre celui-ci en contact avec la muqueuse intestinale pour permettre les phénomènes d'absorption. Ceci est d'autant plus facilité que le transit du bol alimentaire y est lent (3 à 4 heures).

Le côlon

Appelé aussi « gros intestin », par opposition à l'intestin grêle ou petit intestin, il s'étend de la terminaison de l'intestin grêle (angle iléo-caecal et sa valvule) dans la fosse iliaque droite, jusqu'au rectum (charnière recto-sigmoïdienne) dans la région hypogastrique (figure 11.5).

Il est relativement court (1,5 m) et plus gros (5 cm de diamètre) que l'intestin grêle.

Il décrit un cadre et occupe toute la cavité abdominale.

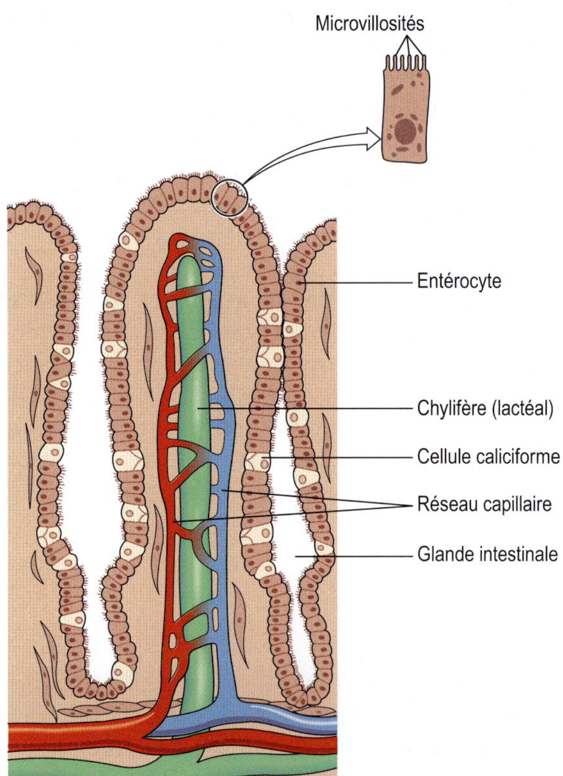

FIGURE 11.5. Structure de la muqueuse grêle.

Grant A, Waugh A. Ross et Wilson. Anatomie et physiologie normales et pathologiques. 11e édition. Paris : Elsevier Masson ; 2011.

Il comporte plusieurs parties : le caecum, le côlon ascendant, le côlon transverse, le côlon descendant et le sigmoïde (ou côlon pelvien), les côlons transverse (dans sa partie médiale) et sigmoïde étant mobiles.
De par leur vascularisation et leur fonction différentes, les parties du côlon peuvent être regroupées en :

Côlon droit

- il s'étend depuis le caecum jusqu'à la moitié droite du côlon transverse ;
- il est vascularisé par l'artère mésentérique supérieure ;
- les veines se drainent vers la veine mésentérique supérieure ;
- il joue un rôle important dans la résorption hydrique.

Côlon gauche

- il s'étend depuis la moitié gauche du côlon transverse jusqu'à la charnière recto-sigmoïdienne ;
- il est vascularisé par l'artère mésentérique inférieure ;
- les veines se drainent vers la veine mésentérique inférieure (qui, en s'anastomosant avec la veine splénique, forme le tronc spléno-mésaraïque, qui en s'unissant à la veine mésentérique supérieure, contribue à la formation de la veine porte) ;
- il joue essentiellement un rôle évacuateur et de réservoir des matières fécales.

Il est composé des mêmes quatre couches tissulaires que l'ensemble du tube digestif.
Le rôle du côlon est triple :

- un **rôle moteur** : il continue à assurer le brassage et la propulsion des résidus de la digestion. Le phénomène est possible grâce à des contractions segmentaires, sous l'action des fibres circulaires lisses de la muqueuse colique. Il y a donc brassage et pétrissage permanent du contenu intestinal ;
- un **rôle d'absorption** de l'eau et des électrolytes. Si l'iléon déverse quotidiennement 0,5 à 1,5 l d'eau au niveau du caecum, 90 % de cette eau et des électrolytes sont réabsorbés dans le côlon, de telle manière que seulement 100 à 200 ml d'eau par jour est excrétée. La réabsorption aqueuse a lieu essentiellement dans le côlon droit (cela concerne 75 % de l'eau totale réabsorbée) ;
- un **rôle de dégradation** : la flore bactérienne saprophyte (physiologique) colique dégrade les résidus alimentaires, notamment les glucides indigestibles (la cellulose, par exemple) en chaînes courtes absorbables sous forme d'acides gras, et en un mélange de gaz (méthane, CO_2, etc.) qui sera évacué par l'anus. De plus, elle synthétise la vitamine K, indispensable à la synthèse de certains facteurs de la coagulation (dit vitamine K-dépendant).

Le rectum

Le rectum constitue la partie terminale du tube digestif. Il est fixe et est situé dans le pelvis.
Il comporte deux parties : l'ampoule rectale (ou rectum pelvien, 13 cm de longueur) et le canal anal (ou rectum périnéal, 5 cm de longueur), qui est muni d'un double système sphinctérien assurant la continence anale : le sphincter interne (fibre musculaire lisse, involontaire, innervé par le plexus hypogastrique sympathique) et le sphincter externe (fibre musculaire striée, volontaire, innervé par les racines S3-S4).
Il est le lieu de phénomènes moteurs, dont l'unique but est d'éliminer les selles stockées dans le sigmoïde : c'est le phénomène de **défécation** (ou exonération). Elle intervient environ 18 à 24 heures après la prise alimentaire après un passage dans l'estomac (2 à 8 heures), dans l'intestin grêle (2 à 6 heures) et dans le côlon (12 à 14 heures).

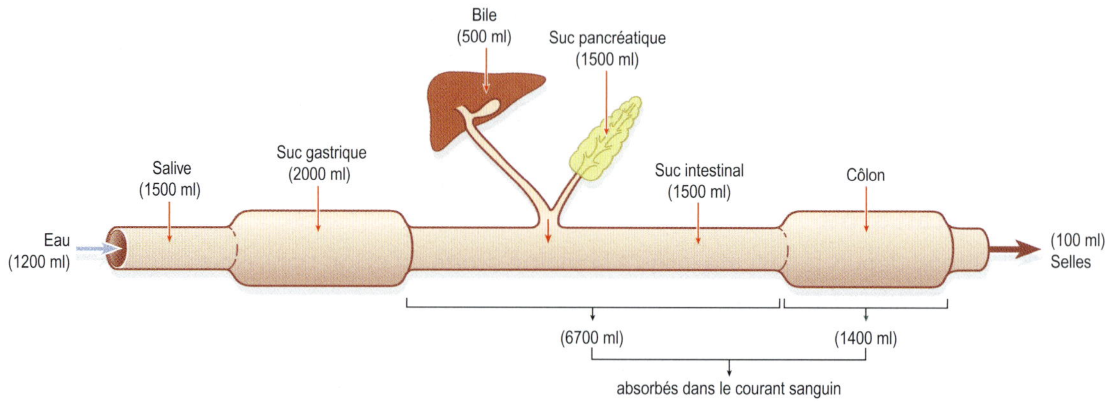

FIGURE 11.6. Volumes liquidiens digestifs.

Grant A, Waugh A. Ross et Wilson. Anatomie et physiologie normales et pathologiques. 11e édition. Paris : Elsevier Masson ; 2011.

Le phénomène de défécation est initialement déclenché par la distension de l'ampoule rectale qui entraîne un relâchement réflexe (involontaire) du sphincter interne, associé à un renforcement du tonus du sphincter externe, conduisant alors à la sensation de « besoin exonérateur fécal ». Secondairement et de manière volontaire, le relâchement du sphincter externe permettra l'évacuation proprement dite.

La vascularisation artérielle est assurée essentiellement par l'artère rectale supérieure (branche de la mésentérique inférieure), plus accessoirement par les artères rectales moyennes et inférieures et par l'artère sacrée médiane. Le drainage veineux se fait essentiellement vers la veine porte par la veine rectale supérieure (se draine dans la veine mésentérique supérieure), alors que les veines rectales moyennes et inférieures (moins importantes) se drainent dans le système cave.

Les selles sont constituées de :

- cellules épithéliales et de mucus venant de la paroi digestive ;
- fibres (finalement indigestibles) ;
- microbes (morts ou vivants) ;
- acides gras.

Au final, le tube digestif est une zone de transit qui assure à la fois la digestion d'aliments constitués et l'absorption de nutriments indispensables à la vie (figure 11.6).

Le foie et les voies biliaires

Anatomie

Situé dans l'hypochondre droit (mais débordant également dans la région épigastrique et l'hypochondre gauche), à l'étage sus-mésocolique, le foie (figure 11.7) est presque entièrement situé sous les côtes.

Le foie est un organe vital, pesant environ 2400 grammes chez l'adulte (soit le plus volumineux organe de l'organisme) pour une largeur de 28 cm, une profondeur de 16 cm et une hauteur de 8 cm. Sa surface est lisse, de couleur rouge foncé. Il est entouré d'une capsule, la capsule de Glisson, sur laquelle s'insèrent les ligaments assurant la fixation du foie (ligament phrénico-hépatique, coronaire et falciforme).

De forme globalement ovoïde, le foie présente trois faces, une face supérieure, une postérieure et une inférieure.

La face supérieure (ou crâniale) est séparée en deux parties par l'insertion du ligament falciforme (ou ligament suspenseur du foie, constitué par le repliement de deux feuillets péritonéaux, contenant

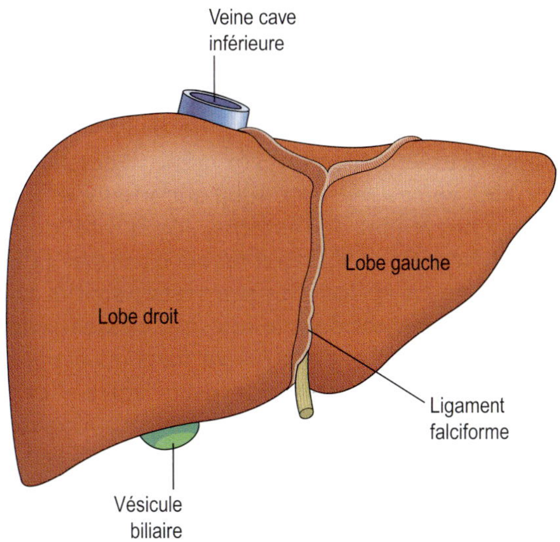

FIGURE 11.7. Vue antérieure du foie.

Grant A, Waugh A. Ross et Wilson. Anatomie et physiologie normales et pathologiques. 11e édition. Paris : Elsevier Masson ; 2011.

le ligament rond, cordon fibreux, reliquat de la veine ombilicale, qui va se fixer sur l'ombilic). Cette séparation permet de déterminer deux **lobes hépatiques**, le lobe droit (le plus volumineux) et le lobe gauche. Cette terminologie repose uniquement sur une description morphologique, mais en aucun cas fonctionnelle (à la différence des segments).

La face inférieure est marquée par une invagination, le hile hépatique. À ce niveau, **le pédicule hépatique** (veine porte, artère hépatique et canal biliaire) se divisent en deux branches : le pédicule hépatique gauche, qui vascularise le **foie gauche,** et le pédicule hépatique droit, qui vascularise le **foie droit**. Les pédicules vasculaires et biliaires se divisent ensuite dans le parenchyme hépatique pour déterminer **huit segments,** chacun étant indépendant en termes de vascularisation et de drainage biliaire. Cette segmentation du foie est cette fois fonctionnelle (analogue à la segmentation pulmonaire qui est basée sur la notion de territoires vasculaires et bronchiques), puisqu'elle repose sur la notion de territoires vasculaires et biliaires.

Le foie gauche correspond au lobe gauche (segments II et III) associé aux segments I (lobe caudé ou lobe de Spiegel) et IV (lobe carré).

Le foie droit correspond aux segments V, VI, VII, VIII.

Ainsi le segment IV apparaît « intermédiaire » : anatomiquement, il appartient au « lobe » droit, mais fonctionnellement, il fait partie du « foie » gauche, vascularisé par le pédicule hépatique gauche.

Parallèlement aux vaisseaux sanguins, le foie est parcouru par un grand nombre de canaux biliaires, constituant les voies biliaires intra-hépatiques. Ils collectent la bile et la mènent à la sortie du foie dans les deux canaux hépatiques, droit et gauche, qui se réunissent pour former le canal hépatique commun, qui prend plus loin le nom de canal cholédoque après l'abouchement du canal cystique. Le cholédoque débouche dans le duodénum (où la bile est utilisée pour la digestion) au niveau de la papille duodénale (ou grande caroncule). Ces voies biliaires constituent les voies biliaires extra-hépatiques, avec une voie principale (canal hépatique et cholédoque) et une voie accessoire (vésicule et canal cystique).

Une partie de la bile est stockée, sous forme concentrée, dans la vésicule biliaire qui est reliée au canal cholédoque par le canal cystique. La vésicule est un organe en forme de poire de 8 à 10 cm de long et de 30 à 40 ml de capacité chez l'adulte, plaquée à la face caudale (inférieure) du foie et qui se situe dans la fossette cystique.

Le foie et la vésicule sont innervés par les fibres sympathiques et parasympathique du plexus solaire (ou cœliaque), avec pour la composante parasympathique essentiellement le nerf vague.

Vascularisation hépatique

Le **débit sanguin hépatique est important**, il représente environ **1500 ml/min** chez l'adulte au repos, soit 25 % du débit cardiaque. Il est assuré par un double apport sanguin, artériel et veineux (figure 11.8). L'**artère hépatique**, branche de division du tronc cœliaque, assure 30 % du débit hépatique et apporte essentiellement l'oxygène nécessaire à cet organe. La **veine porte** est formée par la réunion des veines mésentérique supérieure et inférieure et de la veine splanchnique. Elle draine le sang provenant de l'estomac, de la rate, du pancréas et surtout de l'intestin et assure 70 % du débit hépatique. Le foie reçoit donc par la veine porte l'ensemble du sang veineux venant du tube digestif et donc les substrats nutritifs absorbés avant leur passage dans la circulation générale. En pénétrant dans le foie, ces vaisseaux se divisent jusqu'à former un très dense réseau vasculaire extrêmement fin. Arrivé dans les espaces portes, le sang se dirige vers les veines centro-lobulaires. Celles-ci s'anastomosent entre elles pour former les trois veines sus-hépatiques qui assurent le drainage veineux du foie en s'abouchant dans la veine cave inférieure. Il existe une autorégulation du débit hépatique entre l'artère hépatique et le tronc porte permettant de préserver le flux sanguin hépatique. Une diminution du débit de la veine porte entraîne une augmentation de celui de l'artère hépatique. En plus de cette régulation intrinsèque, le système nerveux autonome exerce une régulation extrinsèque : la stimulation sympathique entraîne une vasoconstriction artérielle brutale.

La résistance que le foie oppose dans le système porte est très faible, mais toute augmentation de cette résistance entraîne rapidement une **hypertension portale**. Elle se définit par une augmentation du gradient entre le système cave et le système porte de plus de 10 mmHg.

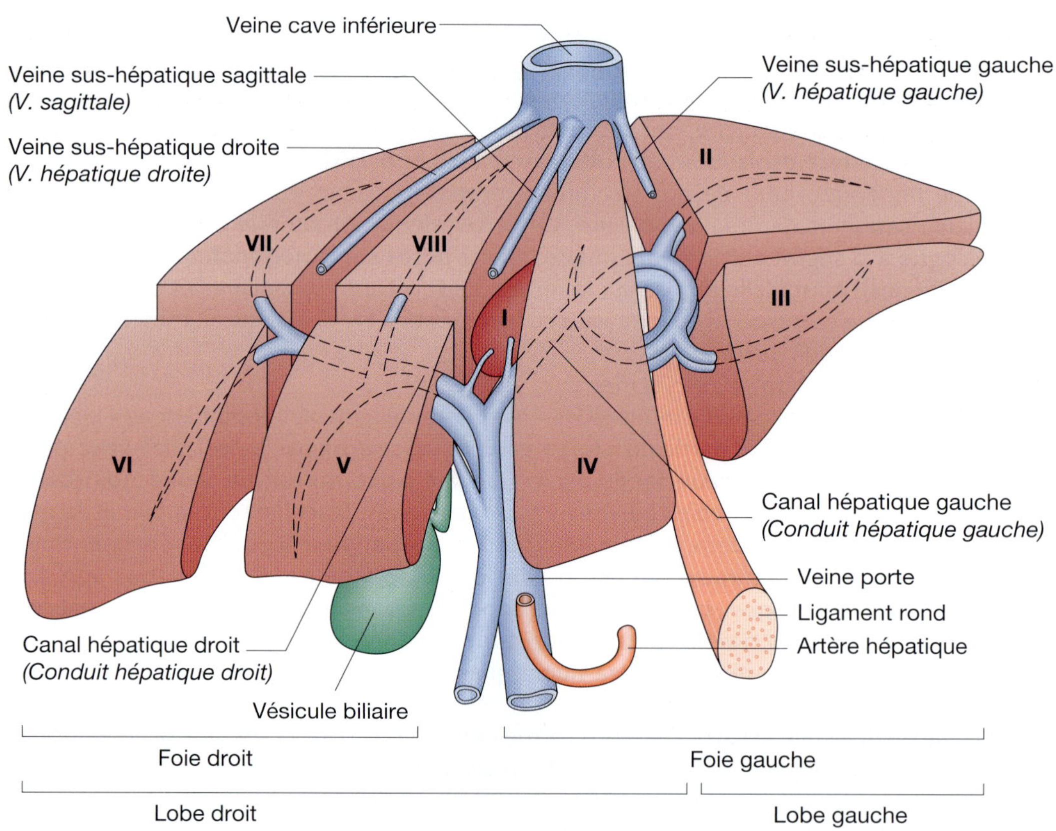

FIGURE 11.8. Les lobes et les segments hépatiques.

Grant A, Waugh A. Ross et Wilson. Anatomie et physiologie normales et pathologiques. 11e édition. Paris : Elsevier Masson ; 2011.

L'augmentation de la pression veineuse entraîne l'apparition d'une dilatation des veines en amont de l'obstacle (responsable de varices œsophagiennes notamment) et/ou le développement d'un réseau de collatérales pour contourner l'obstacle.
En France, la cause la plus fréquente d'hypertension portale est la cirrhose d'origine éthylique.

Les rapports

La face supérieure du foie est en rapport avec la quasi-totalité de la coupole diaphragmatique droite et une partie de la coupole gauche. Par l'intermédiaire du diaphragme, le foie répond aux organes intrathoraciques (plèvre et poumon droit, et cœur).
Les rapports de la face postérieure sont, de l'extérieur vers l'intérieur, le pôle supérieur du rein droit, la veine cave inférieure et l'aorte, le rachis et l'œsophage abdominal.
Le foie recouvrant, comme un auvent, une grande partie de l'étage sus-mésocolique de l'abdomen, surtout dans sa partie droite, la face inférieure est en rapport avec la presque totalité des organes sus-mésocolique : à l'extérieur, la face antérieure du pôle supérieur du rein, le duodénum et l'angle colique droit ; à l'intérieur, l'œsophage abdominal et la grosse tubérosité gastrique. Le centre de la face inférieure est occupé par le hile.
La vésicule biliaire est plaquée à la partie antérieure de la face inférieure. Elle a pour rapport la face inférieure du foie en haut, l'angle colique droit et le duodénum en bas et la paroi abdominale ventrale en avant.

Histologie

Le **lobule hépatique est l'unité fonctionnelle du foie** (figure 11.9). C'est une formation polyédrique d'environ 0,5 mm de diamètre. Chaque sommet du lobule est occupé par un espace porte comprenant une branche de l'artère hépatique, une branche de la veine porte et un canalicule biliaire. Le centre du lobule est occupé par une veine centro-lobulaire.

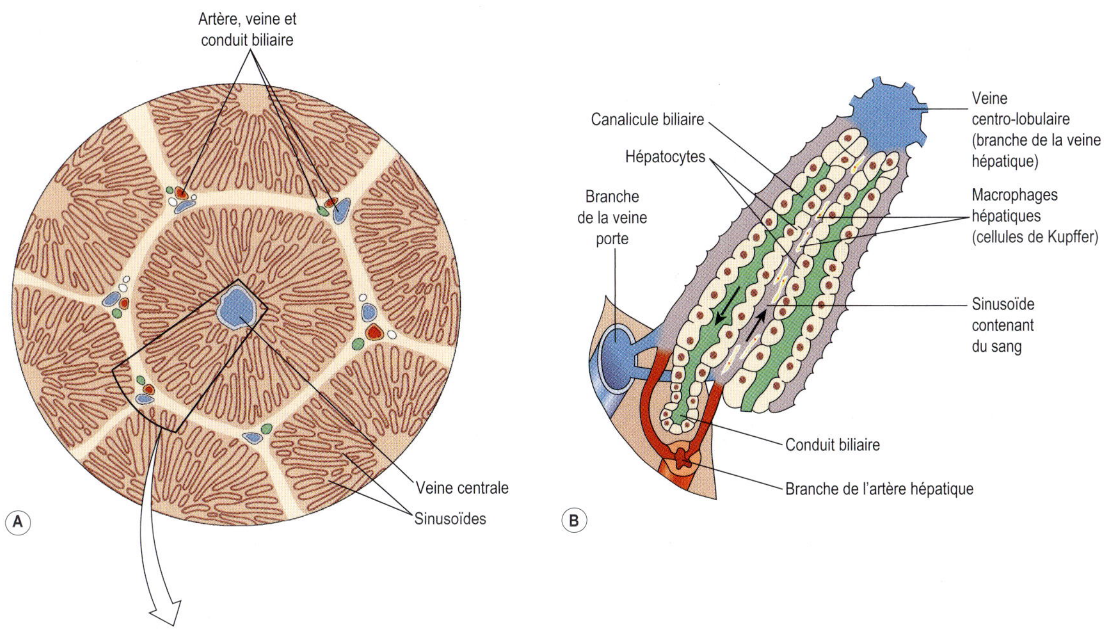

FIGURE 11.9. Coupe du lobule hépatique.

Grant A, Waugh A. Ross et Wilson. Anatomie et physiologie normales et pathologiques. 11e édition. Paris : Elsevier Masson ; 2011.

Ainsi :

- les vaisseaux sanguins alimentent les lobules et collectent les substances qu'ils produisent ;
- les canaux biliaires collectent la bile produite par les lobules ;
- une veine centro-lobulaire collecte le sang qui quitte le lobule.

Les **hépatocytes** sont les cellules spécifiques du foie et représentent 60 % des cellules hépatiques. À l'intérieur du lobule, ils sont organisés en travées séparées par des capillaires sinusoïdes. Ils présentent un pôle vasculaire et un pôle biliaire. Ils assurent d'une part la production et l'écoulement de la bile, et d'autre part les échanges avec le sang.
Le sang circule dans les sinusoïdes depuis les espaces portes vers les veines centro-lobulaires. L'endothélium fenêtré des sinusoïdes facilite le passage des composants sanguins dans l'espace de Disse, à partir duquel ils peuvent accéder aux hépatocytes.
Le foie est le seul organe doué d'une capacité de régénération après résection chirurgicale partielle. Cette régénération se traduit par une prolifération des hépatocytes et des cellules non hépatocytaires. Cette propriété autorise la réalisation d'hépatectomies, emportant jusqu'à 80 % du volume hépatique total.

Principales fonctions du foie

Fonctions métaboliques

Métabolisme des protéines

Le foie assure la désamination des acides aminés, indispensable avant leur utilisation. Cette désamination produit de l'ammoniac qui est transformé par les cellules hépatiques en urée, permettant ainsi son élimination.
À partir des protéines et des acides aminés issus de la digestion, les cellules du foie synthétisent la majorité des protéines plasmatiques : l'albumine, toutes les globines (hémoglobine, globuline, etc.) et les facteurs de la coagulation.
Il peut enfin synthétiser les acides aminés non essentiels à partir d'autres acides aminés.

Métabolisme des glucides

Le foie est un organe important pour le maintien d'une concentration normale de glucose dans le sang.
Il capte les hydrates de carbone provenant de la digestion du glucose et les stocke sous forme de glycogène (dans les hépatocytes), principale source de glucose circulant dont la libération se fait de façon constante et adaptée aux besoins de l'organisme. Ainsi, en fonction des besoins de l'organisme, le foie retransforme ce glycogène en glucose, et le libère dans la circulation sanguine. Si les réserves de glycogène sont épuisées, les cellules hépatiques peuvent aussi synthétiser du glucose à partir d'acides aminés notamment. On parle alors de néoglucogenèse.

Métabolisme des lipides

Les principales fonctions du foie dans le métabolisme des graisses sont :

- l'oxydation des acides gras pour fournir de l'énergie ;
- la formation de la plupart des lipoprotéines ;
- la synthèse de cholestérol, triglycérides et de phospholipides ;
- la conversion d'hydrates de carbone et de protéines en graisses, qui sont ensuite transportées et stockées dans le tissu adipeux.

Fonctions métaboliques diverses

En plus de ces trois grandes voies métaboliques, le foie entre dans beaucoup d'autres métabolismes.

Il permet le stockage des vitamines comme la vitamine A, la vitamine D, la vitamine B12.
Le foie joue un rôle essentiel dans le cycle de décomposition de l'hémoglobine (*cf.* bilirubinémie).
Il synthétise une grande partie des facteurs de la coagulation :

- la vitamine K, indispensable à la synthèse des facteurs X, IX, VII et II, appelés facteur vitamine K dépendants ;
- le facteur V, synthétisé en l'absence de vitamine K.

Ainsi l'insuffisance hépatique peut conduire à des troubles de la coagulation par défaut de synthèse de certains facteurs de la coagulation.
Le foie stocke le fer sous forme de ferritine qui représente une réserve de fer pour l'organisme.
Le foie entre dans les processus de dégradation d'hormones comme le cortisol, l'aldostérone, les œstrogènes, etc.
Enfin, le foie transforme les substances médicamenteuses en composés qui peuvent être éliminés par voie rénale ou biliaire. Les cellules hépatiques représentent un site de concentration, de biotransformation et d'élimination des drogues :

- la concentration est possible en partie grâce au débit sanguin hépatique élevé qui permet l'arrivée massive des drogues aux hépatocytes ;
- la transformation est assurée par deux systèmes, celui des mono-oxygénases assurant les réactions d'oxydo-réduction, et celui des conjugaisons assurant les gluco-, glucuro- ou sulfoconjugaisons ;
- l'élimination peut se faire soit par la bile (avec possibilité d'un cycle entéro-hépatique), soit par le rein.

Fonctions sécrétoires

La sécrétion de la bile est assurée par les hépatocytes de façon continue directement dans les canalicules biliaires (figure 11.10). Elle est de l'ordre de 800 à 900 ml/jour, dont 500 à 600 ml sont stockés dans la vésicule et seront libérés dans le tube digestif au moment de la digestion, par contraction de la vésicule et ouverture du sphincter d'Oddi (sous l'action de la sécrétine et la CCK).

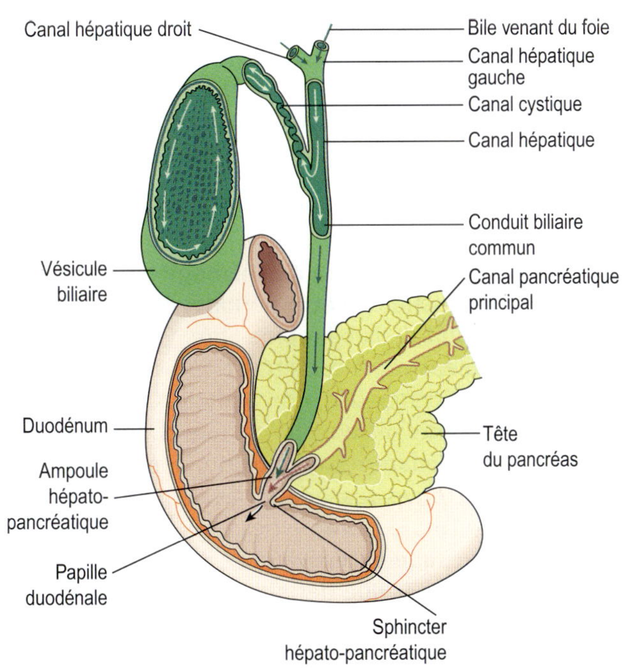

FIGURE 11.10. Direction du flux de bile.

Grant A, Waugh A. Ross et Wilson. Anatomie et physiologie normales et pathologiques. 11e édition. Paris : Elsevier Masson ; 2011.

Les sécrétions biliaires sont composées d'eau, d'électrolytes, de bilirubine, de phospholipides, de cholestérol, des sels des acides biliaires, de la lécithine, des hormones, des médicaments et de nombreux autres composants.
Les acides biliaires (synthétisés à partir du cholestérol) interviennent dans la digestion des graisses qui se déroule dans l'intestin grêle.
La bile a aussi pour fonction de transporter jusqu'à l'intestin les produits liposolubles à éliminer après leur passage dans le foie.

Évaluation de la fonction hépatique

Examen clinique

L'examen clinique du foie permet d'apprécier sa taille. La hauteur totale, mesurée sur la ligne médioclaviculaire droite, est inférieure à 12 cm. Il n'y a normalement pas de débord hépatique sous les côtes. Il permet aussi d'apprécier l'aspect de sa face antérieure : régulière ou bosselée ; de sa consistance : normale ou dure ; et de la sensibilité ou non à la palpation.

Examens biologiques

Albumine

L'albumine plasmatique est exclusivement synthétisée par le foie mais, compte tenu de la longue demi-vie de l'albumine (20 jours), son taux plasmatique a peu de signification dans le cas d'une atteinte aiguë du foie.
Le taux plasmatique normal est de 40 à 50 g/l.

Taux de prothrombine

Le taux de prothrombine (ou TP) est un test de laboratoire utilisé pour évaluer la coagulation sanguine. Il explore la voie extrinsèque impliquant les facteurs de coagulation suivants, appelés complexe prothrombinique : facteur I (fibrinogène), facteur II (la prothrombine), facteur V, facteur VII et facteur X.
Il peut être abaissé dans deux circonstances, soit lors d'une insuffisance hépato-cellulaire, soit lors d'un déficit en vitamine K. Le dosage du facteur V fera la différence entre ces deux étiologies, puisque ce facteur n'est pas un facteur vitamine K-dépendant.
La valeur du taux de prothrombine est donnée sous forme de pourcentage ou d'INR (*International Normalizated Ratio*). Les valeurs normales du TP vont de 60 à 100 %. Un INR égal à 1 correspond à un TP à 100 %.

Bilirubinémie

La bilirubine est le produit de dégradation de l'hémoglobine. Les globules rouges ont une durée de vie d'environ 120 jours. À l'issue de cette période, ils sont détruits dans la rate, où la dégradation de l'hémoglobine produit de la bilirubine libre. La bilirubine libre est toxique et peut être nocive ; elle possède une couleur jaune caractéristique. Elle parvient au foie par voie sanguine et y est transformée en bilirubine conjuguée, non toxique. Celle-ci est ensuite déversée dans la bile, dont elle est l'un des composants majeurs : c'est elle qui est responsable de la couleur jaunâtre de la bile et qui, lors de son évacuation par l'intestin, donne la couleur jaune/marron des selles.
Physiologiquement, on ne retrouve quasiment pas de bilirubine conjuguée dans le sang.
Le taux normal de bilirubine totale (somme des taux de bilirubine libre et conjuguée) est inférieur à 20 mmol/l, et donc presque exclusivement représenté par la bilirubine libre.
L'augmentation de la bilirubine sérique définit l'ictère et peut venir de la bilirubine non conjuguée (libre), de la bilirubine conjuguée, ou des deux fractions.
Les ictères à bilirubine non conjuguée sont surtout liés à une augmentation de la destruction des globules rouges (hémolyse).

Les ictères à bilirubine conjuguée sont le plus souvent dus à une cholestase, c'est-à-dire à la diminution ou à l'arrêt de la sécrétion de la bile, dont la première cause est un obstacle sur les voies biliaires.

Transaminases

L'aspartate aminotransférase (ASAT) et l'alanine aminotransférase (ALAT) existent en grande quantité dans le parenchyme hépatique. En cas d'atteinte des hépatocytes, elles sont relarguées dans la circulation générale. Le taux sérique normal de ces enzymes est :

- pour les ALAT : 5 à 35 UI/l ;
- pour les ASAT : 5 à 40 UI/l.

Une élévation importante des transaminases (1000 à 2000 UI/l) est un signe biologique fondamental en faveur d'une hépatite. Une élévation modérée peut se voir au cours des cholestases intra- ou extra-hépatiques.

Phosphatases alcalines

Elles sont augmentées dans le sang en cas de cholestase intra- ou extra-hépatique.
Cependant, leurs sources de production étant nombreuses (os, foie, tube digestif, rein, placenta), leur élévation n'est pas spécifique des affections hépato-biliaires. Les taux normaux sont de 20 à 75 UI/l.
La 5e nucléotidase est une phosphatase alcaline d'origine presque exclusivement hépatique. Sa valeur normale est comprise entre 0 et 1,6 UI/ml.

Gamma-glumatyl-transpeptidase

La γ GT est une enzyme glycoprotéique membranaire existant dans de multiples organes. Le foie, en raison de son poids, en contient la plus grande quantité, mais c'est dans le rein que la concentration est la plus forte.
Son élévation isolée est un marqueur de l'alcoolisme chronique. Au cours des hépatopathies aiguës ou chroniques, l'élévation des γ GT est associée à d'autres perturbations. De très nombreux médicaments, inducteurs hépatiques, augmentent la synthèse de γ GT. Le taux normal des γ GT est compris entre 5 et 27 UI/l chez la femme, et entre 8 et 38 UI/l chez l'homme.

Le métabolisme

Métabolisme de base

Définition

Le métabolisme de base représente la dépense énergétique de l'organisme pendant le repos absolu, chez un sujet éveillé. C'est, en d'autres termes, la quantité d'énergie minimale que doit fournir l'organisme pour son maintien en vie (mouvements respiratoires, battements cardiaques, contractions du tube digestif, sécrétions glandulaires, etc.).
Il varie en fonction :

- du poids et de la taille, c'est pourquoi il est ramené à la surface corporelle ;
- du sexe, il est plus important chez l'homme que chez la femme ;
- de l'âge, il est plus élevé chez l'enfant et diminue avec l'âge.

Valeur

La mesure du métabolisme de base doit se faire chez un sujet à jeun, au repos en position couchée et dans des conditions de neutralité thermique. Elle est réalisée le plus souvent par mesure de la consommation d'oxygène par l'organisme.
La valeur du métabolisme de base est de l'ordre de 40 cal/h/m^2, ce qui représente environ 1800 cal/24 heures chez un adulte.

Régulation

Le métabolisme de base est sous la dépendance de plusieurs hormones. L'hormone thyroïdienne, la testostérone et l'hormone de croissance entraînent une augmentation du métabolisme de base.

À cette dépense énergétique correspondant au métabolisme de base, s'ajouteront les dépenses énergétiques liées à toute activité (l'effort, la lutte contre l'hypothermie ou l'hyperthermie, l'activité cérébrale, etc.).

Pour couvrir ces besoins énergétiques, l'alimentation devra apporter en quantité suffisante et adaptée (aux dépenses) des protéines, des lipides et des glucides ; auxquels il faudra ajouter des minéraux (fer, calcium, iode, etc.), ainsi que d'autres oligoéléments (sélénium, zinc, chrome, etc.) et des vitamines (A, B, C, D, K, etc.).

Métabolisme des hydrates de carbones

Structure

Les glucides comprennent les monosaccharides et les polysaccharides.

Le glucose, le fructose et le galactose sont des monosaccharides, ils ne comportent qu'un seul ose. Les polysaccharides ou polyosides comportent plusieurs oses. Le lactose, le saccharose et le maltose contiennent deux oses, ce sont des disaccharides. Parmi les polyosides qui comprennent plus de dix oses, on retrouve l'amidon et le glycogène.

Le glucose représente 95 % des monosaccharides circulant dans le sang.

Apports et besoins

Les glucides de l'organisme ont une origine à la fois exogène et endogène.

Les apports exogènes sont d'origine alimentaire et sont quantitativement les plus importants. Leur source est principalement végétale, complétée par les laitages. L'alimentation comporte idéalement 50 % de la ration énergétique quotidienne sous forme de glucides, soit 800 à 1200 Kcal/24 heures (1 g de glucose = 4 Kcal).

Les apports endogènes sont quantitativement peu importants mais ils peuvent le devenir dans certaines conditions telles que le jeûne. Le glucose peut être formé à partir d'autres oses, d'acide pyruvique ou d'acide lactique, c'est la glycogenèse. Il peut être aussi formé à partir de corps non glucidiques, essentiellement à partir de protides, c'est la néoglycogenèse, et plus accessoirement à partir de lipides.

Absorption digestive

Les hydrates de carbone ne peuvent être absorbés par la muqueuse intestinale que sous forme de monosaccharides. Ceci est rendu possible par l'action de différentes enzymes digestives : les amylases salivaires, gastriques et duodénales sont capables de scinder l'amidon en oligosaccharide (maltose, maltotriose, etc.), tandis que des maltases des entérocytes hydrolysent le maltose : le produit final obtenu est le glucose. Pour le lactose, l'action de lactases aboutit à la formation de galactose. Pour le saccharose, l'action de saccharase aboutit à la formation de fructose.

L'absorption, rendue ainsi possible, est soit passive pour le fructose, soit active, utilisant un transporteur situé dans la membrane des entérocytes, pour le glucose et le galactose. Après leur absorption, les glucides passent dans la circulation sanguine. Une fois dans la circulation, le glucose est utilisé immédiatement pour fournir de l'énergie ou bien stocké dans le foie et les muscles sous forme de glycogène. La transformation de glucose en glycogène s'appelle la glycogénogenèse. À partir d'un certain seuil, le glucose est mis en réserve sous forme de lipoprotéines dans le tissu adipeux.

Rôle

Les glucides représentent la principale source d'énergie pour les tissus de l'organisme (c'est-à-dire l'ATP), ce qui explique que les cellules de l'organisme ont besoin d'un approvisionnement continu en glucose. Certains tissus comme le système nerveux, la rétine, les endothéliums vasculaires ou les globules rouges utilisent presque exclusivement le glucose comme source d'énergie.
Le foie assure la fourniture du glucose en fonction des besoins de l'organisme en transformant le glycogène en glucose par **glycogénolyse**. Le débit glucosé hépatique est d'environ 2 mg/kg/min, soit 250 à 300 g/24 heures Le glucose ainsi libéré dans le sang entre dans les cellules grâce à l'insuline. Il est alors dégradé par une série de réactions enzymatiques pour fournir de l'énergie et de la chaleur : cette dégradation s'appelle la **glycolyse**.
Elle peut se faire en présence d'oxygène (glycolyse aérobie). C'est la voie fondamentale de l'utilisation du glucose encore appelée voie d'Embden-Meyerhof. Après transformation du glucose en acide pyruvique, celui-ci est dégradé dans le cycle de Krebs en donnant une quantité importante d'énergie (38 molécules d'ATP pour une molécule de glucose).
La voie anaérobie, en l'absence d'oxygène, aboutit à la formation d'acide lactique. Cette voie fournit peu d'énergie (2 molécules d'ATP pour une molécule de glucose).

Régulation du métabolisme glucidique

Le taux plasmatique du glucose ou glycémie est constant, compris entre 4,5 et 5,5 mmol/l chez un sujet à jeun. Il résulte d'un équilibre entre les apports et les facteurs hyperglycémiants d'une part, et l'utilisation par l'organisme et les facteurs hypoglycémiants d'autre part.
Ainsi, malgré les fluctuations d'apport alimentaire, les taux sanguins de glucose varient dans des limites compatibles avec la vie, mettant l'organisme à l'abri des complications liées à l'hyperglycémie (coma, déshydratation, etc.) et l'hypoglycémie (coma hypo-glycémique). Ceci est possible grâce à la mise en jeu de deux systèmes régulateurs endocriniens impliquant les hormones pancréatiques : insuline et glucagon.
L'**insuline** est synthétisée dans le pancréas par les cellules β des îlots de Langerhans. C'est la seule hormone hypoglycémiante de l'organisme. Sa sécrétion est étroitement liée à la concentration de glucose dans le plasma. Une élévation de cette concentration provoque une sécrétion d'insuline.
Le **glucagon** est l'hormone hyperglycémiante la plus importante. Il est sécrété par le pancréas et possède des effets globalement inverses à ceux de l'insuline. Le glucose est le facteur principal qui contrôle sa sécrétion.
D'autres hormones sont hyperglycémiantes :

- l'hormone de croissance, qui freine l'utilisation du glucose par les muscles ;
- l'adrénaline, qui favorise le passage du glycogène en glucose ;
- les glucocorticoïdes, qui favorisent l'absorption intestinale des glucides.

Métabolisme des lipides

Structure

On distingue plusieurs types de lipides en fonction de leur structure chimique :

- Les **acides gras** se composent d'une chaîne d'acides organiques hydrocarbonée. On parle d'acides gras saturés ou insaturés en fonction du nombre de doubles liaisons qu'ils possèdent.
- Les **glycérides** représentent 95 % des lipides de l'organisme. Ils résultent de l'estérification d'un acide gras sur un alcool, le glycérol.
- Les **stérols** ont une structure cyclique. Le cholestérol est leur principal représentant.
- Les **lipides complexes** comportent, en plus d'un glycéride, d'autres substances. Ce sont les phospholipides, les gangliosides, les cérébrosides, les sphyngomyélines total.

Apports et besoins

Les apports alimentaires sont d'origine animale ou végétale, principalement sous forme de triglycérides et de phospholipides. Les acides gras d'origine animale sont dits saturés, ceux d'origine végétale sont le plus souvent mono- ou poly-insaturé.

Les apports endogènes sont représentés par la synthèse d'acides gras et de triglycérides à partir de glucose.

En moyenne, les lipides représentent 25 à 30 % de l'apport énergétique total.

Absorption

Les lipides sont peu hydrosolubles. Leur absorption puis leur transport dans le plasma font donc appel à des mécanismes particuliers.

Les lipides apportés par l'alimentation, sont transformés au cours de la digestion en acides gras et en monoglycérides qui peuvent être absorbés par l'intestin grêle. Enrobés dans des micelles (sous l'action des sels biliaires), ils franchissent la membrane des entérocytes par simple dissolution. Le cholestérol est intégré aux micelles et absorbé avec elles. Une fois à l'intérieur des entérocytes, les acides gras et les monoglycérides sont resynthétisés en triglycérides. Les triglycérides, non hydrosolubles, s'associent à des lipoprotéines pour pouvoir être transportés dans l'organisme. Cette association constitue de minuscules gouttelettes, ou chylomicrons, auxquelles viennent s'intégrer d'autres lipides comme le cholestérol et les phospholipides. Les chylomicrons sont déversés par l'entérocyte dans le milieu extra-cellulaire puis rejoignent la lymphe. Ils sont alors transportés jusqu'au canal thoracique et se déversent dans le sang veineux pour être distribués aux organes cibles.

Rôle

Les lipides ont à la fois un rôle de structure et de fournisseur d'énergie.

Le cholestérol et les phospholipides sont les constituants essentiels des membranes cellulaires dont ils représentent environ 40 %. Ils entrent également dans la constitution des organites intracellulaires.

Les lipides sont non seulement une source calorique importante (1 g de lipides = 9 Kcal), mais ils sont aussi la forme de réserve d'énergie prédominante dans le règne animal, du fait de leur très forte densité énergétique par rapport aux glucides et aux protéines. Cependant, l'utilisation des lipides à des fins énergétiques est plus lente que celle des glucides.

Enfin, les lipides sont les précurseurs de nombreuses molécules actives du métabolisme, comme les hormones stéroïdes.

Régulation du métabolisme lipidique

L'utilisation des graisses à des fins énergétiques est favorisée par :

- le manque d'insuline ;
- la libération d'adrénaline et de noradrénaline par la médullosurrénale au cours de l'exercice physique et de la stimulation du sympathique ;
- la libération de corticotrophine par l'anté-hypophyse, responsable d'une sécrétion de glucocorticoïdes ;
- les hormones thyroïdiennes ;
- l'hormone de croissance.

La concentration plasmatique du cholestérol, ou cholestérolémie, est comprise entre 4,6 et 5,6 mmol/l.

Celle des triglycérides, ou triglycéridémie, est comprise entre 0,9 et 2,3 mmol/l.

Il n'existe pas de mécanisme régulateur du taux sanguin de lipides. Leur excès favorise l'athérosclérose, c'est-à-dire la formation de dépôts de cholestérol (plaques d'athérome) sur la paroi des artères.

Métabolisme des protides

Structure

Une protéine est une molécule comportant de l'azote et composée d'une séquence d'acides aminés reliés par des liaisons peptidiques.

Il existe vingt acides aminés naturels, dix d'entre eux sont dits essentiels car ils ne peuvent être synthétisés par l'organisme et doivent impérativement être apportés par l'alimentation. Ce sont la thréonine, la méthionine, la valine, la leucine, l'isoleucine, la lysine, l'arginine, la phénylalanine, le tryptophane et l'histidine. Seules les protéines animales contiennent ces acides aminés essentiels.

Apports et besoins

Les besoins en protides sont de l'ordre de 1 g/kg/24 heures. Ils sont augmentés en période de croissance, chez la femme enceinte et chez le sportif.

Les aliments les plus riches en protides sont la viande, les œufs, les poissons, les laitages et certains végétaux comme le soja. Sur le plan qualitatif, seules les protéines animales apportent les acides aminés essentiels.

Absorption

Pour être absorbées, les protéines doivent être scindées en acides aminés (figure 11.11). Cette dégradation s'effectue sous l'effet des enzymes libérés lors de la digestion : la pepsine et surtout les enzymes pancréatiques (trypsine, chymotrypsine, élastase) et carboxypeptidase.

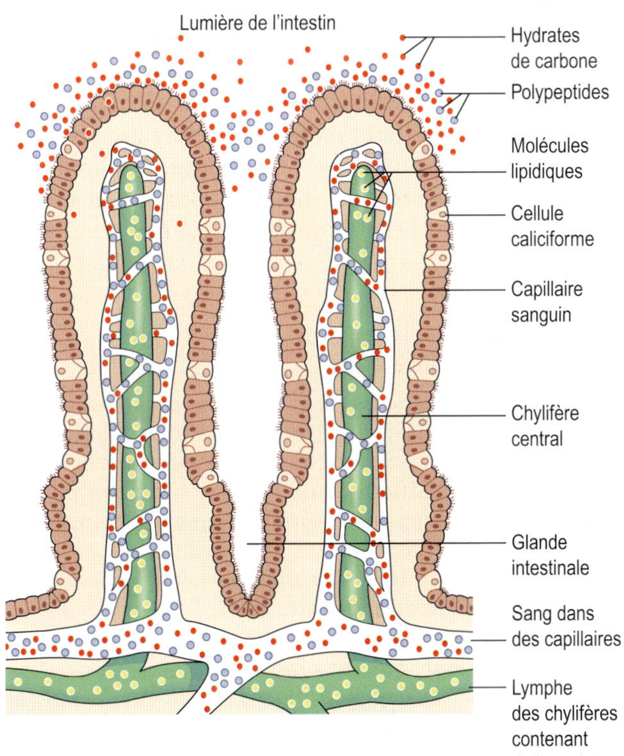

FIGURE 11.11. Absorption par les villosités.

Grant A, Waugh A. Ross et Wilson. Anatomie et physiologie normales et pathologiques. 11e édition. Paris : Elsevier Masson ; 2011.

Les acides aminés sont absorbés de façon active à l'aide d'un transporteur spécifique de la membrane entérocytaire. Ils sont ensuite déversés dans la circulation sanguine et pénètrent dans les cellules où ils sont recombinés pour former des protéines cellulaires.

Rôle

Environ les trois quarts des constituants solides de l'organisme sont des protéines. Il en existe de nombreux types différents qui assurent des fonctions spécifiques dans toutes les parties de l'organisme.

Les acides aminés sont utilisés par les cellules pour synthétiser leurs propres protéines. Cette synthèse est appelée l'anabolisme. L'utilisation des protides par les cellules libère de l'énergie utilisée par l'organisme. Ce catabolisme protidique aboutit à la formation d'urée et d'ammoniac, éliminés par le rein.

Régulation du métabolisme protidique

Les apports protéiques compensent les pertes d'acides aminés, la différence entre apports et pertes constituant le bilan protidique ou bilan azoté.

Le bilan protidique peut être apprécié par le calcul du bilan azoté. En effet, puisque l'azote alimentaire est apporté par les protéines et que les pertes azotées résultent du catabolisme protidique, le bilan azoté est le reflet du métabolisme protidique. Le bilan azoté est donc la différence quantitative entre l'apport azoté et les pertes azotées. Le bilan azoté est positif quand les apports sont supérieurs aux pertes. Il est négatif dans le cas contraire, cette situation s'observant en cas de jeûne, d'absorption insuffisante, de catabolisme protéique accéléré ou de déperdition protéique.

L'équilibre azoté et la synthèse des protéines sont régulés par les hormones et médiateurs, dont certains favorisent l'anabolisme (gain protéique) et d'autres favorisent le catabolisme.

L'hormone de croissance, l'insuline, la testostérone ont un effet anabolique (favorisant le gain protéique) et entraînent un bilan azoté positif. Ainsi, le renouvellement des protéines est plus élevé chez l'enfant que chez l'adulte et baisse avec le vieillissement (moindre sensibilité aux facteurs anabolisants, présence de processus inflammatoires). La différence entre sexes s'explique par la plus forte proportion relative de la masse musculaire chez l'homme.

L'ACTH, les corticostéroïdes et les hormones thyroïdiennes ont un effet catabolique et produisent un bilan azoté négatif.

Focus — **Implications anesthésiques**

La chirurgie digestive étant l'une des spécialités les plus pratiquées, il est fondamental de posséder les bases anatomo-physiologiques pour bien comprendre les différentes techniques chirurgicales, les risques et leurs répercussions éventuelles cardio-pulmonaires.

Par exemple, l'anatomie hépatique vous permettra de comprendre les répercussions physiologiques des clampages vasculaires utilisés pour limiter les pertes sanguines peropératoires en chirurgie hépatique.

Le développement croissant de la chirurgie bariatrique vous imposera de comprendre l'anatomie de la région gastroduodénale.

Il en est de même pour les chirurgies de la hernie inguinale, de la vésicule et du côlon qui sont des chirurgies couramment pratiquées.

La connaissance des besoins énergétiques vous servira à appréhender au mieux la réanimation hydro-électrolytique et nutritionnelle des patients, notamment en postopératoire de chirurgie lourde (œsophagectomie, duodénopancréatectomie céphalique, hépatectomie, résection du grêle, etc.).

S'ENTRAÎNER

QUESTION 1

Reliez les bonnes réponses entre elles.

Le taux sérique des ALAT	**a. 1.** 40 à 50 g/l
Le taux sérique des ASAT	**b. 2.** 5 à 35 UI/l
Le taux de phosphatases alcalines	**c. 3.** 5 à 40 UI/l
La bilirubunémie	**d. 4.** 0 à 1,6 UI/ml
Le taux plasmatique d'albumine	**e. 5.** 160 ml

QUESTION 2

Répondez par vrai ou faux : cochez la bonne réponse.
Le métabolisme de base, du sujet éveillé au repos :

a. Il varie selon le poids et la taille	☐ Vrai	☐ Faux
b. Il est plus important chez la femme que chez l'homme	☐ Vrai	☐ Faux
c. Il est plus élevé chez l'enfant et diminue avec l'âge	☐ Vrai	☐ Faux
d. Il représente 500 cal/24 heures	☐ Vrai	☐ Faux
e. La valeur du métabolisme de base est de l'ordre de 40 Kcal/h/m^2	☐ Vrai	☐ Faux

QUESTION 3

Entourez la (ou les) bonne(s) réponse(s).
Dans le métabolisme des hydrates de carbone, quels sont les monosaccharides ?

a. Le glucose
b. Le saccharose
c. Le lactose
d. Le galactose
e. Le fructose

QUESTION 4

Entourez la (ou les) bonne(s) réponse(s).
Dans la régulation du métabolisme, l'utilisation des graisses à des fins énergétiques est favorisée par :

a. les hormones thyroïdiennes
b. l'hormone de croissance
c. la libération d'adrénaline
d. les hormones pancréatiques
e. l'augmentation d'insuline

QUESTION 5

Entourez la (ou les) bonne(s) réponse(s).
L'insuline est :

a. synthétisée par les cellules α des ôlots de Langerhans
b. la seule hormone hyperglycémiante de l'organisme
c. sécrétée inversement proportionnellement à la concentration de glucose dans la plasma
d. La seule hormone sécrétée par le pancréas
e. aucune de ces propositions

QUESTION 6

Citez les organes qui ont des rapports anatomiques avec le foie.

QUESTION 7

Définissez : glycogenèse, glygénolyse, glycolyse.

QUESTION 8

Quels sont les besoins en protides de l'organisme ? en glucides ?

QUESTION 9

Quel est le rôle de la veine porte ? Expliquez ce qu'est une hypertension portale.

QUESTION 10

Cas clinique

Mme A est une patiente de 45 ans, hypertendue, diabétique non insulinodépendante, qui bénéficie ce jour d'une cholécystectomie sous cœlioscopie.

La patiente est admise en SSPI en fin d'intervention. Elle est en ventilation spontanée, extubée.

Les transmissions orales reprennent les éléments essentiels de la surveillance anesthésique et se résument à :

- intervention réalisée sans problème ;
- stabilité hémodynamique ;
- traitement antalgique anticipé pendant l'intervention par Perfalgan® 1 g, Profenid® 100 mg, Acupan® 1 ampoule ;
- prévention des NVPO par Droleptan® 1,5 mg avant l'induction ;
- pas de drainage abdominal, pas de sonde urinaire, pas de consigne chirurgicale particulière.

Les prescriptions pour la SSPI sont :

- si EVA > 3 mg, morphine titration par 3 mg ;
- surveillance glycémie : si glycémie > 1,5 g, appeler médecin anesthésiste.

Décrivez votre rôle dans l'installation et la prise en charge de Mme A à son arrivée en SSPI.

ÉLÉMENTS DE RÉPONSES

Recherchez les éléments de réponses manquants dans le chapitre que vous venez de terminer. Cette démarche augmentera vos capacités de mémorisation et votre préparation au concours.

QUESTION 1

....

....

QUESTION 2

a. Vrai ; **b.** Faux ; **c.** Vrai ; **d.** Faux ; **e.** Vrai.

QUESTION 3

....

....

QUESTION 4

a. ; **b.** ; **c.**

QUESTION 5

e.

QUESTION 6

La face supérieure du foie est en rapport, à travers le diaphragme, avec les organes intrathoraciques. Les rapports de la face postérieure sont, de la droite vers la gauche, le pôle supérieur du rein droit, la veine cave inférieure, le rachis, l'aorte et l'œsophage.
La face inférieure est en rapport avec, à droite, la face antérieure du pôle supérieur du rein, le duodénum et l'angle colique droit ; à gauche, l'œsophage abdominal et la grosse tubérosité gastrique. Le centre de la face inférieure est occupé par le hile. La vésicule biliaire est plaquée à la partie antérieure de la face inférieure.

QUESTION 7

....

....

QUESTION 8

....

....

QUESTION 9

La veine porte draine le sang provenant de l'estomac, de la rate, du pancréas et de l'intestin. Elle assure 70 % du débit sanguin hépatique. On appelle une hypertension portale (HTP) la résistance que le foie oppose dans le système porte. Elle se définit par une augmentation du gradient entre le système cave et le système porte de plus de 10 mmHg.

QUESTION 10

- Accueillir la patiente, se présenter, la rassurer.
- Installer confortablement, décubitus dorsal, tête légèrement surélevée.
- Pose monitorage : ECG, PNI, SpO_2.

- Oxygénation au masque facial.
- Vérifier :
  - conscience (somnolence, réponse aux ordres) ;
  - EVA, EN ;
  - perfusions en cours ;
  - pansement cœlio.
- Traçabilité sur feuille de suivi, dossier infirmier.

Testez-vous

1. Citez les hormones sécrétées par la médullosurrénale et précisez en quelques mots leurs actions

2. Répondez par vrai ou par faux

Le glucagon assure les fonctions suivantes :

a. Il favorise la libération des acides gras ☐ Vrai ☐ Faux

b. Il permet la pénétration du glucose dans la cellule ☐ Vrai ☐ Faux

c. Il ralentit la sécrétion des catécholamines ☐ Vrai ☐ Faux

d. Il stimule la sécrétion de l'hormone de croissance ☐ Vrai ☐ Faux

e. Il augmente la formation de la forme active de la vitamine D ☐ Vrai ☐ Faux

3. Cochez la (ou les) bonne(s) réponse(s)

La post-hypophyse sécrète :

a. la prolactine

b. l'hormone antidiurétique

c. l'hormone folliculo-stimulante

d. l'ocytocine

e. l'hormone de croissance

4. Reliez les bonnes réponses entre elles

Quels sont les effets des hormones :

L'hormone de croissance	☐ ☐	Développement de la spermatogenèse
La prolactine	☐ ☐	Stockage des graisses
L'hormone folliculo-stimulante	☐ ☐	Développement des glandes mammaires
L'insuline	☐ ☐	Augmentation de l'élimination urinaire du calcium
La calcitonine	☐ ☐	Croissance osseuse

5. Citez l'organe qui possède à la fois une fonction endocrine et exocrine. Expliquez en quoi consiste cette fonction mixte

Réponses

1. Les deux hormones sécrétées sont l'adrénaline et la noradrénaline ; l'adrénaline est α et β-stimulante et la noradrénaline est α-stimulante : elles ont donc une action sympathicomimétique.

2. Vrai ; Vrai ; Faux ; Vrai ; Faux

3. b. et d.

4. hormone de croissance = développement de la spermatogenèse ; prolactine = développement des glandes mammaires ; hormone folliculo-stimulante = croissance osseuse ; insuline = stockage des graisses ; calcitonine = augmentation de l'élimination urinaire de calcium.

5. Le pancréas. Son action exocrine se fait par la sécrétion de sucs pancréatiques de la digestion et son action endocrine par la régulation de la glycémie.

CHAPITRE 12

La fonction endocrine[11]

Objectifs d'apprentissage

- Définir une hormone et décrire le principe d'autorégulation hormonale.
- Citer les sécrétions hormonales des surrénales et décrire le rôle de ces hormones et leur régulation.
- Citer les sécrétions hormonales du pancréas et décrire le rôle de ces hormones et leur régulation.
- Citer les sécrétions hormonales de la thyroïde et des parathyroïdes et décrire le rôle de ces hormones et leur régulation.
- Citer les sécrétions hormonales de l'hypophyse et décrire le rôle de ces hormones et leur régulation.
- Citer les dosages sanguins permettant d'explorer les différentes fonctions endocriniennes.

SAVOIRS

L'endocrinologie est la science qui étudie les glandes endocrines, leurs sécrétions (hormones), ainsi que leurs pathologies. Les glandes endocrines sont des structures glandulaires dépourvues de canaux excréteurs, dont la fonction est de sécréter une ou plusieurs substances appelées hormones.

Les hormones

Le rôle des hormones

Les hormones sont des substances chimiques messagères de l'organisme capable d'agir sur des organes pour réguler leur fonctionnement physiologique.

Les hormones dites endocrines sont sécrétées par les glandes endocrines (hypophyse, surrénales, etc.) ou par des cellules endocrines disséminées diversement dans l'organisme (système nerveux central, thyroïde, thymus, oreillettes, rein, foie). Leur seconde caractéristique est d'être déversées directement dans la circulation sanguine. Dans le sang, les hormones endocrines circulent libres ou associées à des protéines de transport (albumine ou protéines spécifiques). Mais seule la fraction libre est physiologiquement active (par diffusion à travers la paroi des capillaires sanguins).

Il faut savoir qu'il existe d'autres types d'hormones n'appartenant pas au système endocrinien, notamment les hormones paracrines (agissant dans le voisinage de la cellule qui les a synthétisées) ou les hormones sécrétées par les neurones (noradrénaline, ocytocine, etc.).

[11] Auteur : Thierry Hérail.

Ainsi, les hormones permettent, en collaboration avec le système nerveux, le contrôle de la nutrition, du métabolisme, de l'homéostasie (équilibre du milieu intérieur), de la croissance et de la reproduction, du comportement, de la température, de la circulation sous le contrôle central de l'hypothalamus, lui-même influencé par le cerveau.
Elles exercent leur action en interagissant sur des cellules cibles ou récepteurs.
Une hormone peut agir sur différents récepteurs, et produire différents effets. La liaison hormone-récepteur est à haute affinité, expliquant que de faibles concentrations d'hormones sont suffisantes pour transmettre le message. Les récepteurs sont situés diversement selon l'hormone considérée. Il existe des récepteurs membranaires, au niveau de la membrane cytoplasmique des cellules cibles (cas des hormones de la médullosurrénale qui donnent naissance, après fixation au récepteur, à un second messager, lequel déclenche les mécanismes liés à l'action hormonale), et des récepteurs intracellulaires situés soit au niveau du cytoplasme (cas des hormones stéroïdes), soit au niveau du noyau (cas des hormones thyroïdiennes) de la cellule cible.
Les hormones sont de nature :

- **protidique** ou polypeptidique : ce sont des protéines avec une structure bien définie codée génétiquement. Ce sont les hormones hypophysaires antérieures (GH, TSH, FSH, LH, et prolactine), les hormones hypophysaires postérieures (ADH, et ocytocine) ;
- **stéroïde** : elles sont dérivées du métabolisme du cholestérol. Ce sont les hormones sexuelles sécrétées par les gonades (œstrogènes et progestérone chez la femme, testostérone chez l'homme), ainsi que les hormones adréno-corticales sécrétées par la corticosurrénale (aldostérone et cortisol) ;
- **aminoacide** : elles dérivent toutes de l'acide aminé essentiel : la tyrosine. Ce sont les hormones thyroïdiennes (T3 et T4) et les catécholamines (adrénaline, noradrénaline et dopamine).

Le stockage et la libération des hormones sont différents selon l'hormone considérée.
Enfin, les hormones sont dégradées généralement dans les cellules cibles elles-mêmes ou alors après avoir quitté les cellules cibles. Les métabolites produits sont éliminés dans les urines ou dans la bile.

La régulation de la sécrétion hormonale

Les hormones sont libérées selon les besoins de l'organisme (figure 12.1). Il existe différents mécanismes de contrôle de la sécrétion hormonale afin d'être toujours à des valeurs physiologiques et de pouvoir surtout s'adapter aux besoins.

La régulation chimique

Principe : le taux ou la valeur du produit circulant régulé (glycémie, calcémie) influence directement la régulation de l'hormone qui le contrôle (insuline, parathormone).
À titre d'exemples, le taux de glycémie détermine la quantité d'insuline et de glucagon sécrétée, le taux de calcémie la sécrétion de parathormone et de calcitonine, le taux de natrémie et de kaliémie la sécrétion d'aldostérone, et l'osmolalité sanguine la sécrétion d'hormone antidiurétique.

L'autorégulation

L'hormone elle-même assure un rétrocontrôle (*feedback*) sur sa propre sécrétion.
Ce mécanisme régulateur concerne l'axe hypothalamo-hypophysaire qui assure ainsi le contrôle de nombreuses sécrétions hormonales :

- les hormones gonadiques (testostérone, œstrogène et progestérone), *via* la FSH/LH hypophysaire contrôlée par la GRH hypothalamique ;
- les hormones thyroïdiennes T3 et T4, *via* la TSH hypophysaire contrôlée par la TRH hypothalamique ;
- les glucocorticoïdes (cortisol), *via* l'ACTH hypophysaire contrôlée par la CRH hypothalamique.

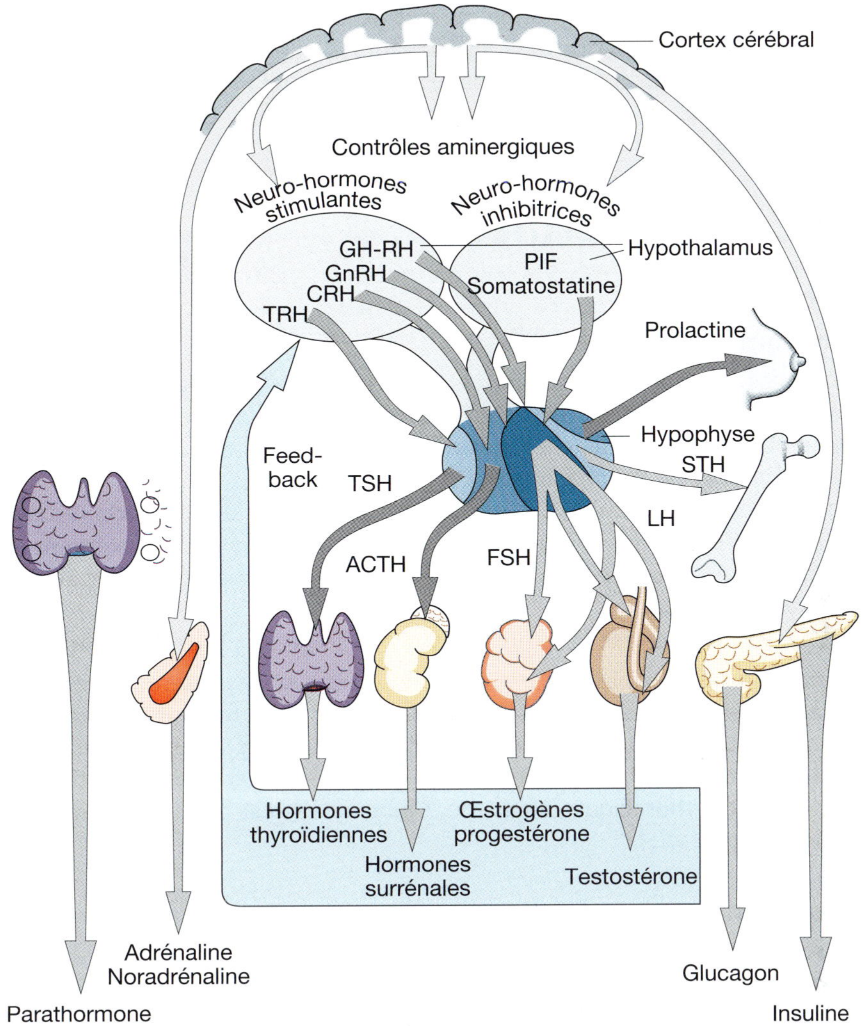

FIGURE 12.1. Les principales hormones de l'organisme.

Perlemuter L, Perlemuter G. Cycles de la vie et grandes fonctions. Paris : Elsevier Masson ; 2012. © Illustrations de Marie Schmitt.

Ainsi, l'hypophyse sécrète des hormones à tropisme glandulaire qui stimulent la sécrétion hormonale périphérique. Lorsque la concentration sanguine de ces hormones varie, l'hypophyse réagit en modifiant sa sécrétion d'hormone à tropisme glandulaire en sens inverse afin de maintenir stable le taux sanguin des hormones. Ce rétrocontrôle est dit négatif, ce qui est le cas le plus souvent.

Il peut être parfois positif, permettant alors d'amplifier la réponse hormonale. C'est le cas, par exemple, de l'œstradiol, qui exerce un rétrocontrôle positif sur la LH du 11e au 13e jours du cycle chez la femme, permettant d'obtenir un pic de LH conduisant à l'ovulation. Les autres jours du cycle, le rétrocontrôle redevient négatif.

La sécrétion hypophysaire est elle-même sous le contrôle de l'hypothalamus qui sécrète des *Releasing Factor* ou des *Inhibiting Factor*.

La régulation nerveuse

Le système nerveux autonome contrôle la sécrétion de la médullosurrénale (adrénaline, noradrénaline). La médullosurrénale peut ainsi être comparée à un ganglion sympathique dans lequel les neurones post-ganglionnaires ont perdu leurs axones et sont devenus des cellules sécrétrices (cellules chromaffines). La stimulation de la glande se fait par les fibres préganglionnaires (neurotransmetteur : acétylcholine) véhiculées par le nerf splanchnique et intervient dans toutes les situations de stress ou de rupture de l'équilibre physiologique qui demandent une adaptation des sécrétions hormonales.

Les glandes endocrines

Les surrénales

Anatomie des surrénales

Les surrénales comportent deux parties : une partie externe, la corticosurrénale et une partie interne, la médullosurrénale. Elles coiffent les pôles des reins, et sont donc rétro-péritonéales. Aplaties en forme d'amande, elles mesurent environ 4 cm de long, 3 cm de large, 1 cm d'épaisseur et pèsent environ 8 g chacune.
Elles sont situées au niveau de D12 et présentent chacune des rapports différents :

- à droite, la surrénale marque une empreinte sur le foie et est latéralement en rapport avec la veine cave inférieure, les ganglions lymphatiques lombo-aortiques et avec le ganglion semi-lunaire du sympathique ;
- à gauche, la surrénale est située en dessous du corps du pancréas et de l'estomac.

Elles sont vascularisées par des branches de l'aorte et des artères phréniques et rénales ; les veines se drainent directement dans la veine cave inférieure pour la surrénale droite et dans la veine rénale gauche pour la surrénale gauche *via* la veine surrénalienne centrale. Le drainage lymphatique est riche ; il s'effectue vers les ganglions hépatiques et aortiques à droite, et dans les ganglions intra-thoraciques à gauche. L'innervation est très importante et forme les plexus surrénaliens (figure 12.2).

Les hormones surrénaliennes

Les hormones de la corticosurrénale

La corticosurrénale est la partie située en périphérie qui comporte trois couches distinctes histologiquement et fonctionnellement :

- la couche la plus externe est la zone **glomérulée** qui sécrète les minéralo-corticoïdes ;
- la couche intermédiaire est la zone **fasciculée** qui sécrète les glucocorticoïdes ;
- la couche la plus interne est la zone **réticulée** qui sécrète les androgènes surrénaliens.

L'ensemble des hormones sécrétées par la corticosurrénale s'appelle les corticoïdes ou **corticostéroïdes**. Elles ont en commun leur noyau dérivé du cholestérol : le noyau stéroïdien.

Les minéralo-corticoïdes

L'hormone essentielle de ce groupe est l'**aldostérone**. La majeure partie de l'aldostérone est libre, une faible fraction étant liée à la transcortine et à l'albumine. Sa dégradation est essentiellement hépatique, mais une faible partie est éliminée dans les urines après conjugaison avec l'acide glucuronique.
L'aldostérone a un rôle de régulation de l'équilibre de l'eau. Elle agit en augmentant la réabsorption (active) de sodium et (passive) d'eau, contre la sécrétion de potassium et d'ions H+ au niveau du tube contourné distal et du tube collecteur. De ce fait, elle est un élément important de la régulation de la volémie, de la tension artérielle et de l'équilibre acido-basique.
La régulation de la sécrétion d'aldostérone se fait surtout par l'intermédiaire du **système rénine-angiotensine**. Lorsqu'il y a une baisse de la pression artérielle ou de la volémie ou une perte de

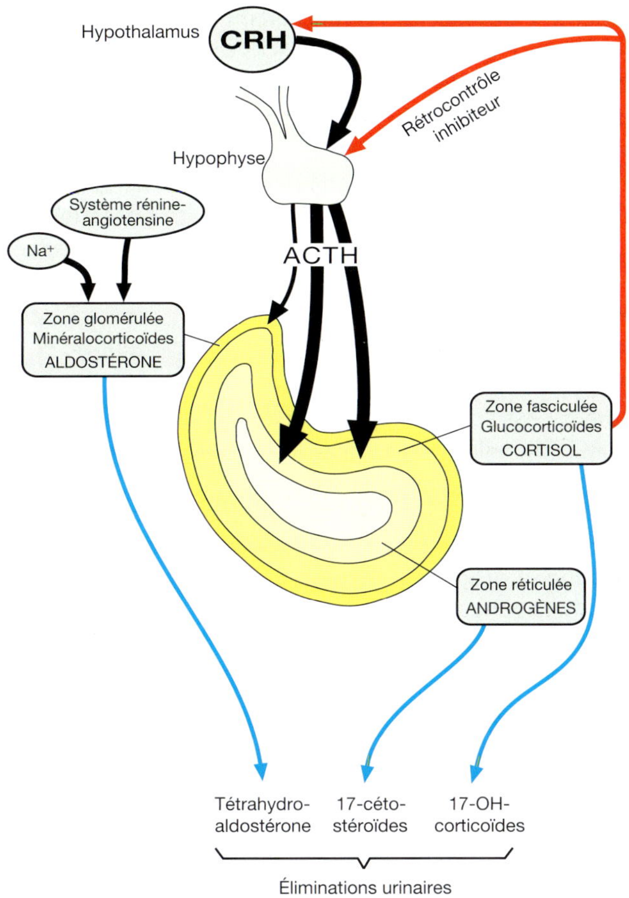

FIGURE 12.2. **Sécrétions et élimination urinaire de la corticosurrénale, contrôle de la sécrétion.**

Perlemuter L, Perlemuter G. Cycles de la vie et grandes fonctions. Paris : Elsevier Masson ; 2012. © Illustrations de Marie Schmitt.

sodium, il se produit une augmentation de la sécrétion de rénine par l'appareil juxtaglomérulaire du rein, qui permet la transformation de l'angiotensinogène en angiotensine I qui se transforme à son tour en angiotensine II grâce à l'enzyme de conversion. L'angiotensine II entraîne l'augmentation de la sécrétion de l'aldostérone.

Les glucocorticoïdes

L'hormone essentielle est le cortisol ou hydrocortisol. Elle est transportée dans le sang sous forme liée à une protéine : la transcortine à 90 % ou *Corticosteroid binding globuline* (CBG) et est en majorité détruite par le foie.

Les récepteurs du cortisol se retrouvent pratiquement dans tous les organes, expliquant son caractère indispensable à la vie et ses effets variés :

- stimulation du catabolisme protéique (protéolyse) avec libération plasmatique d'acides aminés ;
- action hyperglycémiante qui favorise la néoglycogenèse (fabrication de glucides à partir des protéines). Ce qui se traduit en cas d'excès de cortisol (traitement substitutif ou anomalie de sécrétion), par une fonte musculaire, l'apparition de vergetures et d'une ostéoporose ;
- action sur le métabolisme des lipides en inhibant la lipogenèse, en favorisant la mobilisation des triglycérides (libération plasmatique d'acide gras) et en modifiant la répartition des graisses (redistribution fascio-tronculaire) ;

- action sur le métabolisme des glucides en entraînant une résistance à l'insuline avec inhibition de l'entrée dans les cellules, ce qui peut en cas d'excès donner naissance à un diabète stéroïdien ;
- action sur le système lymphoïde en inhibant la production d'anticorps et de lymphocytes ;
- action anti-inflammatoire (à forte dose) et anti-allergique en inhibant la synthèse des lymphokines et la libération d'histamine ;
- action minéralocorticoïde (à forte dose) en ralentissant l'excrétion d'eau, en diminuant l'excrétion de sodium (à forte dose), et en entraînant une fuite potassique ;
- action sur la sécrétion digestive en augmentant les sécrétions d'acide chlorhydrique et de pepsine et en diminuant la sécrétion de mucus protecteur et le renouvellement des cellules (risque d'ulcère augmenté) ;
- action sur le système nerveux central en entraînant une euphorie et des variations psychiques à type d'hyperexcitabilité.

La régulation du cortisol est sous la dépendance de l'hormone hypophysaire : *Adreno-Cortico-Trophin Hormone* (ACTH), elle-même sous la dépendance d'un facteur hypothalamique la *Cortitropin Releasing Hormone* (CRH).

L'ACTH entraîne la sécrétion de cortisol et d'androgènes par les surrénales. Le contrôle s'effectue par le cortisol qui agit sur l'hypothalamus en inhibant la sécrétion de CRH. Le taux de cortisol sanguin freine donc sa propre sécrétion : le rétrocontrôle est dit négatif. Ce rétrocontrôle n'existe pas pour les androgènes.

La sécrétion de CRH, et par conséquent d'ACTH et de cortisol, suit un rythme nycthéméral : maximal à 8 heures et minimal entre 22 heures et 2 heures.

Les androgènes surrénaliens

Ils sont représentés par la déhydro-épi-androstérone, et la delta 4-androstène-dione qui donnent naissance à la testostérone. Ils sont liés à une protéine spécifique la *Sex Binding Protein* (SBP), et sont principalement dégradés au niveau du foie. Mais ces hormones surrénaliennes ont un rôle infime par rapport à la testostérone d'origine testiculaire. Elles ne sont actives que lorsqu'il existe une sécrétion anormale des hormones corticosurrénaliennes en favorisant un hirsutisme. Leur sécrétion est sous la dépendance de l'ACTH, mais sans rétrocontrôle négatif.

Les hormones de la médullosurrénale

La médullosurrénale est un tissu neuroendocrine constitué de cellules dites chromaffines (elles dérivent de la crête neurale, au même titre que les neurones du système nerveux sympathique). Elle sécrète directement dans la circulation sanguine deux hormones catécholaminergiques : l'**adrénaline** (90 %) et la **noradrénaline** (10 %), ainsi qu'une faible quantité de dopamine.

Rappelons que toutes les catécholamines sont synthétisées à partir d'un précurseur commun : la L-tyrosine, qui, par actions enzymatiques successives, sera transformée en L-Dopa, puis en dopamine, et enfin en noradrénaline. C'est seulement au niveau de la médullosurrénale que la noradrénaline pourra être transformée en adrénaline puisqu'elle seule possède l'équipement enzymatique nécessaire.

Dans le schéma d'organisation du système nerveux sympathique, la médullosurrénale est assimilée à un ganglion : la fibre pré-ganglionnaire est le nerf splanchnique et la fibre post-ganglionnaire est représentée par les cellules chromaffines, délivrant dans la circulation sanguine l'adrénaline et la noradrénaline. C'est donc une glande mixte, à la fois ganglion sympathique et glande à sécrétion hormonale.

Les facteurs de stimulation de la médullosurrénale sont toutes les situations de stress physique ou psychologique : l'effort physique, le stress, la peur, le changement de posture ou de température, l'hypoxie, l'hypoglycémie, l'hypovolémie, la douleur, etc.

Dans ces situations de stress, le rôle principal de l'adrénaline est de permettre l'utilisation des stocks énergétiques (glucides, lipides), notamment au niveau musculaire et d'autant plus facilement que le débit cardiaque est largement augmenté.

L'action des catécholamines s'effectue après liaison avec des récepteurs spécifiques (alpha et bêta, subdivisés en $\alpha 1$ et α 2, $\beta 1$ et β 2), situés sur les membranes plasmiques des tissus cibles.
Reportez-vous au chapitre 7, paragraphe « Les différents neurotransmetteurs » pour retrouver les informations complémentaires sur les catécholamines.

Le pancréas

Anatomie

Le pancréas est un organe profond. Il mesure 15 à 20 cm de long, est aplati d'avant en arrière et pèse 80 g environ. Il est situé en avant des gros vaisseaux (aorte et veine porte), en regard des première et deuxième vertèbres lombaires.
Il est formé de quatre parties :

- **la tête**, qui se trouve à la partie droite de la ligne médiane, est inscrite dans le cadre duodénal, dont elle est indissociable (on parle de bloc duodéno-pancréatique). C'est à ce niveau que se déverse sa sécrétion exocrine par le canal de Wirsung (canal pancréatique principal) et par le canal de Santorini (canal pancréatique accessoire). Elle est traversée par le canal du cholédoque. Ces trois canaux débouchent dans l'ampoule hépato-pancréatique (ampoule de Vater) qui s'ouvre dans la deuxième partie du duodénum au niveau de la papille ;
- **le col ou isthme** relie la tête au corps. Il est en contact avec le bulbe duodénal en avant et en haut, avec les vaisseaux mésentériques supérieurs en bas et en arrière ;
- **le corps**, allongé transversalement, est situé en arrière de l'estomac, au-dessus du rein et de la surrénale gauche, ainsi que des plexus colique et solaire. Il est longé par l'artère splénique ;
- **la queue** est située à gauche de la ligne médiane, dans la région du hile de la rate.

Le pancréas reçoit une innervation d'origine sympathique et parasympathique, *via* le plexus cœliaque. L'innervation sympathique provient du VIe au Xe nerf thoracique. L'innervation parasympathique provient du nerf vague.
Le pancréas est une glande mixte qui comprend :

- une **partie exocrine,** qui sécrète les sucs pancréatiques de la digestion déversés dans le canal de Wirsung et de Santorini ;
- une **partie endocrine,** qui joue un rôle important dans la régulation de la glycémie. La partie endocrine est constituée des îlots de Langerhans (amas de cellules rondes endocrines de différents types sécrétant chacun un type hormonal différent). Ces îlots sont disséminés dans le pancréas avec une plus forte concentration au niveau de la queue. Ils représentent environ 2 % du volume du pancréas alors que la partie exocrine en représente 80 %. Ils sont richement vascularisés et déversent directement leurs sécrétions dans la circulation sanguine, au niveau de la veine porte. On différencie les cellules A ou alpha (20 % des cellules des îlots), qui sécrètent le glucagon, les cellules B ou bêta (65 % des cellules), qui sécrètent l'insuline, les cellules D, qui sécrètent la somatostatine (également sécrétée par l'hypothalamus, le système nerveux central et le tractus digestif), et les cellules F ou PP, qui sécrètent le polypeptide pancréatique humain dont le rôle n'est pas encore parfaitement défini (probablement inhibiteur de la sécrétion pancréatique exocrine).

Les hormones

L'insuline

Rôle

Sécrétée par les cellules B ou bêta des îlots de Langerhans, c'est la seule hormone hypoglycémiante de l'organisme. Elle se présente initialement sous forme d'une pro-hormone qui par clivage va donner naissance à l'insuline plus une chaîne intermédiaire, le peptide C. Normalement,

une quantité équimolaire d'insuline et de peptide C est produite. Le peptide C peut être dosé par radio-immunologie et reflète ainsi l'activité des cellules B. Ceci est intéressant à connaître chez des patients diabétiques, recevant de l'insuline par voie exogène, pour connaître l'importance de la sécrétion résiduelle d'insuline endogène par le pancréas. La demi-vie de l'insuline est de 5 minutes. Elle est détruite par des protéases contenues dans les cellules cibles.
C'est une **hormone anabolique hypoglycémiante** qui permet la mise en réserve du glucose, des acides gras et des acides aminés. Ainsi, elle permet :

- la pénétration du glucose dans les cellules par l'activation des récepteurs des transporteurs du glucose (appelés GLUT) ;
- le stockage du glucose sous forme de glycogène surtout dans le tissu hépatique mais aussi dans les graisses et le muscle : c'est la glycogénogenèse qui s'oppose à la transformation du glycogène en glucose (glycogénolyse) ;
- le stockage des graisses : on observe une lipogenèse, avec inhibition de la lipolyse par l'utilisation préférentielle du glucose et une synthèse d'acides gras à partir du glucose ;
- la synthèse protéique à partir des acides aminés ; elle s'oppose à la dégradation des protéines ;
- la pénétration du potassium dans la cellule.

Régulation

Le facteur essentiel de la régulation de la sécrétion d'insuline est la glycémie, par action directe du glucose sur les cellules B. La réponse des cellules B est biphasique, avec d'abord une augmentation rapide de la sécrétion, suivie d'une réponse prolongée. Ce rétrocontrôle du glucose sur l'insuline est d'une très grande précision, de sorte que les niveaux plasmatiques de glucose et d'insuline évoluent de façon parallèle. Ainsi, après un repas, la glycémie s'élève et entraîne une augmentation de la sécrétion d'insuline.
D'autres éléments interviennent dans la régulation de l'insulino-sécrétion :
Les catécholamines agissent de deux façons : elles inhibent la sécrétion *via* les récepteurs alpha-2 et la stimulent *via* les récepteurs béta-2-adrénergiques. L'effet net résultant de l'adrénaline et de la noradrénaline est généralement une inhibition de la sécrétion d'insuline.
Le système nerveux autonome participe aussi à la régulation : une stimulation des fibres parasympathiques (du nerf vague droit) innervant les îlots de Langerhans augmente la sécrétion d'insuline, alors que la stimulation sympathique l'inhibe.

Le glucagon

Il est sécrété par les cellules A ou alpha 2 du pancréas endocrine (et aussi par le tube digestif proximal).

Rôle

Le glucagon est une hormone **hyperglycémiante catabolique** qui stimule la mise en circulation du glucose, des acides gras et des acides aminés à partir de leur réserve.
Il est synthétisé sous forme de pro-hormone qui est transformée dans les cellules A en glucagon. Sa demi-vie est de 5 à 10 minutes. Il est ensuite dégradé essentiellement par le foie :

- il favorise la glycogénolyse hépatique : transformation du glycogène en glucose. Il inhibe la glycolyse ;
- il favorise la sortie du glucose vers le flux sanguin et empêche sa dégradation ;
- il permet la libération des acides gras à partir des réserves du tissu adipeux ;
- il permet la fabrication du glucose à partir des protéines (néoglucogenèse) ;
- il stimule la sécrétion d'insuline (permettant l'entrée du glucose dans les cellules), de catécholamine, d'hormones de croissance, et de thyrocalcitonine ;
- à fortes doses, il a une action inotrope positive sur le myocarde (utilisée dans le traitement des intoxications graves aux bêta-bloquants).

Régulation

Le facteur essentiel de sa régulation est, comme pour l'insuline, la glycémie (figure 12.3) :

- sa sécrétion est stimulée par une hypoglycémie (à 0,6 g/l). Ainsi, en cas de jeûne, le glucose doit être fourni par les réserves de l'organisme. La plus grande partie de ces réserves est produite par les lipides. Quand la glycémie devient inférieure à 1 g/l, il y a arrêt de la sécrétion d'insuline et augmentation de la sécrétion de glucagon jusqu'à la normalisation de la glycémie ;
- Sa sécrétion est inhibée par l'hyperglycémie (1,5 g/l).

D'autres facteurs interviennent dans la régulation :

- inhibition par l'augmentation des corps cétoniques et des acides gras ;
- augmentation de la sécrétion par un excès d'apport protidique ;
- la stimulation sympathique (*via* les récepteurs bêta) mais aussi parasympathique (nerf vague) stimule la sécrétion.

La glande thyroïde

Anatomie

Elle est située dans la région du cou, en avant de la région laryngo-trachéale (en regard du deuxième et du troisième anneau trachéal) et en arrière de l'aponévrose cervicale superficielle. Latéralement, se situent les vaisseaux du cou (artères carotides et veines jugulaires), le nerf grand hypoglosse, le nerf récurent et le plexus nerveux cervical.

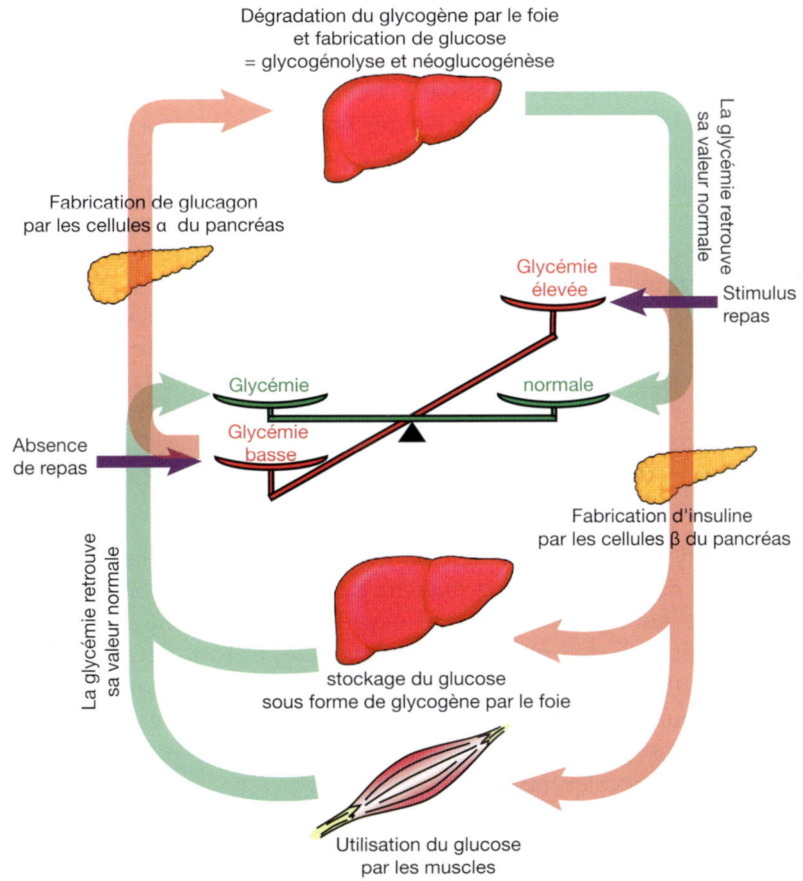

FIGURE 12.3. Régulation de la glycémie.

Perlemuter L, Perlemuter G. Cycles de la vie et grandes fonctions. Paris : Elsevier Masson ; 2012. © Illustrations de Marie Schmitt.

Elle mesure 6 cm de large sur 6 cm de haut et son épaisseur est de 1,5 cm. Son poids est d'environ 30 g. Elle a la forme d'un H et on lui décrit deux lobes latéraux reliés par un isthme central. Sa vascularisation est sous la dépendance des artères thyroïdiennes dont le débit sanguin est très élevé. Son drainage lymphatique s'effectue vers les chaînes du cou.
Histologiquement, la thyroïde est formée par de nombreux follicules arrondis. Ces follicules thyroïdiens sont formés d'une seule couche de cellules. Les cellules sont de deux types :

- les **cellules principales**, ou folliculaires, ou **thyréocytes**, qui sécrètent les hormones iodées : la thyroxine ou tétraiodothyronine (T4) et la triiodothyronine (T3). Elles représentent 99,9 % des cellules ;
- les **cellules C**, ou parafolliculaire, qui sécrètent la calcitonine et représentent 0,1 % des cellules.

Le centre des follicules est composé d'une substance colloïde contenant une glycoprotéine : la thyroglobuline.

Les hormones

Les hormones iodées : les iodothyronines T3 et T4

Elles sont sécrétées par les thyréocytes par combinaison de l'iode avec la tyrosine (acide aminé essentiel).
L'iode provient de l'alimentation ; les besoins journaliers sont de 250 à 300 microgrammes par jour. La thyroïde se comporte comme une véritable pompe à iode ; après avoir été capté par les cellules thyroïdiennes, l'iode est oxydé, puis fixé sur la tyrosine pour former des **iodothyronines**. Il faut trois atomes d'iode pour former T3 et quatre atomes d'iode pour former T4. Puis ces hormones sont stockées dans le colloïde des follicules, liées à la thyroglobuline. Les hormones thyroïdiennes sont ensuite sécrétées dans la circulation sanguine selon les besoins.
Dans la circulation sanguine, on retrouve des hormones sous forme libre ($\leq$1 %) et sous forme liée aux protéines ($\geq$99 %). Les protéines sanguines responsables du transport des hormones thyroïdiennes sont : la *Thyroxine Binding Globulin* (TBG) 60 %, la *Thyroxine Binding Prealbumine* (TBPA) 30 %, et l'albumine 10 %. Mais seule la fraction libre est active.
La T4 représente 90 % des hormones thyroïdiennes sécrétées, mais c'est seulement la T3 qui est l'hormone directement active sur les tissus par fixation sur un récepteur (qui a 10 fois plus d'affinité pour T3 que pour T4). La T4 devra donc subir une transformation (désodiation) en T3. Cette conversion a lieu au niveau même des cellules cibles, juste avant la fixation de la T3 sur son récepteur (sous l'action d'une enzyme, la thyroxine 5'-désiodase).
Ainsi, si la totalité de la T4 circulante provient de la production thyroïdienne, la plus grande partie de la T3 (80 %) est issue de la conversion périphérique de T4 en T3.
Enfin, les hormones thyroïdiennes sont dégradées au niveau du foie et du rein.

Rôle

Les hormones thyroïdiennes stimulent le métabolisme des cellules de l'organisme pour permettre aux tissus de fonctionner de manière optimale et de répondre aux besoins (figure 12.4). Elles augmentent leur consommation en oxygène et la production de chaleur, participent à la régulation des métabolismes glucidiques et lipidiques et sont nécessaires à une croissance normale. Elles agissent sur toutes les cellules, mais plus particulièrement sur :

- le myocarde : augmentation de la conduction cardiaque avec, en cas d'excès, tachycardie, troubles du rythme, augmentation du débit cardiaque ;
- les muscles striés : accélération de la contraction ;
- le tissu nerveux : accélération de la conduction nerveuse, diminution du temps de réaction réflexe, avec, en cas d'excès, nervosité, hyperémotivité, confusion, et en cas de manque, apathie, dépression, ralentissement psychique ;

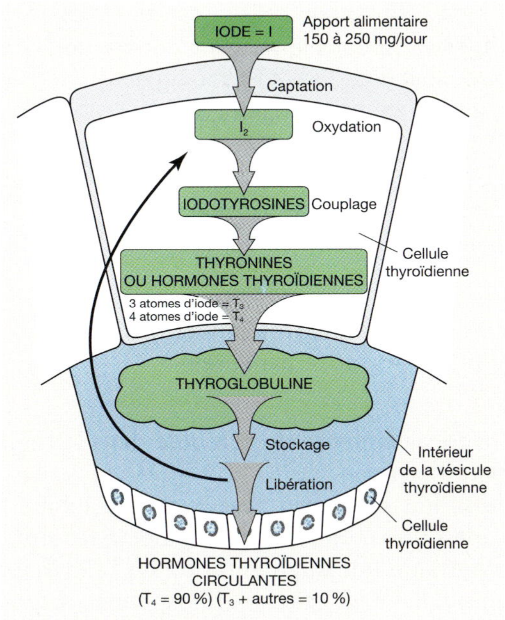

FIGURE 12.4. Biogenèse des hormones thyroïdiennes.

Perlemuter L, Perlemuter G. Cycles de la vie et grandes fonctions. Paris : Elsevier Masson ; 2012. © Illustrations de Marie Schmitt.

- le tube digestif : accélération du transit ;
- les divers métabolismes :
  - augmentation du métabolisme de base, avec augmentation de la consommation d'oxygène et de la production de chaleur,
  - sur le métabolisme des glucides : augmentation de l'absorption des glucides au niveau du tube digestif avec tendance à l'hyperglycémie,
  - sur le métabolisme des lipides : lipolyse avec fonte adipeuse et diminution des lipides plasmatiques,
  - sur le métabolisme des protéines : augmentation du catabolisme azoté. Rôle important dans la croissance, le développement des centres nerveux supérieurs et de l'appareil génital, ce qui motive le dépistage systématique de toute hypothyroïdie à la naissance.

Régulation

La régulation de la sécrétion des hormones thyroïdiennes est sous la dépendance de la *Thyroïde Stimulating Hormone* (TSH), qui est sécrétée par l'antéhypophyse, de manière à maintenir constante la concentration de T3 et de T4. La TSH stimule la sécrétion de T3 et de T4, et exerce un effet trophique sur la thyroïde.

Seules les formes libres de T3 et T4 sont actives et inhibent la sécrétion hypophysaire de TSH (en pratique médicale courante, ce sont ces formes libres qui sont dosées). Toute baisse de T3 ou de T4 libre entraîne la sécrétion de TSH, et inversement, toute augmentation du taux de T3 ou de T4 entraîne par rétrocontrôle (ou *feedback*) négatif une baisse de la sécrétion de TSH.

La sécrétion de TSH est elle-même sous la dépendance des facteurs hypothalamiques : la *Thyrotropin Releasing Hormone* (TRH) stimule la sécrétion de TSH alors que la somatostatine (GIH ou SRIF) l'inhibe. La sécrétion de TRH est fonction du taux d'hormones thyroïdiennes circulantes ; toute augmentation du taux de T3 ou de T4 entraîne une diminution de TRH (par *feedback* négatif), et toute diminution de T3 ou de T4 entraîne une augmentation de TRH.

Exploration

- La concentration de T3 et T4 dans le sang est constante :
  - taux plasmatique moyen de T4 : 40 à 120 µg/l ;
  - taux plasmatique moyen de T3 : 0,6 à 1,8 µg/l.
- Dosage de la TSH : 0,05–5,5 UI/l.
- Étude de la fixation d'iode par la thyroïde avec utilisation d'iode radioactif qui permet de dresser de véritables cartographies de la thyroïde.
- Échographie thyroïdienne.

La calcitonine

Elle est sécrétée par les cellules C thyroïdiennes. Dans le sang, elle est sous forme libre, a une demi-vie d'une heure et est dégradée par le rein.

Rôle

C'est une hormone hypocalcémiante dont le rôle dans la régulation de la calcémie est moins clair que celui de la parathormone.
Son action principale se fait au niveau osseux où elle inhibe l'activité des ostéoclastes d'une manière importante, mais transitoire, pour diminuer la résorption osseuse.
Au niveau rénal, elle entraîne une augmentation de l'élimination urinaire du calcium en diminuant sa réabsorption tubulaire (et celle des phosphates) responsable d'une augmentation de la calciurie et de la phosphaturie.

Régulation

C'est la calcémie qui régule la sécrétion de calcitonine, les cellules C étant directement sensibles au calcium ionisé libre plasmatique. Seule l'élévation du taux de calcémie entraîne une augmentation de la sécrétion de calcitonine. Pour des calcémies inférieures à 2,2 mmol/l, la calcitonine est indétectable.

Les parathyroïdes

Description anatomique

Il existe habituellement quatre glandes parathyroïdes situées à la face postérieure des lobes latéraux de la glande thyroïde, deux aux pôles supérieurs et deux aux pôles inférieurs. Toutefois, le nombre et la localisation des parathyroïdes peuvent varier (situation médiastinale, notamment thymique).
Ce sont de petites glandes mesurant 6 mm de long sur 3 mm de large et 1,5 mm d'épaisseur, elles pèsent environ 30 g chacune. Elles sont essentiellement en rapport avec la glande thyroïde et le nerf récurrent. Leur vascularisation dépend d'une artère qui naît de l'artère thyroïdienne inférieure.
Cette connaissance de l'anatomie des glandes parathyroïdes est fondamentale, non seulement pour la chirurgie de l'adénome parathyroïdien (sécrétion de parathormone entraînant une hyperparathyroïdie primaire), mais aussi en cas de chirurgie de la glande thyroïde pour laquelle la préservation anatomique des glandes parathyroïdes et de leur vascularisation est essentielle pour limiter au maximum le risque d'hypocalcémie post-opératoire.
Les glandes parathyroïdes sont formées de plusieurs types de cellules, dont les cellules principales qui sécrètent la parathormone (PTH).

La parathormone (PTH)

Elle circule sous forme libre, d'une demi-vie de 30 minutes et est dégradée par le foie.

Rôle

La parathormone permet la régulation du métabolisme phosphocalcique.
Elle a deux niveaux d'action :

- au niveau osseux : elle favorise l'ostéolyse en stimulant la synthèse des ostéoclastes, entraînant donc une augmentation de la résorption osseuse. Ceci a pour conséquence une augmentation de la calcémie et une augmentation de la phosphorémie ;
- au niveau du rein : la PTH présente plusieurs actions :
  - elle augmente la formation de la forme active de la vitamine D (le 1,25-ihydrocholécalciférol), qui induit une augmentation de l'absorption intestinale de calcium,
  - elle stimule la réabsorption rénale de calcium,
  - elle inhibe la réabsorption rénale de phosphate (pour empêcher une augmentation de la phosphorémie suite à la résorption osseuse), entraînant une baisse de la phosphorémie et une augmentation de la phosphaturie.

Les effets de la parathormone tendent tous à augmenter la calcémie et entraînent une hypercalciurie (secondaire à l'hypercalcémie induite par la PTH).
Sur le bilan phosphoré, la PTH augmente la phosphaturie et entraîne une hypophosphorémie. Elle est synergique avec la calcitonine sur le phosphore.

Régulation

La sécrétion de PTH est régulée par la calcémie. Toute diminution de la calcémie entraîne une augmentation de la PTH, et inversement.

Exploration

Ce sont les dosages sanguins du calcium, du phosphore et du dosage radio-immunologique de la PTH. Dans les urines, le dosage de la calciurie et de la phosphaturie, l'étude des clairances urinaires des phosphates.

L'hypophyse

L'hypophyse ou glande pituitaire est située à la base du cerveau dans la selle turcique (creusée dans le sphénoïde). Elle est reliée à l'hypothalamus par la tige pituitaire formée par des fibres nerveuses et par des vaisseaux (figure 12.5).
De la taille d'un petit pois, elle pèse environ 0,60 g. Elle est en contact avec le chiasma optique (zone de croisement des nerfs optiques) immédiatement au-dessus d'elle ; toute augmentation de volume de l'hypophyse entraîne une compression du chiasma optique avec une traduction clinique sur la vision.
Latéralement se trouvent les sinus caverneux et en avant le sinus sphénoïdal qui permet un abord chirurgical de l'hypophyse par les fosses nasales.
Elle comporte un lobe antérieur, l'antéhypophyse (ou adénohypophyse) et un lobe postérieur, la posthypophyse (ou neurohypophyse), Chaque partie a une origine embryologique différente et une fonction différente.
Elle joue un rôle de régulation très important dans les sécrétions hormonales ; elle est elle-même sous la dépendance de l'hypothalamus qui régule ses sécrétions.

L'antéhypophyse

Elle est formée de cellules chromophiles et de cellules chromophobes.
Elle sécrète des stimulines qui jouent un rôle de régulation sur d'autres glandes endocrines et des hormones à part entière qui ont une action sur les tissus.

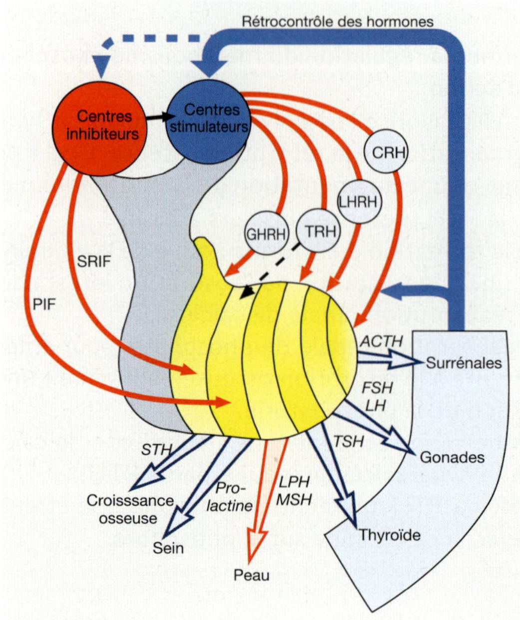

FIGURE 12.5. **Physiologie de l'hypophyse.**

Perlemuter L, Perlemuter G. Cycles de la vie et grandes fonctions. Paris : Elsevier Masson ; 2012. © Illustrations de Marie Schmitt.

L'adrénocorticotrophine hormone ou ACTH ou corticostimuline

Elle contient 39 acides aminés, sa sécrétion est continue sous forme d'une pré-hormone avec un rythme nycthéméral : un maximum vers 8 heures du matin, un minimum entre 22 heures et 2 heures.
Elle agit sur la corticosurrénale en contrôlant essentiellement la sécrétion des glucocorticoïdes (cortisol) et plus modérément des minéralocorticoïdes (aldostérone) et des androgènes surrénaliens ; elle est elle-même régulée par la concentration plasmatique de cortisol (rétrocontrôle) et par un facteur hypothalamique le CRH.
L'ACTH a aussi une action extra-surrénalienne en agissant sur les adipocytes dont elle mobilise la graisse.
Elle est dosée lors de son pic à 8 heures du matin.

La sthyréostimuline hormone ou TSH

Elle est sécrétée de façon permanente ; son rôle est de contrôler et stimuler toutes les étapes de l'hormono-synthèse. Elle est aussi un facteur de croissance pour la glande thyroïdienne.
Sa sécrétion est stimulée par la baisse de T_3 et de T_4, et par un facteur hypothalamique : le TRH, lui-même régulé par le taux de T_3 et de T_4.

L'hormone folliculo-stimulante ou FSH

C'est une hormone gonadotrope.

- Chez la femme, elle varie au cours du cycle menstruel, permettant la maturation des follicules ovariens et ainsi une augmentation de la sécrétion d'œstradiol. Le taux de FSH augmente progressivement pendant la première partie du cycle pour atteindre un pic juste avant l'ovulation, puis il diminue juste après l'ovulation pour rester en plateau pendant la deuxième partie du cycle et enfin s'effondrer juste avant les règles.
  La régulation du taux de FSH est complexe chez la femme : les œstrogènes assurent pendant la phase folliculaire un rétrocontrôle négatif sur la sécrétion de FSH-LH hypophysaire

et de GnRH hypothalamique. Ce rétrocontrôle va s'inverser et devenir positif en phase préovulatoire (du 11e au 14e jours), dès lors que le taux d'œstrogènes circulants aura atteint un certain seuil, déclenchant alors une décharge de GnRH (rétroaction positive) entraînant à son tour une décharge de FSH et surtout de LH à l'origine de l'ovulation. D'autre part, le follicule recruté pour devenir un ovocyte va sécréter des inhibines qui neutralisent la sécrétion de FSH hypophysaire, empêchant ainsi la maturation d'autres follicules.
- Chez l'homme, la FSH agit indirectement sur la fonction exocrine du testicule (spermatogenèse) en stimulant la production d'ABP (*Androgen Binding Protein*) par les cellules de Sertoli. Cette protéine de liaison libérée dans la lumière des tubes séminifères présente en effet une grande affinité pour la testostérone, ce qui lui permet d'augmenter la concentration intratesticulaire de testostérone et ainsi son action sur les cellules de la lignée germinale.

La régulation du taux de FSH est sous la dépendance de l'hypothalamus, sécrétant la GnRH, lui-même sous l'influence d'afférences du système nerveux. Mais il existe aussi une régulation par rétrocontrôle négatif entre le testicule et l'hypophyse, puisque les cellules de Sertoli synthétisent aussi une glycoprotéine, l'inhibine, qui exerce un effet inhibiteur sur la production de FSH.

L'hormone lutéotrophique ou LH

C'est l'autre hormone gonadotrope.
- Chez la femme, le pic de sécrétion de LH permet l'ovulation.
- Chez l'homme, la LH agit directement sur la fonction endocrine du testicule (production de testostérone), en stimulant les cellules de Leydig, qui élaborent les androgènes testiculaires.

Tout comme la FSH, la régulation du taux de LH est sous la dépendance de l'hypothalamus, sécrétant la GnRH, lui-même sous l'influence d'afférences du système nerveux. Mais il existe aussi un rétrocontrôle négatif par la testostérone circulante, qui exerce un effet inhibiteur à la fois sur la production de LH et de GnRH.

La prolactine

Cette hormone permet le développement des glandes mammaires et la sécrétion à leur niveau de deux enzymes responsables de la formation du lait.
En dehors des grossesses, la sécrétion de prolactine est faible. Elle augmente progressivement au cours de la gestation jusqu'à l'accouchement puis elle reste à des taux stables.
Lors de l'allaitement, il existe un réflexe déclenché par la succion du mamelon qui inhibe la sécrétion de PIF et qui permet la sécrétion de prolactine : c'est le réflexe de lactation.
La sécrétion de prolactine est inhibée par un facteur hypothalamique : la *Prolactine Inhibiting Factor* (PIF).

La *Somatotropine Hormone* (STH) ou *Growth Hormone* (GH) ou hormone de croissance

C'est une hormone polypeptidique.
Elle permet une croissance harmonieuse, osseuse et viscérale par l'interaction de la STH avec des facteurs de croissance appelés somatomédines ou *Insuline like Growth Factor* (IGF), surtout synthétisés au niveau du foie, mais aussi au niveau du tissu rénal, du tissu digestif, du tissu pancréatique et autres. Elle entraîne :
- la croissance cellulaire ;
- la croissance des cartilages de conjugaison et de l'os (stimulation des chondrocytes et des ostéoblastes) ;
- un anabolisme protidique ;
- la mobilisation des lipides de réserve (lipolyse) ;
- une hyperglycémie par augmentation de la glycogénolyse.

La sécrétion de STH est régulée par deux hormones hypothalamiques. Le *Growth Hormone Releasing Hormone* (GHRH), ou somatocritine, stimule la sécrétion d'hormone de croissance. La somatostatine, ou SRIF, inhibe la sécrétion de STH.
La STH est sécrétée selon un rythme pulsatile, en majeure partie pendant le sommeil.
La sécrétion de STH est aussi stimulée par l'hypoglycémie, par le stress et le sommeil. Elle est inhibée par l'hyperglycémie, par le cortisol et par le IGF1.

L'hormone mélanotrope ou *melanocyte stimulating hormone* (MSH)

Sécrétée par le lobe intermédiaire de l'hypophyse, elle agit notamment sur les mélanocytes de la peau en provoquant la synthèse de mélanine en réponse aux rayons UVA principalement.

La posthypophyse

C'est le lobe postérieur de l'hypophyse qui dérive embryologiquement des cellules nerveuses de l'hypothalamus qui ont migré le long de la tige pituitaire et qui forment la post-hypophyse. Les hormones sécrétées par la post-hypophyse sont en fait synthétisées par l'hypothalamus et migrent dans des vésicules le long de la tige pituitaire pour être stockées puis libérées par la post-hypophyse. Ces hormones sont au nombre de deux.

L'hormone antidiurétique (ADH) ou vasopressine (AVP)

Rôle

Son action essentielle est rénale, conduisant à réduire la diurèse : elle permet d'augmenter la réabsorption d'eau (sans réabsorption de NaCl) et au niveau des tubes collecteurs, afin de maintenir l'osmolarité sanguine constante à 290 mOsm/l. On appelle diabète insipide l'hyposécrétion d'ADH entraînant alors une impossibilité à réabsorber l'eau.
Elle possède aussi d'autres actions : vasopressives (vasoconstriction périphérique), plaquettaires (propriété utilisée dans le traitement de la maladie de Willebrand) et régulatrices (stimule la sécrétion d'ACTH).

Régulation

La sécrétion d'ADH est principalement régulée par les variations d'osmolalité plasmatique et de la volémie.
Ainsi, lorsque l'osmolalité diminue, il y a diminution de la sécrétion d'ADH ; par contre, en cas d'augmentation de l'osmolalité sanguine, il y a élévation de la sécrétion d'ADH. Cette régulation est possible grâce à des récepteurs sensibles aux variations de l'osmolalité sanguine (osmorécepteurs), localisés essentiellement au niveau central (hypothalamique), mais présents aussi au niveau périphérique (système porte hépatique).
Le deuxième mécanisme de régulation est médié par des récepteurs sensibles aux variations de la volémie (volorécepteurs) situés au niveau de l'oreillette gauche, de la crosse de l'aorte et de la bifurcation carotidienne. En cas d'hypovolémie ou de déshydratation, il y a une sécrétion d'ADH pour restaurer la volémie ; en cas d'augmentation de la volémie ou en cas d'hypertension, il y a inhibition de la sécrétion d'ADH.
Enfin, il existe l'hypoglycémie d'autres stimuli aigus ou chroniques pouvant induire une augmentation de la sécrétion de vasopressine : les stimuli olfactifs, les stimuli provenant de l'activité limbique (choc émotionnel, douleur, exercice), les nausées, l'hyperthermie, ou certains agents pharmacologiques comme la morphine ou la nicotine. Ces stimuli (notamment la douleur) expliquent qu'en per-opératoire, le taux plasmatique d'ADH est élevé, entraînant une baisse de la diurèse (phénomène qui se corrige en post-opératoire).

L'ocytocine

Elle provoque la contraction du muscle utérin pour l'induction du travail et lors du déclenchement de l'accouchement et est donc très largement utilisée en obstétrique.

Elle agit aussi sur les glandes mammaires, en association avec la prolactine permettant la lactation et l'expulsion du lait maternel par action sur les muscles lisses situés autour des glandes mammaires.

L'hypothalamus

Le rôle

Véritable cerveau endocrinien, il contrôle la sécrétion de l'hypophyse (axe hypothalamo-hypophysaire), et la plupart des autres sécrétions hormonales de l'organisme grâce aux facteurs de régulation qui sont stimulants ou inhibants.
Il sécrète deux types d'hormones :

- celles qui sont sécrétées par l'hypothalamus puis stockées et libérées dans la circulation sanguine par la post-hypophyse : l'ADH et l'ocytocine ;
- celles qui régulent l'anté-hypophyse : les libérines (ou *releasing hormones* = RH), ainsi que les statines (ou *inhibiting hormones* = IH) sont des hormones hypothalamiques qui respectivement stimulent ou inhibent la sécrétion des hormones de l'anté-hypophyse (tableau 12.1).

L'hypothalamus intervient aussi dans de nombreuses fonctions encéphaliques supérieures, dans la régulation des milieux intérieurs, le rythme veille-sommeil, la croissance, la thermorégulation, le système limbique (gestion du comportement inné et acquis, des émotions, etc.) et coordonne les processus végétatifs.

La régulation de la sécrétion hormonale

Régulation neurologique

L'hypothalamus fait partie du système nerveux central et reçoit des informations de presque toutes les zones du système nerveux.
Ces informations nécessiteront parfois une adaptation hormonale gérée par l'hypothalamus.

TABLEAU 12.1. **Actions des hormones hypothalamiques.**

Hormone hypothalamique	Dénomination	Action
GHRH	*Growth Hormone Releasing Hormone*	Stimule la sécrétion de GH (ou STH)
GIH ou SRIF ou somatostatine	*Growth Hormone Release Inhibiting Hormone* ou *Somatotropin Release Inhibiting Factor*	Inhibe : – la sécrétion de GH (ou STH) – la sécrétion de TSH – la sécrétion de TRH et CRH – la sécrétion de l'insuline et du glucagon
PRH	*Prolactin Releasing Hormone*	Stimule la sécrétion de prolactine
PIF	*Prolactin Inhibiting Factor*	Inhibe la sécrétion de prolactine
GnRH ou LHRH	*Gonado Trophin Releasing Hormone* ou *LH Releasing Hormone*	Stimule la sécrétion de LH et de FSH
TRH	*Thyrotropin Releasing Hormone* ou *LH Releasing Hormone*	Stimule la sécrétion de TSH
CRH ou CRF	*Corticotropin Releasing Hormone* ou *Factor*	Stimule la sécrétion d'ACTH

Le système nerveux peut donc provoquer soit une stimulation, soit une inhibition des sécrétions hypothalamiques.
Il s'agit par exemple de facteurs psycho-émotionnels, tel que le stress.

Régulation hormonale

Les hormones de l'anté-hypophyse régulent leur propre sécrétion par rétrocontrôle négatif au niveau hypothalamique.
La régulation de la sécrétion d'ADH est médiée essentiellement par l'osmolalité plasmatique (*cf.* chapitre 14).
L'ensemble du système endocrinien est en interaction permanente. Il permet par exemple une réponse adaptée au stress (figure 12.6) afin de maintenir l'homéostasie.

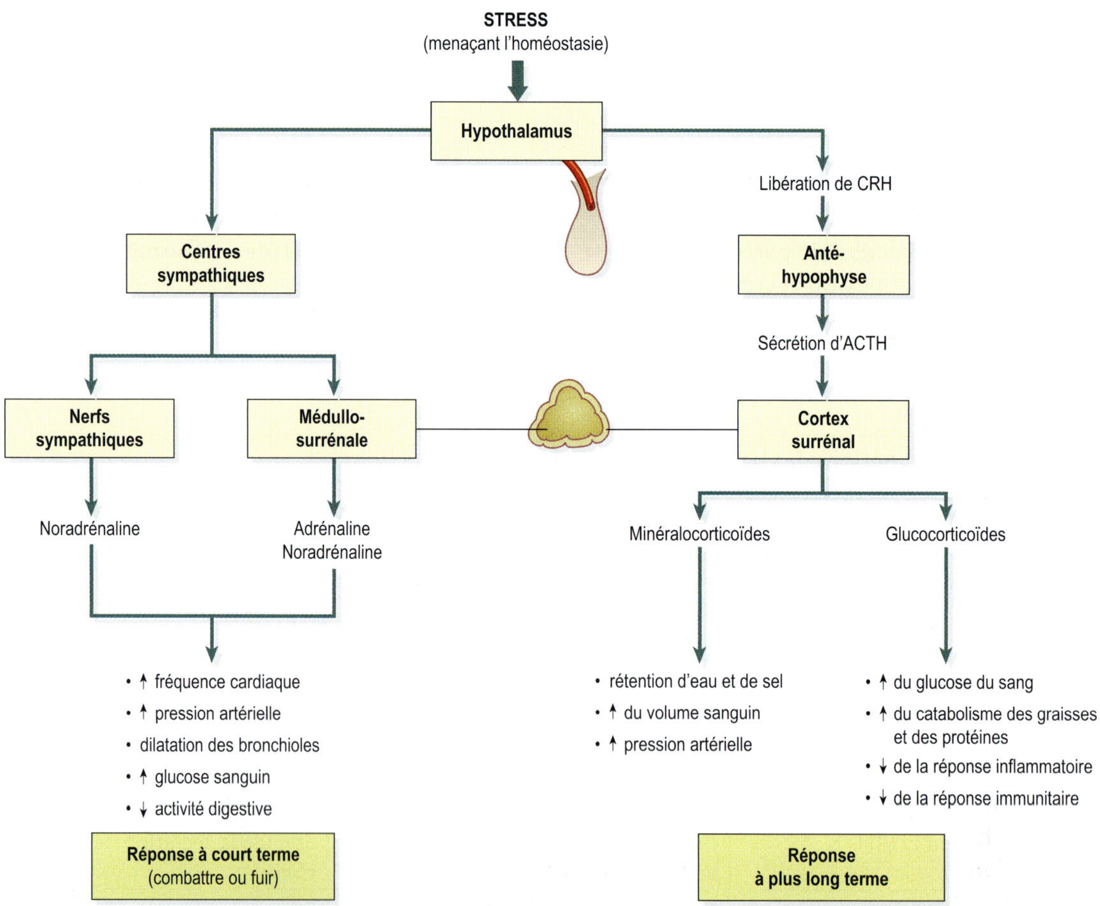

FIGURE 12.6. Réponse au stress.

Grant A, Waugh A. Ross et Wilson. Anatomie et physiologie normales et pathologiques. 11e édition. Paris : Elsevier Masson ; 2011.

Focus

Implications anesthésiques

La connaissance de la physiologie endocrinienne vous permettra :
- d'interpréter les bilans biologiques pré-opératoires éventuellement demandés (dosage de TSH, glycémie, cortisolémie, etc.) ;
- de comprendre la préparation pré-opératoire de ces patients pour équilibrer leur pathologie, étape fondamentale pour éviter les complications péri-opératoires. Citons pour les pathologies que vous rencontrerez le plus fréquemment : antithyroïdiens de synthèse ou iode en cas d'hyperthyroïdie, thyroxine en cas d'hypothyroïdie, adaptation des posologies d'insuline chez le diabétique insulino-dépendant, traitement substitutif de l'insuffisance surrénalienne ;
- de comprendre la prise en charge des tumeurs endocriniennes sécrétantes, qui même si elles sont relativement rares et souvent traitées dans des centres spécialisés, présentent des particularités dans leur management per-opératoire. Par exemple, la chirurgie du phéochromocytome (tumeur surrénalienne sécrétant des catécholamines) peut être source de modifications hémodynamiques extrêmement sévères (poussées hypertensives, notamment lors de la manipulation de la tumeur ou collapsus lors de l'exclusion vasculaire de la tumeur) ;
- de comprendre les risques de certaines chirurgies (hypocalcémie et paralysie récurentielle après thyroïdectomie, diabète insipide après chirurgie hypophysaire, par exemple) et apprendre à les dépister ;
- de comprendre le système rénine-angiotensine, très important en anesthésie, et le rôle par exemple des inhibiteurs de l'enzyme de conversion, très utilisés en cardiologie aussi bien dans le traitement de l'hypertension artérielle que dans l'insuffisance cardiaque, et qui ont des répercussions hémodynamiques en per-opératoire ;
- de comprendre la prise en charge des patients diabétiques qui sera quotidienne. Il est important que vous connaissiez cette pathologie et donc la physiologie du pancréas.

S'ENTRAÎNER

QUESTION 1

Reliez les bonnes réponses entre elles.
Quelle glande sécrète quelle hormone ?

Le cortisol	**a.**	**1.**	L'antéhypophyse
La noradrénaline	**b.**	**2.**	La post-hypophyse
La parathormone	**c.**	**3.**	La médullosurrénale
La thyréostimuline hormone	**d.**	**4.**	La corticosurrénale
L'ocytocine	**e.**	**5.**	Les parathyroïdes

QUESTION 2

Répondez par vrai ou par faux.
Les hormones thyroïdiennes :

a. Sont stockées dans le centre de la vésicule sous forme de thyroglobuline ☐ Vrai ☐ Faux
b. Permettent la diminution de consommation de l'oxygène ☐ Vrai ☐ Faux
c. Diminuent la conduction cardiaque ☐ Vrai ☐ Faux
d. Provoquent une accélération du transit ☐ Vrai ☐ Faux
e. Provoquent une accélération de la contraction musculaire ☐ Vrai ☐ Faux

QUESTION 3

Entourez la (ou les) bonne(s) réponse(s).
Les hormones :
a. ne sont pas libérées selon les besoins de l'organisme
b. sont des substances chimiques sécrétées par les glandes exocrines
c. règlent le fonctionnement physiologique d'un organe
d. peuvent produire plusieurs effets
e. ne peuvent agir que sur un seul récepteur

QUESTION 4

Entourez la (ou les) bonne(s) réponse(s).
L'adrénaline provoque :
a. une action inotrope négative
b. une bronchoconstriction
c. un myosis
d. une hyperglycémie
e. une diminution du péristaltisme intestinal

QUESTION 5

Entourez la (ou les) bonne(s) réponse(s).
Le cortisol a une action :
a. sur le métabolisme des lipides
b. hypoglycémiante
c. sur le métabolisme des protides
d. sur le métabolisme des glucides
e. sur le système lymphoïde

QUESTION 6

Expliquez quel est le rôle d'une hormone.

QUESTION 7

Expliquez ce qu'est le rétrocontrôle.

QUESTION 8

Citez les modes de régulation de la sécrétion hormonale.

QUESTION 9

Expliquez le rôle du glucagon.

QUESTION 10

Cas clinique
Ce matin, vous recevez un appel de l'Institut de formation en soins infirmiers (IFSI) de votre établissement qui vous demande si vous accepteriez de venir présenter un dossier de patient auprès des étudiants infirmiers de fin de 2e année. Il s'agit de revoir avec les étudiants les signes cliniques des malaises possibles chez le patient diabétique et de revoir les principes généraux de prise en charge. Vous acceptez cette proposition.
Pour préparer votre intervention, vous choisissez de travailler avec les étudiants sur le dossier de Mlle A, 15 ans, diabétique depuis 4 ans, régulièrement hospitalisée pour des malaises.
1. Citez les complications aiguës possibles du diabète et les signes cliniques s'y rapportant.
2. Expliquez le rôle infirmier dans la prise en charge d'un malaise hypo-glycémique.

ÉLÉMENTS DE RÉPONSES

QUESTION 1

a. 4 ; **b.** 3 ; **c.** 5 ; **d.** 1 ; **e.** 2.

QUESTION 2

....

....

QUESTION 3

c. ; **d.**

QUESTION 4

....

....

QUESTION 5

a. ; **c.** ; **d.** ; **e.**

QUESTION 6

L'hormone règle le fonctionnement physiologique d'un organe en exerçant son action sur des cellules cibles ou récepteurs ; une hormone peut agir sur différents récepteurs et produire différents effets.

QUESTION 7

L'hormone sécrétée par la glande endocrine régule sa sécrétion en agissant au niveau hypothalamique afin de freiner la sécrétion du facteur stimulant. L'axe hypothalamo-hypophysaire assure le contrôle de la plupart des sécrétions hormonales. Par exemple, l'hypophyse sécrète des hormones à tropisme glandulaire qui stimule la sécrétion hormonale (ACTH, FSH, etc.). Lorsque la concentration sanguine de ces hormones varie, l'hypophyse réagit en modifiant sa sécrétion d'hormone à tropisme glandulaire en sens inverse afin de maintenir stable le taux sanguin des hormones.

QUESTION 8

....

....

QUESTION 9

Le glucagon, hormone hyperglycémiante :

- favorise la glycogénolyse hépatique : transformation du glycogène en glucose. Il inhibe la glycolyse ;
- favorise la sortie du glucose vers le flux sanguin et empêche sa dégradation ;
- permet la libération des acides gras à partir des réserves du tissu adipeux ;
- permet la fabrication du glucose à partir des protéines ;
- stimule la sécrétion d'insuline, de catécholamine, d'hormones de croissance, et de thyrocalcitonine.

QUESTION 10

1. Les complications du diabète sont de deux sortes :

- l'acidocétose diabétique, en cas d'insuffisance de traitement par insuline. Les signes cliniques sont :
  - hyperglycémie,
  - hyperventilation,
  - acidification des urines avec polyurie,
  - déshydration, hypovolémie,
  - hyponatrémie, hypokaliémie,
  - confusion, coma.
- le coma hypo-glycémique par quantité surdosage en insuline.

Les signes cliniques sont :
  - somnolence,
  - confusion,
  - difficultés d'élocution,
  - sueurs, tremblements,
  - anxiété, tachycardie,
  - convulsions.
- enfin, citons les comas hyper-osmolaires et l'acidose lactique.

2....
....
....
....

Testez-vous

1. Entourez la (ou les) bonne(s) réponse(s).

Quelles sont les conséquences de l'hypothermie chez le nouveau-né ?
a. Augmentation de la fréquence des apnées
b. Diminution de la consommation d'oxygène
c. Diminution des résistances artérielles
d. Augmentation de la consommation de glucose
e. Aucune de ces propositions

2. Citez les cinq critères évalués au travers du score d'APGAR.

3. Entourez la (ou les) bonne(s) réponse(s).

Chez la femme enceinte, la progestérone entraîne :
a. une inhibition de l'activité motrice intestinale
b. une augmentation du transit
c. une diminution du transit
d. une accélération de la vidange gastrique
e. un risque de reflux gastro-œsophagien

4. Parmi les paramètres physiologiques respiratoires suivants, entourez celui ou ceux qui est/sont augmenté(s) avec l'âge.

a. Capacité vitale
b. VEMS
c. PaO_2
d. Volume résiduel
e. Capacité de diffusion

5. Répondez par vrai ou par faux.

Chez le sujet âgé :

a. La synthèse des neurotransmetteurs est augmentée	☐ Vrai	☐ Faux
b. Toutes les fonctions rénales sont perturbées	☐ Vrai	☐ Faux
c. Les modifications hépatiques modifient le métabolisme des médicaments	☐ Vrai	☐ Faux
d. Les phénomènes de rigidité articulaire et d'arthrose n'augmentent pas avec l'âge	☐ Vrai	☐ Faux
e. La masse osseuse est stable	☐ Vrai	☐ Faux

Réponses

1. a. ; d.
2. La fréquence cardiaque ; la respiration ; le tonus ; la réactivité ; la coloration
3. a. ; c. ; e.
4. Seul le volume résiduel (d) est augmenté.
5. a. Faux ; b. Vrai ; c. Vrai ; d. Faux ; e. Faux

CHAPITRE 13

Les différentes étapes de la vie[12]

Objectifs d'apprentissage

Le nouveau-né
- Décrire les caractéristiques anatomo-physiologiques du nouveau-né.
- Identifier le matériel de base de réanimation nécessaire à l'accueil du nouveau-né à la naissance et les gestes infirmiers s'y rapportant.

La femme enceinte
- Décrire les modifications physiologiques ayant lieu au cours de la grossesse normale.
- Citer les modifications pharmacologiques qui en découlent.

Le sujet âgé
- Citer les répercussions du vieillissement sur les grandes fonctions de l'organisme.
- Repérer les modifications physiologiques liées au vieillissement qui peuvent affecter la pharmacocinétique des médicaments.

SAVOIRS

Le nouveau-né

Les caractéristiques anatomo-physiologiques (tableau 13.1)

La naissance est le moment où le fœtus est (par voies naturelles ou césarienne) du ventre de la mère. Dès le début de la vie, caractérisé par le cri du nouveau-né, les fonctions respiratoires et cardiaques deviennent dès lors autonomes.
On parle de nouveau-né jusqu'au 15e jour de vie. Ensuite, jusqu'à 18 mois, on parle de nourrisson.

Caractéristiques respiratoires

Les caractéristiques des voies aériennes supérieures du nouveau-né sont importantes à connaître. Tout d'abord, lors de la première inspiration, les poumons se remplissent d'air, entraînant l'ouverture des alvéoles : c'est l'autonomisation de la fonction respiratoire (tableau 13.2).

TABLEAU 13.1. Mensurations moyennes du nouveau-né.

Poids (kg)	Taille (cm)	Périmètre crânien (cm)	Surface corporelle (m^2)
3,5	50	35	0,21

[12] Auteur : Jérôme Chevillotte.

TABLEAU 13.2. Volumes respiratoires et capacités.

Fréquence respiratoire	Capacité pulmonaire totale (CPT)	Capacité vitale (CV)	Volume courant (Vt)	Espace mort (Vd)
30–50	160 ml	80 ml	16 ml	5 ml

Il faut savoir qu'au stade de nouveau-né, celui-ci ne respire que par le nez, ce qui oblige à veiller à la perméabilité de la filière naso-pharyngée et implique la mise en place des sondes gastriques par la bouche.

Filière aérienne supérieure

Elle présente les caractéristiques suivantes :

- cou court ;
- langue large ;
- filière nasale étroite ;
- larynx haut situé ;
- épiglotte longue et rigide ;
- trachée courte ;
- bronches étroites.

Cage thoracique et poumons

La cage thoracique, circulaire sur un plan horizontal, et l'abdomen large expliquent que la respiration soit essentiellement diaphragmatique ; les muscles intercostaux jouent le rôle de stabilisateur. Leur inhibition au cours du sommeil entraîne une respiration paradoxale.
L'espace mort (V^d) représente un tiers du volume courant (V^t), il sera donc important de choisir lors d'utilisation du matériel de réanimation (masque, valve, raccord, tuyaux, etc.) un appareillage adapté au nouveau-né afin de ne pas surajouter à l'espace mort celui du matériel.
La ventilation alvéolaire (VA) élevée (120 ml. $kg^{-1}.min^{-1}$) pour une capacité résiduelle fonctionnelle (CRF) faible (le rapport VA/CRF est de 5 chez le nouveau-né alors qu'il est de 1,4 chez l'adulte) explique que le nouveau-né ne bénéficie d'aucune réserve d'oxygène.

Transport en oxygène

Le transport en oxygène dépend du débit cardiaque et du contenu artériel en oxygène, qui dépend lui-même du taux d'hémoglobine. À la naissance, il y a une proportion élevée d'hémoglobine fœtale (HbF) qui a une forte affinité pour l'oxygène, ce qui a tendance à limiter la libération de l'oxygène vers les tissus. Cependant, la concentration importante d'hémoglobine F permet de délivrer malgré tout une même quantité d'oxygène aux tissus.

Caractéristiques hémodynamique et cardio-vasculaire

Au moment de la naissance, la circulation placentaire est interrompue afin de rendre la fonction cardiaque autonome.
La contractilité myocardique du nouveau-né est faible, la compliance myocardique basse ainsi que les volumes télédiastolique et d'éjection systolique.
La masse sanguine est égale à 85 ml. kg^{-1}, soit ± 250 ml.
Le débit cardiaque est dépendant de la fréquence cardiaque. Sa valeur est de **200 ml/kg^{-1}/min^{-1}** à la naissance.
Le myocarde du nouveau-né ne répond pas au stress en raison de l'immaturité du système sympathique.

Les constantes hémodynamiques spécifiques au nouveau-né se modifient progressivement au cours de la petite enfance. Les paramètres cardiaques sont les suivants :

- fréquence cardiaque : 145 battements/min ;
- pression artérielle : 60–35 mmHg.

Caractéristiques du système nerveux central

L'enfant naît avec un développement incomplet du système nerveux central. L'achèvement se poursuit pendant toute la première année de vie.

Débit sanguin cérébral

Le débit sanguin cérébral du nouveau-né est de 40 ml.100 mg^{-1}.min^{-1}.
Le volume du liquide céphalo-rachidien est 4 ml. kg^{-1}.
La consommation en O_2 est importante.

Douleur

Elle entraîne des modifications végétatives au niveau de la fréquence cardiaque, de la tension artérielle, etc. Le stress provoque une hyperglycémie, une hyper-cortisolémie et une production de catécholamines.

Thermorégulation

Le nouveau-né est **homéotherme** en raison d'une mauvaise adaptation au maintien de sa température.
L'importance de sa surface corporelle par rapport au poids, l'environnement et l'évaporation sont les principales causes de l'**hypothermie**.
Celle-ci est délétère car elle augmente la fréquence des apnées, la consommation d'oxygène, les résistances artérielles et la **consommation de glucose**. De plus, les réserves glucidiques du nouveau-né sont basses, **l'hypoglycémie** peut apparaître rapidement.
Aussi, il est impératif (dès la naissance) de sécher rapidement le nouveau-né et de le couvrir.

Caractéristiques de la fonction rénale et équilibre hydro-électrolytique

Le rein du nouveau-né est un organe immature. La filtration glomérulaire est réduite. De ce fait, l'adaptation à une surcharge hydrique est diminuée.
L'eau totale (secteur intracellulaire et secteur extracellulaire) représente 75 % du poids du corps, cette forte proportion est due au volume du liquide extracellulaire : ± 40 %.
Les états de déshydratation peuvent être sévères notamment en cas de pertes hydriques importantes, elles-mêmes dues aux pertes insensibles, urinaires et à l'état métabolique.

Caractéristiques pharmacologiques

La filtration glomérulaire réduite entraîne une augmentation de la demi-vie des médicaments éliminés par le rein. En conséquence, les doses d'entretien doivent être diminuées par rapport à l'adulte alors que la dose de charge relative sera plus importante.

Accueil du nouveau-né

La naissance constitue pour le nouveau-né une cascade d'événements. Le matériel doit être prêt et fonctionnel, le personnel compétent et disponible pour accueillir l'enfant mais aussi pour faire face à tout incident ou complication.

Préparation du matériel

Matériel nécessaire pour l'accueil d'un nouveau-né en milieu hospitalier

- Une table radiante chauffante sur laquelle seront effectués les soins ;
- Un chronomètre permettant de déterminer les moments de cotation du score d'Apgar ;
- Un drap stérile pour accueillir et sécher le nouveau-né ;
- Une aspiration murale branchée, un flacon de rinçage stérile (sérum physiologique 9 p mille) avec des sondes d'aspiration de différents calibres (n° 6-8-10) et un aspirateur de mucosités ;
- Une source d'oxygène branchée et un ventilateur manuel type ambu pour nouveau-né ;
- Un clamp de Barr pour le cordon, de l'alcool et des compresses stériles pour le pansement du cordon ; une seringue et une aiguille pour prélever du sang sur le cordon ;
- Un collyre antibiotique et un flacon de vitamine K pour une administration *per os*.

Matériel de réanimation complémentaire

Matériel pour intuber

Une boîte d'intubation avec lames droites et pince de Magill, des sondes d'intubation naso-trachéales n° 2,5 ; 3 ; 3, 5, une canule de Guedel.

Matériel pour perfuser

- Des cathéters courts et de petit calibre G 24-G 25, des épicrâniennes, un cathéter veineux ombilical.
- Des flacons de perfusion : 250 ml de solutés (NaCl à 0,9 % + glucosé à 5 %) avec des tubulures adaptées (métrisette).
- Des seringues, des aiguilles et des robinets à trois voies.
- Médicaments d'urgence.
- Des ampoules de glucose à 10 % et de bicarbonate semi-molaire (42 p. mille).
- Des ampoules d'Adrénaline®, d'Isuprel®.
- Du glucagon (ampoule à 1 mg).

Prise en charge du nouveau-né

Prise en charge du nouveau-né sain

Cette prise en charge fait partie en priorité des prérogatives de la sage-femme mais l'infirmier doit pouvoir les assurer.

Règle absolue

- **Réchauffer.**
- **Libérer les VAS.**
- **Oxygéner.**

Le bébé est recueilli dans un champ ou drap stérile puis déposé sur une table radiante chauffante. Il est séché pour éviter la déperdition de chaleur.
Simultanément, il faut :

- **noter l'heure, déclencher le chronomètre** ;
- **désobstruer la bouche, le pharynx**, l'estomac, chaque narine ;
- **apprécier la vitalité du cri et effectuer la cotation du score d'APGAR** (tableau 13.3). Celui-ci permet d'évaluer l'état de santé du nouveau-né à 1-3-5-10 minutes de vie par

TABLEAU 13.3. Score d'Apgar.

Critères	Cotation		
	0	1	2
Fréquence cardiaque	<80/min	80 – 100/min	>100/min
Respiration	Apnée	Irrégulière	Normale
Tonus	0	Faible	Bon
Réactivité	0	Cri faible	Cri vigoureux
Coloration	Blanc ou bleu	Imparfaite	Rose

l'appréciation de la fréquence cardiaque, la respiration, le tonus, la réactivité, la coloration. Chacun de ces éléments est affecté d'un coefficient de 0 à 2. Un chiffre inférieur à 7 désigne un état anormal.

Contrôles et soins à effectuer

- Prélever le sang du cordon.
- Vérifier la perméabilité de l'anus.
- Prendre la température et les mensurations : poids, taille, périmètre crânien.
- Désinfecter les yeux avec du collyre.
- Administrer *per* os la vitamine K.
- Effectuer le pansement du cordon.

Poser enfin le bracelet d'identification et surveiller toute manifestation anormale : cyanose, apnée, etc.

Un examen médical est effectué pour dépister une pathologie nécessitant une prise en charge immédiate. À son issue, le nouveau-né est habillé.

Réanimation du nouveau-né

Dès les premiers gestes, notamment de désobstruction, l'enfant qui n'a pas déjà crié, le fait. Dans le cas contraire, en fonction des résultats du score d'APGAR, une réanimation doit être immédiatement débutée. Celle-ci a pour but :

- d'instaurer une ventilation et une circulation efficaces ;
- de lutter contre :
  - l'hypothermie,
  - l'hypoglycémie,
  - l'infection,
  - l'acidose.

En cas d'apnée persistante (30 à 60 secondes après la naissance), assurer une ventilation au masque à oxygène. Normalement, après trois ou quatre insufflations, le cœur s'accélère. L'enfant rosit et réagit.

Si le cœur reste lent ou absent, envisager l'intubation trachéale (45 secondes à 1 minute après la naissance) associée à une ventilation et l'administration d'adrénaline en intra-trachéale.

Le massage cardiaque y sera adjoint après 50 secondes à 1 minute de vie si le cœur reste lent ou est toujours absent.

Un cathéter veineux ombilical est placé pour injection d'adrénaline et de bicarbonate.

Au fur et à mesure de ces étapes, le score d'APGAR est régulièrement évalué.

À ces techniques de réanimation cardio-respiratoire (réalisées avec une asepsie rigoureuse) un réchauffement du nouveau-né sera associé.

Modifications respiratoires

Modifications anatomiques

Les hormones sécrétées au cours de la grossesse entraînent une congestion et un œdème des voies aériennes supérieures. La muqueuse des voies aériennes supérieures est le siège d'un engorgement capillaire susceptible de majorer l'œdème préexistant du fait de la rétention hydrosodée et de provoquer des saignements.
Le diaphragme est surélevé d'environ 4 cm pendant la grossesse, ce qui entraîne une baisse du volume résiduel partiellement compensée par un élargissement du diamètre thoracique ; la mobilité diaphragmatique n'en est pas modifiée pour autant. Il n'y a pas de modification de la compliance pariétale en dehors d'une prise de poids trop importante ; la compliance totale est réduite de 30 % à terme.

Modifications physiologiques

Nous avons vu que le volume résiduel est abaissé ; il en est de même pour le volume de réserve expiratoire et de ce fait pour la capacité résiduelle fonctionnelle (CRF). Cette baisse de la CRF, qui atteint plus de 500 ml en fin de grossesse, est compensée par une augmentation du volume courant (Vt).
La stimulation des centres respiratoires par la progestérone entraîne une **augmentation de la ventilation** qui peut aller jusqu'à 50 % en fin de grossesse, par augmentation du volume courant, la fréquence respiratoire restant identique (tableau 13.4).
La consommation d'oxygène est augmentée de 15 à 20 % en fin de grossesse pour satisfaire aux besoins utéro-placentaires ; cette augmentation étant moindre que celle de la ventilation minute, une alcalose persiste. L'analyse des gaz du sang montre :

- une $PaCO_2$ autour de 32 mmHg ; l'alcalose respiratoire est partiellement compensée par une élimination de bicarbonates (pH légèrement alcalin) ;
- une PaO_2 augmentée en début de grossesse et dans les limites de la normale en fin de grossesse.

Modifications hémodynamiques

La fréquence cardiaque augmente rapidement pour atteindre 20 % en fin de gestation ; le volume d'éjection systolique augmente également ce qui a pour effet d'augmenter le débit cardiaque de 30 à 60 % en fin de grossesse.

TABLEAU 13.4. **Principales variations des volumes et des capacités pulmonaires au cours de la grossesse.**

Paramètres	Variations
Volume courant	+45 %
Volume résiduel	–20 %
Volume de réserve inspiratoire	Inchangé
Volume de réserve expiratoire	–20 %
Capacité vitale	inchangée
Ventilation minute	+50 %

Le débit cardiaque peut chuter lorsque la parturiente se met en décubitus dorsal ; la **compression cave** exercée par l'utérus gravide gêne le retour veineux au cœur. Cette chute du débit cardiaque liée à la position est prévenue par la mise en décubitus latéral gauche.
La pression artérielle baisse à partir du deuxième trimestre de grossesse et revient à la normale ; la pression diastolique est cependant inférieure à la normale ; les variations tensionnelles semblent en relation avec la baisse des résistances vasculaires systémiques qui peut aller jusqu'à 20 %.

Modifications sanguines

Volémie et éléments figurés du sang

Le volume sanguin circulant augmente du fait d'une élévation des circulations utérine, placentaire et rénale. La rétention d'eau (6 à 8 l) et de sodium se répartit dans les liquides extra-cellulaires maternels et l'unité fœto-placentaire.
L'élévation de la masse globulaire n'a pas lieu dans les mêmes proportions que celle du volume plasmatique, ce qui entraîne une **hémodilution**. La femme enceinte a de ce fait une anémie dite physiologique : l'hématocrite est entre 30 et 35 %, l'hémoglobine à 11 g/dl.
Les globules blancs sont élevés, jusqu'à 9000/mm^3.
L'albumine est abaissée, ce qui modifie la fixation protéique des médicaments ; la pression oncotique du plasma est diminuée.
Il est de ce fait inutile de compenser les pertes sanguines inférieures à 1000 ml lors d'un accouchement.

La coagulation

La grossesse s'accompagne d'une **hypercoagulabilité** et d'une baisse de l'activité fibrinolytique qui protègent la parturiente des problèmes hémorragiques au cours de l'accouchement et de la délivrance.
On note une augmentation des taux de fibrinogène, des facteurs VII, VIII, X et XII et des produits de dégradation de fibrine. Ces modifications exposent toutefois au risque thrombo-embolique.

Modifications rénales

La progestérone et son effet myorelaxant, le développement de l'utérus qui comprime les uretères provoquent une dilatation des cavités rénales ; il en résulte une stase urinaire qui favorise la survenue d'infections.
Le débit sanguin rénal et la filtration glomérulaire augmentent de 30 à 60 %.
Il existe une glycosurie physiologique due à l'augmentation de la filtration du glucose et à un défaut de réabsorption tubulaire ; une rétention hydrosodée conduit à un **bilan hydro-sodée positif** et à une prise de poids. Certains phénomènes sont en faveur d'une rétention de sodium (sécrétion d'aldostérone et d'œstrogènes augmentée), d'autres favorisent son élimination (effet natriurétique de la progestérone, pression oncotique diminuée, filtration glomérulaire augmentée).

Modifications gastro-intestinales

La progestérone a un effet inhibiteur de l'activité motrice intestinale ; il en résulte un ralentissement du transit, un retard de vidange gastrique et un risque de **reflux gastro-œsophagien**. Ce reflux intéresse 80 % des femmes enceintes qui sont victimes d'œsophagite peptique. La pression intra-gastrique est majorée du fait de l'utérus gravide, ce qui favorise le reflux gastro-œsophagien. Il est à noter une augmentation de la sécrétion acide intra-gastrique.

Modifications pharmacologiques

Modifications pharmacocinétiques

Le tableau 13.5 fait une synthèse des principales modifications physiologiques ayant une incidence sur la cinétique des médicaments.

Passage placentaire des médicaments

Les déterminants du transfert placentaire sont multiples.

Épaisseur et surface du placenta

La surface d'échange du placenta augmente en cours de grossesse alors que son épaisseur diminue.
À terme, la surface villositaire du placenta est d'environ 11 m^2. La surface d'échange avec le sang maternel est d'environ 1,8 m^2.
Le transfert placentaire dépend des éléments suivants :

- la surface d'échange (S) ;
- l'épaisseur de la membrane (E) ;
- la différence de concentration entre la mère et le fœtus (C) ;
- les caractéristiques physico-chimiques du médicament (K constantes de diffusion).

La vitesse de diffusion d'un médicament est égale à :

$$\frac{K \times S \times (C_{mère} - C_{fœtus})}{E}$$

Le transfert est tributaire du débit cardiaque qui détermine le flux sanguin placentaire.

Caractéristiques physico-chimiques des médicaments

Quatre paramètres déterminent le passage des médicaments à travers la barrière placentaire, ce passage se faisant par diffusion passive :

- le **poids moléculaire** : le passage est facile pour un poids moléculaire inférieur à 500 ; si le poids moléculaire est supérieur à 1000, il faut un transport actif pour que le passage soit possible ;
- la **lipo-solubilité** : la lipo-solubilité d'un produit favorise un équilibre rapide entre mère et fœtus ;
- la **liaison aux protéines** : le passage est d'autant plus rapide que la liaison aux protéines est faible ;
- le **degré d'ionisation** : plus une molécule est ionisée, moins elle traverse le placenta.

TABLEAU 13.5. **Modifications cinétiques médicamenteuses lors de la grossesse.**

Modifications physiologiques de la femme enceinte	Effets sur la cinétique des médicaments
– Augmentation acidité gastrique – Ralentissement du transit	Modification de l'absorption
– Élévation du volume de distribution – Augmentation du débit sanguin	Modification de la distribution
Baisse des protéines	Baisse de la fixation aux protéines
La progestérone stimule l'activité enzymatique microsomale	Augmentation de la clairance métabolique des drogues
Augmentation du débit sanguin rénal et de la filtration glomérulaire	Élimination rénale augmentée

Distribution aux organes fœtaux

Les substances qui traversent le placenta arrivent au fœtus par la veine ombilicale. Les différents shunts fœtaux (le canal d'Arantius, le foramen ovale et le canal artériel) font que tous les tissus fœtaux ne sont pas perfusés. Le cerveau et le cœur semblent protégés, une fraction très réduite des médicaments y parvenant. Il est à noter que la fixation aux protéines sanguines et tissulaires est inférieure chez le fœtus, ce qui entraîne une augmentation de la fraction libre active et l'accumulation tissulaire chez le fœtus.

Médicaments contre-indiqués pendant la grossesse

Il convient de n'utiliser que des médicaments strictement nécessaires pendant la grossesse. On ne doit pas administrer les spécialités suivantes :

- les antitumoraux (Methotrexate©, Fluoro-uracile©, Imurel©) ;
- la vitamine A ;
- le Lariam® (antipaludéen) ;
- les anticoagulants oraux dérivés de la Coumarine (Coumadine®), préférer l'héparine ;
- les antidiabétiques oraux, préférer l'insuline ;
- les anti-inflammatoires : l'Indocid® ne doit être utilisé que sur une courte période ;
- les vaccins viraux atténués (polio, fièvre jaune, rougeole, oreillons).

Il faut également éviter les irradiations en début de grossesse.

Physiopathologie de la grossesse

Les grossesses pathologiques

Les infections bactériennes et virales, mais aussi l'hypertension artérielle, le diabète et les incompatibilités materno-fœtales, existantes avant la grossesse ou survenant chez la femme enceinte, peuvent être responsables de graves complications chez la femme et/ou le fœtus.

Les infections bactériennes

Les infections urinaires

Les infections urinaires sont fréquentes chez la femme enceinte du fait de la stase urinaire et de l'hypotonie des voies excrétrices. Elles sont simples le plus souvent, mais peuvent parfois prendre la forme d'une pyélonéphrite justifiant l'hospitalisation et la surveillance maternelle.

La listériose

La listériose est une des infections bactériennes les plus fréquentes et les plus graves au cours de la grossesse. La contamination maternelle se fait par les animaux ou les aliments (fromage à pâte crue, eaux polluées).

Les infections virales

Les virus entraînant une maladie fœtale

Ils sont transmis pendant la grossesse. Il s'agit de la rubéole, de la varicelle ou encore des cytamégalovirus.

Les virus entraînant une maladie infantile

Ils sont transmis en fin de grossesse ou lors de l'accouchement. Il s'agit de l'herpès génital, des hépatites B et C ou encore de l'infection par le virus de l'immunodéficience humaine (VIH).

Les pathologies

Le diabète gestationnel

Il apparaît à la fin du second ou au cours du troisième trimestre. Il peut être limité à la grossesse. Les risques pour le développement du fœtus sont minimes mais il y a un risque de macrosomie important (poids > 4 kg) entraînant des complications et des difficultés lors de l'accouchement. Il y a également un risque important d'hypoglycémie du nouveau-né dans les 12 heures suivant la naissance.

L'hypertension artérielle (HTA)

L'HTA durant la grossesse est définie par une pression artérielle systolique ≥ 140 mmHg et/ou une pression artérielle diastolique ≥ 90 mmHg. L'HTA est dite gravidique si elle débute après 20 semaines d'aménorrhée. Elle peut avoir des répercussions tant pour la mère que pour le fœtus et nécessite un suivi médical régulier.

Le sujet âgé

Selon l'Organisation mondiale de la Santé, le sujet âgé est une personne dont l'âge civil est supérieur à 65 ans. Le vieillissement se définit comme une évolution physiologique génétiquement programmée qui s'installe progressivement. Dans la prise en charge des personnes âgées, l'âge dont il faut tenir compte est préférentiellement l'âge physiologique ou fonctionnel par rapport à l'âge civil.

Vieillissement physiologique

Les modifications physiologiques engendrées par le vieillissement diminuent les capacités des grandes fonctions de l'organisme. De plus, le risque de cumuler des affections dégénératives augmente avec l'âge.
La baisse des réserves fonctionnelles de l'organisme le rend incapable de s'adapter à une demande accrue. Les principaux appareils effecteurs touchés sont l'appareil cardio-vasculaire et l'appareil respiratoire.

Modifications cardio-vasculaires

Modifications anatomo-physiologiques

Avec l'âge, le muscle cardiaque devient fibreux, hypertrophique, et perd de son efficacité. Les maladies dégénératives comme l'hypertension artérielle et l'insuffisance coronarienne viennent aggraver le processus (tableau 13.6).
L'amincissement des parois des oreillettes agrandit les cavités, ce qui explique la survenue des troubles du rythme auriculaire. La paroi ventriculaire gauche est hypertrophiée. Les myocytes (cellules de base du myocarde), sont moins nombreux mais plus volumineux.
Le tissu nodal est moins fonctionnel, d'où les troubles de la conduction intraventriculaire et quelquefois auriculo-ventriculaire. La calcification des anneaux des valves mitrales et aortiques et du tissu collagène entraîne une rigidité et se traduit par les souffles mitro-aortiques du sujet âgé. Le vieillissement du système vasculaire se manifeste par une baisse de l'élasticité vasculaire et une diminution de la lumière artérielle ; l'aorte doit se dilater pour compenser. Le travail du cœur et les résistances périphériques s'en trouvent augmentés. Les artères coronaires sont les premières touchées ; il y a une athérosclérose coronaire pratiquement constante après 70 ans.
Le processus de vieillissement peut être freiné par l'entraînement physique, il est par contre favorisé par l'hypertension artérielle, le diabète, les dyslipidémies, le tabagisme et l'obésité.

TABLEAU 13.6. **Modifications cardio-vasculaires au repos et à l'effort.**

Paramètres cardio-vasculaires	Au repos	Adaptation à l'effort
Fréquence cardiaque	Normale ou diminution légère	Augmentation moins importante
Pression artérielle systolique	Augmentation	Augmentation plus importante
Pression artérielle diastolique	Non modifiée	Augmentation légèrement plus importante
Débit cardiaque	Non modifié	Augmentation moins importante
Fraction d'éjection	Non modifiée	Augmentation moins importante
Volume systolique	Normal ou augmentation légère	Augmentation plus importante

Débit cardiaque (DC)

Il diminue de 1 % par an à partir de 30 ans, soit une baisse de **30 % aux alentours de 70 ans** ; cependant, certains sujets âgés ont un débit cardiaque normal au repos.
Lors d'un effort chez un sujet jeune, le débit cardiaque augmente par accélération de la fréquence cardiaque ; chez le sujet âgé, cette accélération est réduite. L'augmentation du débit cardiaque est donc dépendante de la précharge, ou capacité du cœur à se distendre (loi de Starling). Or, cette dernière est limitée du fait d'une baisse de la compliance ventriculaire. L'adaptation du débit cardiaque à l'effort se fait, mais elle est retardée.

Modifications respiratoires

Modifications anatomo-physiologiques

La rigidité de la cage thoracique et l'accentuation de la cyphose de la colonne vertébrale associées à un tissu pulmonaire flasque et distensible mais peu élastique se manifestent par une augmentation de la compliance pulmonaire et une diminution de la compliance thoracique.
Des variations apparaissent et sont synthétisées dans le tableau 13.7.

Échanges gazeux

La PaO_2 diminue progressivement : la PaO_2 acceptable en air ambiant est de 80 mmHg à 60 ans et de 60 mmHg à 90 ans. Les mécanismes qui sont responsables de cette baisse progressive sont :
- le collapsus des petites voies aériennes ;
- les anomalies du rapport ventilation-perfusion ;
- la réduction de la surface d'échange alvéolo-capillaire ;
- l'altération de la circulation pulmonaire.

La réponse ventilatoire au taux de gaz carbonique et au taux d'oxygène **diminue de 50 % chez le sujet de 70 ans.** La conjugaison de ces modifications associée au retard d'adaptation du débit cardiaque au moment d'un effort explique les difficultés que rencontre le sujet âgé lors d'un exercice physique. Là encore, le maintien d'un entraînement physique régulier permet d'améliorer les capacités respiratoires.

Modifications du système nerveux

Au-delà de 50 ans, la masse cérébrale diminue de 2 % par décennie ; les modifications du système nerveux central et périphérique se traduisent par une altération progressive des capacités intellectuelles. La diminution du flux sanguin entraîne un ralentissement psychique et une **sensibilité accrue** à l'hypoxie. Le débit sanguin cérébral baisse parallèlement à la consommation d'oxygène. La synthèse des neurotransmetteurs est altérée comme l'acétylcholine (maladie d'Alzheimer), ou la dopamine (maladie de Parkinson).

TABLEAU 13.7. **Modifications respiratoires.**

Paramètres physiologiques	Variations
Capacité vitale	Diminution de 20 ml par année
Capacité pulmonaire totale	Normale ou légère diminution
Volume résiduel	Augmentation
Capacité résiduelle fonctionnelle	Normale ou légère augmentation
Capacité de fermeture	Augmentation
VEMS	Diminution
VEMS/capacité vitale	Diminution
Capacité de diffusion	Diminution
PaO_2	Diminution
$PaCO_2$	Normale
Pression trans-diaphragmatique maximale	Diminution
Ventilation maximale minute et VO_2 maximale	Diminution

Modifications rénales

La diminution du nombre de néphrons fonctionnels entraîne une baisse du débit sanguin rénal et de la filtration glomérulaire de **1 à 1,5 % chaque année au-delà de 40 ans**. Le pouvoir de concentration de l'urine diminue également. Pour éliminer une même charge osmolaire, il faut un volume urinaire plus important que chez le sujet jeune, d'où le risque d'hyperosmolarité entraînant une déshydratation globale. Au total, on constate que toutes les fonctions rénales sont diminuées :

- le débit sanguin rénal ;
- la filtration glomérulaire ;
- la clairance de la créatinine ;
- l'autorégulation du débit sanguin rénal et de la filtration glomérulaire ;
- les fonctions tubulaires ;
- les capacités de dilution, de concentration ;
- la capacité de transport maximale ;
- l'excrétion des ions H^+.

Enfin, chez le sujet âgé, on note des perturbations vésicales et une hypertrophie prostatique entraînant rétention, incontinence et infections urinaires.

Les modifications rénales ont une incidence directe sur l'élimination des médicaments.

Modifications digestives et hépatiques

Au niveau de l'œsophage, il y a une diminution des sécrétions, de la motilité, avec tendance à la dilatation et retard de vidange provoquant dysphagie et régurgitations. Les sécrétions digestives sont moins abondantes, le péristaltisme est ralenti ; ceci entraîne des problèmes de transit et de constipation.

La masse hépatique diminue progressivement ainsi que son débit sanguin ; l'efficacité du foie comme organe d'épuration s'en trouve réduite.

Cette diminution est de l'ordre de 50 % à 80 ans.
Les modifications hépatiques modifient le métabolisme des médicaments.
D'autre part, la personne âgée est souvent dénutrie du fait d'un apport calorique insuffisant. Il est marqué par un déficit protéique important qui est responsable d'une **hypo-protidémie**. Cette dernière augmente la partie non liée des médicaments et de ce fait leur efficacité.
Il y a également une diminution de la sensation de soif à l'origine d'une déshydratation. Le bilan hydro-sodée est déséquilibré : on observe un déficit sodé à l'origine d'une déshydratation du milieu extracellulaire et une déshydratation du secteur intracellulaire par perte d'eau. Le plus souvent, il s'agit d'une déshydratation globale par perte d'eau et de sodium, la perte d'eau étant la plus importante.
La baisse du volume sanguin est de 20 à 30 % à 75 ans.

Modifications de l'appareil locomoteur

Muscles

La masse musculaire baisse de 30 à 40 % entre 20 et 70 ans ; cette fonte musculaire est due à la diminution en nombre et en volume des fibres musculaires. Parallèlement et dans les mêmes proportions, la masse des graisses augmente ayant pour conséquences :

- une augmentation du volume de distribution des produits liposolubles avec risque d'accumulation de ces produits (exemple : morphiniques) ;
- une grande sensibilité aux curares.

Os

Les réserves de calcium du squelette s'épuisent. La valeur maximale de la masse osseuse est atteinte aux alentours de 25 ans et reste stable jusqu'à 40 ans ; ensuite, elle diminue. La diminution est progressive chez l'homme et la femme ; toutefois, elle est plus rapide d'évolution chez la femme, celle-ci perdant 20 à 25 % de sa masse osseuse pendant les dix premières années qui suivent la ménopause. Ce phénomène (appelé ostéopénie) se traduit par une augmentation de la fragilité osseuse. L'ostéoporose est une accentuation pathologique de ce phénomène.

Articulations

Les rétractions capsulaires et ligamentaires réduisent l'amplitude articulaire. Ceci est essentiellement dû à la limitation des gestes quotidiens.
Les phénomènes de rigidité articulaire et d'arthrose augmentent avec l'âge mais ne peuvent être considérés comme une conséquence du vieillissement physiologique ; il s'agit d'une pathologie articulaire.

Autres modifications

Le métabolisme de base diminue de 1 % par an après 30 ans.
La thermorégulation est déficiente et on observe une tendance à l'hypothermie.
Ces deux modifications sont responsables d'un ralentissement de la cinétique des médicaments et impliquent une diminution des doses.

Modifications pharmacologiques

Les modifications physiopathologiques essentielles qui ont une incidence sur l'élimination des médicaments sont regroupées dans le tableau 13.8.

Focus **Implications anesthésiques**

Un infirmier anesthésiste peut être amené à prendre en charge des patients de tous âges et de tous poids. La connaissance de la physiopathologie et des spécificités liées aux états physiologiques lui permettront :

- de préparer un matériel adapté et (par exemple) de paramétrer les volumes ventilatoires selon l'âge des patients ;
- d'adapter les doses médicamenteuses en fonction de leur poids, mais également de leur âge ;
- d'anticiper d'éventuelles complications par une surveillance adaptée car individualisée spécifique.

Ainsi, au cours de vos études, vous apprendrez de façon très précise les différentes cinétiques et modes d'élimination des médicaments. La connaissance de la physiologie « normale » du patient que vous allez prendre en charge vous permettra d'être plus pertinent dans le choix des drogues et plus largement de vos actions.
Ces connaissances seront le socle de vos études et de votre future pratique professionnelle.

TABLEAU 13.8. Modifications physiologiques sur la cinétique des médicaments.

Modifications	Effets sur la cinétique des médicaments
Hypo-protidémie	– Fraction des médicaments liée aux protéines diminuée – Fraction libre des médicaments augmentée – Concentration plasmatique augmentée – Effet des médicaments majoré
Débit sanguin hépatique abaissé et fonction hépatique altérée	Ralentissement du métabolisme des médicaments
– Débit cardiaque + débits sanguins régionaux diminués – Baisse de l'eau totale et du volume sanguin circulant	– Volume de distribution diminué – Distribution des médicaments diminuée
Masse grasse augmentée par rapport à la masse maigre, musculaire	Accumulation des drogues liposolubles dans les graisses et retard d'élimination
Débit sanguin rénal et filtration glomérulaire diminuée	Ralentissement de l'élimination des médicaments

S'ENTRAÎNER

QUESTION 1

Reliez les bonnes réponses entre elles.
Chez le nouveau-né, les volumes respiratoires et capacités sont de :

Capacité pulmonaire totale	a.	1.	5 ml
Fréquence respiratoire	b.	2.	16 ml
Espace mort	c.	3.	30-50
Capacité vitale	d.	4.	80 ml
Volume courant	e.	5.	160 ml

QUESTION 2

Entourez la (ou les) bonne(s) réponse(s).
Quelles sont les caractéristiques des voies aériennes supérieures du nouveau-né ?
a. Cou court
b. Langue étroite
c. Épiglotte courte et souple
d. Trachée courte
e. Larynx bas situé

QUESTION 3

Entourez la (ou les) bonne(s) réponse(s).
Quelles sont les modifications anatomiques des voies respiratoires de la femme enceinte ?
a. Augmentation du volume résiduel
b. Œdème des voies aériennes supérieures
c. Élargissement du diamètre thoracique
d. Abaissement du diaphragme
e. Compliance totale augmentée

QUESTION 4

Entourez la (ou les) bonne(s) réponse(s).
Quelles sont les modifications sanguines chez la femme enceinte ?
a. Présence d'une hémodilution
b. Hématocrite entre 50 et 55 %
c. Anémie physiologique
d. Albumine augmentée
e. Augmentation du volume sanguin circulant

QUESTION 5

Répondez par vrai ou par faux.
Chez le sujet âgé :

a. Le débit sanguin rénal est augmenté	☐ Vrai	☐ Faux
b. Les sécrétions digestives sont moins abondantes	☐ Vrai	☐ Faux
c. Le bilan hydro-sodée est déséquilibré	☐ Vrai	☐ Faux
d. Il y a une hyper-protidémie	☐ Vrai	☐ Faux
e. Les modifications hépatiques ne modifient pas le métabolisme des médicaments	☐ Vrai	☐ Faux

QUESTION 6

Définissez le score d'APGAR.

QUESTION 7

Expliquez le retentissement de la progestérone sur la fonction gastro-intestinale de la femme enceinte.

QUESTION 8

Citez les quatre paramètres qui déterminent le passage des médicaments à travers la barrière placentaire.

QUESTION 9

Quels sont les mécanismes responsables de la baisse de la PaO_2 chez le sujet âgé ?

QUESTION 10

Cas clinique

Vous êtes infirmier aux urgences gynécologiques et vous prenez en charge une jeune femme qui vient d'accoucher. Le cordon ombilical a déjà été clampé et sectionné par l'équipe pré-hospitalière.

Après avoir indiqué les grands objectifs de la prise en charge du nouveau-né, vous expliquerez votre prise en charge de façon chronologique. Dans votre réponse, vous ne détaillerez pas la préparation du matériel.

ÉLÉMENTS DE RÉPONSES

Recherchez les éléments de réponses manquants dans le chapitre que vous venez de terminer. Cette démarche augmentera vos capacités de mémorisation et votre préparation au concours.

QUESTION 1

a. 5. ; **b.** 3. ; **c.** 1. ; **d.** 4. ; **e.** 2.

QUESTION 2

....

....

QUESTION 3

b. ; **c.**

QUESTION 4

....

....

QUESTION 5

a. Faux ; **b.** Vrai ; **c.** Vrai ; **d.** Faux ; **e.** Faux.

QUESTION 6

....

....

QUESTION 7

La progestérone est une hormone naturelle, sécrétée par le corps jaune et le placenta. Elle a un effet inhibiteur de l'activité motrice intestinale ce qui provoque un ralentissement du transit, un retard de la vidange gastrique et un risque de reflux gastro-œsophagien.

QUESTION 8

Le poids moléculaire, la liposulibilité, la liaison aux protéines, le degré d'ionisation.

QUESTION 9

La pression artérielle en oxygène (PaO_2) est normalement comprise entre 90 et 100 mmHg. Chez le sujet âgé, elle diminue progressivement pour être, en air ambiant, à 80 mmHg à 60 ans, et à 60 mmHg à 90 ans. Les mécanismes responsables de cette baisse sont : le collapsus des petites voies aériennes, les anomalies du rapport ventilation-perfusion, la réduction de la surface d'échange alvéolo-capillaire et l'altération de la circulation pulmonaire.

QUESTION 10

Risques : détresse ventilatoire et/ou circulatoire, hypothermie, hypoglycémie, infection, acidose.
Objectifs de prise en charge :

....

....

Actions à mettre en œuvre :

- noter l'heure de prise en charge,
- faire alerter un pédiatre,
- réchauffer (champ ou drap stérile),
- libérer les voies aériennes supérieures (bouche, pharynx, narines),
- oxygéner,
- calculer le score d'APGAR.

Testez-vous

1. Entourez la (ou les) bonne(s) réponse(s).

Le sang :

a. Le volume de sang total représente 8 % du poids corporel
b. Le pH du sang est de 6,40
c. Toutes les cellules sont fabriquées dans la moelle osseuse
d. Le plasma est la partie solide du sang
e. Les éléments figurés se partagent en cinq catégories

2. Entourez la bonne réponse : vrai ou faux.

Les plaquettes :

a. Les plaquettes sont au nombre de 50000/mm^3	☐ Vrai	☐ Faux
b. Les plaquettes jouent un rôle dans la coagulation	☐ Vrai	☐ Faux
c. La durée de vie des plaquettes est de 30 jours	☐ Vrai	☐ Faux
d. Les plaquettes sont produites par la moelle osseuse	☐ Vrai	☐ Faux
e. La formation des plaquettes est régulée par la thrombopoïétine	☐ Vrai	☐ Faux

3. Donnez les valeurs normales d'une numération formule sanguine.

4. Reliez les bonnes réponses entre elles.

Les facteurs de coagulation :

I	☐	☐	Facteur Stuart
III	☐	☐	Thromboplastine
VII	☐	☐	Fibrinogène
VIII	☐	☐	Proconvertine
X	☐	☐	Facteur anti-hémophilique A

5. Reliez les bonnes valeurs entre elles.

La formule leucocytaire :

Les neutrophiles	☐	☐	1 à 4 %
Les éosinophiles	☐	☐	50 à 85 %
Les basophiles	☐	☐	0 à 1 %
Les lymphocytes	☐	☐	2 à 10 %
Les monocytes	☐	☐	20 à 40 %

Réponses

1. a. ; b. ; c.
2. Faux ; Vrai ; Faux ; Vrai ; Vrai
3. La numération formule sanguine (NFS) est ainsi composée : nombre hématies = 450000 à 550000/mm^3 ; hématocrite = 40 à 50 % ; hémoglobine = 12 à 18 % ; leucocytes = 4000 à 9000/mm^3 ; plaquettes = 150000 à 400000/mm^3
4. I = fibrinogène ; III = thromboplastine ; VII = proconvertine ; VIII = facteur anti-hémophilique A ; X = facteur Stuart
5. neutrophiles = 50 à 85 % ; éosinophiles = 1 à 4 % ; basophiles = 0 à 1 % ; lymphocytes = 20 à 40 % ; monocytes = 2 à 10 %

CHAPITRE 14

Le sang, les éléments figurés du sang, l'hémostase et le système HLA[13]

Objectifs d'apprentissage

- Décrire la composition du sang et indiquer les valeurs normales des éléments figurés du sang.
- Citer les résultats normaux de la numération formule sanguine.
- Décrire les différents temps de l'hémostase.
- Citer les examens permettant d'évaluer l'hémostase et citer leurs valeurs normales.
- Définir le système HLA et préciser son rôle.

SAVOIRS

Le sang

Généralités

Composition

Le sang est un liquide rouge et visqueux.
Le volume sanguin total est corrélé à la masse corporelle : il représente environ 8 % du poids corporel, soit chez l'adulte, 80 ml/kg pour un homme et 70 ml/kg pour une femme.
Il est formé de deux parties : le plasma et les éléments figurés. Les éléments figurés se partagent en trois catégories : les hématies, les leucocytes et les plaquettes (tableau 14.1).

Myélopoïèse

Toutes les cellules sanguines sont fabriquées dans la moelle osseuse et ont une origine commune dans une cellule pluripotente qui donne des cellules-souches pour deux grandes lignées cellulaires : la **lignée myéloïde** et la **lignée lymphoïde**.
La lignée myéloïde débute avec le myéloblaste puis se subdivise pour donner les globules rouges, les polynucléaires, les plaquettes et les monocytes. La lignée lymphoïde donne les lymphocytes et les plasmocytes.
La différenciation des cellules-souches se fait sous l'action d'un facteur : le *Colony stimulating Factor* (CSF).
Deux hormones rénales sont impliquées dans la myélopoïèse : l'érythropoïétine pour les érythrocytes et la thrombopoïétine pour les thrombocytes (figure 14.1).

[13] Auteur : Thierry Hérail.

TABLEAU 14.1. Numération formule sanguine chez l'adulte.

Numération globulaire		
Hématies	Homme Femme	4 500 000–5 900 000/mm^3 4 000 000–5 400 000/mm^3
Hématocrite	Homme Femme	40–54 % 37–45 %
Hémoglobine	Homme Femme	14–18 g/100 ml 12–16 g/100 ml
Volume globulaire moyen Leucocytes Plaquettes		80–100 μm^3 4 000–9 000/mm^3 150 000–400 000/mm^3
Formule leucocytaire		
Granulocytes neutrophiles Granulocytes éosinophiles Granulocytes basophiles Lymphocytes Monocytes		50–85 % (2 000–7 500/mm^3) 1–4 % (40–400/mm^3) 0–1 % (0–90/mm^3) 20–40 % (800–3 600/mm^3) 2–10 % (80–900/mm^3)

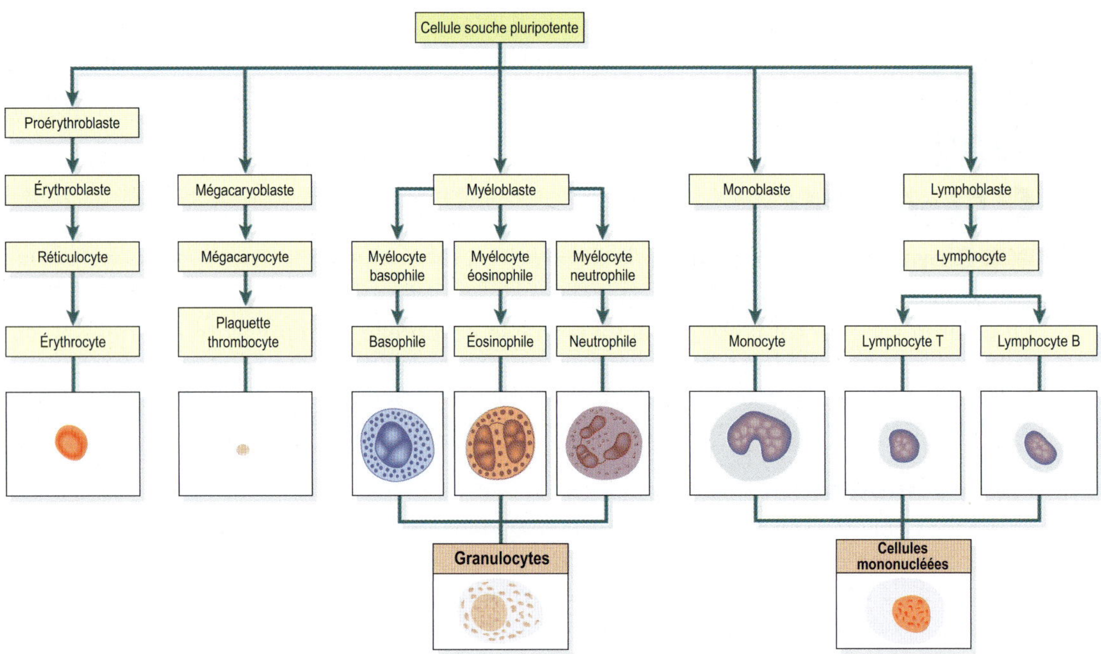

FIGURE 14.1. L'hématopoeïèse.

Grant A, Waugh A. Ross et Wilson. Anatomie et physiologie normales et pathologiques. 11e édition. Paris : Elsevier Masson ; 2011.

Rôle

Ses fonctions sont innombrables mais on peut citer principalement son rôle dans :

- le transport de nombreuses substances (O_2, CO_2, vitamines, électrolytes, hormones, etc.) ;
- la thermorégulation ;
- les défenses immunitaires ;
- la coagulation.

Plasma

Le plasma est la partie liquide du sang. Il est obtenu après séparation par centrifugation des éléments cellulaires.

C'est un liquide complexe dont les principaux composants sont :

- de l'eau dans une proportion de 90 % ;
- des électrolytes (NaCl, Cl^-, HCO_3^-, etc.) ;
- des protéines, essentiellement de l'albumine (pour 60 %, dont le rôle est de transporter de nombreuses substances et d'être le principal responsable de la pression oncotique), des facteurs de la coagulation et de la fibrinolyse, et des globulines (les protéines plasmatiques sont synthétisées par le foie à l'exception des immunoglobulines qui proviennent du tissu lymphoïde) ;
- des lipides, des glucides, des acides aminés, des vitamines, des hormones ;
- des gaz dissous : oxygène et gaz carbonique ;
- des produits issus de différents métabolismes : acide lactique, acide urique, urée, bilirubine.

Globules rouges

Structure

Le globule rouge ou hématie a la forme d'un disque biconcave d'environ 7 microns de diamètre et de 2 microns d'épaisseur. Il est facilement déformable, cette propriété lui permettant de passer dans les capillaires. C'est une cellule qui ne possède pas de noyau. Son cytoplasme contient essentiellement des enzymes et surtout de l'hémoglobine.

L'hémoglobine est une molécule de gros poids moléculaire. Elle est constituée de :

- quatre molécules d'**hème :** porphyrine située au centre de la globine et comportant chacune un atome de fer pouvant fixer chacun une molécule d'O_2 ;
- quatre chaînes de **globine :** semblables deux à deux. La nature des chaînes de globine diffère en fonction de l'âge. L'hémoglobine fœtale (Hb F) possède deux chaînes alpha et deux chaînes gamma. Elle est progressivement remplacée par une hémoglobine intermédiaire, l'hémoglobine A_2, constituée de deux chaînes alpha et de deux chaînes delta, elle-même remplacée, à partir de l'âge de 6 mois, par l'hémoglobine A (Hb A). Chez l'adulte, l'hémoglobine A représente 97 à 99 % de l'hémoglobine (l'Hb A_2 pour 2 à 3 %). Elle est donc constituée de deux chaînes alpha et de deux chaînes bêta, chacune contenant un hème fixant une molécule de fer.

Chaque molécule d'hémoglobine comporte donc quatre atomes de fer et peut donc fixer quatre molécules d'oxygène.

Érythropoïèse

C'est l'ensemble des phénomènes qui conduisent à la formation des globules rouges. Elle se produit dans la moelle osseuse à partir d'une cellule-souche. Cette cellule-souche, commune à toutes les lignées sanguines, donne l'érythroblaste qui se divise successivement pour donner les réticulocytes puis les globules rouges.

La régulation de **l'érythropoïèse** est sous la dépendance d'une hormone, l'érythropoïétine, qui stimule la maturation et la prolifération des globules rouges. Elle est principalement synthétisée par le rein au niveau de l'appareil juxta-glomérulaire (et à 10 % dans le foie). Le principal facteur déclenchant de la production d'érythropoïétine est l'hypoxie tissulaire. Celle-ci peut être provoquée par une diminution du nombre d'érythrocytes ou de leur contenu en hémoglobine, une diminution du débit sanguin ou une baisse d'apport d'oxygène par les poumons.

La production et la multiplication des érythroblastes nécessitent la présence de fer, de vitamine B12 et d'acide folique.

Fer

Les deux tiers de la teneur totale en fer de l'organisme (2 g chez la femme, 5 g chez l'homme) sont liés à l'hémoglobine, un quart forme le fer de réserve (ferritine, hémosidérine) et le reste est le fer dit fonctionnel (myoglobine, enzymes).

Il provient de deux sources, l'alimentation (lentilles, chocolat, vin rouge, etc.) et l'hémolyse des globules rouges. Les besoins en fer (10 à 20 mg/j chez l'adulte) sont accrus chez le nourrisson, pendant l'adolescence et au cours de la grossesse. Seule une petite fraction (10 % environ, jusqu'à 25 % en cas de carence) apportée par l'alimentation est absorbée dans l'intestin proximal (duodénum et jéjunum). Le fer est ensuite délivré aux érythroblastes ou mis en réserve soit sous forme de ferritine, rapidement disponible, soit sous forme d'hémosidérine, plus lentement disponible. Les réserves sont localisées dans le foie, la rate et la moelle osseuse. Le transport du fer dans le sang est assuré par une protéine, la transferrine ou sidérophiline.

Le fer est indispensable à la synthèse de l'hémoglobine, elle-même indispensable à une synthèse normale des érythrocytes.

Ainsi, une carence en fer inhibe la synthèse d'hémoglobine qui entraîne une anémie (baisse anormale du taux d'hémoglobine dans le sang) microcytaire (hématies de petit volume) et hypochrome (hématies pauvres en hémoglobine).

Une surcharge en fer ou hypersidéose pourra être responsable d'atteintes cardiaques, hépatiques ou neurologiques par dépôts de fer dans tout l'organisme. Ce dysfonctionnement est essentiellement d'origine génétique (hémochromatose).

Acide folique et vitamine B12

L'acide folique et la vitamine B12 sont indispensables à la synthèse d'ADN. La vitamine B12 est absorbée par l'intestin terminal au niveau de l'iléon. Les besoins sont largement couverts par l'alimentation et les réserves de vitamine B12, situées dans le foie, sont importantes.

L'acide folique est absorbé au niveau du jéjunum. Sa carence est plus fréquente que celle en vitamine B12.

Une carence en vitamine B12 ou en acide folique entraîne une perturbation de la prolifération et de la maturation des globules rouges à l'origine d'anémie mégaloblastique ou anémie macrocytaire (hématies de grand volume).

Hémolyse

La durée de vie des hématies est de 120 jours. L'hémolyse physiologique a lieu dans les macrophages du système réticulo-endothélial (la rate, le foie et la moelle osseuse). Le fer libéré est récupéré par la transferrine. D'autre part, l'hème libéré est catabolisé, conduisant à la production de bilirubine qui est transportée dans le sang, fixée à l'albumine (bilirubine non conjuguée ou bilirubine libre). Elle est ensuite captée par le foie où elle est conjuguée puis excrétée dans la bile.

Rôle

Le rôle fondamental des globules rouges est le transport de l'oxygène des poumons vers les tissus et du gaz carbonique des tissus vers les poumons.

Le transport de l'oxygène se fait grâce à l'hémoglobine. Chaque molécule d'oxygène se fixe sur un atome de fer et sur une chaîne de globine, de telle sorte que chaque molécule d'hémoglobine fixe de manière réversible quatre molécules d'oxygène et forme ainsi l'oxyhémoglobine. Cette dernière se dissociera ensuite pour céder son oxygène aux tissus. Une partie du gaz carbonique est transporté dans le sang sous forme combinée à l'hémoglobine, formant la carbamino-hémoglobine. Le reste du gaz carbonique est transporté sous forme dissoute et sous forme de bicarbonates (*cf.* chapitre 7).

Enfin, il faut rappeler le rôle majeur que jouent les globules rouges dans l'équilibre acido-basique (*cf.* chapitres 7 et 10) :

- transport du CO_2 couplé directement à l'hémoglobine ;
- rôle de l'anhydrase carbonique du globule rouge permettant « d'hydrater » le CO_2 en acide carbonique : H_2CO_3 ;

$$CO_2 + H_2O \rightleftarrows H_2CO_3 \rightleftarrows H + HCO^{3-}$$

- fixation des ions H+ par l'hémoglobine permettant de libérer des ions bicarbonates (*cf.* équation ci-dessus), qui, en diffusant dans le plasma, seront disponibles pour tamponner les excès d'ions H+ d'origine métabolique.

Polynucléaires

Aussi appelés granulocytes, ils ont pour origine la cellule-souche médullaire qui se différencie successivement en myéloblaste puis en promyélocyte, myélocyte, métamyélocyte et en granulocytes.

Il existe trois variétés de granulocytes : les granulocytes neutrophiles, éosinophiles et basophiles.

Granulocytes neutrophiles

Les granulocytes neutrophiles représentent 50 à 85 % des leucocytes, soit environ 2 000 à 7 500/mm^3. Ils ont une taille de 12 à 14 microns et possèdent un noyau multilobé et de nombreuses granulations neutrophiles cytoplasmiques. Leur durée de vie dans la circulation sanguine est brève, environ 30 à 40 heures. Ils possèdent diverses propriétés qui expliquent leur rôle anti-infectieux. Pourvus de pseudopodes, ils sont mobiles et peuvent adhérer à la paroi des vaisseaux puis passer dans les tissus par diapédèse. Ils sont doués de chimiotactisme : ils sont de cette façon attirés par des substances bactériennes sur leur lieu d'action. Une fois dans les tissus, les granulocytes neutrophiles phagocytent les bactéries et les lysent grâce à leur contenu enzymatique. Au cours de ce stade, les granulocytes sont détruits, leur destruction formant le pus.

Granulocytes éosinophiles

Les granulocytes éosinophiles représentent 1 à 4 % des leucocytes, soit environ 40 à 400/mm^3. Ils se caractérisent par des granulations éosinophiles dans leur cytoplasme. Ils circulent moins de 24 heures dans le sang puis passent dans les tissus où ils vivent 2 à 3 jours. Ils jouent un rôle dans les réactions d'hypersensibilité (allergie et inflammation) et dans les maladies parasitaires.

Granulocytes basophiles

Les granulocytes basophiles représentent 0 à 1 % des leucocytes, soit environ 0 à 90/mm^3. Ils se caractérisent par de grosses granulations basophiles intracytoplasmiques. Ils jouent un rôle dans les réactions d'hypersensibilité retardée (allergie).

Monocytes

Les monocytes appartiennent à la lignée myéloïde et représentent 2 à 10 % des leucocytes, soit environ 80 à 900/mm^3. Ils transitent rapidement dans le sang avant de traverser les parois capillaires pour passer dans les tissus où ils deviennent des macrophages tissulaires. Ils possèdent un rôle de phagocytose bactérienne.

Lymphocytes

Les lymphocytes représentent 20 à 40 % des leucocytes, soit environ 800 à 3 600/mm³. Ils appartiennent au tissu lymphoïde et sont formés dans la moelle osseuse à partir d'une cellule-souche lymphocytaire. Certains lymphocytes subissent une transformation au niveau du thymus, ce sont les **lymphocytes T**. Les autres lymphocytes, dénommés **lymphocyte B**, se rendent directement dans les organes lymphoïdes secondaires représentés par la rate, les ganglions, les plaques de Peyer sur la muqueuse digestive et la sous-muqueuse bronchique.
Leur fonction est la réponse immunitaire dite spécifique dirigée contre des antigènes déterminés. Les lymphocytes T se divisent en deux catégories, les lymphocytes T4 (*Helper*) et les lymphocytes T8 (cytotoxiques ou tueuses). Ils sont responsables de l'immunité cellulaire.
Les lymphocytes B se différencient en plasmocytes qui sécrètent des anticorps spécifiques (immunoglobuline, Ig) dirigés contre un allergène. Ils sont responsables de l'immunité humorale. Enfin, une troisième catégorie particulière de lymphocyte T est représentée par les lymphocytes NK (*Natural Killer*), qui sont spécialisés dans la défense non spécifique contre les virus, mycobactéries et certaines cellules tumorales.

Plaquettes ou thrombocytes

Les plaquettes sont produites par la moelle osseuse à partir d'une cellule-souche commune qui se divise en mégacaryoblaste puis en mégacaryocyte, cellule volumineuse, qui se fragmente pour donner les plaquettes. Ce sont de minuscules disques ronds de 2 à 4 microns, anucléés. Leur nombre est compris entre 200000 et 400000/mm³. Leur durée de vie est de 8 à 1 jours. Elles sont détruites par le système réticulo-endothélial au niveau de la rate. Le rôle des plaquettes est d'assurer le premier temps de l'hémostase (hémostase primaire) et la protection de l'endothélium vasculaire.

L'hémostase

Définition

L'hémostase est l'ensemble des processus physiologiques qui assurent la prévention des saignements spontanés et permettent le contrôle d'une hémorragie après une brèche vasculaire (figure 14.2). Sont impliqués : les thrombocytes, la paroi vasculaire, les facteurs de la coagulation.
Elle comprend trois étapes :

- l'hémostase primaire qui met en jeu les plaquettes, la paroi des vaisseaux, le facteur Von Willebrand et le fibrinogène ;
- la coagulation qui aboutit à la formation d'un caillot de fibrine insoluble et met en jeu les facteurs de coagulation ;
- la fibrinolyse qui entraîne la dissolution du caillot.

Hémostase primaire

L'hémostase primaire assure la création, en 3 à 5 minutes, d'un agrégat plaquettaire qui permet une obturation de la brèche vasculaire. Cette phase comporte simultanément :

- un **temps vasculaire** caractérisé par une vasoconstriction du vaisseau lésé, entraînant un ralentissement du flux sanguin favorisant l'adhésion plaquettaire ;
- un **temps plaquettaire** permettant de colmater la brèche : la lésion vasculaire met à nu les fibres de collagènes sous-endothéliales, sur lesquelles viennent se fixer les plaquettes à l'aide du facteur Von Willebrand (glycoprotéine plasmatique synthétisée par la cellule endothéliale, dont le déficit est responsable de la maladie de Willebrand). Cette adhésion

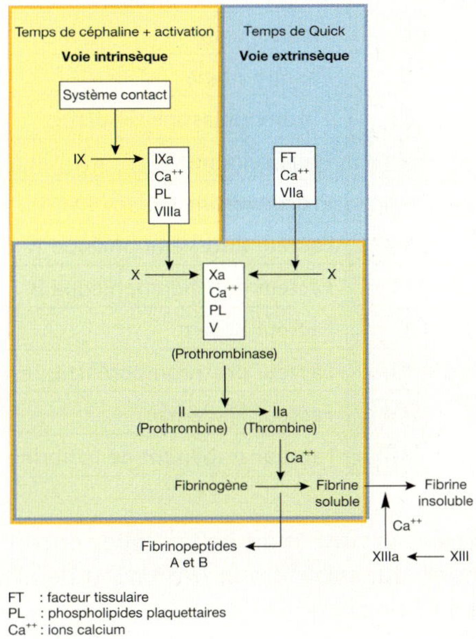

FIGURE 14.2. Exploration de l'hémostase.

Perlemuter L, Perlemuter G. Cycles de la vie et grandes fonctions. Paris : Elsevier Masson ; 2012. © Illustrations de Marie Schmitt.

active les plaquettes qui sécrètent alors des substances permettant l'adhésion des plaquettes entre elles et la vasoconstriction du vaisseau ainsi que le renforcement de leur propre activation.

L'activation lie donc les plaquettes entre elles et réalise l'agrégation. À ce niveau, le fibrinogène joue un rôle important de cofacteur de l'agrégation plaquettaire en formant des ponts inter-plaquettaires.

Une fois l'agrégation faite, les plaquettes perdent leur individualité et forment le clou hémostatique ou clou plaquettaire.

Coagulation

Cette phase assure la formation d'un caillot de fibrine, substance solide, qui va renforcer le clou plaquettaire, pour aboutir à une obturation stable de la lésion.

Elle met en jeu des protéines plasmatiques appelées facteurs de la coagulation, dont la plupart sont synthétisés par le foie. Certains nécessitent la présence de vitamine K pour leur synthèse : ils sont alors appelés facteurs vitamine K-dépendants (facteurs II, VII, IX, X).

Les facteurs de la coagulation (tableau 14.2) sont désignés par un nom et un numéro. Une fois activés, ils sont suivis de la lettre **a**. Leur valeur s'exprime en %, la normale est comprise entre 60 et 100 %.

Un facteur, qui n'est pas une protéine, joue un rôle majeur aussi bien dans l'hémostase primaire que dans la coagulation : le calcium.

La plupart des facteurs de la coagulation sont inactifs. Leur activation, lors de la phase de la coagulation, se fait en cascade avec un effet amplificateur. Schématiquement, la coagulation peut être déclenchée par deux voies : une voie endogène (ou intrinsèque) et une voie exogène (ou extrinsèque), aboutissant toutes les deux à l'activation du facteur X.

TABLEAU 14.2. Facteurs de coagulation.

I	Fibrinogène
II	Prothrombine
III	Thromboplastine tissulaire
V	Proaccélérine
VII	Proconvertine
VIII	Facteur anti-hémophilique A
IX	Facteur anti-hémophilique B
X	Facteur Stuart
XI	Facteur prothromboplastique
XII	Facteur Hageman
XIII	Facteur stabilisant de la fibrine

Ces deux voies sont séparées *in vitro*, mais en fait, elles entretiennent d'étroites relations *in vivo*. S'ensuit une voie commune qui aboutit à la formation de la thrombine qui permet la transformation du fibrinogène en fibrine.

Formation de la thrombine

La thrombine est formée à partir de la prothrombine sous l'action d'un complexe enzymatique appelé prothrombinase. Ce complexe est formé par le facteur V activé (sous l'action du facteur X), le facteur X activé, du calcium et des phospholipides (PL) membranaires principalement plaquettaires (le facteur 3 plaquettaire ou F3P). La prothrombinase est produite par deux voies, la voie exogène et/ou la voie endogène.

Voie exogène

Elle est déclenchée par le contact entre la thromboplastine tissulaire (du tissu lésé) ou facteur III et le sang, activant alors le facteur VII en présence de calcium. Le complexe formé va activer le facteur X et va aboutir à la formation de la prothrombinase responsable de la transformation de la prothrombine en thrombine.

Voie endogène

Elle est déclenchée par le contact du sang avec l'endothélium vasculaire lésé. C'est une cascade de réactions enzymatiques qui fait intervenir successivement les facteurs XII, XI, IX et VIII en présence de calcium. Il est à noter que le facteur XII amplifie sa propre activation, en activant la transformation de la prékallicréine en kallicréine qui renforce l'activation du XII.
Les facteurs VIIIa et IXa forment avec les phospholipides plaquettaires (PL) en présence de calcium un complexe enzymatique qui active le facteur X. La suite est la même que pour la voie exogène.

Transformation du fibrinogène en fibrine

Le fibrinogène est une protéine soluble d'origine hépatique. Il est transformé sous l'action de la thrombine qui entraîne la polymérisation du fibrinogène en fibrine. La fibrine, initialement soluble, est ensuite rendue insoluble par l'action du facteur XIII (facteur stabilisant de la fibrine) qui aura été auparavant activé par la thrombine.

Fibrinolyse

Elle assure la dissolution du caillot de fibrine, permettant la recanalisation de la lumière vasculaire (figure 14.3.). Ceci permet d'éviter une coagulation excessive avec formation de caillots risquant d'obstruer les gros vaisseaux (thrombose) ou d'être disséminés dans la circulation (embolie). Le système fibrinolytique détruit le caillot en 7 à 10 jours. Il agit par activation du plasminogène en plasmine. Le plasminogène est une protéine synthétisée par le foie, qui est transformé en plasmine sous l'action d'activateurs physiologiques qui sont :

- l'activateur tissulaire du plasminogène : c'est le principal activateur. Il est synthétisé et stocké par les cellules endothéliales des vaisseaux. Il peut être synthétisé par génie génétique (tPA recombinant ou rtPA) et utilisé comme médicament thrombolytique ;
- l'urokinase produite par les cellules rénales ;
- la kallicréine et le facteur XIIa : leur action est modeste par rapport aux autres activateurs.

La plasmine entraîne la lyse de la fibrine qui aboutit à la formation de produits de dégradation de la fibrine (PDF et D-dimères), qui eux-mêmes inhibent en retour la formation de la thrombine, évitant ainsi une fibrinolyse excessive.

L'exploration de l'hémostase

Hémostase primaire

Elle est explorée de manière globale par :

- le temps de saignement réalisé *in vivo* par la méthode de Duke par une incision au lobe de l'oreille (la normale est de 2 à 4 minutes) ou, de préférence, par la méthode d'Ivy réalisée à l'avant-bras par un dispositif d'incision automatique, après gonflage d'un brassard à tension à 40 mmHg (la normale est inférieure à 8 ou 10 minutes) ; ce temps est de moins en moins utilisé car source de nombreuses imprécisions, notamment lors de la réalisation de l'incision ;
- la numération plaquettaire (150000 à 400000 mm^3).

Elle peut être complétée par d'autres tests, comme le test de rétraction du caillot (anormal en cas de thrombopénie) et les tests d'agrégation plaquettaire.

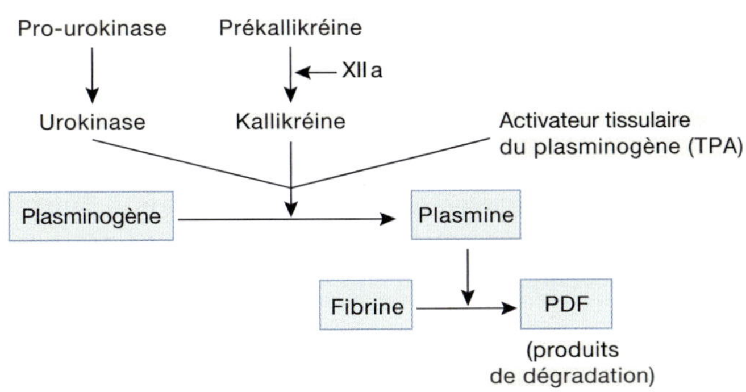

FIGURE 14.3. Fibrinolyse.

Perlemuter L, Perlemuter G. Cycles de la vie et grandes fonctions. Paris : Elsevier Masson ; 2012. © Illustrations de Marie Schmitt.

Coagulation

Les tests de coagulation mesurent, *in vitro*, le temps d'obtention du caillot.

Temps de céphaline + activateur (TCA)

Le TCA explore la voie endogène de la coagulation : prékallicréine, kininogène de haut poids moléculaire, XII, XI, VIII et IX, et la voie finale commune : X, V, II, I.
Les résultats sont exprimés en secondes par rapport à un témoin.

Temps de Quick

Appelé aussi taux de prothrombine (TP), il explore la coagulation à partir de la voie exogène. Les résultats sont exprimés en % (normale comprise entre 70 et 100 %) ou sous forme d'INR (*International Normalizated Ratio*). Un INR égal à 1 correspond à un TP à 100 %. La diminution du TP traduit une diminution d'un ou de plusieurs facteurs de la voie exogène : le facteur VII et la voie finale commune : X, V, II, I.

Temps de thrombine (TT)

Il explore la fibrinoformation, sauf le facteur XIII. Les résultats sont exprimés en secondes par rapport à un témoin (normale : 15 à 20 secondes). Il est complété par le dosage du fibrinogène (normale : 2,5 à 4,5 g/l).

Fibrinolyse

Test de Von Kaulla

C'est un test global qui mesure le temps de lyse des euglobulines. La normale est supérieure à 4 heures. Un temps inférieur dépiste une « hyperfibrinolyse ».

Dosage des PDF et des D-dimères

Les PDF regroupent à la fois les produits de dégradation de la fibrine et du fibrinogène. Les D-dimères sont des produits spécifiques de la dégradation de la fibrine.

Le système HLA

Définition

Historiquement, la découverte de ce système a permis de comprendre les mécanismes de rejet d'une greffe d'organe survenant de façon quasi inévitable entre deux individus non apparentés.
Le système HLA (*Human Leucocyte Antigen*) représente l'ensemble des antigènes fixés à la surface de toutes les cellules nucléées d'un individu. Ces antigènes sont identiques pour toutes les cellules d'un même individu mais diffèrent d'un individu à l'autre. Deux classes principales d'antigènes ont été décrites. Les antigènes de classe I sont présents sur la quasi-totalité des cellules de l'organisme. Les antigènes de classe II ne sont présents que sur les lymphocytes B et les monocytes.
Ces antigènes sont déterminés par un groupe de gènes appelés complexe majeur d'histocompatibilité et situés sur le bras court du chromosome n° 6. Chaque gène occupe sur le chromosome un emplacement précis appelé *locus*. Les *loci* actuellement décrits sont les *loci* A, B, C, D, Dr, Bf, C2, C4, GLO. Chaque *locus* est occupé par deux allèles. Les possibilités de combinaison de ces différents allèles atteignent plusieurs millions. Il est donc impossible, excepté pour de vrais jumeaux, que deux sujets aient exactement la même combinaison et soient identiques.

Rôle

Le système HLA intervient dans la reconnaissance et le maintien de l'intégrité de chaque individu. Il permet l'identification des éléments étrangers introduits dans l'organisme. Il joue donc un rôle dans l'évolution des greffes d'organes et la survenue du rejet du greffon. Un appariement, le meilleur possible, entre les antigènes du donneur et ceux du receveur, permet d'améliorer le résultat de la greffe.
Il existe par ailleurs, des relations entre le système HLA et certaines maladies (sclérose en plaque et antigène HLA DW2, spondylarthite ankylosante et antigène HLA B27). Ces relations ne sont pas encore totalement élucidées mais le groupage HLA, dans ce cas, permet le dépistage des sujets à risque.

Focus **Implications anesthésiques**

La transfusion sanguine (globules rouges le plus souvent, plaquettes parfois et plus rarement leucocytes) deviendra un acte routinier et à ce titre, vous devez parfaitement connaître ces bases physiologiques.
La compréhension de l'hémostase, phénomène très complexe, est difficile mais fondamentale puisque vous serez quotidiennement confronté à des pathologies engendrant des troubles de la coagulation en péri-opératoire. Cela vous permettra :
- d'interpréter les bilans de coagulation demandés en pré-opératoire ;
- de comprendre la gestion des anticoagulants (HBPM, héparine non fractionnée et TCA ; AVK et TP, vitamine K, concentrés de complexe prothrombinique ; nouveaux anticoagulants oraux) ;
- de gérer les troubles de la coagulation lors des hémorragies massives (polytraumatisé, chirurgie hépatique, carcinologique, hémorragie du post-partum, etc.) : utilisation du fibrinogène, des plaquettes, de l'acide tranéxamique (Exacyl® : antifibrinolytique), apport de facteurs de la coagulation et transfusion de concentré globulaire ;
- plus rarement, de prendre en charge des patients présentant des pathologies héréditaires de l'hémostase (hémophilie, maladie de Willebrand, par exemple).

S'ENTRAÎNER

QUESTION 1

Reliez les bonnes réponses entre elles.
Quel est le rôle des éléments figurés ?

Les lymphocytes T	a.	1.	La phagocytose
Les basophiles	b.	2.	L'hypersensibilité retardée
Les monocytes	c.	3.	L'immunité cellulaire
Les hématies	d.	4.	La protection de l'endothélium vasculaire
Les plaquettes	e.	5.	Le transport de l'oxygène

QUESTION 2

Entourez la bonne réponse.
Quelle est la valeur normale des leucocytes ?

a. 4 500 000 à 5 900 000/mm³
b. 4 000 à 9 000/mm³
c. 150 000 à 400 000/mm³
d. 800 à 3 600/mm³
e. 2 000 à 7 500/mm³

QUESTION 3

Entourez la (ou les) bonne(s) réponse(s).
Les besoins en fer sont accrus :

a. chez le nourrisson
b. pendant l'adolescence
c. chez l'adulte
d. au cours de la grossesse
e. chez le sujet âgé

QUESTION 4

Entourez la (ou les) bonne(s) réponse(s).
Le système HLA :

a. est identique chez les frères et sœurs
b. est identique chez les parents et enfants
c. est identique chez les faux jumeaux
d. est identique chez les vrais jumeaux
e. n'est jamais identique

QUESTION 5

Reliez les bonnes réponses entre elles.
L'exploration de l'hémostase :

Hémostase primaire	**a.**	**1.**	Le dosage des d-dimères
Voie endogène de la coagulation	**b.**	**2.**	Le temps de saignement
Voie exogène de la coagulation	**c.**	**3.**	Le temps de Quick
Fibrinoformation	**d.**	**4.**	Le temps de thrombine
Dégradation de la fibrine	**e.**	**5.**	Le temps de céphaline + activateur

QUESTION 6

Comment se calcule le volume sanguin total ? Indiquez le volume sanguin d'un adulte de 70 kg.

QUESTION 7

Donnez une définition du système HLA. Expliquez succinctement quel est son rôle.

QUESTION 8

Quelle est la composition du plasma ?

QUESTION 9

Qu'est-ce que l'hémostase et quelles sont ses trois étapes ?

QUESTION 10

Cas clinique

Vous êtes infirmier dans une unité de soins. Une dame âgée de 68 ans atteinte d'une anémie réfractaire arrive à 9 heures dans votre service pour une transfusion itérative de 2 culots globulaires.
Elle pèse 88 kg pour 1,62 m.
Son traitement comporte 1 cp. de Diamicron® matin et soir et 1 cp. d'Avlocardyl® 40 mg matin et soir.
1. Quels sont les différents contrôles que vous devez pratiquer avant la pose des culots globulaires ?
2. Vingt minutes après la pose du deuxième culot, la patiente vous signale qu'elle ne se sent pas bien. Que faites-vous ?

ÉLÉMENTS DE RÉPONSES

Recherchez les éléments de réponses manquants dans le chapitre que vous venez de terminer. Cette démarche augmentera vos capacités de mémorisation et votre préparation au concours.

QUESTION 1

a. 3. ; **b.** 2. ; **c.** 1. ; **d.** 5. ; **e.** 4.

QUESTION 2

....

....

QUESTION 3

a. ; **b.** ; **d.**

QUESTION 4

....

....

QUESTION 5

a. 2. ; **b.** 5. ; **c.** 3. ; **d.** 4. ; **e.** 1.

QUESTION 6

....

....

QUESTION 7

Le système HLA (*Human Leucocyte Antigen*) représente l'ensemble des antigènes fixés à la surface de toutes les cellules nucléées d'un individu. Ces antigènes sont identiques pour toutes les cellules d'un même individu, mais différents d'un individu à l'autre.

QUESTION 8

Le plasma est composé d'eau à 90 %, d'électrolytes, de lipides, de glucides, de produits issus des métabolismes (acide lactique, acide urique, urée, bilirubine), de gaz dissous, de protéines (albumine, fibrinogène et globulines).
Il intervient dans la reconnaissance et le maintien de l'intégrité de chaque individu par l'identification des éléments étrangers introduits dans l'organisme. Il joue donc un rôle dans l'évolution des greffes d'organes et la survenue du rejet du greffon.

QUESTION 9

L'hémostase est l'ensemble des processus physiologiques qui assurent la prévention des saignements spontanés et permettent le contrôle d'une hémorragie après une brèche vasculaire. Elle comprend trois étapes :

- l'hémostase primaire qui met en jeu les plaquettes et la paroi des vaisseaux ;
- la coagulation qui aboutit à la formation d'un caillot de fibrine insoluble et met en jeu les facteurs de coagulation ;
- la fibrinolyse qui entraîne la dissolution du caillot.

QUESTION 10

1. Les différents contrôles sont :

- information et consentement de la transfusion ;
- bilan : RAI, deux déterminations de groupe sanguin ;
- réception des culots ;
- vérification du respect de la chaîne du froid ;
- intégrité, aspect des poches ;
- date de péremption ;
- concordance entre le bordereau de distribution des poches et la prescription médicale ;
- concordance entre l'identité du bordereau et celle du patient ;
- concordance entre le bordereau et les poches ;
- résultats de la RAI ;
- contrôle ultime ;
- vérification de la comptabilité patient/poche ;
- paramètres avant la pose (pouls, TA, T °C, voie veineuse) ;
- tenue du dossier transfusionnel.

2. Conduite à tenir :

- arrêter immédiatement la transfusion ;
- alerter immédiatement le médecin responsable de la transfusion ;
- faire rapprocher le chariot d'urgence ;
- prendre les constantes vitales ;
- conserver la voie d'abord par un soluté de remplacement ;
- vérifier l'état civil du patient, le groupe inscrit de la poche ;
- envoyer les prélèvements au labo ;
- prévenir le correspondant de l'hémovigilance ;
- remplir la fiche d'incident transfusionnel.

Testez-vous

1. Entourez la (les) bonne(s) réponse(s).

Après une transfusion, les produits transfusés doivent être conservés :

a. dans le service
b. au sein de l'EFS
c. avec la carte de contrôle ultime
d. sans la carte de contrôle ultime
e. pendant 2 heures

2. Entourez la (les) bonne(s) réponse(s).

Un homme peut réaliser :

a. 6 dons de sang total par an
b. 24 dons de plaquettes par an
c. 12 dons de plasma par an
d. au maximum 24 dons, tout type confondu, annuellement
e. aucune de ces propositions

3. Entourez la (les) bonne(s) réponse(s).

Avant une transfusion, les examens pré-transfusionnels obligatoires sont :

a. un dépistage des anticorps anti-VIH
b. un dépistage des anticorps anti-VHC
c. un dosage des alamines aminotransférases (ALAT)
d. deux déterminations de groupe sanguin
e. une recherche d'agglutinines irrégulières

4. Entourez la bonne réponse.

Selon l'article R.4311-9 du Code de la santé publique, l'acte transfusionnel peut être réalisé :

a. sur rôle propre
b. sur prescription médicale
c. à condition qu'un médecin puisse intervenir à tout moment
d. en présence d'un médecin
e. délégué à un aide-soignant

5. Reliez les bonnes réponses entre elles.

Le groupe peut recevoir des culots globulaires des groupes :

a. A et O	☐	☐	**1.** AB
b. B et O	☐	☐	**2.** A, B, AB, O
c. A, B, AB et O	☐	☐	**3.** B et AB
d. O	☐	☐	**4.** A et AB

Réponses

1. a. ; c. ; e.
2. a. ; b. ; d.
3. d. ; e.
4. c.
5. a4 ; b3 ; c1 ; d2.

CHAPITRE 15

La sécurité transfusionnelle[14]

Objectifs d'apprentissage

- Identifier les critères de sélection des donneurs de produits sanguins labiles.
- Décrire les conditions de transport et de stockage des PSL.
- Citer les examens pré-transfusionnels obligatoires avant administration d'un PSL.
- Décrire les conditions de réalisation de l'acte transfusionnel.
- Décrire les signes qui caractérisent l'hémolyse et la conduite à tenir face à cet accident.

SAVOIRS

Le don de sang

C'est un acte bénévole, anonyme et volontaire. Chaque directeur d'établissement de transfusion sanguine (ETS) est responsable de la qualité et de la sécurité des collectes.

Les différents types de dons

Le don total

Il correspond au prélèvement de 480 ml de sang veineux et permet la préparation d'un concentré de globules rouges, d'un concentré de plaquettes standard et d'une unité de plasma. C'est le don le plus courant. Il dure moins de dix minutes et est réalisé de façon aseptique dans un dispositif clos et stérile.

Le don par aphérèse

Il est réalisé grâce à un automate, le séparateur de cellules, qui permet de ne prélever que les composants sanguins souhaités. Cette technique permet d'obtenir un composant sanguin prélevé en plus grande quantité et de répondre, par exemple, à un besoin spécifique au regard d'une comptabilité immunologique. Elle permet également d'assurer l'approvisionnement du Laboratoire français du fractionnement et des biotechnologies (LFB) en plasma pour la préparation des médicaments dérivés du sang (albumine, immunoglobulines, etc.). Ce don dure une à deux heures et est réalisé au sein de l'ETS.

Le don de sang

L'autorisation du don de sang doit être donnée à l'issue d'un entretien par le médecin responsable de la collecte de sang ou, s'il ne s'agit pas d'un premier don, par une infirmière (sous la responsabilité

[14] Auteur : Jérôme Chevillotte.

du médecin responsable) ayant au moins 3 années d'expérience en collecte et formée à l'entretien préalable au don. Lors de cet entretien le médecin (ou l'infirmière) vérifie que le donneur a toutes les conditions requises pour effectuer le don et que ce dernier ne sera pas néfaste ni pour sa santé, ni pour celles des receveurs. Il est à noter que, en cas de suspicion de contre-indication, l'infirmière doit faire appel au médecin qui, lui seul, peut prendre la décision d'ajourner ou non le don.

Les conditions requises

Il faut être âgé de 18 ans minimum et de moins de 65 ans (70 ans pour le sang total), peser au minimum 50 kg et avoir un taux d'hémoglobine de 12 g/dl pour les femmes, et de 13 g/dl pour les hommes.
La fréquence du don pour le sang total est de six fois par an pour un homme et quatre fois pour une femme (24 fois pour le plasma et 12 fois pour les plaquettes par aphérèse). Il faut respecter un délai minimal de 8 semaines entre deux dons. Un même donneur peut associer différents types de dons sans dépasser 24 dons annuels dans le respect des limites fixées pour chaque type de don.

Les contre-indications

Le plus souvent temporaires de quelques jours à plusieurs semaines, elles correspondent aux risques encourus par les receveurs :

- bactérien :
  - fièvre de plus de 38 °C ou signes infectieux datant de moins de 2 semaines,
  - contact récent avec une personne atteinte d'une maladie contagieuse,
  - soins dentaires simples depuis 24 heures.
- viral :
  - infection active transmissible par le sang du candidat au don (hépatites, syphilis, VIH, etc.),
  - pratique sexuelle à risque d'exposition (relation sexuelle avec plusieurs partenaires différents — hormis pour les relations exclusivement féminines — au cours des 4 derniers mois ; relation sexuelle entre hommes avec le même partenaire au cours des 12 derniers mois pour le don de sang total ou 4 mois pour le don de plasma ; relation sexuelle avec un(e) partenaire ayant une sérologie positive pour le VIH, l'hépatite B ou ayant consommé des drogues ou substances dopantes dans les 12 derniers mois),
  - usage intraveineux ou intra-musculaire de drogues ou produits dopants,
  - antécédent transfusionnel ou de greffe,
  - accident d'exposition au sang, tatouage, piercing datant de moins de 4 mois,
  - endoscopie ou intervention chirurgicale de moins de quatre mois,
  - actes d'acupuncture ou de mésothérapie datant de moins de 4 semaines et réalisés avec des aiguilles non personnelles ou non à usage unique,
  - séjour dans une zone de circulation du *West Nile virus*, du virus de la dengue, Chikungunya, Ebola, Zika ou coronavirus (Mers-Cov).
- parasitaire :
  - antécédent de paludisme (jusqu'à 3 ans après la dernière crise),
  - retour de séjour en zone paludéenne ou la maladie de Chagas (délai de 4 mois + sérologie lors du don suivant).
- lié aux prions :
  - séjours cumulés de plus de un an au Royaume-Uni entre 1980 et 1996,
  - traitement par hormone de croissance extractive avant 1989,
  - antécédent familial d'encéphalopathie spongiforme subaiguë transmissible (ESST),
  - antécédent de greffe de dure-mère, de greffe de cornée,

- intervention neuro-chirurgicale avant avril 2001,
- signes évocateurs d'une ESST.

- pharmacologique :
  - traitements avec effet secondaire tératogène,
  - traitements antibiotiques en cours ou arrêtés depuis moins de 2 semaines,
  - vaccin atténués datant de moins de 4 semaines (BCG, fièvre jaune, rougeole, rubéole, oreillons).

Les tests de qualification biologique

Ils sont systématiques pour la syphilis, le groupage sanguin ABO, l'hématocrite ou hémoglobine, la recherche d'anti-A et anti-B immuns (immunisation par grossesse ou transfusion), de l'antigène HBs (hépatite B), la recherche d'anticorps anti-érythrocytaires, et la recherche d'anticorps anti-VIH (virus de l'immunodéficience humaine), anti-HBc (hépatite B), anti-VHC (hépatite C), anticorps anti-HTLV (virus lymphotrophique T humain).

Le traitement des produits sanguins labiles (PSL)

Conditionnement des produits

Il s'agit des opérations devant être effectuées pour confectionner le colis ainsi que les conditions dans lesquelles elles doivent être effectuées : l'emballage, la mise en place des produits et du matériel nécessaires pour assurer la température adéquate, la mise en place des indicateurs de température, l'étiquetage, les instructions à donner et les documents à remettre aux personnes chargées du transport.
L'établissement expéditeur est responsable de l'emballage, obligatoirement réalisé dans ses locaux et par son personnel, des produits.

Acheminement des produits

Les opérations d'acheminement peuvent être soit de la responsabilité de l'établissement expéditeur, soit de la responsabilité de l'établissement destinataire.
Le recours à un prestataire peut être régulier ou exceptionnel ; s'il s'agit d'un recours régulier, le contrat passé avec le prestataire précise :

- la nature et l'objet du transport ;
- les modalités d'exécution du service en ce qui concerne le transport proprement dit ;
- les conditions d'enlèvement, d'acheminement et de livraison des colis transportés ;
- les obligations respectives de l'établissement responsable de l'acheminement, du prestataire et du destinataire en ce qui concerne les délais de livraison, les transports les jours non ouvrables et les transports en situation d'urgence ;
- l'engagement du prestataire à employer du personnel sensibilisé aux produits transportés, à informer le médecin du travail de la nature des risques encourus par son personnel du fait du transport de ces produits ;
- l'engagement du prestataire à remettre à son personnel les consignes écrites des mesures à prendre en cas d'accident ;
- l'engagement du prestataire à ne pas ouvrir les colis et à respecter les règles de transport définies dans le cahier des charges ;
- la possibilité d'une vérification par l'établissement responsable de l'acheminement de la conformité des conditions de transport définies préalablement ;
- le prix de transport ainsi que celui des prestations accessoires prévues.

Ces bonnes pratiques traitent des consignes applicables aux véhicules de transport, aux circuits et aux durées d'acheminement, à l'enregistrement des données de température.
Dans le cadre de ce contrat, la responsabilité du transport incombe aux entreprises prestataires.
La mise en œuvre de ces bonnes pratiques fait partie du système qualité mis en place par les établissements de transfusion sanguine et les établissements de santé.
La logistique du transport doit être intégrée dans leur système d'assurance-qualité ; la maîtrise de la qualité des transports repose pour l'essentiel sur :

- la description de l'organisation de l'activité de transport dans des procédures ;
- l'application des bonnes pratiques ;
- l'élaboration d'un organigramme qui précise la place de la logistique de transport des produits dans l'organisation de l'établissement et désigne un responsable et les personnels chargés du transport ;
- l'adéquation de la qualification du personnel aux fonctions qu'ils occupent ;
- la formation, régulièrement évaluée et enregistrée des personnels chargés du transport ;
- le choix des équipements de transport, l'adaptation et l'entretien des matériels et des locaux à l'activité de transport, aux conditions de conservation des produits à transporter, aux durées de transport et aux conditions de température extérieure ;
- la qualification des emballages extérieurs et la validation des équipements de transport et des conditions de conservation des produits à transporter, aux durées de transport et aux conditions de température extérieure ;
- le respect des règles d'hygiène et de sécurité ;
- le respect des règles d'élimination des déchets ;
- le contrôle de conformité du transport.

Formation du personnel

La formation du personnel doit porter notamment sur :

- les différents types de produits qu'il est amené à transporter (exigences de maintien de température, conditions de manipulation des produits, etc.) ;
- les règles d'hygiène et de sécurité à observer ;
- les circuits de transport ;
- les risques associés aux produits et la conduite à tenir en cas d'accident ou d'incident.

Les PSL sont stockés, distribués et transportés selon des instructions écrites correspondant aux spécifications de chaque produit.

Emballage

L'emballage utilisé doit être spécifiquement destiné au produit sanguin :

- il doit être un isolant thermique et de taille adaptée au volume à transporter ;
- l'emballage comprend un emballage intérieur et un emballage extérieur ;
- le conditionnement primaire garantit les conditions de conservation du produit conformément aux spécifications des produits ; le conditionnement extérieur sert à l'acheminement du produit ; il est fonction du mode et des conditions de transport.

Chaque type de produit doit être transporté dans un récipient séparé.

Étiquetage

L'étiquetage de chaque colis doit préciser :

- le nom, l'adresse, les coordonnées téléphoniques et de télécopie de l'établissement expéditeur ;
- le nom, l'adresse, les coordonnées téléphoniques et de télécopie de l'établissement destinataire ;

- la mention « transfusion, produit sanguin » suivie de la nature du récipient « tubes », « poches », « paillettes » et leur nombre ;
- la mention « à préserver des chocs physiques ou thermiques » ;
- éventuellement la conduite à tenir à réception ;
- la mention « en cas d'accident ou d'incident durant le transport, prévenir immédiatement l'expéditeur » ;
- éventuellement, la conduite à tenir pendant l'acheminement.

Hygiène et conditions de température pendant le transport

Les emballages extérieurs servant au transport doivent être maintenus propres et faire l'objet de modes opératoires de nettoyage et de désinfection.
Les véhicules servant au transport routier font l'objet d'un contrôle d'hygiène régulier.
Une procédure établit un programme de contrôles techniques permettant de suivre l'intégrité des chaînes de température sur l'ensemble du secteur d'expédition.
Lorsqu'un dispositif d'enregistrement continu de température est placé dans un emballage isotherme ou dans un compartiment thermostaté, une consigne écrite établie par l'établissement expéditeur en définit le positionnement.
Les données de température enregistrées sont fournies à l'établissement destinataire.

Livraison et contrôle à réception

Les colis doivent être déballés dans les locaux et par le personnel de l'établissement destinataire.
Le destinataire vérifie à réception la conformité des conditions de transport et notamment :
- l'intégrité des colis ;
- le respect des conditions d'hygiène des colis ;
- le respect des conditions de température de transport ;
- le respect de la durée de transport.

Distribution des PSL

Il existe deux modalités de distribution :
- l'attribution : délivrance au patient sur prescription nominative par le biais de supports pré-imprimés de prescription ;
- l'approvisionnement des sites de distribution et des dépôts par le biais de bons de commande pré-imprimés.

Le dépôt

Il s'agit au sein d'un établissement de tout stock de produits sanguins prêt à l'usage thérapeutique. Il fait l'objet d'une convention entre l'établissement de transfusion sanguine (ETS) et l'établissement de santé (ES) pour organiser la maintenance du dépôt et la surveillance des PSL.
Il est défini en qualité et en quantité par consensus entre ES et ETS en fonction de l'importance du plateau technique médico-chirurgical.
Les produits autologues peuvent y être stockés quelques heures avant l'intervention chirurgicale.
Ces produits sont stockés et rangés en fonction des groupes sanguins et des dates de péremption. La conservation des produits fait l'objet d'un contrôle régulier garantissant l'intégrité et la continuité de la chaîne de température.
La traçabilité des modalités de distribution doit être assurée tout au long de la chaîne. Les divers documents sont identifiés et répertoriés.
La durée d'archivage des documents relatifs à la sécurité transfusionnelle et à la traçabilité est de 40 ans.

Les examens prétransfusionnels

Examens prétransfusionnels obligatoires

Examens obligatoires pour tout patient

Quel que soit le PSL prescrit, il est nécessaire de faire un groupe ABO, Rh D(RH1).
Avant une transfusion de concentrés érythrocytaires :

- **groupage ABO, Rh D, deux déterminations** ;
- **RAI obligatoire : validité de 3 jours.**

Pour un concentré plaquettaire : ajouter éventuellement une recherche d'anticorps anti-HLA et un groupage HLA.

Conditions de prélèvement

La personne qui réalise le prélèvement en vue d'un groupage sanguin doit :

- **vérifier l'identité** du patient en lui demandant de décliner son nom (marital et de jeune fille pour les femmes mariées), son prénom et sa date de naissance ;
- **étiqueter les tubes immédiatement** à l'issue du prélèvement et en présence du patient. L'étiquette doit porter le nom de naissance, le(s) prénom(s), le nom usuel ou marital, le sexe et la date de naissance du patient ;
- **indiquer sur le bordereau** de demande d'examen le nom du médecin prescripteur, son nom, son prénom, la date, l'heure du prélèvement, le nombre d'échantillons transmis et **apposer sa signature**.

Les deux prélèvements doivent être réalisés à distance l'un de l'autre, si possible par deux personnes différentes.

Autres examens et cas particuliers

- Un phénotypage Rhésus Kell est réalisé chez tous les sujets de sexe féminin jusqu'à la ménopause, chez les sujets ayant développé un allo-anticorps et chez les polytransfusés.
- Un phénotypage étendu, soit un phénotypage Rh Kell associé à la détermination d'un autre antigène érythrocytaire (Duffy, Kidd, MNS) chez certains polytransfusés et en cas d'allo-immunisation complexe.
- L'épreuve directe de compatibilité au laboratoire (EDC) :
  - elle est obligatoire sur des produits phénotypés chez des patients ayant ou ayant eu un ou plusieurs anticorps anti-érythrocytaires,
  - on teste la compatibilité du sérum du receveur avec les hématies contenues dans la tubulure du concentré érythrocytaire,
  - la validité de l'épreuve de compatibilité est de trois jours.
- Chez la femme enceinte :
  - deux prélèvements en vue du groupe sanguin rhésus sont effectués lors des premier et 6e ou 7e examens prénataux ; le phénotypage Rhésus Kell est obligatoire lors du premier examen prénatal,
  - la RAI est systématique à deux reprises avant l'accouchement chez les femmes Rhésus D +, primipares, et sans antécédent transfusionnel, en début et en fin de grossesse (3e et 9e mois),
  - elle est effectuée à quatre reprises chez la femme enceinte Rh D + si antécédent transfusionnel ou deuxième grossesse, et chez la femme Rh D (3, 6e, 8e et 9e mois),

- elle est effectuée dans les huit semaines qui suivent l'accouchement ou en cas d'avortement chez les femmes de RH D- avant l'injection d'immunoglobulines anti-D, et chez les femmes Rh D + en cas de besoin transfusionnel.

- Chez le nouveau-né, les PSL doivent être compatibles avec le sang de la mère et de l'enfant.
- En cas d'urgence vitale, le résultat de la RAI n'est pas exigé, mais le prélèvement (préalable à l'administration du PSL) est obligatoire.

Examens prétransfusionnels recommandés

- Dépistage des anticorps anti-VIH.
- Dépistage des anticorps anti-VHC.
- Dosage des alamines aminotransférases (ALAT).

Ces examens doivent être pratiqués avec le consentement du patient qui est informé des risques de la transfusion, de l'intérêt d'un dépistage pré- et post-transfusionnel. Les résultats des examens lui sont impérativement fournis au cours d'un entretien individuel réalisé par le médecin prescripteur.

Conservation des PSL et réalisation de l'acte transfusionnel au sein du service

Conservation et délai d'administration des PSL

- **Le culot globulaire (CG)** : il est conservé entre + 2 et + 8 °C ; il doit être transfusé dans les 6 heures qui suivent sa distribution dans le service.
- **Le concentré plaquettaire (CP)** : il est conservé entre + 20 et + 24 °C sur agitateur ; il doit être administré dès réception.
- **Le plasma frais congelé (PFC)** : il est conservé gelé à – 25 °C ; il est décongelé à 37 °C en moins de 30 minutes par l'ETS, sauf procédure définie entre l'ETS et l'ES, et doit être administré ensuite dans les 6 heures.

Prescription

Avant de réaliser une prescription, le médecin doit :

- s'assurer du consentement libre et éclairé du patient ;
- s'assurer de la présence des résultats immuno-hématologiques, ou à défaut prescrire les examens.

La prescription, sur bordereau spécifique, doit contenir :

- l'identité complète du receveur (nom, nom de jeune fille, date de naissance, sexe) ;
- les renseignements cliniques du patient nécessaires au choix du produit ainsi que (selon les produits) les résultats d'examens ou de poids ;
- la nature du produit sanguin labile désiré (CG, PFC, CP) et les qualifications requises en fonction du patient receveur (phénotypé, etc.) ;
- la qualité de produits désirés ;
- les coordonnées (adresse, téléphone) du service destinataire ;
- l'identité lisible et la signature du prescripteur ;
- la date de la demande ;

- la date et l'heure prévues de transfusion ;
- le degré d'urgence.

Il existe trois degrés d'urgence :

- l'urgence vitale immédiate : la délivrance des PSL est réalisée sans délai, en l'absence de carte de groupe ou de RAI ;
- l'urgence vitale : le délai d'obtention des PSL doit être inférieur à 30 minutes. Les CG sont délivrés si possible avec deux déterminations de groupage sanguin et éventuellement des résultats de RAI ;
- l'urgence relative : le délai d'obtention, de 2 à 3 heures, permet la réalisation de tous les examens immuno-hématologiques.

Réception dans le service

C'est une infirmière qui doit assurer la réception des produits sanguins. Elle doit vérifier et inscrire sur le bordereau de délivrance de l'EFS :

- les bonnes pratiques de transport : intégrité des colis et leur nombre, respect des conditions d'hygiène, conditions de transport (délai, température) ;
- la qualité et la quantité des produits avec, pour chacun, la vérification de l'aspect, de l'intégrité de l'emballage, de la date de péremption ;
- la concordance des informations entre le patient, la prescription, le bordereau de délivrance et les produits délivrés.

Réalisation de l'acte transfusionnel

Ces étapes sont réalisées au lit du patient. L'acte transfusionnel ne peut être réalisé que si un médecin peut intervenir à tout moment (article R.4311-9 du Code de la santé publique).
La sécurité de l'acte transfusionnel repose sur :

- une **unité de lieu** : contrôle ultime pré-transfusionnel effectué en présence du patient ;
- une **unité de temps** : contrôle simultané de l'identification du receveur et du PSL à transfuser ;
- une **unité d'action** : réalisation de l'ensemble des contrôles par la même personne.

Vérifications préalables : le contrôle ultime de concordances

- Vérifier l'aspect, l'intégrité et la date de péremption du produit sanguin.
- Contrôler la concordance entre l'identité du receveur et celle portée sur les documents de groupe sanguin en demandant au patient de décliner son nom, ses prénom(s), sa date de naissance. Si le patient n'est pas interrogeable, il faut être vigilant et utiliser d'autres moyens, tel le bracelet d'identité.
- Contrôler la concordance des données immuno-hématologiques du patient inscrites sur la carte de groupe sanguin, le bordereau de délivrance et celles portées sur l'étiquette du PSL à transfuser.
- Contrôler la concordance entre le numéro de PSL à transfuser et celui indiqué sur le bordereau de délivrance, ainsi que la date de péremption de la poche.

Contrôle ultime de compatibilité et réalisation de l'acte transfusionnel

- Pour les concentrés de globules rouges, réaliser un **contrôle ultime de compatibilité au lit du malade immédiatement avant la transfusion** ; il doit être fait par la personne qui réalise la transfusion : mise en contact du sang du patient et du sang de la poche à transfuser avec des sérums tests anticorps anti-A et anti-B (figure 15.1). Les réactions obtenues doivent être identiques. **Si le moindre doute persiste, il ne faut pas transfuser et informer immédiatement le médecin prescripteur**.

- La transfusion est administrée, sur une voie veineuse périphérique dont la perméabilité a été préalablement vérifiée, grâce à une tubulure spécifique munie d'un filtre de 200 µm. Le débit relève de la prescription médicale et est adapté à l'état de santé du patient, son âge et son poids.
- Compléter la fiche transfusionnelle qui constituera un élément du dossier transfusionnel :
  - nom du service, date de la transfusion,
  - indication,
  - nom du prescripteur, du transfuseur,
  - date et heure de la transfusion,
  - nature du produit, numéro de poche.
- Remplir la fiche de distribution nominative et la renvoyer à l'ETS avec les éléments suivants :
  - mention « conforme »,
  - date et heure de la transfusion,
  - identité du receveur,
  - identification des produits transfusés, et des produits non transfusés initialement prévus pour le patient.

La vérification ultime au lit du malade

« La transfusion sanguine est un acte médical qui engage la responsabilité du médecin qui la prescrit ou l'effectue. La vérification des compatibilités au lit du malade est effectuée sous la responsabilité directe du médecin qui réalise la transfusion » (circulaire DGS/DHOS/AFSSAPS n° 2003-582 du 15 décembre 2003 relative à la réalisation de l'acte transfusionnel).

Les vérifications portent sur :

- le contrôle attentif de la concordance entre l'identité du receveur et les nom, prénoms, et date de naissance portés sur la carte de groupes sanguins entre les groupes sanguins mentionnés sur la carte et l'étiquette de l'unité de sang à transfuser ;

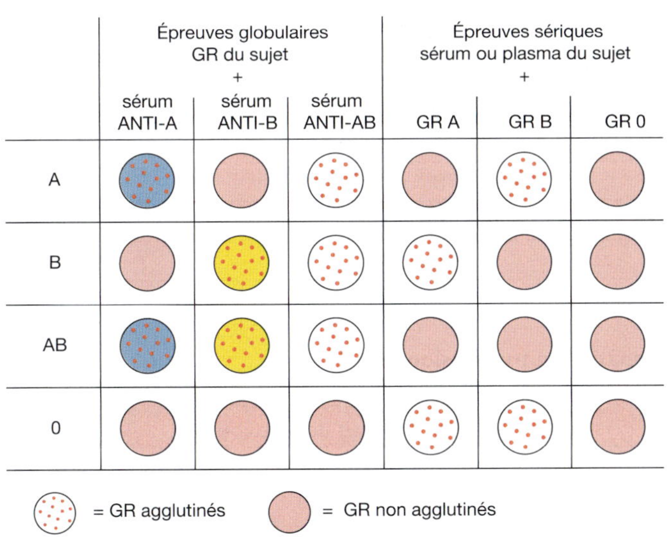

FIGURE 15.1. La détermination du groupe ABO par les épreuves sériques et globulaires.

Perlemuter L, Perlemuter G. Cycles de la vie et grandes fonctions. Paris : Elsevier Masson ; 2012. © Illustrations de Marie Schmitt.

- la vérification ultime au lit du malade : elle consiste à contrôler les groupes du receveur et du sang à l'aide de la méthode de Beth Vincent. On met en contact une goutte du sang du donneur et une goutte du sang du receveur avec des sérums-tests anti-A, anti-B et anti-AB ;
- les réactions du sang du patient et du sang de la poche doivent être identiques.

Respect des règles de compatibilité transfusionnelle

Dans la mesure du possible, il est préférable de transfuser selon la règle ISO groupe ISO rhésus : « *même, groupe, même, rhésus* ».
Cependant, certaines transfusions de sang sont dites compatibles immunologiquement.
Nous récapitulons dans le tableau 15.1 les différents groupes du système ABO et leurs caractéristiques.
La compatibilité d'un PSL dépend des antigènes sur les hématies et des anticorps sur le plasma.
Pour les culots globulaires (CG), le PSL contient des antigènes qui doivent être compatibles avec les anticorps du receveur.
Pour le plasma, le PSL amène des anticorps qui doivent être compatibles avec les antigènes du receveur.
Ainsi, nous pouvons dire que (tableau 15.2) :
De la même façon, il est fortement recommandé de ne pas transfuser de sang Rhésus positif à un receveur Rhésus négatif.
Pour le système Rhésus, il ne faut pas apporter d'antigène nouveau si le receveur n'en possède pas. Un culot Rhésus positif ne doit être transfusé qu'à un receveur Rh+.

Surveillance

Avant la pose d'une transfusion, une surveillance doit être effectuée avec la prise des constantes : pouls, tension artérielle, température. Ces mêmes paramètres seront surveillés étroitement lors des premières 15 minutes de la transfusion, puis toutes les 30 minutes ou de façon plus rapprochée selon l'état clinique du patient, le protocole de service ou la prescription médicale.
L'infirmière recherchera la survenue d'un incident transfusionnel : hyperthermie, frissons, nausées, vomissements, douleurs lombaires, agitation, dyspnée, perte de connaissance.

TABLEAU 15.1. Caractéristiques des différents groupes du système ABO.

Groupes sanguins	Hématies	Plasma
	Antigène	*Anticorps naturels*
Groupe A	A	Anti-B
Groupe B	B	Anti-A
Groupe AB	AB	Aucun
Groupe O	Aucun	Anti-A et anti-B

TABLEAU 15.2. Compatibilité transfusionnelle.

Groupe	Peut recevoir des culots globulaires des groupes	Peut recevoir du plasma des groupes
A	A et O	A et AB
B	B et O	B et AB
AB	A, B, AB et O	AB
O	O	A, B, AB et O

Il est recommandé de conserver les poches de PSL, ainsi que les cartes de contrôle ultime de comptabilité, pendant 2 heures après leur utilisation.
Le dossier transfusionnel sera renseigné à la fin de la transfusion (traçabilité terminale). Il est à conserver 20 ans au niveau de l'ES. Le fichier de receveurs détenu au niveau de l'ETS doit être conservé 40 ans.

Conduite à tenir en cas d'incident transfusionnel

Tout incident transfusionnel, quelle que soit sa gravité, doit être déclaré dans un délai de 8 heures au correspondant d'hémovigilance.
Les correspondants d'hémovigilance corédigent une fiche d'incident transfusionnel (FIT). Quatre grades de gravité d'incidents transfusionnels ont été définis :

- grade 1 : pas de menace vitale immédiate ou à long terme ;
- grade 2 : menace à long terme ;
- grade 3 : menace vitale immédiate ;
- grade 4 : décès.

Un exemplaire de la FIT demeure dans le dossier du patient, une copie est transmise à l'ETS, au correspondant régional d'hémovigilance et selon la gravité à l'établissement français du sang ; seules les fiches de niveaux 2, 3 et 4 sont transmises à l'EFS.

Conduite à tenir en cas d'incident bactérien

- Arrêt immédiat de la transfusion.
- Traitement symptomatique du patient.
- Réalisation systématique de deux hémocultures à 1 heure d'intervalle.
- Information immédiate de l'ETS qui doit permettre de bloquer l'utilisation de produits issus du même don.
- Transfert des PSL au laboratoire avec la tubulure de transfusion clampée hermétiquement, non dissociée de la poche, isolée dans des sacs plastiques, sans l'aiguille de perfusion.
- Prélèvements bactériologiques et investigations effectués sur la poche responsable.
- Résultats des investigations transmis aux différents niveaux.

Information et suivi post-transfusionnel des patients

Information du patient transfusé

Tout patient transfusé doit en être informé grâce à un document écrit qui comporte :

- l'identité du patient ;
- l'identification de l'établissement ;
- la date de la transfusion ;
- la nature des produits transfusés ;
- la quantité de ces produits.

Examens post-transfusionnels

Il est recommandé à tout patient transfusé de réaliser, 3 mois après la transfusion :

- le dépistage des anticorps anti-VIH ;
- le dépistage des anticorps anti-VHC ;

- le dosage des transaminases ;
- la recherche des anticorps irréguliers anti-érythrocytaires (RAI) pour les patients à haut risque d'immunisation anti-érythrocytaire.

Ce contrôle ne peut se faire qu'avec le consentement du patient.

Conduite à tenir en cas de séro-conversion ou de sérologie positive

Mesures à suivre :

- déclaration à faire dans les 48 heures au correspondant d'hémovigilance de l'ES ;
- élaboration d'une FIT par les correspondants d'hémovigilance de l'ES et de l'ETS ;
- processus d'enquêtes pour retrouver les donneurs (enquête ascendante) ; si donneurs infectés, enquête descendante en vue de trouver les bénéficiaires des dons.

Ces déclarations permettent de mesurer ce réel problème de santé publique.

Accident hémolytique ABO – Groupes sanguins – Règles de compatibilité transfusionnelle

Malgré les contrôles obligatoires dans le cadre de la sécurité transfusionnelle et la sensibilisation de plus en plus grande des professionnels de santé, des accidents transfusionnels demeurent trop fréquents ; il paraît essentiel que les futurs IADE aient des notions claires, précises et concrètes en matière de groupes sanguins et de leur application transfusionnelle.
Nous ne ferons que citer ici les divers accidents transfusionnels existants ; nous développerons cependant l'accident hémolytique ABO qui est encore trop fréquent. Il paraît essentiel de savoir le détecter précocement, d'y faire face de façon adaptée et surtout, de tout mettre en œuvre pour le prévenir.

Les différents types d'accidents transfusionnels

- Le syndrome frissons-hyperthermie.
- La contamination bactérienne.
- L'hémolyse aiguë et l'hémolyse subaiguë.
- Les accidents de surcharge.
- Les incidents allergiques.
- Les accidents métaboliques dus aux agents de conservation du sang (citrate) qui sont exceptionnels.
- La transmission virale et bactérienne.

L'accident hémolytique

Qu'est-ce qu'un accident hémolytique ?

Il s'agit le plus souvent d'une **incompatibilité dans le système ABO** qui se traduit par une **hémolyse** aiguë, conséquence d'une **réaction antigène/anticorps**. Il y a activation du complément et destruction de la membrane érythrocytaire ; l'activation de la coagulation due aux débris érythrocytaires produits par l'hémolyse peut aboutir à une coagulation intra-vasculaire disséminée (CIVD). La libération de bradykinines provoque une vasodilatation pouvant être à l'origine d'un état de choc. Les débris érythrocytaires s'accumulent dans les tubules rénaux et le patient évolue vers une insuffisance rénale.

Il est à noter que ce type de réaction peut s'observer par ailleurs dans le cas où le sang transfusé contient des anticorps irréguliers.

Comment se manifeste un accident hémolytique ?

L'état hémodynamique peut se détériorer rapidement et évoluer vers un état de choc ; les urines deviennent rares et foncées, et un syndrome hémorragique peut s'observer.
Il est caractérisé par un malaise, des douleurs lombaires, des céphalées, une angoisse majeure, une sensation d'oppression, une rougeur du visage.

Comment y faire face ?

- Arrêter l'administration de produit sanguin en laissant la voie veineuse en place.
- Alerter le médecin. Faire amener le chariot d'urgence.
- Prendre les constantes du patient : pouls, pression artérielle, fréquence respiratoire et amplitude, état de conscience.
- Mettre en route une oxygénothérapie.
- Poser si nécessaire une voie veineuse de bon calibre pour traiter un éventuel état de choc.
- En collaboration avec le médecin, traiter le collapsus vasculaire et maintenir la volémie et la diurèse, traiter la CIVD et l'hémorragie.
- Vérifier ou faire vérifier la compatibilité donneur-receveur (carte de groupe du patient, identité, poche de sang).
- Confirmer le diagnostic d'hémolyse aiguë par les vérifications et prélèvements suivants (bilirubine libre, contrôle ultime renouvelé, test de Coombs, groupe et recherche de RAI à renouveler), et apprécier son retentissement (TP, TCA, fibrinogène, D-Dimères, créatinémie).
- Envoyer à l'ETS les prélèvements effectués et la poche de sang responsable de l'accident, la fiche transfusionnelle et un rapport indiquant les circonstances d'apparition des troubles et les signes observés.

Règles à respecter afin de prévenir l'accident hémolytique ABO

Groupage sanguin

Nous devons la découverte des groupes sanguins ABO à Landsteiner en 1900 ; depuis, l'immuno-hématologie n'a cessé d'évoluer et d'autres systèmes de groupes sanguins sont nés, de nombreux anticorps ont été mis en évidence.

Système ABO

Il se définit par la présence d'antigènes érythrocytaires sur les hématies et d'anticorps « naturels » (présents sans immunisation antérieure) dans le plasma et réguliers (toujours présents) ; les anticorps naturels appartiennent à la classe des IgM et des IgG. Quatre groupes sanguins sont définis dans ce système :

- le groupe A, qui possède l'antigène A et l'anticorps anti-B ;
- le groupe B, qui possède l'antigène B et l'anticorps anti-A ;
- le groupe AB, qui possède les antigènes A et B mais pas d'anticorps naturels ;
- le groupe O, qui ne possède pas d'antigène, mais des anticorps anti-A et anti-B dans son plasma.

On trouve par ailleurs dans le plasma des anticorps « immuns » anti-A et anti-B ou irréguliers qui peuvent apparaître à la suite de stimulations antigéniques ; ce sont des anticorps IgG que l'on rencontre de façon irrégulière.

Tous les groupes peuvent avoir des anticorps immuns anti-A anti-B ou anti-A et B ; lorsque le groupe O possède des anticorps immuns anti-A ou anti-B, il est appelé O dangereux.

Système Rhésus

Bien que n'intervenant pas dans l'incompatibilité ABO, le système Rhésus est traité pour plus de cohérence dans ce chapitre.

Le système Rhésus se définit par la présence d'un nombre d'antigènes considérable ; cependant, on n'en retient que cinq en pratique courante : l'antigène D, les antigènes C, E, c, e.

On admet que les personnes possédant l'antigène D sont dites Rhésus positif et celles ne le possédant pas, Rhésus négatif. **L'antigène D est le plus immunogène** ; il provoque quasi systématiquement l'apparition d'anticorps anti-D s'il est injecté à un sang Rhésus négatif.

Il n'existe pas d'anticorps naturels anti-Rhésus ; les anticorps identifiés sont dans la quasi-totalité des cas des anticorps immuns, des IgG le plus souvent.

La détermination de ces cinq antigènes principaux du système Rhésus constitue le phénotype Rhésus.

Les antigènes C et c sont dits antithétiques ; c'est-à-dire que si C est absent, c est doublement présent et inversement ; il en est de même pour E et e.

- Si on n'a pas d'antigène C, le phénotype sera : DccEe.
- De la même façon, si on n'a pas d'antigène c, le phénotype sera : DCCEe.
- L'absence d'antigène D s'inscrira : ddCcEe.

Autres systèmes

Le système Lewis (Le), qui possède des anticorps naturels pouvant être dangereux ; ils sont détectés par la recherche d'agglutinines irrégulières.

Les systèmes Kell (K)-Cellano (k), Duffy (Fy a et Fy b), Kidd, MNSs, P.

Un phénotype Rhésus complet est défini en plus de la détermination ABO et D par la détermination de Cc, Ee et K.

Détermination des groupes sanguins

Épreuve de Beth Vincent ou épreuve globulaire

Elle consiste à mettre en évidence à la surface des hématies la présence des antigènes A ou B à l'aide de trois réactifs anti-A, anti-B et anti-AB.

Dans le cadre de la réactovigilance, il est fait obligation de noter le numéro du lot des flacons de sérum-test utilisés pour la réalisation de cette épreuve.

Épreuve de Simonin ou épreuve sérique

Elle consiste à rechercher des anticorps anti-A ou anti-B dans le sérum. Ces anticorps sont détectés à l'aide d'hématies-test ou témoins A_1, A_2, B et O.

Ces deux épreuves doivent être réalisées par deux techniciens différents, à l'aide de deux séries de réactifs différentes.

Détermination du phénotype Rhésus standard (D)

Elle est réalisée au moyen de deux réactifs anti-D.

« Les résultats du groupage sanguin ABO Rhésus ne pourront être considérés comme définitifs qu'après une seconde détermination pratiquée ultérieurement à partir d'un nouveau prélèvement à distance du précédent ».

« Les prélèvements doivent être étiquetés avec le nom, les prénoms, le sexe, la date et le lieu de naissance, la date du prélèvement et si possible, le lieu ; la vérification d'identité doit être réalisée par la personne effectuant le prélèvement... les étiquettes ne doivent jamais être fixées d'avance sur flacons ou les tubes » (circulaire du 17 mai 1985 relative à la prévention des accidents transfusionnels et des accidents d'allo-immunisation).

Recherche d'agglutinines irrégulières (RAI)

Elle consiste à la mise en évidence d'anticorps irréguliers à partir de globules rouges, tests de groupe O capables de détecter les anticorps correspondant aux antigènes D, C, c, E, E, Kell, Cellano, Le, Fy, M, N, S, s et P1.
La recherche des agglutinines irrégulières est obligatoire chez tout patient susceptible à court terme d'être transfusé et dans le suivi d'une grossesse. Sa validité est de 72 heures dans la majorité des cas.

Épreuve directe de compatibilité au laboratoire (EDC)

Il s'agit d'un test personnalisé qui permet de mettre en réaction le sérum du patient et les globules rouges qui doivent être transfusés.
La RAI et l'EDC sont deux épreuves complémentaires qui ne s'excluent en aucun cas.

Définition des termes les plus couramment rencontrés

- **Groupes sanguins** : ils sont déterminés par la présence génétiquement acquise d'antigènes sur les membranes des globules rouges.
- **Antigène** ou **agglutinogène** : il s'agit d'une substance chimique étrangère à un organisme susceptible d'engendrer une réaction immunitaire lorsqu'elle est introduite chez une personne ne la possédant pas.
- **Anticorps** ou **immunoglobulines** : ce sont des protéines présentes dans le plasma et dont la fonction est de se fixer sur les antigènes. L'anticorps reconnaît dans l'antigène un corps étranger à l'organisme qu'il s'efforce de neutraliser.
- **Agglutinine** : c'est un anticorps ou protéine plasmatique qui, lorsqu'il est mis en présence de globules rouges correspondant à sa spécificité, provoque leur agglutination.
- **Agglutination** : il s'agit d'un phénomène naturel touchant les globules rouges, les globules blancs et les plaquettes. Les anticorps présents dans le plasma s'accrochent à des antigènes portés par les cellules sanguines ; cela donne des amas plus ou moins nombreux d'hématies, les **agglutinats**.
- **Phénotype** : un sang est phénotypé lorsque l'on a déterminé l'ensemble des antigènes qui le composent ; déterminer l'appartenance d'une personne au groupe ABO et Rhésus D et établir son phénotype vis-à-vis des antigènes de ces deux systèmes.
- **Sérums-tests** : réactifs de laboratoire contenant des anticorps anti-A ou/et anti-B ; ils sont recueillis chez certains donneurs de sang dont la concentration en anticorps naturels ou immuns est particulièrement élevée.

Focus **Implications anesthésiques**

Un infirmier anesthésiste est amené à transfuser dans des situations complexes. La pratique et les connaissances qu'il a acquises en tant qu'IDE seront complétées pendant ses études et doivent devenir tout à fait optimales. Elles sont complémentaires de pratiques transfusionnelles parfaites et d'une connaissance de l'hémovigilance.
Ceci concerne :

- la connaissance précise des produits et de leur utilisation ;
- les vérifications de sécurité et de vigilance ;
- les conditions de commande, de délivrance et de transfusion ;
- la détection des effets indésirables et secondaires ;
- le rôle de la transfusion dans la prise en charge anesthésique et de réanimation.

S'ENTRAÎNER

QUESTION 1

Reliez les bonnes réponses entre elles.
Les incidents transfusionnels sont classés en quatre grades :

Grade 1	a.	1.	Décès
Grade 2	b.	2.	Menace à long terme
Grade 3	c.	3.	Menace vitale immédiate
Grade 4	d.	4.	Pas de menace vitale immédiate ou à long terme

QUESTION 2

Entourez la (ou les) bonne(s) réponse(s).
Un concentré plaquettaire doit être :
a. conservé entre + 2 °C et + 8 °C
b. conservé entre + 20 °C et + 24 °C sur agitateur
c. conservé 6 heures maximum après sa réception
d. transfusé avec une tubulure munie d'un filtre de 200 µm
e. administré après la réalisation du contrôle ultime

QUESTION 3

Entourez la (ou les) bonne(s) réponse(s).
Un donneur de groupe A Rhésus positif peut donner :
a. son plasma à un patient de groupe AB
b. son plasma à un patient de groupe A
c. son sang à un patient de groupe A
d. son sang à un patient de groupe B
e. son sang à un patient de groupe AB

QUESTION 4

Entourez la (ou les) bonne(s) réponse(s).
Un contrôle ultime de comptabilité :
a. n'est pas obligatoire avant une transfusion
b. est obligatoire avant la transfusion de chaque culot globulaire
c. est obligatoire avant la transfusion de chaque concentré plaquettaire
d. est obligatoire avant la transfusion de chaque plasma frais congelé
e. doit être signé par le médecin prescripteur

QUESTION 5

Indiquez dans l'ordre les actions que l'infirmier réalise lors d'un incident transfusionnel :
a. Assure le traitement symptomatique du patient
b. Informe l'établissement ayant distribué le PSL
c. Alerte le médecin prescripteur
d. Remplit la FIT
e. Arrête la transfusion

QUESTION 6

Quelles sont les vérifications qu'un infirmier doit effectuer immédiatement avant la pose d'un culot globulaire ?

QUESTION 7

Dans un tableau, indiquez, en fonction de chaque groupe sanguin, les compatibilités transfusionnelles pour les culots globulaires et pour les plasmas.

QUESTION 8

Quels sont les éléments de surveillance à réaliser au cours d'une transfusion ?

QUESTION 9

Citez cinq contre-indications au don de sang.

QUESTION 10

Cas clinique

Vous êtes infirmière en chirurgie orthopédique et vous prenez en charge un jeune homme qui vient d'être opéré d'une fracture ouverte. En retour de bloc, le médecin anesthésiste a prescrit deux culots globulaires iso groupes. Alors que vous venez de poser le premier concentré globulaire, le patient présente un malaise associé à une angoisse majeure et des douleurs lombaires. À quoi vous font penser ces signes et quelle est votre réaction immédiate ?

ÉLÉMENTS DE RÉPONSES

Recherchez les éléments de réponses manquants dans le chapitre que vous venez de terminer. Cette démarche augmentera vos capacités de mémorisation et votre préparation au concours.

QUESTION 1

....

....

QUESTION 2

a. ; **d.**

QUESTION 3

b. ; **c.** ; **e.**

QUESTION 4

....

....

QUESTION 5

e. ; **c.** ; **a.** ; **b.** ; **d.**

QUESTION 6

Vérifier l'aspect, l'intégrité et la date de péremption du produit sanguin ; contrôler la concordance entre l'identité du receveur et celle portée sur les documents de groupe sanguin : nom, prénom(s), date de naissance ; contrôler la concordance entre le groupe sanguin mentionné sur la carte et celui noté sur l'étiquette du PSL à transfuser ; réaliser un contrôle ultime au lit du malade immédiatement avant la transfusion ; il doit être fait par la personne qui réalise la transfusion : mise en contact du sang du patient et du sang de la poche à transfuser avec des sérums tests anticorps anti-A et anti-B. Les réactions obtenues doivent être identiques. Si le moindre doute persiste, ne pas transfuser.

QUESTION 7

....

....

QUESTION 8

Avant la pose d'une transfusion, une surveillance doit être effectuée avec la prise des constantes : pouls, tension artérielle, température. Ces mêmes paramètres seront surveillés étroitement lors des premières 15 minutes de la transfusion puis toutes les 30 minutes ou de façon plus rapproché selon l'état clinique du patient, le protocole de service ou la prescription médicale.
L'infirmière recherchera la survenue d'un incident transfusionnel : hyperthermie, frissons, nausées, vomissements, douleurs lombaires, agitation, dyspnée, perte de connaissance.

QUESTION 9

Les contre-indications des donneurs correspondent aux risques encourus par les receveurs :

- bactérien :
  - fièvre ou signes infectieux datant de moins de 2 semaines,
  - soins dentaires simples depuis 24 heures.
- viral :
  - séropositivité connue du candidat au don ou du partenaire sexuel,
  - pratique sexuelle à risque d'exposition (plus d'un partenaire sexuel dans les quatre derniers mois, rapport sexuel occasionnel non protégé dans les quatre derniers mois, rapport sexuel entre hommes),
  - usage intra-veineux de drogues ou produits dopants,
  - antécédent transfusionnel ou de greffe,
  - accident d'exposition au sang dans les quatre derniers mois, tatouage, piercing,
  - endoscopie ou intervention chirurgicale de moins de 4 mois,
  - séjour dans une zone de circulation du *West Nile virus*, du virus de la dengue ou du Chikungunya.
- parasitaire :
  - antécédent de paludisme,
  - retour de séjour en zone paludéenne ou la maladie de Chagas (délai de 4 mois + sérologie lors du don suivant).
- lié aux prions :
  - séjours cumulés de plus d'1 an au Royaume-Uni entre 1980 et 1996,
  - traitement par hormone de croissance extractive avant 1989,
  - antécédent familial d'encéphalopathie spongiforme subaiguë transmissible (ESST),
  - antécédent de greffe de dure-mère, de greffe de cornée,
  - intervention neuro-chirurgicale avant avril 2001,
  - traitement par glucocérébrosidase placentaire,
  - signes évocateurs d'une ESST.
- pharmacologique :
  - traitements avec effet secondaire tératogène.

QUESTION 10

Il s'agit vraisemblablement d'un accident hémolytique issu d'une incompatibilité dans le système ABO. Il se traduit par une hémolyse aiguë pouvant mettre en jeu le pronostic vital à court terme. La réaction immédiate :

- arrêter l'administration de produit sanguin en laissant la voie veineuse en place ;
- faire alerter le médecin. Faire amener le chariot d'urgence dans la chambre ;

- prendre les constantes du patient : pouls, pression artérielle, fréquence respiratoire et amplitude, état de conscience ;
- vérifier la compatibilité donneur-receveur (carte de groupe du patient, identité, poche de sang) ;
- mettre en route une oxygénothérapie ;
- poser si nécessaire une voie veineuse de bon calibre pour traiter un éventuel état de choc ;
- en collaboration avec le médecin, traiter le collapsus vasculaire et maintenir la volémie et la diurèse, traiter la CIVD et l'hémorragie ;
- confirmer le diagnostic d'hémolyse aiguë par les vérifications et prélèvements suivants (bilirubine libre, contrôle ultime renouvelé, test de Coombs, groupe et recherche de RAI à renouveler), et apprécier son retentissement (TP TCA, fibrinogène, D-Dimères, créatinémie) ;
- envoyer à l'ETS les prélèvements effectués et la poche de sang responsable de l'accident, la fiche transfusionnelle et un rapport indiquant les circonstances d'apparition des troubles et les signes observés.

Testez-vous

1. Entourez la (ou les) bonne(s) réponse(s).
Quels sont les grands groupes de médicaments ?
a. Médicaments étiologiques
b. Médicaments préventifs
c. Médicaments symptomatiques
d. Médicaments substitutifs
e. Médicaments physiologiques

2. Entourez la bonne réponse.
Qu'est-ce que la pharmacodynamie ?
a. Étude descriptive du devenir d'un médicament dans l'organisme
b. Étude quantitative du devenir d'un médicament dans l'organisme
c. Étude des effets d'un médicament chez un être vivant
d. Étude des effets indésirables d'un médicament chez un être vivant
e. Aucune de ces propositions

3. Entourez la (ou les) bonne(s) réponse(s).
Par quoi est modifiée la biodisponibilité ?
a. L'alimentation
b. L'état physiologique
c. La métabolisation
d. L'état pathologique
e. Les interactions médicamenteuses

4. Entourez la bonne réponse.
La concentration en pourcentage d'une solution contenant 0,08 g/ml est de :
a. 0,08 %
b. 0,8 %
c. 8 %

5. Répondez par vrai ou par faux.
Les préparations multidoses ouvertes peuvent être utilisées :

a. pour plusieurs patients	☐ Vrai	☐ Faux
b. un collyre ouvert peut être utilisé entre 10 et 20 jours	☐ Vrai	☐ Faux
c. les perfusions ne doivent pas être préparées à l'avance	☐ Vrai	☐ Faux
d. les médicaments dangereux appartiennent à la liste I	☐ Vrai	☐ Faux
e. les internes et résidents peuvent prescrire des stupéfiants	☐ Vrai	☐ Faux

Réponses
1. b. ; c. ; d.
2. c.
3. a. ; b. ; d. ; e.
4. c.
5. a. faux ; b. faux ; c. vrai ; d. vrai ; e. faux

CHAPITRE 16

La pharmacologie et les prescriptions médicamenteuses[15]

Objectifs d'apprentissage

- Définir les notions élémentaires de pharmacologie.
- Expliquer les différentes étapes de la cinétique des médicaments.
- Décrire la procédure d'exécution d'une prescription médicale.
- Énoncer les contenus réglementaires relatifs à l'application de la prescription médicale et à la surveillance des traitements.
- Effectuer les opérations mathématiques de base nécessaires aux calculs de doses.

SAVOIRS

Définitions et notions de pharmacologie

Médicaments

La pharmacologie est la science des médicaments.

« On entend par médicament toute substance ou composition présentée comme possédant des propriétés curatives ou préventives à l'égard des maladies humaines ou animales, ainsi que tout produit pouvant être administré à l'homme ou à l'animal en vue d'établir un diagnostic médical ou de restaurer, corriger ou modifier leurs fonctions organiques » (extrait de l'article L.511 du Code de la santé publique).

De ce fait, on distingue quatre grands groupes de médicaments :

- les médicaments préventifs : ils sont administrés dans le but de prévenir une maladie (vaccin) éventuelle ou de modifier un processus physiologique (contraceptifs oraux) ;
- les médicaments curatifs : ils s'attaquent à l'agent causal de la maladie ou étiologie (antibiotiques) ;
- les médicaments symptomatiques : ils ne s'attaquent pas à la maladie, mais guérissent les symptômes. Ce sont les plus nombreux ;
- les médicaments substitutifs : ils sont administrés pour apporter à l'organisme un constituant absent (vitamine, insuline).

[15] Auteur : Jérôme Chevillotte.

Pharmacologie

La pharmacologie comprend la pharmacodynamie et la pharmacocinétique.

Pharmacodynamie

Étude des effets d'un médicament chez un être vivant ; c'est « ce que le médicament fait sur l'organisme ». Elle dépend de la dose reçue de médicaments. Les objectifs sont d'évaluer la relation concentration-effet et de déterminer l'intervalle thérapeutique entre deux administrations de médicaments.

Pharmacocinétique

Étude descriptive et quantitative du devenir d'un médicament dans l'organisme ; c'est « ce que l'organisme fait d'un médicament ».
Cette étude s'effectue selon quatre étapes :

- l'absorption-résorption, qui est un processus par lequel le médicament passe dans la circulation générale ;
- la distribution, qui est la délivrance du médicament au niveau des différents organes ;
- le métabolisme, qui est la transformation du médicament en un composé éliminable par le rein ou la bile (biotransformation) ;
- l'élimination.

Absorption-résorption

Il s'agit d'un processus par lequel le médicament passe dans la circulation générale ; ce processus est plus ou moins rapide selon la voie d'administration et la forme pharmaceutique.
Selon la voie d'administration, la totalité du médicament injecté n'atteint pas la circulation générale. Ce phénomène introduit deux notions essentielles que sont l'effet de premier passage et la biodisponibilité.

L'effet de premier passage

Il s'agit de la perte du médicament par métabolisation avant son arrivée dans la circulation générale.

La biodisponibilité absolue

C'est la fraction ou le pourcentage d'un médicament en solution qui atteint la circulation générale et la vitesse à laquelle le médicament atteint son site d'action.
Elle est influencée par plusieurs facteurs :

- la quantité résorbée ;
- la quantité non éliminée par effet de premier passage.

Elle est modifiée par plusieurs facteurs :

- l'alimentation ;
- l'état physiologique ;
- l'état pathologique ;
- les interactions médicamenteuses.

La biodisponibilité relative est la quantité de médicament qui, après administration, atteint la circulation générale et la vitesse à laquelle se réalise le processus lorsque le même médicament est administré au même sujet sous deux ou plusieurs formes pharmaceutiques différentes.

Distribution

Elle consiste à répartir le médicament dans les différents organes et les tissus ; elle comprend le transport du médicament dans la circulation générale et sa diffusion tissulaire.

Le transport

Les médicaments sont transportés vers les organes par le plasma sous deux formes, une forme libre et une forme liée aux protéines plasmatiques :

- la forme libre : les molécules sont libres ; c'est la forme la plus efficace car elle est immédiatement disponible ;
- la forme liée aux protéines plasmatiques : les molécules sont liées aux protéines et ne participent pas immédiatement à l'action. Leur libération se fait au fur et à mesure de la disparition de la forme libre. La liaison aux protéines augmente la solubilité du médicament donc la rapidité du transport dans l'organisme.

La protéine la plus importante est l'albumine qui va fixer le plus grand nombre de médicaments sans distinction. À des degrés moindres, on note les globulines, l'hémoglobine et la transférine, ces dernières ayant une affinité particulière selon le médicament.

Ces protéines plasmatiques peuvent être saturées lors de l'administration de plusieurs médicaments ; il en résulte une augmentation des fractions libres pouvant entraîner une majoration des effets d'un ou plusieurs des médicaments administrés.

Il est à noter que cette liaison aux protéines n'est pas systématique et que son pourcentage varie selon les médicaments.

La diffusion tissulaire

Après absorption, les médicaments sont transportés par le plasma et atteignent leur site d'action ; la distribution varie selon leurs propriétés physico-chimiques (hydro-solubilité, liposolubilité), et la perméabilité des membranes cellulaires.

L'eau représentant environ 60 % du poids du corps, les médicaments hydrosolubles (capables de traverser les membranes) vont se diffuser de façon homogène dans les compartiments hydriques de l'organisme : c'est la phase aqueuse.

Certains médicaments, ayant un coefficient huile/eau plus important, ont une affinité pour les lipides de l'organisme. Ils vont donc diffuser dans les graisses qui représentent environ 20 % du poids du corps : il s'agit de la phase lipidique.

D'autre part, la pénétration d'un médicament dans l'organisme est soumise à la circulation sanguine dans les capillaires (figure 16.1). Le passage des capillaires vers le liquide interstitiel est dépendant de la perméabilité de la paroi capillaire. Les capillaires ne sont pas tous égaux ; par exemple les capillaires des glomérules rénaux sont plus perméables que ceux des muscles.

Les propriétés physico-chimiques des médicaments sont également concernées :

- les molécules liposolubles quittent le sang rapidement ;
- les molécules hydrosolubles diffusent d'autant plus vite des capillaires vers le milieu interstitiel qu'elles sont de petite taille.

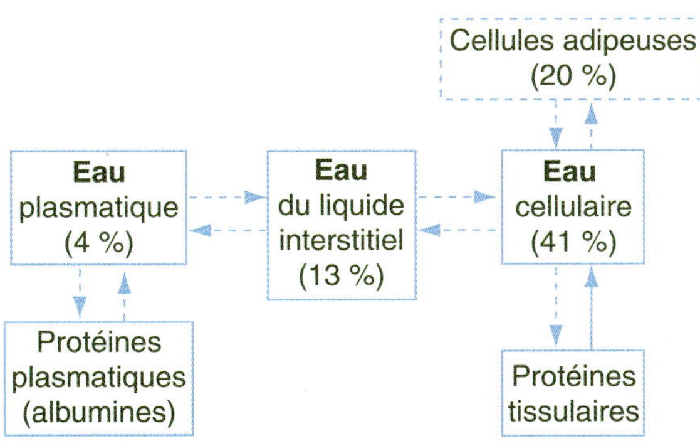

FIGURE 16.1. Distribution des médicaments dans l'organisme.

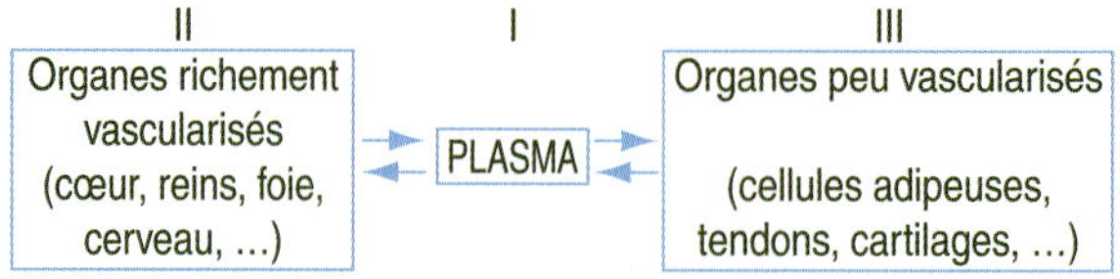

FIGURE 16.2. Système de distribution à trois compartiments.

Le système de distribution se répartit selon trois compartiments (figure 16.2) :

- le plasma ;
- les organes très vascularisés (cœur, rein, foie, cerveau) ;
- les organes peu vascularisés (graisses).

La rapidité de la diffusion dans les organes et les tissus est tributaire du débit cardiaque et des débits sanguins régionaux. L'équilibre entre le plasma et les organes très vascularisés est rapide.
Un médicament est bien distribué s'il a les caractéristiques suivantes :

- une faible liaison aux protéines plasmatiques ;
- une forte liaison aux protéines tissulaires ;
- une lipo-solubilité importante.

Métabolisme

Ce sont les bio-transformations des médicaments dans l'organisme, de façon plus ou moins complète, face à l'action de nombreux enzymes.
Le foie est le site préférentiel des bio-transformations mais d'autres organes peuvent être concernés (rein, poumon, tube digestif).
La transformation enzymatique des molécules peut aboutir à la production de métabolites inactifs, partiellement actifs ou à l'activation de molécules qui ne l'étaient pas initialement. Les bio-transformations sont importantes car elles déterminent :

- la voie d'administration : un médicament dégradé par les sucs digestifs ne sera pas administré par voie orale ;
- le rythme d'administration : un médicament rapidement transformé en métabolite inactif sera administré plus fréquemment ;
- les médicaments inducteurs d'enzymes comme les barbituriques qui accélèrent leur propre dégradation et/ou celle de médicaments associés.

Ces phénomènes sont importants à connaître pour ce qui concerne les interactions médicamenteuses.

Élimination

Les médicaments sont éliminés tels quels (ou après transformation) par différentes voies, dont la plus importante est la voie urinaire. Les autres voies sont les voies pulmonaire, biliaire, digestive, cutanée.
L'élimination rénale est la résultante de plusieurs mécanismes complexes :

- la filtration glomérulaire ;
- la sécrétion tubulaire ;
- la réabsorption tubulaire.

Deux notions paraissent essentielles concernant l'élimination d'un médicament :

- la demi-vie d'élimination : il s'agit du temps nécessaire à l'élimination de la moitié de la concentration du médicament dans le sang. Elle permet de déterminer la fréquence d'administration d'un médicament ;
- la clairance rénale : c'est le volume sanguin ou plasmatique totalement débarrassé de la substance médicamenteuse par unité de temps au niveau du rein.

La réglementation des médicaments

Les différents types de médicaments

Avant d'être commercialisé, un médicament doit bénéficier d'une Autorisation de mise sur le marché (AMM) délivrée par l'Agence nationale de sécurité du médicament et des produits de santé (ANSM) ou par l'Agence européenne d'évaluation du médicament (EMEA). En prenant en compte le résumé des caractéristiques du produit (RCP), qui précise la dénomination du médicament, la composition qualitative et quantitative, la forme pharmaceutique, les données cliniques, etc., l'Agence détermine la classification du médicament :

- médicament pouvant être délivré sans ordonnance ;
- médicament sur ordonnance ;
- médicament d'exception ;
- médicament à prescription restreinte.

Médicaments sans ordonnance

Également appelés médicaments en accès direct, ils sont soumis aux mêmes exigences que les autres médicaments (qualité de fabrication, bénéfices, risques, etc.) et ne peuvent être délivrés qu'en pharmacie.

Médicaments sur ordonnance

Ces médicaments, pouvant avoir des effets toxiques sur l'homme, sont considérés comme des substances vénéneuses. Ils ne peuvent être délivrés que sur ordonnance par un médecin, un dentiste, une sage-femme (sur une liste restrictive de médicaments), un infirmier (dans le cadre d'un renouvellement et sur une liste restrictive de médicaments) et un vétérinaire (pour les spécialités animales). Il en existe trois catégories.

Liste I – Médicaments dangereux

Ce sont des « substances ou préparations et médicaments présentant des risques élevés pour la santé ».

Ils doivent être délivrés sur une ordonnance simple, datant de moins de 3 mois, et ne sont pas renouvelables, sauf indication contraire du prescripteur sur la durée du traitement ou le nombre de renouvellement. Ce dernier ne peut excéder une durée de traitement de 12 mois.

Les médicaments doivent être rangés dans des armoires fermées à clé qui leur sont spécialement réservées.

Pour être repérées facilement, les boîtes de médicaments portent un cadre rouge.

Liste II – Médicaments potentiellement dangereux

Ce sont des « médicaments ou produits vénéneux présentant pour la santé des risques directs ou indirects ».

La délivrance d'un médicament relevant de la liste II peut être renouvelée, sauf si le prescripteur l'a expressément interdit. La durée maximale de renouvellement est de 12 mois.

Les médicaments de la liste II sont rangés séparément et ne doivent pas être accessibles au public.

Pour être repérées facilement, les boîtes de médicaments portent un cadre vert.

Les stupéfiants

Un médicament est classé stupéfiant ou toxicomanogène lorsque son utilisation risque de créer une dépendance. Ce sont, par exemple, les antalgiques de palier III.

Les stupéfiants répondent à des règles très strictes de prescription, de délivrance et d'administration :

- la prescription ne peut être effectuée que par un médecin contrairement aux substances des listes I et II qui peuvent être prescrites par les internes ou résidents ayant reçu une délégation du médecin dont ils relèvent ;
- la prescription des stupéfiants est effectuée sur des feuilles numérotées extraites d'un carnet à souche de couleur également numéroté. On compte cinq sortes de carnets à souche numérotés et paginés : un rose, un blanc, un jaune, un bleu, un mauve selon la profession et le lieu d'exercice de l'utilisateur (médecin hospitalier, médecin de ville, médecin du travail, vétérinaire, chirurgien-dentiste). Les souches sont gardées 3 ans ;
- en milieu hospitalier, la prescription est effectuée sur une ordonnance extraite du carnet à souche de couleur rose, réservé exclusivement à la prescription de stupéfiants ;
- la prescription doit indiquer en toutes lettres la quantité prescrite : nombre d'unités thérapeutiques s'il s'agit de spécialités, doses ou concentrations de substances et nombre d'unités ou volume s'il s'agit d'une préparation magistrale ;
- la prescription est non renouvelable et limitée au maximum à 7 jours pour les formes injectables, à 14 jours pour les formes orales et à 28 jours pour certains produits ;
- ils sont rangés dans des armoires fermées à clé spécialement réservées à cette catégorie de médicaments et conçues pour résister aux tentatives de vol ;
- les boîtes de médicaments portent l'indication « Respecter les doses prescrites » en caractères noirs sur fond rouge.

Médicaments à prescription restreinte

Il en existe cinq catégories :

- les médicaments réservés à l'**usage hospitalier** exclusif : la prescription, la délivrance et l'administration ne peuvent être réalisées qu'à l'hôpital ;
- les médicaments à **prescription hospitalière** : la prescription ne peut être réalisée que par un médecin hospitalier mais la dispensation au public peut se faire en officine de ville ;
- les médicaments à **prescription initiale** hospitalière : la première prescription doit être réalisée à l'hôpital, le renouvellement peut être effectué par un médecin de ville ;
- les médicaments à **prescription réservée** à certains médecins spécialistes : le renouvellement peut être réalisé par un médecin libéral et la délivrance dans une officine de ville ;
- les médicaments nécessitant **une surveillance particulière** pendant le traitement : la prescription est subordonnée à la réalisation par le patient d'examens de contrôle (la nature et la périodicité sont indiquées dans l'autorisation de mise sur le marché).

Les médicaments génériques

Les médicaments sont protégés par des brevets qui assurent aux laboratoires une exclusivité commerciale de 20 ans. À l'issue, la licence de fabrication tombe dans le domaine public et tout laboratoire peut alors commercialiser le médicament, alors appelé générique. L'objectif est d'ouvrir la concurrence entre les laboratoires et permettre une diminution des prix.

Le Code de la santé publique définit la spécialité générique comme « celle qui a la même composition qualitative et quantitative en principes actifs, la même forme pharmaceutique et dont la bioéquivalence avec la spécialité de référence est démontrée par des études de biodisponibilité appropriées » (article L.5121-1 du Code de la santé publique). Dans les médicaments génériques, seuls les excipients peuvent être modifiés.

Le médicament générique doit porter le nom de la dénomination commune internationale et est voué à remplacer le médicament original. C'est pourquoi depuis 1999, sauf indication du prescripteur, le pharmacien peut substituer le médicament générique à l'original.

Le processus d'harmonisation des étiquetages

Afin de prévenir les erreurs médicamenteuses, en réduisant les risques de confusion lors de l'administration du médicament, les autorités sanitaires ont établi des recommandations en vue d'harmoniser et d'améliorer la lisibilité de l'étiquetage des petits conditionnements de solutions injectables (10 ou 20 ml).

Il est ainsi recommandé d'inscrire les mentions en caractères noirs sur des étiquettes papier de fond blanc afin d'optimiser le contraste avec la couleur d'impression. Les mentions devant figurer sur l'étiquetage sont :

- la dénomination complète : nom du médicament, dosage, forme pharmaceutique ;
- la dénomination commune internationale (DCI) ;
- la quantité totale de substance active (masse ou unités) ;
- le volume total de solution ;
- la concentration en unité de masse (g, mg, etc.) par ml ;
- la voie d'administration ;
- la date de péremption ;
- le numéro de lot ;
- la mention « Respecter les doses prescrites » pour les médicaments relevant des listes I et II.

Certaines mentions (forme pharmaceutique, « Respecter les doses prescrites ») peuvent être supprimées pour les conditionnements de très faibles volumes. D'autres spécificités sont prévues pour certains médicaments :

- pour les solutions d'électrolytes lorsqu'elles ne contiennent qu'un seul électrolyte, le symbole chimique du composé (dont l'activité pharmacologique principale est recherchée) est indiqué ;
- pour les solutions hypertoniques, une bande bleue avec l'inscription « Attention solution hypertonique » est apposée perpendiculairement aux mentions afin qu'elle apparaisse quel que soit le champ de lecture ;
- pour les substances actives à risque, Chlorure de potassium® et Adrénaline®, il est recommandé d'inscrire les mentions en rouge avec un fond d'étiquetage contrasté ;
- pour les médicaments à risque utilisés en situation d'urgence (Adrénaline®, Atropine®, Éphédrine®), les premières lettres doivent être inscrites en majuscules.

La prescription de médicaments

Avant d'administrer un traitement médicamenteux, l'infirmier doit disposer de la prescription médicale correspondante, écrite, datée et signée par le médecin prescripteur. Doivent y figurer :

- l'identification de l'établissement et de l'unité de soins ;
- l'identification du prescripteur avec l'intitulé précis de sa fonction ;
- l'identification précise du malade :
  - le nom,
  - le prénom,
  - le sexe,
  - l'âge,
  - le cas échéant, la taille et le poids.

- l'identification du ou des médicament(s) :
  - la dénomination (de préférence en dénomination commune internationale) et, s'il s'agit d'une préparation magistrale, la formule détaillée,
  - la forme pharmaceutique,
  - le dosage,
  - la posologie et la durée du traitement,
  - la voie d'administration.
- toute autre information nécessaire à la dispensation du ou des médicament(s) concerné(s).

En milieu hospitalier, l'original de la prescription est conservé dans le dossier médical ; une copie peut être remise à la pharmacie. Les justifications des prescriptions sont archivées pour une durée de 3 ans. Les ordonnances et les tampons d'identification des médecins sont sous clé dans le service afin d'éviter les falsifications.

À noter : pour les stupéfiants, les dosages et quantités doivent être inscrits en toutes lettres.

L'administration des médicaments

Les voies d'administration

Une préparation médicamenteuse associe :

- le médicament proprement dit ou principe actif ;
- l'excipient qui facilite l'administration ;
- les adjuvants qui facilitent la fabrication, l'administration et la conservation.

Le choix de la voie d'administration (figure 16.3) dépend de l'effet thérapeutique recherché.

Voie orale

C'est la plus commode et par conséquent la plus utilisée (70 à 80 %).

La résorption se fait au niveau des muqueuses gastrique et intestinale ; les médicaments liquides ou solides sont ensuite transportés vers le foie par la veine porte. Le passage par le foie peut entraîner une dégradation du produit par les enzymes et provoquer une diminution de son activité.

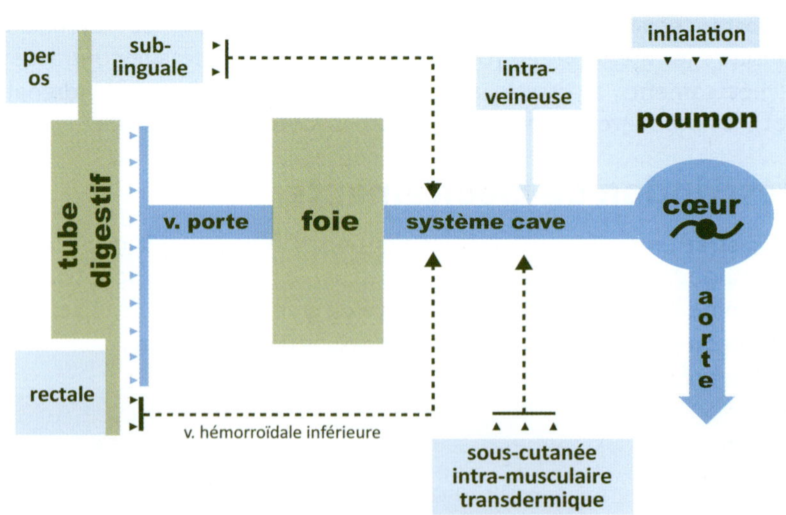

FIGURE 16.3. Différentes voies d'administration médicamenteuse.

Voie entérale

Elle nécessite la mise en place, au préalable, d'une sonde naso-gastrique. Les médicaments sont introduits et envoyés directement dans le tube digestif mais, pour cela, celui-ci doit être fonctionnel.

Voie transmuqueuse

Voie sub-linguale ou per-linguale

Les médicaments sont introduits sous la langue et ne doivent pas être avalés. L'action est rapide car il y a pénétration directe dans la circulation générale sans passage par le foie.

Voie rectale

Elle est utilisée essentiellement pour les suppositoires, les lavements, les pommades. Cette voie ne permet pas d'éviter la barrière hépatique car la résorption se fait par les veines hémorroïdales *via* la veine cave.

Voies vaginale, nasale et oculaire

L'action recherchée est locale.
Lorsqu'un collyre est utilisé, l'infirmier doit indiquer la date d'ouverture sur celui-ci et/ou le jeter au bout de 15 jours d'utilisation.

Voie parentérale

C'est la voie injectable (IV, IM, SC). De ce fait, elle est la plus rapide car le produit se trouve directement en contact avec le sang, les tissus ou les liquides interstitiels. L'effet est immédiat ; il n'y a pas de destruction par les enzymes du tube digestif. Cependant, elle peut être douloureuse et représente un risque infectieux lorsque l'asepsie (lors de la préparation et l'administration du médicament) n'est pas rigoureuse.

Voie intraveineuse (IV)

C'est l'introduction directe du médicament dans la circulation. L'effet est quasi immédiat ; le pic sanguin (concentration maximale obtenue dans le sang après administration du médicament) est obtenu en quelques secondes.
En règle générale, l'injection est lente et doit être arrêtée en cas de douleur.
Attention aux produits irritants, aux suspensions et solutions huileuses, aux produits entraînant un précipité. De plus, en cas d'injections répétées, le capital veineux s'amoindrit.

Voie intra-musculaire (IM)

C'est la voie indiquée pour les solutions huileuses. Elle permet une action rapide car le muscle strié est très vascularisé. L'injection doit être profonde dans le quart supéro-externe de la fesse.

Voie sous-cutanée (SC)

La rapidité d'action est équivalente à la voie IM.
Les injections se font dans l'épaule, l'abdomen, ou la cuisse. On peut également introduire par voie SC le médicament appelé « implants » ou « pellets » par une petite incision.

Autres voies parentérales :

- voie intradermique ;
- voie intra-articulaire ;
- voie intrapleurale ;
- voie intra-artérielle ;
- voie intracardiaque ;
- voie intrarachidienne ;
- voie épidurale.

Voie pulmonaire

Elle est utilisée pour administrer les gaz et les médicaments en aérosols grâce à l'importante vascularisation de la surface pulmonaire.

Voie percutanée

La pénétration se fait à travers l'épiderme. L'action est locale ou générale selon que les composants peuvent ou non traverser la barrière cutanée.

Appliquer la prescription médicale

Le rôle infirmier consiste à :

- prendre connaissance de la prescription médicale en vérifiant l'absence de contre-indications et en s'assurant de la cohérence de la posologie et de la voie d'administration. Il est à noter que le recopiage des prescriptions est à exclure car c'est une source d'erreur supplémentaire ;
- prendre connaissance des résultats de laboratoire avant de distribuer les médicaments qui contribuent à équilibrer un traitement (anticoagulant, par exemple) ;
- préparer le médicament à administrer ;
- administrer les médicaments aux heures effectives de prise des médicaments et en présence du patient ou s'assurer (pour les médicaments *per os*) de leur prise ;
- surveiller les effets attendus et indésirables des médicaments.

Avant l'administration

- Vérifier que la prescription soit complète (modalités citées précédemment). En cas de doute sur la validité de la prescription, il ne faut pas la modifier, mais interroger le médecin prescripteur.
- Pour la préparation des médicaments administrés par voie orale, il ne faut pas déconditionner les comprimés ou gélules. Les mentions indiquant le nom du médicament, le dosage, le numéro de lot et la date de péremption doivent rester visibles.

Les préparations multi-doses ne doivent être utilisées que pour un seul et même patient.

Pour la préparation des solutions injectables, il faut éviter de les préparer à l'avance et s'assurer des modalités de reconstitution des solutions (quantité et nature du liquide) en prenant soin de ne pas mélanger les médicaments qui précipitent entre eux.

Au chevet du patient

- Contrôler l'identité du patient auquel le médicament va être administré.
- Vérifier la prescription.
- Contrôler le nom du médicament, sa date de péremption et son intégrité.
- Vérifier l'absence d'allergie.
- Administrer le médicament selon les recommandations du fabricant (informations contenues dans le RCP).
- S'il s'agit d'une perfusion, vérifier (avant la pose) l'intégrité et la perméabilité de la voie veineuse.
- Noter dans le dossier de soins la réalisation de la prescription.
- Surveiller les effets des médicaments prescrits.

Le cas particulier des stupéfiants

À l'issue de la prescription, le pharmacien remet au cadre de santé du service (ou la personne désignée par celui-ci) les médicaments contenant des stupéfiants. L'utilisation des stupéfiants est indiquée sur un relevé nominatif rempli par celui qui administre le traitement. Ce document spécial, au nom de l'établissement et du service, comporte plusieurs colonnes permettant d'enregistrer :

- la date et l'heure de l'administration du médicament ;
- le nom et le prénom du patient ;
- la dénomination du médicament et sa forme pharmaceutique ;
- la dose administrée ;
- le nom du prescripteur ;
- le nom et la signature de la personne ayant administré le produit.

Le relevé est adressé à la pharmacie après signature du chef de service ou l'un de ses adjoints (les internes ne peuvent être signataires). Il est conservé 3 ans.
Le renouvellement en urgence est réalisé sur présentation d'un état récapitulatif sur imprimé rose accompagné des ordonnances correspondantes et des relevés nominatifs. Le pharmacien peut demander que lui soient restitués les conditionnements (ampoules vides) des produits utilisés.

La règle des 5B

En juillet 2011, la Haute Autorité de santé a diffusé un guide d'« Outils de sécurisation et d'autoévaluation de l'administration des médicaments ». Afin de prévenir les erreurs médicamenteuses liées à l'administration, elle a défini la règle des 5B.

- **Le bon patient :** s'assurer que le bon médicament va être administré au bon patient (vérification rigoureuse de l'identité par voie orale ou le bracelet du patient, etc.).
- **Le bon médicament :** s'assurer de donner au bon patient le médicament prescrit (prescription lisible et conforme, relecture du médicament à différentes étapes : en le sortant de la pharmacie, avant la préparation, avant de le donner au patient).
- **La bonne dose :** s'assurer d'administrer la bonne concentration, dilution, dose du médicament prescrit (vérifier le calcul de dose, la prescription au regard de l'âge du patient, et, en cas de doute, revérifier ou demander confirmation au médecin prescripteur).
- **La bonne voie :** s'assurer d'utiliser la voie prescrite (voie connue, appropriée et sécurisée).
- **Le bon moment :** certains médicaments doivent être administrés à certaines heures et fréquences prescrites en fonction des besoins du patient ou de la pharmacocinétique des médicaments.

Pour que la mise en œuvre de cette règle soit réussie, l'infirmier ne doit pas être interrompu dans les tâches à réaliser.

La surveillance infirmière des médicaments

Les objectifs de surveillance sont de :

- contrôler l'efficacité du traitement administré ;
- dépister des effets secondaires ou indésirables ;
- participer, si besoin, à la pharmacovigilance.

Il y a deux types de surveillance :

- clinique : ce sont les actions entreprises à l'initiative de l'infirmière, qui font parties de son rôle propre (article R.4311-5 du Code de la santé publique). On retrouve communément la surveillance des fonctions vitales (conscience, respiratoire, cardiaque), de la température, du poids, de la diurèse, de la douleur, etc.).
- paraclinique : ce sont l'ensemble des examens prescrits par les médecins (bilans biologiques, radiologiques, etc.).

Quelques exemples de surveillance sont indiqués dans les tableaux 16.1 à 16.4 :

TABLEAU 16.1. **Surveillances infirmières d'un traitement par diurétiques.**

Médicaments	Risques	Surveillance
Diurétiques de l'anse Lasilix®	• *Déshydratation :* – hypotension – hypovolémie • *Hypokaliémie :* – troubles digestifs – troubles neurologiques	**Clinique** • *Poids, diurèse :* signes de déshydratation : soif, sécheresse, de la bouche, pli cutané, pression artérielle • *Crampes musculaires, fatigue* • *Troubles digestifs* **Paraclinique** • *ECG* – baisse d'amplitude de l'onde T qui s'aplatit et s'inverse – allongement QT et apparition d'une onde U • *Ionogramme* sanguin et urinaire

TABLEAU 16.2. **Surveillances infirmières d'un traitement par Morphine.**

Médicaments	Risques	Surveillance
Analgésiques Morphine	• Troubles respiratoires – dépression par diminution de la fréquence respiratoire – bradypnée à fortes doses – rigidité thoracique – bronchoconstriction • Troubles digestifs – nausées, vomissements, constipation • Troubles neuropsychiques – dysphorie – vertiges – confusion mentale • Troubles hémodynamiques – hypotension artérielle – bradycardie • Rétention urinaire • Divers – prurit – urticaire – histamino-libération dose-dépendante • Dépendance physique et psychique • Syndrome de sevrage	• Fréquence respiratoire : coloration ± surveillance monitorée par oxymètre de pouls : SaO_2 • Apparition de nausées ou vomissements • Surveiller la conscience du patient, l'apparition d'une somnolence ou d'un trouble du comportement • Surveillance régulière de la TA et du pouls • Présence d'un globe vésical • Bâillements, transpiration, larmoiements, vomissements, diarrhée, crampes abdominales, tremblements, douleurs musculaires, anxiété, mydriase • Surveillance de l'efficacité du traitement : disparition de la douleur EVA

TABLEAU 16.3. **Surveillances infirmières d'un traitement par héparine.**

Médicaments	Risques	Surveillance
Les héparines Héparine sodique Calciparine®	• Hémorragies et thrombopénies	• *Surveillance clinique* – saignements anormaux, hématomes, gingivorragies, épistaxis, hématurie • *Surveillance biologique* – TCA 4 h après le début du traitement et une fois par jour – NFS tous les 2 jours

Héparines de bas poids moléculaire ou HBPM Exemples : Fragmine®, Lovenox®, Fraxiparine®	• Risque moindre d'hémorragies car effet antithrombotique non anticoagulant (inhibition facteur X). • Risque moindre de thrombopénie	• Numération des plaquettes avant le traitement et deux fois par semaine • Activité anti-Xa pour les HBPM en traitement curatif
Antivitamines K ou AVK Exemples : Sintrom® Previscan® Coumadine®	• Hémorragies • Gastralgies, nausées, vomissements • Ulcérations buccales • Alopécie • Réactions d'hypersensibilité rares mais graves pour le Previscan®	• Même surveillance clinique que pour les héparines • *Surveillance biologique* – bilan initial avant traitement NFS, créatinémie, bilan hépatique, TP, TCA – INR tous les 2 à 3 jours jusqu'à équilibration, puis contrôle mensuel

INR = *International normalized ratio* ; il s'agit du rapport du temps de Quick du malade par le temps de Quick du témoin.

TABLEAU 16.4. Surveillances infirmières d'un traitement par corticoïdes.

Médicaments	Risques	Surveillance
Les corticoïdes Exemples : Hydrocortisone® Cortancyl® Solupred® Célestene® Soludecadron® Solumedrol®	• *Troubles métaboliques* – rétention hydrosodée et élimination du potassium risque d'œdèmes et d'hypokaliémie – catabolisme protidique : → ostéoporose, fractures pathologiques → fonte musculaire, taux d'urée élevé – synthèse hépatique des triglycérides élevée → action hyperlipémiante – action diabétogène hyperglycémiante par transformation des protides en glucides • *Troubles endocriniens* – syndrome cushingoide – atrophie corticosurrénale et insuffisance surrénalienne aiguë • *Troubles digestifs* – hypersécrétion gastrique → ulcère duodénal, perforation digestive, et hémorragie • *Troubles psychiques* – euphorie, excitation, insomnie • *Risques infectieux* – diminution des défenses immunitaires : action sur les lymphocytes T et B	• Apparition d'œdèmes, poids, ionogramme sanguin, urée, créatinine • Signes cliniques d'hypokaliémie : crampes ou faiblesse musculaires, troubles du rythme à l'ECG • Détecter l'apparition de douleurs osseuses ± radiographies • Dosage des triglycérides, de la glycémie Prévention de l'insuffisance rénale aiguë par un sevrage progressif • Détection douleurs gastriques, pansements gastriques • Observation du comportement du patient • Respect asepsie et hygiène rechercher tout signe d'infection Surveillance de l'efficacité du traitement : diminution des signes inflammatoires, régression de la douleur

Calculs de doses

Dilutions

Rappel de notions de base de mathématiques

Les nombres entiers sont à distinguer des nombres décimaux qui comportent une virgule. La partie entière du nombre est située à gauche de la virgule, la partie décimale à droite.

Divisions

On fait une division quand on partage en parts égales ou quand on cherche un nombre de fois. Une division est exacte quand le reste est nul (tout est utilisé) ; le dividende est égal au diviseur que multiplie le quotient. Lorsqu'il y a un reste dans une division, le dividende est égal au diviseur que multiplie le quotient auquel on rajoute le reste ; celui-ci doit toujours être inférieur au diviseur.

Dividende	diviseur
Reste	quotient

Cas du dividende décimal

On divise jusqu'à la virgule du dividende ; puis on rajoute une virgule au niveau du quotient avant de poser le chiffre se trouvant derrière la virgule au niveau du dividende.
Si on pose les opérations réalisées au fur et à mesure (quotient multiplié par le diviseur, résultat ôté du dividende), on obtient :

534,7	18
– 36	29,7
= 174	
– 162	
= 127	
– 126	
= 1	

Cas du diviseur décimal

Le quotient ne change pas si on multiplie le diviseur et le dividende par le même nombre.
On transforme ainsi le diviseur en nombre entier pour plus de facilité en multipliant par 10 diviseur et dividende. Si on multiplie par 10 diviseur et dividende, on a :

3,54	1,2	qui devient	35,4	12
			– 24	2,95
			= 114	
			– 108	
			= 060	
			– 60	
			= 0	

Cas du dividende inférieur au diviseur

On multiplie le dividende par 10 et on met une virgule au niveau du quotient ; puis on rajoute autant de 0 au niveau du quotient que l'on multiplie par 10 au niveau du dividende.

N° 1

53	1542
	0

N° 2

530	1542
	0,

N° 3

5300	1542
	0,0

N° 4

5300	1542
– 4626	0,03
= 0674	

Fractions

Avec des nombres entiers, un quotient peut s'écrire sous forme d'une fraction :

$$15:3=5=\frac{15}{3}\text{; ou 15 tiers}$$

15 : 3 • 15 est le dividende, 3 le diviseur.
15 est le numérateur, 3 le dénominateur.
On peut également écrire sous forme de fractions les nombres décimaux en utilisant 1, 10, 100, etc. comme dénominateur ; ce sont alors des **fractions décimales** :

$$4{,}5=\frac{45}{10}$$

$$5{,}23=\frac{523}{100}$$

$$4{,}524=\frac{4\,524}{1\,000}$$

Pour diviser un nombre par 10, 100, 1000, on met une virgule de 1, 2 ou 3 rangs vers la gauche.

$$\frac{123}{10}=12{,}3$$

La fraction ne change pas si on multiplie ou si on divise le numérateur et le dénominateur par le même nombre ; on peut simplifier une fraction au maximum en divisant nominateur et dénominateur par le plus grand diviseur commun (PGDC) ; on dit alors que la fraction est irréductible.
Quand des fractions ont le même dénominateur, la plus grande est celle qui a le plus grand numérateur.

$$\frac{3}{4}\text{ est supérieur à }\frac{2}{4}$$

Quand des fractions ont le même numérateur, la plus grande est celle qui a le plus petit dénominateur.

$$\frac{1}{4}\text{ est supérieur à }\frac{1}{8}$$

Pour additionner, soustraire ou comparer deux fractions :
- on les met sous le même dénominateur ;
- on garde le dénominateur commun.

Pour multiplier deux fractions, on multiplie les numérateurs entre eux et les dénominateurs entr
Pour diviser deux fractions, on multiplie la première par l'inverse de la seconde.

Pour effectuer la fraction d'un nombre, on multiplie le nombre par le numérateur et on divise le résultat par le dénominateur ; cette méthode est plus fiable si la division ne tombe pas juste.

$$4,2 \times \frac{3}{7} = 4,2 \times 3 = \frac{12,6}{1} = 1,8$$

Proportionnalité

Deux fractions : $\frac{A}{C}$ et $\frac{B}{D}$

sont proportionnelles si : $\frac{A}{C}$ et $\frac{B}{D}$

Exemple : $\frac{15}{3} = \frac{30}{6}$

Les nombres 15 et 30 sont proportionnels aux nombres 3 et 6. La valeur commune à ces deux rapports est le **coefficient de proportionnalité** (5).
Deux suites sont proportionnelles si l'on passe de l'une à l'autre par une multiplication, une division ou les deux opérations.
Pour calculer le terme inconnu d'une suite, on applique la règle de la 4e proportionnelle :

$$X \times 1 = 48 \times 24 \Rightarrow X = \frac{48}{24} = 2 \text{ mL/h}$$

Les pourcentages procèdent de la proportionnalité.
Le pourcentage est une suite proportionnelle dont l'un des termes est 100.

Conversions

Il s'agit de rechercher, en ce qui concerne les masses et les volumes, combien d'unités sont renfermées dans leurs multiples et leurs sous-multiples (tableaux 16.5 à 16.7).

Unités de masse

L'unité de masse utilisée est le **gramme**.

TABLEAU 16.5. Tableau de conversion des unités de masse.

kilogramme	hectogramme	décagramme	gramme	décigramme	centigramme	milligramme
kg	hg	dag	g	dg	cg	mg

Les unités les plus couramment utilisées dans la pratique professionnelle sont le gramme (g), le milligramme (mg), et le microgramme (µg).
Le microgramme **(µg)** est une unité 1 000 fois plus petite que le milligramme ; elle se situe trois colonnes à droite de celle du milligramme.

$$1 \text{ mg} = 1\,000 \text{ µg}$$
$$1 \text{ µg} = 1 \times 10^{-3} \text{ mg ou } 0,001 \text{ mg}$$

Pour convertir un 1 g en dg, cg ou mg, on rajoute un 0 dans chaque case correspondante à droite de la case des g ; on multiplie par 10, 100 ou 1 000 selon la conversion souhaitée.
Exemples :

1 g = 10 dg = 100 cg = 1 000 mg.
2,456 g = 24,56 dg = 245,6 cg = 2456 mg.

TABLEAU 16.6. Tableau de conversion des unités de masse.

kilogramme	hectogramme	décagramme	gramme	décigramme	centigramme	milligramme
kg	hg	dag	g	dg	cg	mg
			1	0	0	0

Inversement, pour convertir 1 g en dag, hg ou kg, on rajoute un 0 dans chaque case correspondante à gauche de la case des g ; on place une virgule dans la case de l'unité de conversion.
Exemple : 1 g = 0,001 kg ou 1 x $\mathbf{10^{-3}}$ kg

TABLEAU 16.7. **Tableau de conversion des unités de masse.**

kg	hg	dag	g	dg	cg	mg
0,	0	0	1			

Mesures de capacité

Le **litre** (l) est la mesure principale de capacité. 1 litre d'eau pure pèse 1 kg.

- 1 litre = 1 000 millilitres.
- 1 millilitre = 0,001 litre.

TABLEAU 16.8. **Tableau de conversion des mesures de capacité.**

hectolitre hl	décalitre dal	litr el	décilitre dl	centilitre cl	millilitre ml
		1	0	0	0
		0,	0	0	1

Unités de volume

L'unité de volume est le **mètre cube = m^3**.
Il faut une tranche de trois chiffres pour représenter une unité de volume.

TABLEAU 16.9. **Tableau de conversion des unités de volume.**

m^3	dm^3	cm^3	mm^3
1	0 0 0		
	1	0 0 0	
	0,	0 0 1	

Pour convertir 1 **m^3** en **dm^3**, on rajoute trois 0 à droite de l'unité de volume considérée.

- 1 m^3 = 1 000 dm^3.
- 1 dm^3 = 1 000 cm^3.
- 1 cm^3 = 0,001 dm^3.

Relation entre mesures de capacité et unités de volume :

- 1 l = 1 dm^3.
- 1 ml = 1 cm^3.

Concentration

La concentration pondérale d'une substance en solution est le rapport de la masse de cette substance par le volume de la solution.
Si on prend l'unité de masse qui est le gramme (g), on admet qu'une solution diluée à 1 % signifie qu'il y a 1 g de produit dans 100 g de solvant (eau) ; or, comme 1 l d'eau pèse 1 kg, on admet que 100 g d'eau correspondent à un volume de 100 ml.
On a donc 1 g de produit pour 100 ml de solvant.

$$1\ \% = 1\ \text{g}/100\ \text{ml}$$

$$\text{Or, } 1\ \text{g} = 100\ \text{cg} \rightarrow 100\ \text{cg}/100\ \text{ml}$$

En divisant par 100 les deux paramètres, on obtient 1 cg/ml.
On peut dire ainsi que : 1 % = 1 cg/ml ou encore 1 %
On peut dire ainsi que : 1 % = 1 cg/ml ou encore 1 %

1 % = 1 g/100 ml
1 % = 1 cg/ml
1 % = 10 mg/ml

Les sous-multiples des unités de masse et de volume sont plus adaptés aux calculs des dilutions lorsqu'on utilise de petites quantités de solvant ou des produits faiblement dosés.
On rencontre également la concentration suivante :
1 ‰ = 1 pour mille = 1 g/1000 ml
1 ‰ = 1 g/litre
ou encore, un pour dix mille, qui s'écrit 1 ‰.

Méthodes de calcul

Calcul d'un débit

Le débit d'un fluide est le volume émis par unité de temps.
En pratique, il s'agit de la quantité d'un produit administré par unité de temps.

Débit d'une perfusion

Un débit de perfusion se calcule en **nombre de gouttes par minute** ; on admet pour cela que :
- 1 ml de solution aqueuse contient 20 gouttes ;
- 1 ml de sang contient 15 gouttes.

On multiplie ainsi le nombre de gouttes par le nombre de millilitres à perfuser et on divise le résultat obtenu par le temps en minutes pendant lequel le produit doit être administré.
Calcul du débit d'une perfusion de 500 ml de Ringer Lactate à passer en 2 heures
1 ml = 20 gouttes.
Dans 500 ml, il y a 500 x 20 = 10 000 gouttes.
1 heure comprend 60 minutes, donc 2 heures, 120 minutes.
Si on veut administrer 10 000 gouttes en 120 minutes, en 1 minute, on en passera 120 fois moins soit :

$$\frac{10000}{120} = 83,3$$

On arrondit le résultat au nombre entier le plus proche et on indique (par défaut) lorsque la décimale se rapproche de 0 ou (par excès) lorsque celle-ci se rapproche de 1, soit (dans notre exemple) **83 gouttes/minute par défaut**.

Débit d'un pousse-seringue

Un débit de pousse-seringue électrique se calcule en **millilitres par heure** ; on affiche la concentration du produit administré en cg/ml et on note le nombre de ml par heure.
Préparation d'une seringue de 120 mg de morphine pour 24 heures à administrer au pousse-seringue électrique ; vous disposez d'ampoules de 1 ml dosées à 1 cg, d'une seringue de 50 ml ; la quantité totale de votre dilution sera de 48 ml. Quel est le débit du pousse-seringue ?
Les ampoules de morphine sont de 1 ml pour 1 cg ou 10 mg ; il nous faut 120 mg, donc 12 ampoules de 10 mg, soit 12 ml. La dilution se fera avec 12 ml de morphine et (48 – 12) 36 ml de solvant.
Le débit sera de :

$$X x 1 = 48 x 24 \rightarrow X = \frac{48}{24} = 2 ml/h$$

Calcul des pourcentages

Calcul de la quantité de glucose contenue dans une perfusion d'un litre de sérum glucosé à 5 %.
Concentration de 5 % = 5 g/100 ml.

On peut utiliser deux techniques : la « règle de trois » et la proportionnalité.
La règle de trois ou « réduction à l'unité ».
La règle de trois consiste à revenir à l'unité ; dans l'exemple choisi, on sait qu'il y a 5 g de SGH dans 100 ml de solution. Le calcul consistera donc à rechercher le contenu de glucose dans 1 ml de solution et à multiplier le résultat obtenu par le nombre de millilitres du flacon.
On a 5 g de SGH dans 100 ml de solution.
On en a 100 fois moins dans 1 ml :

$$\frac{5}{100}$$

dans 1 litre, on en a 1 000 fois plus (1 l = 1 000 ml), ce qui donne :

$$\frac{5 \times 1000}{100} = 50$$

On a donc 50 g de SGH dans 1 litre de SGH à 5 %.

La proportionnalité

On a 5 g de glucose dans 100 ml de solution et on veut savoir combien il y en a dans 1 litre.
On peut, selon le principe de la proportionnalité, dire que les deux fractions suivantes sont égales, X étant le résultat recherché :

$$\frac{X}{1000} = \frac{5}{100}$$

$$\text{ou } X \times 100 = 5 \times 1\,000$$

Donc :

$$X = \frac{5 \times 1000}{100} = 50$$

S'ENTRAÎNER

QUESTION 1

Entourez la (ou les) bonne(s) réponse(s).
Les stupéfiants et leur prescription :
a. Les résidents et internes peuvent réaliser des prescriptions
b. La prescription doit indiquer en toutes lettres la quantité prescrite
c. La prescription est renouvelable
d. Le carnet à souche de prescription doit être archivé trois ans
e. La prescription n'est pas limitée dans le temps

QUESTION 2

Entourez la (ou les) bonne(s) réponse(s).
La distribution tissulaire des médicaments varie selon :
a. leur hydro-solubilité
b. leur lipo-solubilité
c. la perméabilité des membranes tissulaires
d. la vascularisation des tissus
e. aucune de ces propositions

QUESTION 3

Entourez la (ou les) bonne(s) réponse(s).
En France, l'autorisation de mise sur le marché est donnée par :
a. la HAS
b. l'ANSM
c. le RCP
d. la DGOS
e. l'INVS

QUESTION 4

Entourez la (ou les) bonne(s) réponse(s).
La surveillance des médicaments est :
a. relève du rôle propre infirmier
b. paraclinique
c. réalisée sur prescription
d. clinique
e. physiologique

QUESTION 5

Répondez par vrai ou par faux.

a. 1 hg = 10 g	☐ Vrai	☐ Faux
b. 1 g = 1 000 mg	☐ Vrai	☐ Faux
c. 1 ml = 0,001 l	☐ Vrai	☐ Faux
d. 1 % = 10 g/100 ml	☐ Vrai	☐ Faux
e. 1 ml = 30 gouttes	☐ Vrai	☐ Faux

QUESTION 6

Citez les différentes voies d'élimination d'un médicament par ordre d'importance.

QUESTION 7

Quel est le site préférentiel des bio-transformations d'un médicament ?

QUESTION 8

Dopamine® : 180 mg/24 heures à passer à la seringue électrique (ampoule de 10 ml contenant 50 mg). Combien d'ampoule(s), et au total quel volume de Dopamine® en ml, faut-il prélever pour réaliser la prescription ?

QUESTION 9

Citez cinq facteurs dont la distribution d'un médicament est dépendante.

QUESTION 10

Cas clinique
Vous êtes infirmière en service de cardiologie. Au cours de son hospitalisation M. P a été mis sous Préviscan®. La sortie du service du patient étant prévue pour le lendemain, le cardiologue vous demande de rappeler au patient les éléments de surveillance de ce traitement.
Expliquez les conseils que vous donnez à M. P. Détaillez votre réponse en argumentant vos propos. Pour cela, vous vous appuierez sur vos connaissances pharmacologiques de ce produit : effets, indications, surveillance et effets secondaires, et sur le rôle infirmier dans le suivi des prescriptions médicamenteuses.

ÉLÉMENTS DE RÉPONSES

QUESTION 1

b. ; **d.**

QUESTION 2

a. ; **b.** ; **c.**

QUESTION 3

b.

QUESTION 4

a. ; **b.** ; **c.** ; **d.**

QUESTION 5

a. Faux ; **b.** Vrai ; **c.** Vrai ; **d.** Faux ; **e.** Faux.

QUESTION 6

....

....

QUESTION 7

Le foie.

QUESTION 8

....

....

QUESTION 9

- Les propriétés physico-chimiques de l'agent.
- Le débit cardiaque.
- Les débits sanguins respectifs des différents organes.
- La liaison aux protéines plasmatiques.
- La fixation tissulaire.

QUESTION 10

- Le Préviscan® est un anticoagulant. Les anticoagulants sont indiqués dans la prévention ou le traitement des thromboses veineuses, intracardiaques et artérielles. Ils empêchent la formation de la prothrombine.
- Les éléments de surveillance et les conseils à apporter :
  - surveiller régulièrement les TP et INR suivant prescription médicale ?
  - avoir sur soi sa carte de groupe sanguin ?
  - avoir sur soi une carte indiquant le traitement suivi ?
  - surveiller l'apparition de tout saignement — gingivorragies, épistaxis, métrorragies (si le patient est une femme), ecchymoses ?
  - prendre le traitement à heures fixes ?
  - ne pas changer la posologie prescrite ?
  - ne pas doubler la dose si oubli ?
  - informer le dentiste et le médecin du traitement suivi ?
  - éviter les travaux à risque de blessure ?
  - éviter certains traitements (Aspirine®, anti-inflammatoires non stéroïdiens).

Testez-vous

1. Entourez la (ou les) bonne(s) réponse(s).

Les infections associées aux soins sont favorisées par :

a. l'âge du patient
b. l'ethnie du patient
c. la dépression immunitaire
d. une hospitalisation prolongée
e. le sexe du patient

2. Entourez la (ou les) bonne(s) réponse(s).

Quels sont les déchets à éliminer dans la filière DASRI ?

a. Les couches pour enfants
b. Les matériels coupants et tranchants
c. Les objets souillés par des liquides biologiques
d. Les couches pour adultes incontinents
e. Les déchets de préparation alimentaire

3. Entourez la (ou les) bonne(s) réponse(s).

Quels organes sont considérés comme lymphoïdes ?

a. Le foie
b. Le thymus
c. Les amygdales
d. La moelle osseuse
e. La thyroïde

4. Répondez par vrai ou par faux.

La friction désinfectante des mains :

a. est plus efficace qu'un lavage simple	☐ Vrai	☐ Faux
b. ne peut pas être réalisée sur une peau lésée	☐ Vrai	☐ Faux
c. est réalisée avec un temps de friction d'une minute	☐ Vrai	☐ Faux
d. peut être réalisée sur des mains humides	☐ Vrai	☐ Faux
e. oblige le soignant à se rincer les mains	☐ Vrai	☐ Faux

5. Répondez par vrai ou par faux.

La vaccinothérapie :

a. est une immunité passive	☐ Vrai	☐ Faux
b. est réalisée à titre préventif	☐ Vrai	☐ Faux
c. permet une protection durable	☐ Vrai	☐ Faux
d. consiste à injecter au patient des anticorps	☐ Vrai	☐ Faux
e. est une immunité lente	☐ Vrai	☐ Faux

Réponses

1. a. ; c. ; d.
2. b. ; c.
3. b. ; c. ; d.
4. a. Vrai ; b. Vrai ; c. Faux ; d. Faux ; e. Faux
5. a. Faux ; b. Vrai ; c. Vrai ; d. Faux ; e. Vrai

CHAPITRE 17

La fonction de protection et de défense[16]

Objectifs d'apprentissage

- Définir les infections associées aux soins.
- Repérer les agents mis en cause dans les infections nosocomiales et les principaux modes de transmission.
- Décrire les principales mesures à mettre en œuvre pour prévenir les infections associées aux soins dans le cadre de l'hygiène hospitalière.
- Repérer les principaux systèmes immunitaires de l'organisme (immunité naturelle, acquise).
- Décrire la conduite immédiate à tenir sur les lieux de l'accident aux expositions virales.

SAVOIRS

Notions épidémiologiques

Définition de l'infection associée aux soins

Une infection est dite associée aux soins (IAS) si elle **survient au cours ou au décours d'une prise en charge** (diagnostique, thérapeutique, palliative, préventive ou éducative) d'un patient, et si elle n'était ni présente ni en incubation au début de la prise en charge.

Lorsque l'état infectieux au début de la prise en charge n'est pas connu précisément, un délai d'au moins **48 heures** ou supérieur à la période d'incubation est couramment accepté pour définir une IAS.

Pour les infections du site opératoire, on considère habituellement comme associées aux soins les infections survenant dans les 30 jours suivant l'intervention ou, s'il y a mise en place d'un implant, d'une prothèse ou d'un matériel prothétique, dans l'année qui suit l'intervention.

Les IAS concernent les patients, malades ou non, mais également les professionnels de santé et les visiteurs.

Agents mis en cause

On distingue plusieurs sortes de micro-organismes responsables : les bactéries, les virus, les champignons et levures, les spores et les parasites.

Dans les deux tiers des cas, ce sont des bactéries qui sont mises en cause dans les infections associées aux soins ; les virus, les organes fongiques et les parasites sont plus rarement responsables. Ces bactéries sont représentées le plus souvent par les *Escherichia coli*, les *Staphylococcus aureus*, les *Pseudomonas aeruginosa* et les staphylocoques à coagulase négative.

[16] Auteur : Jérôme Chevillotte.

Les bactéries

Définition

Les bactéries sont des organismes unicellulaires sans noyau différencié, de forme variable, qui ont la caractéristique de se reproduire rapidement et de s'adapter à différents milieux.
On distingue les bactéries aérobies, qui ont besoin d'oxygène pour se développer, des bactéries anaérobies, qui n'en ont pas besoin.

Différentes sortes de bactéries

On en différencie trois sortes :

- Les bactéries commensales ou saprophytes : elles sont présentes à l'état physiologique et sont non pathogènes.
- Les bactéries pathogènes : elles provoquent des perturbations chez leur hôte.
- Les bactéries opportunistes : ce sont des bactéries commensales qui peuvent devenir pathogènes en cas de déficience des défenses immunitaires de l'individu.

Les spores

Les spores sont des bactéries qui prennent une forme particulière pour être plus résistantes lorsque leurs conditions de survie sont défavorables ; elles sont dans ce cas difficiles à combattre.

Les virus

Ils ne peuvent se reproduire qu'à l'intérieur d'une cellule vivante et sont totalement dépendants d'un hôte.
Des transmissions virales peuvent s'observer par contamination croisée par du matériel souillé mal désinfecté ou lors de la réalisation d'actes de soins exposant plus particulièrement au sang (VIH et hépatites B et C).

Principales infections associées aux soins

Infections urinaires

Elles représentent 40 % des infections associées aux soins ; elles sont majorées par la présence d'une sonde urétrale. La durée du sondage augmente le risque d'infection. Le risque existe également lors d'un sondage évacuateur et doit être prévenu par l'utilisation d'un dispositif en système clos.

Pneumopathies

Elles ne sont pas les plus fréquentes, mais elles sont **les plus graves des infections associées aux soins.** Elles représentent 10 à 15 % des infections associées aux soins et sont plus fortement présentes en réanimation (30 %) du fait de la présence d'une ventilation artificielle.
Les facteurs de risque en réanimation sont :

- la posture qui favorise les régurgitations et inhalations ;
- l'intubation qui met en contact la flore oro-pharyngée avec l'arbre trachéo-bronchique ;
- le matériel utilisé dans le cadre de la ventilation mécanique (manipulation des tuyaux, des valves) ;
- les lésions des muqueuses dues à l'aspiration.

Bactériémies et septicémies

Elles représentent 5 à 10 % des infections. Elles sont dues pour un tiers d'entre elles aux dispositifs intra-vasculaires mis en place ; les infections évoquées précédemment (urinaires, pulmonaires) peuvent être mises en cause.

La réduction des bactériémies repose sur la prévention des infections sur cathéters veineux : davantage de prudence dans les indications, moins de manipulations des lignes veineuses, changement des lignes de perfusion toutes les 48 à 72 heures, **respect des règles d'asepsie**.

Infections du site opératoire

Elles sont définies comme des infections survenant dans les 30 jours qui suivent l'intervention ou dans l'année qui suit l'intervention s'il y a mise en place d'une prothèse ou d'un implant. Elles surviennent chez 3 à 7 % des opérés et nécessitent une ré-intervention dans 20 à 30 % des cas.

Modes de transmission et facteurs favorisants

Modes de transmission

La transmission des infections associées aux soins se produit par contact direct de personne à personne dans 90 % des cas. Les micro-organismes sont transportés par les mains des soignants, par les instruments utilisés pour réaliser les soins ou par les dispositifs médicaux.
On distingue deux origines de transmission des germes :

- origine exogène : les germes sont extérieurs au malade. La transmission soignant-patient est le plus souvent manuportée ; une contamination patient-patient peut avoir lieu par l'intermédiaire du matériel (masques, laryngoscopes, stéthoscopes). L'environnement peut aussi être responsable d'épidémies au cours de travaux proches d'une unité de soins ;
- origine endogène : le patient est contaminé avec ses propres germes qui sont situés sur la peau ou au niveau du tube digestif (pneumopathies chez le patient intubé).

Facteurs favorisants

Les infections associées aux soins sont favorisées par :

- les procédures invasives : cathéter intraveineux, intubation oro-trachéale, ventilation mécanique (on estime le risque à 1 % par jour de ventilation) ;
- l'état du patient : pathologie chronique préexistante (insuffisance respiratoire, diabète, incontinence urinaire) ;
- l'âge du patient : la personne âgée et le nouveau-né sont particulièrement sensibles, le premier par baisse des défenses de l'organisme, le second par immaturité de son système immunitaire ;
- la dépression immunitaire, les traitements immunosuppresseurs, ou chimiothérapiques ;
- l'utilisation prolongée d'antibiotiques et/ou antibiothérapie à large spectre.
- une hospitalisation prolongée.

Moyens de prévention

La prévention de la contamination hospitalière passe par le respect des règles d'hygiène. L'hygiène hospitalière est avant tout une politique visant à prévenir, lutter contre et contrôler l'infection hospitalière.
Elle repose sur la création d'organismes chargés de mettre en place les moyens de lutter contre les infections associées aux soins, d'élaborer des recommandations de bonnes pratiques en matière d'hygiène, de participer à la formation des personnels hospitaliers et à l'évaluation des pratiques grâce au suivi et au contrôle des établissements (*cf.* chapitre 18).

Actions sur l'environnement

Nettoyage des surfaces et des équipements

Un lavage quotidien des surfaces, des mobiliers, des équipements et installations sanitaires est préconisé. Le nettoyage consiste en une action décontaminante et utilise de l'eau, et du détergent.
Le détergent est un produit nettoyant ne contenant pas de substance antimicrobienne qui a pour effet d'exercer une action efficace de nettoyage avant la désinfection.
La détergence est le processus selon lequel des salissures (souillures), sont enlevées et mises en solution ou en dispersion. La détergence a pour effet de nettoyer les surfaces.
Ce nettoyage est suivi d'une action de désinfection visant à écarter ou à détruire les germes dangereux (pouvoir bactéricide).
Le processus comprend donc :

- un dépoussiérage des sols par balayage humide ;
- un lavage des sols par la méthode des deux seaux ;
- une désinfection.

Désinfection des surfaces et des équipements

La désinfection est un terme générique désignant toute action à visée antimicrobienne, quel que soit le niveau de résultat, utilisant un désinfectant ou un antiseptique. Elle se fait avec un désinfectant.
L'Association française de normalisation (Afnor), qui a pour mission de coordonner les programmes de normalisation en France et de favoriser l'application des normes, définit le **désinfectant** comme un *« produit capable d'éliminer ou de tuer par action directe les micro-organismes indésirables ou d'inactiver les virus lorsqu'ils sont portés par* ***des milieux ou des surfaces inertes*** » ; un désinfectant est un produit contenant au moins un principe actif doué de propriétés antimicrobiennes et dont l'activité est déterminée par un système normatif reconnu. S'il s'agit d'une solution détergente-désinfectante, le facteur détergent est déterminé par la proportion utilisée.
Ce produit doit satisfaire aux normes Afnor de bactéricidie et peut en outre présenter les caractéristiques suivantes :

- fongicide ;
- virucide ;
- sporicide.

Il est utilisé pour désinfecter les surfaces, les sols, les matériels et l'air ambiant. Son action est de courte durée.

Exemples de désinfectants

- Les chlores : hypochlorite de sodium ou eau de javel.
- Les aldéhydes : le formol (formaldéhyde) et le glutaraldéhyde : ce dernier est bactéricide, fongicide et virucide ; il a une action sporicide employé seul à 2 ou 2,5 % avec un temps de contact de 4 heures minimum. Les aldéhydes sont à la fois désinfectants et détergents.
- Les alcools : action bactéricide et fongicide.
- Les phénols : actifs sur les bactéries et le bacille tuberculeux ; le crésyl, le crésylol, le lysol ; ils sont fongicides et, semble-t-il, virucides.
- Les biguanides : la chlorhexidine apparaît dans bien des solutions désinfectantes et détergentes.
- Les tensioactifs ou surfactants : ce sont les ammoniums quaternaires.

Le choix d'un désinfectant se fait selon la nature des surfaces à désinfecter, l'écologie microbienne de l'hôpital et la qualité des produits qui doivent être testés. On préférera un produit non allergisant, rapide d'action, soluble dans l'eau, non corrosif, ininflammable et biodégradable. La rémanence du produit (durée pendant laquelle le produit continue à exercer son action après son application), un large pouvoir antimicrobien et un bon rapport qualité-prix sont également des critères de choix des produits.

Précautions d'emploi d'un désinfectant

- Respecter les dilutions, la température de l'eau, les doses recommandées.
- Porter des gants pour la manipulation des produits.
- Laisser le temps de contact préconisé avant de faire des prélèvements éventuels (20 à 30 minutes).
- Ne pas rincer les surfaces afin de préserver l'effet de rémanence.

Décontamination et stérilisation du matériel

Dès que possible, il faut favoriser l'utilisation de matériel à usage unique. Elle permet d'accroître la sécurité des utilisateurs et de diminuer le coût relatif à l'entretien du matériel (coût lié aux produits et coût humain nécessaire aux étapes de décontamination et de stérilisation du matériel réutilisable).

Décontamination du matériel

C'est une **opération au résultat momentané** permettant d'éliminer, de tuer, ou d'inhiber les micro-organismes indésirables en fonction des objectifs souhaités. Le résultat de cette opération est limité **aux micro-organismes présents au moment de l'opération**.
Cette phase permet d'éliminer les germes pathogènes et d'éviter leur transmission.
Les décontaminants sont bactéricides, fongicides, virucides et sporicides.
En pratique :

- Le matériel doit être mis dans un bac de décontamination le plus rapidement possible après son utilisation pour éviter le risque de fixation des matières organiques par séchage, de contamination de l'environnement et du personnel.
- Le matériel doit ensuite être vérifié, sec et propre et en bon état avant d'être stérilisé ; « **on ne stérilise bien que ce qui est propre** ».

Stérilisation du matériel

L'Afnor définit la **stérilisation** comme « la mise en œuvre d'un ensemble de méthodes et de moyens visant à **éliminer tous les micro-organismes** vivants de quelque nature que ce soit et sous quelque forme que ce soit, portés par un objet parfaitement nettoyé ».
Le résultat de cette opération est durable et la durée est fonction de l'emballage ; un objet « stérile » est un objet préemballé.
Le matériel thermosensible, qui ne peut être stérilisé, doit être désinfecté (c'est le cas, par exemple, des endoscopes réutilisables) par un trempage dans une solution de glutaraldéhyde à 2 % pendant 10 minutes pour les bactéries jusqu'à 3 heures pour les virus.

Modes de stérilisation

L'autoclave

C'est le principe d'une vapeur d'eau saturée sous pression.
La destruction des micro-organismes a lieu par coagulation de leurs protéines à l'aide de la vapeur et de la chaleur conjuguées. On peut stériliser le matériel en acier inoxydable, le linge, le caoutchouc.

Le matériel est emballé dans des boîtes spéciales munies de filtres ou valves, ou dans des gaines ou sachets. Un témoin colorimétrique de passage avec l'agent stérilisant ou un témoin vireur est apposé sur le sachet.
Les boîtes ou sachets doivent être rangées dans un endroit propre, sec et à l'abri de la poussière. Une date de péremption précise la durée de validité de la stérilisation.

L'oxyde d'éthylène
Il s'agit d'un puissant bactéricide et virucide qui est irritant pour les muqueuses pulmonaires et oculaires. Seul le matériel ne pouvant être stérilisé par un autre moyen le sera par l'oxyde d'éthylène (matière plastique ne supportant pas la chaleur de l'autoclave, matériaux fragiles). Ce mode de stérilisation nécessite un temps d'absorption d'oxyde éthylène par le matériel et de désorption (l'oxyde éthylène s'évapore dans l'environnement). La durée variable de quelques heures à quelques semaines dépend du matériau, de la température ambiante et de la concentration ambiante d'oxyde d'éthylène.

La radio stérilisation
Le matériel, placé dans un emballage définitif et étanche, passe devant une source de radiation.

Le gaz plasma
Il est produit à partir d'un gaz activé ; il permet de stériliser tout matériel thermosensible ou sensible à l'humidité, tels que les caméras optiques, les endoscopes, les moteurs, l'électronique, les plastiques.

Traitement des déchets hospitaliers

Les déchets hospitaliers proviennent des activités médicales et paramédicales : l'élimination de ces déchets est du ressort de l'hôpital. On entend par élimination l'ensemble des étapes de tri, conditionnement, collecte, transport, stockage et traitement. Les objets coupants et piquants sont les plus dangereux et doivent faire l'objet d'un traitement spécifique.
Les déchets d'activités de soins peuvent présenter divers risques (infectieux, chimique et toxique, radioactif, mécanique) qu'il convient de réduire pour protéger les patients hospitalisés, le personnel de soins, les agents chargés de l'élimination des déchets et l'environnement.

Pourquoi trier ?

- Assurer la sécurité des personnes.
- Respecter les règles d'hygiène.
- Éliminer chaque type de déchet par la filière appropriée dans le respect de la réglementation.
- Contrôler l'incidence économique de l'élimination des déchets d'activités de soins à risques.

Tri des déchets

Les déchets d'activités de soins à risque infectieux (DASRI)

Les déchets à éliminer systématiquement dans la filière DASRI :

- les matériels et matériaux Piquants, Coupants ou Tranchants (PCT : aiguilles, scalpels, etc.), qu'ils aient été ou non en contact avec un produit biologique ;
- les articles de soins et objets souillés par du sang ou autre liquide biologique (pansements, cotons, compresses, etc.) ;
- les flacons de produits sanguins à usage thérapeutique incomplètement utilisés ou arrivés à péremption, les tubes de prélèvement de sang, les dispositifs de drainage ;
- les déchets issus des activités de thanatopraxie ;

- les déchets anatomiques humains, correspondant à des fragments humains non aisément identifiables par un non spécialiste (grains de beauté, kyste, peau, etc.) ;
- certains déchets de laboratoire (milieux de culture, prélèvements, etc.) ;
- indépendamment de la notion de risques infectieux, tout petit matériel de soins fortement évocateur d'une acticité de soins et pouvant avoir un impact psycho-émotionnel (seringue, tubulure, sonde, canule, drain, gant, etc.).

Les déchets hospitaliers assimilables aux ordures ménagères ou « déchets hôteliers »

Ce sont les déchets ménagers, domestiques, de préparation alimentaire, le verre, les papiers, cartons, etc.
Les couches pour enfants, les protections féminines ou pour adultes incontinents sont à éliminer par la filière des déchets ménagers et assimilés, sauf s'il existe un risque infectieux.

Conditionnement des déchets

Les conditionnements doivent être adaptés au type de déchets (perforants, solides/mous, liquides), à la taille des déchets à éliminer, aux flux des déchets produits, aux spécificités internes et externes à la filière d'élimination.
Les emballages DASRI sont à usage unique, étanches, de couleur jaune dominante, avec un repère horizontal indiquant la limite de remplissage.
Ils comportent un pictogramme de danger biologique ainsi que l'identification du producteur (l'identification du service est recommandée).

Stockage des déchets

Les déchets sont stockés dans le service de soins très peu de temps ; puis, ils sont regroupés à l'étage selon une position centrale dans une zone fermée, à l'abri des usagers (patients et visiteurs), permettant un nettoyage facile et une ventilation en dépression de façon à ne pas avoir de fuite d'air susceptible de transporter des microbes.
Enfin, ils sont stockés dans une zone centrale située près du lieu d'enlèvement ou de l'incinérateur de l'hôpital, dans un endroit clos à l'abri des intempéries et non accessible aux animaux.

Précautions d'utilisation des emballages

- Choisir les collecteurs adaptés à la taille des déchets à éliminer et au volume de production.
- Ne pas dépasser la limite de remplissage.
- Ne jamais forcer lors de l'introduction des déchets.
- Porter une attention particulière lors du remplissage et la manipulation des collecteurs.
- Disposer d'un colleteur à portée de main, lors des soins pour permettre une élimination immédiate de l'objet perforant.
- Fixer le collecteur sur un support.
- Respecter les instructions des fabricants, notamment lors du montage ou de l'assemblage des collecteurs.

Personnel hospitalier

La formation du personnel hospitalier à l'hygiène est une base incontournable de la qualité des soins. Le personnel doit avoir une tenue vestimentaire irréprochable et doit respecter toutes les règles d'hygiène et d'asepsie lors de l'exécution des soins. Il doit par ailleurs respecter les protocoles en vigueur sur l'établissement.

Tenue vestimentaire

La **blouse** ou tunique-pantalon doit être changée quotidiennement. Les cheveux doivent être propres et **attachés** ou, selon les services, recouverts d'un **calot**.
Pour tout acte mouillant, souillant, susceptible de projections de sang ou de liquides biologiques, le soignant doit protéger sa tenue de travail soit avec un tablier plastique à usage unique sans manche soit avec une sur-blouse à manches longues, en matière non tissée, à usage unique. À l'issue de son utilisation, cette protection doit être immédiatement jetée.

Port du masque

Dans certaines situations et services, il peut être nécessaire de porter un masque chirurgical. Ce dernier est destiné, lors de l'expiration de celui qui le porte, à éviter la projection de sécrétions des voies aériennes supérieures ou de salive pouvant contenir des agents infectieux transmissibles par voie « gouttelettes » ou « aériennes ». Il peut être porté par le soignant pour éviter la contamination de l'environnement (air, surface, produits, etc.) ou la personne contagieuse pour éviter la contamination de l'entourage et de l'environnement.
Le masque doit couvrir le nez, la bouche et le menton. À usage unique, il doit être changé toutes les trois heures, ou avant en cas de souillures, projections, ou s'il a été touché et/ou baissé au niveau du cou.
S'il y a un risque de projections (sang, liquides biologiques), un masque à visière ou des sur-lunettes peuvent être utilisés.

Lavage des mains

Le lavage des mains du personnel hospitalier est insuffisant ou mal réalisé, puisque 50 à 85 % des infections associées aux soins sont manuportées.
Or, le lavage des mains est le premier rempart contre les infections se transmettant de personne à personne.
Le personnel au contact du patient doit avoir des ongles courts, sans vernis, et ne pas porter de bijoux. Il est nécessaire de se laver les mains :

- à la prise du service ;
- après s'être mouché, après s'être coiffé ;
- après avoir fumé, avant et après avoir mangé ;
- entre chaque patient ;
- après avoir manipulé du matériel sale et contaminé ;
- avant et après l'utilisation de gants ;
- à l'entrée et à la sortie de la chambre d'un malade isolé ;
- dès lors que des souillures sont visibles à l'œil nu ;
- avant de quitter son service.

Il existe trois techniques de lavage des mains : le lavage simple, le lavage hygiénique ou antiseptique et le lavage chirurgical.

Lavage simple

Il permet d'éliminer les souillures, les squames cutanées et de réduire le nombre de bactéries constituant la flore transitoire des mains. C'est le lavage le plus courant.
Il s'effectue avec un savon liquide doux (sans action antimicrobienne). Il faut prendre une seule dose et se savonner pendant 30 secondes en insistant sur la paume de la main et les espaces interdigitaux. Ce lavage est suivi d'un séchage soigneux avec un essuie-mains non stérile à usage unique.

Lavage hygiénique ou antiseptique

Il permet d'éliminer la totalité de la flore transitoire et de réduire la flore commensale en préservant l'équilibre aérobie-anaérobie. Il se fait avant tout geste aseptique (pose de perfusion, de cathéter), tout acte stérile, après tout acte sale ou septique, avant et après tout acte chez un patient contagieux.
Il se fait avec une solution moussante antiseptique. Le produit doit rester en contact avec les mains 1 minute. Le lavage, dans sa globalité, doit durer 3 minutes environ.

Lavage chirurgical

Il permet d'éliminer la totalité de la flore transitoire et de réduire la flore résidente. Il se fait avant tout acte à haut risque infectieux (pose de cathéter central, drain thoracique), et avant tout acte chirurgical au bloc opératoire.
On utilise un savon antiseptique à large spectre en solution moussante (polyvidone iodée ou chlorhexidine) qui a une efficacité rémanente durable pour les actes chirurgicaux.
Le lavage se pratique en trois temps (phase de prélavage, de brossage et de lavage), et dure 3 à 5 minutes ; il est suivi d'un séchage soigneux avec un essuie-mains stérile.

Friction désinfectante des mains

Le lavage des mains doit être remplacé autant que possible par une friction des mains à l'aide d'une solution hydro-alcoolique (SHA). Cette utilisation présente plusieurs avantages : une plus grande efficacité, une action plus rapide, une plus grande accessibilité (du fait de l'absence de nécessité d'un point d'eau) et une grande facilité d'utilisation.
La SHA ne peut être utilisée que sur des mains visiblement propres, sèches, non lésées et non talquées.
Pour une friction simple des mains, le temps de lavage est de 30 secondes avec 3 ml de solution (soit deux pressions), jusqu'à évaporation de la solution. Il n'y a pas de nécessité de rincer ni de sécher avec un essuie-mains.
Pour une friction chirurgicale des mains, il convient de respecter trois étapes : un lavage simple des mains et des avant-bras, une première friction désinfectante en incluant les coudes, suivie d'une seconde friction jusqu'au milieu des avant-bras.

Port des gants

L'utilisation de gants, en vinyle ou nitrile, est nécessaire avant tout acte exposant à un risque de contact avec du sang, des liquides biologiques, les muqueuses, une peau lésée ou du matériel souillé. Il est nécessaire de les changer entre chaque patient, entre un acte propre et un acte contaminant et de les retirer avant de toucher l'environnement du patient. Les gants ne se substituent pas à la friction désinfectante ou au lavage des mains.

Règles d'hygiène et d'asepsie

Les professionnels de santé doivent respecter les règles d'asepsie les plus élémentaires lors de la réalisation des soins et les protocoles de soins.

Asepsie

Elle regroupe l'ensemble des mesures visant à empêcher tout apport exogène de micro-organismes ou de virus. L'asepsie associe la désinfection de l'environnement et de l'air, la tenue de travail, la rigueur de la technique, l'utilisation de matériel stérile et d'antiseptiques.

Antisepsie

Il s'agit d'une opération ou d'un résultat momentané permettant au niveau des tissus vivants, dans la limite de leur tolérance, d'éliminer ou de tuer les micro-organismes. Le résultat de l'opération est limité aux micro-organismes et/ou aux virus présents au moment de l'opération.

Antiseptiques

Ce sont des substances non bactériennes non spécifiques agissant globalement et rapidement sur les bactéries, virus, champignons et spores (tableaux 17.1 et 17.2). L'activité d'un antiseptique est :

TABLEAU 17.1. Tableau récapitulatif de l'activité bactéricide des antiseptiques.

Famille	Bactéricides (NF 72-151, 72-171, 72-301)					Composant
	Gram +		Gram –		Mycobacterium	
	Type Staphylo	Type Strepto	Type Pseudomonas	Coli		
Halogénés iodés	+++	+++	+++	+++	+++	Alcool iodé PVP I
Halogénés chlorés	+++	+++	+++	+++	+++ Inactivé par les protéines	Hypochlorite
Alcool	+++	+++	+++	+++	–	Alcool à 70°
Biguanides	+++	+++	++	+++	+++ Inactivé par les protéines	Chlorhexidine
Ammoniums quaternaires	+++	+++	++	+++	+++ Inactivé par les protéines	Cetrimide (chlorure de benzalkomium)
Métalliques	++	+++	++	+++	–	Organo-mercuriels
Carbanilides	–	–	+	–	–	Triclocarban
Diamidines	–	–	–	–	–	Hexamidine

+++ : très actif. ++ : moyennement actif. – : inactif.

TABLEAU 17.2. Tableau récapitulatif de l'activité microbienne des antiseptiques.

Famille	Fongicides (NF 72-200 et autres)		Virucidie (NF 72-180)	Composant
	Levures	Moisissures	Virus	
Halogénés iodés	+++	+++	+++	Alcool iodé PVP I
Halogénés chlorés				Hypochlorite
Alcool	+++	++	++	Alcool à 70°
Biguanides	++	–	–	Chlorhexidine
Ammoniums quaternaires	+++	++	++	Cetrimide (chlorure de benzalkomium)
Métalliques	+++	++	++	Organo-mercuriels
Carbanilides	–	–	–	Triclocarban
Diamidines	–	–	–	Hexamidine

+++ : très actif. ++ : moyennement actif. – : inactif.
Source : Afnor.

- bactéricide s'il tue les bactéries ;
- bactériostatique s'il inhibe les bactéries temporairement ;
- fongicide s'il tue les champignons et levures ;
- virucide s'il tue les virus ;
- sporicide s'il tue les spores.

Règles à respecter lors de l'utilisation d'un antiseptique :
- ne jamais mélanger les antiseptiques entre eux ;
- respecter la concentration de l'antiseptique et le temps de contact préconisé par le fabricant ;
- vérifier si le produit doit être utilisé sur peau sèche ou humide ;
- toujours se renseigner sur la possibilité d'une incompatibilité ou d'un antagonisme avec un autre produit utilisé simultanément.

Différents antiseptiques
Les ammoniums quaternaires, la chlorhexidine, les composés phénoliques, l'alcool à 70°, les biguanides, les halogénés chlorés et iodés, les métalliques, les carbanilides, l'hexamidine.

Respect des protocoles

L'infirmier doit respecter les protocoles de soins mis en place dans son service.
Les protocoles en hygiène hospitalière sont recommandés par le Conseil supérieur d'hygiène publique de France (CSHPF). Ils doivent être validés, selon l'organisation de l'établissement, par l'Équipe opérationnelle d'hygiène (EOH) ou le Comité de lutte contre les Infections nosocomiales (CLIN).
Le protocole est défini comme « le descriptif des techniques à appliquer et/ou des consignes à observer dans certaines situations de soins ou pour l'administration d'un soin ». Il se définit également comme « un ensemble d'usages qui régit officiellement des actes. C'est ce qui est conforme aux règles ».
L'élaboration d'un protocole fait appel à une méthodologie spécifique qui passe par différentes étapes que sont :
- l'analyse critique de l'existant ;
- la fixation d'objectifs en termes de résultats d'amélioration de la qualité relative à la situation choisie ;
- l'analyse des ressources et des contraintes matérielles et humaines ;
- la planification des étapes du travail ;
- la définition des critères de référence ou le choix des mesures de prévention ;
- l'élaboration du texte ;
- le pré-test du protocole ;
- la validation du protocole par l'EOH ou le CLIN ;
- l'évaluation (selon une périodicité prédéfinie) des impacts et écarts liés à l'application du protocole.

Les **protocoles** s'adressent à une population ciblée et à un type de patients alors que la fiche technique décrit une tâche, un acte de soins et s'utilise dans toutes les situations.
La fiche technique peut s'appliquer dans le cadre d'un protocole ; elle décrit la méthodologie et la chronologie à respecter lors de la réalisation d'un acte de soins particulier.

Mesures d'isolement

Les bactéries multirésistantes augmentent le risque infectieux ; certains patients porteurs de ces bactéries doivent bénéficier de mesures d'isolement. Cette décision doit être justifiée et

doit prendre en compte les recommandations officielles concernant les mesures à mettre en œuvre. Elle doit faire l'objet d'une prescription médicale.
Il existe deux types d'isolement : l'isolement protecteur aseptique et l'isolement infectieux ou septique.

Isolement protecteur ou aseptique

Il vise à prendre des mesures « barrières » efficaces, limitant le plus possible la contamination d'un patient en état d'immunodépression plus ou moins sévère, par des agents infectieux provenant de :

- ses propres flores microbiennes ;
- l'environnement hospitalier (personnels, eau, air, alimentation, matériels logistique et de soins, autres malades, etc.).

L'efficacité de l'isolement protecteur dépend essentiellement de l'adéquation entre deux facteurs interdépendants :

- le niveau de risque infectieux encouru par le patient, déterminé par la sévérité de l'immunodépression jugée au travers de la neutropénie ;
- les moyens de protection disponibles dans le service (chambre individuelle, dispositif de traitement d'air, filtration de l'eau, etc.).

Isolement infectieux ou septique

L'isolement est l'ensemble des mesures barrières permettant de limiter le plus possible la dissémination d'agents infectieux de leur réservoir (humain, environnemental) vers un hôte récepteur (humain, environnemental).
Il vise à isoler un patient infecté ou susceptible de transmettre un agent infectieux. Les mesures prises sont le lavage des mains avant de sortir de la chambre du patient, la décontamination du matériel avant sa sortie de la chambre, la désinfection ou la mise en emballage protecteur, puis l'élimination des déchets et excréta et exceptionnellement l'utilisation d'enceintes en surpression.

L'immunité

L'immunité est « la résistance naturelle ou acquise d'un organisme vivant à un agent infectieux ou toxique ».

Système immunitaire

Il se compose de cellules circulantes, ou cellules immunitaires, et d'organes lymphoïdes.

Cellules immunitaires

Elles comportent les cellules phagocytaires, les lymphocytes et les plasmocytes.

Cellules phagocytaires

Ce sont les polynucléaires, les monocytes et les macrophages. Ils agissent localement dans la défense de l'organisme et ont une action immédiate de destruction des germes en cause par phagocytose. Les macrophages ont, en plus, un effet à plus long terme et empêchent la dissémination des germes.

Lymphocytes et plasmocytes

Les lymphocytes proviennent de la maturation des lymphoblastes et sont les cellules les plus importantes du système immunitaire. On distingue deux sortes de lymphocytes :

- les T lymphocytes, ou thymo-dépendants, qui prennent naissance dans le thymus. Leur durée de vie peut être courte (quelques jours) ou longue (plusieurs mois). On les trouve dans le sang, les ganglions, le canal thoracique. Ils représentent 85 à 90 % des lymphocytes circulants ;
- les B lymphocytes, ou non thymo-dépendants, qui naissent dans la moelle osseuse. Ils ont une courte durée de vie. On les trouve dans la rate et la moelle osseuse.

Les plasmocytes sont fixés dans le tissu conjonctif sous-muqueux des voies respiratoires ou du tube digestif et au niveau des ganglions. Ils sont formés à partir des lymphocytes B lorsque ces derniers sont en contact avec un antigène. Ils ont la propriété de sécréter des anticorps.

Organes lymphoïdes

Ils sont chargés de stocker les cellules immunocompétentes et sont divisés en organes centraux et organes périphériques.

Organes centraux

Il s'agit du thymus situé à la partie antérieure et supérieure du médiastin.

Organes périphériques

- Les ganglions lymphatiques.
- La rate.
- Les amygdales.
- La moelle osseuse.

Réaction antigène/anticorps

Antigènes

Ce sont des molécules qui, une fois introduites dans l'organisme, induisent une réponse immunitaire ; **l'antigène suscite une réaction spécifique avec l'anticorps dont il a provoqué la formation**. Une complémentarité de structure existe entre l'antigène et l'anticorps ; cette zone qui permet aux deux molécules de se combiner entre elles est appelée **site antigénique** ; un même antigène peut avoir plusieurs sites antigéniques.
Les antigènes ont deux caractéristiques :

- leur **immunogénicité** : capacité à provoquer une réaction immunitaire (sécrétion d'anticorps) ;
- leur **spécificité** : capacité à réagir spécifiquement avec l'anticorps auquel ils ont donné naissance.
- Les tissus de l'organisme ne sont pas antigéniques mais peuvent le devenir dans des conditions pathologiques et conduire à la formation d'auto-anticorps.

Anticorps ou immunoglobulines

L'apparition des anticorps (figure 17.1) est provoquée par l'introduction d'un antigène dans l'organisme. Il existe cinq classes d'immunoglobulines : les IgG, qui représentent 75 % des immunoglobulines du sérum humain, les IgM, les IgA, les IgD, les IgE.
Les immunoglobulines ont :

- une fonction de reconnaissance de l'antigène ;
- une fonction effectrice qui tend à détruire l'antigène.

Réaction

La réaction antigène/anticorps peut prendre différentes formes ; elle est dépendante des caractéristiques de l'antigène.
Si l'antigène est soluble, il se produit une précipitation. Si l'antigène est sous forme de particules (bactérie, virus), il se produit une agglutination. La détermination des groupes sanguins repose

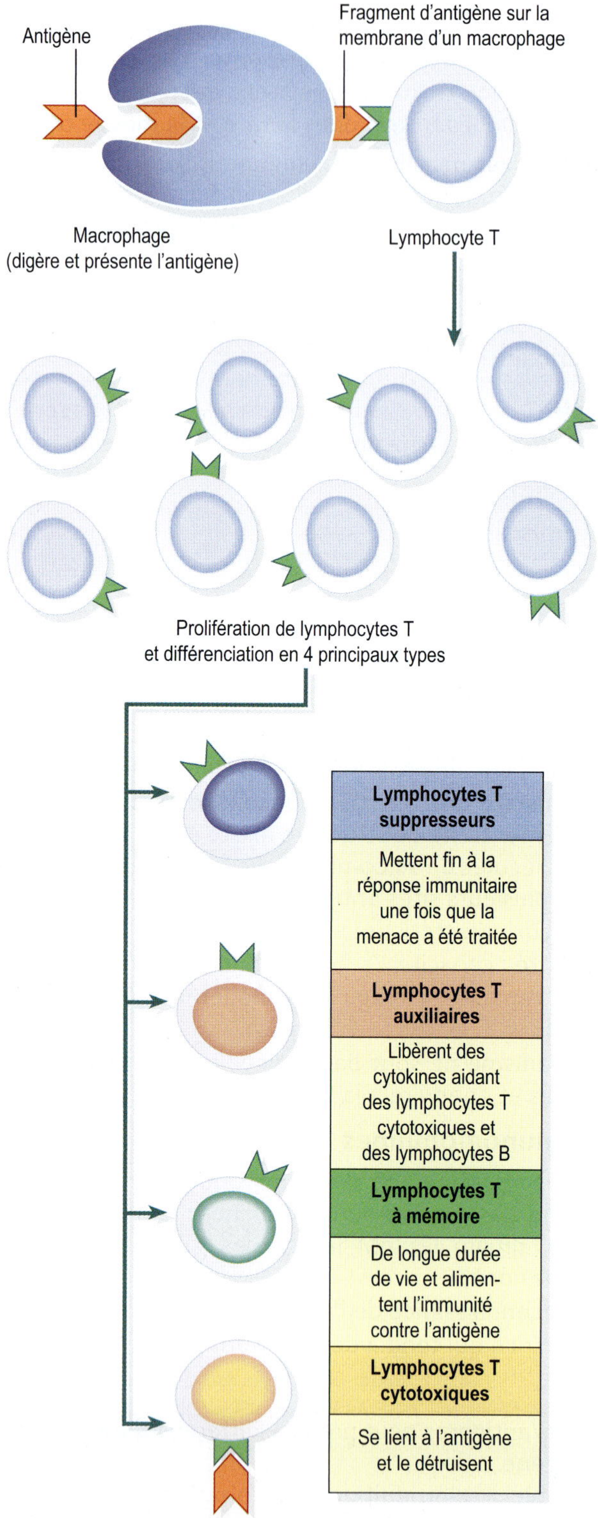

FIGURE 17.1. Cinq principaux types d'anticorps.

Grant A, Waugh A. Ross et Wilson. Anatomie et physiologie normales et pathologiques. 11e édition. Paris : Elsevier Masson ; 2011.

sur cette réaction ; l'agglutination que l'on obtient lors de la réalisation du contrôle ultime (appelé test de Beth Vincent) est due à la réaction entre l'antigène du globule rouge et l'anticorps contenu dans le sérum du groupe connu.

Réponse immunitaire

Elle peut être de deux ordres : humorale et cellulaire.

Réponse humorale

L'introduction de l'antigène va provoquer la formation d'anticorps qui vont être de plus en plus nombreux au fur et à mesure de la destruction des antigènes. Les anticorps circulants vont demeurer une fois que la réaction immunitaire est terminée et que les antigènes ont totalement disparu. Il s'agit là d'une **primo-immunisation**. Ces anticorps pourront à terme disparaître totalement. Cependant, lors d'un second contact avec le même antigène, la mémoire de la première stimulation ayant été conservée, **la formation des anticorps sera très rapide et la réaction plus précoce et plus intense**.

Cette production d'anticorps circulants aboutit à une protection antibactérienne ou antivirale.

La réponse humorale peut entraîner des accidents d'hypersensibilité immédiate : réaction d'anaphylaxie à type de choc anaphylactique lors de sérothérapies répétées, allergies dues à une réaction antigène/anticorps majeure avec lésion tissulaire et libération d'histamine.

Réponse cellulaire

L'antigène une fois introduit, on obtient la formation de T lymphocytes immuns. Ces T lymphocytes vont se transformer en cellules blastiques qui peuvent libérer des lymphokines, non spécifiques d'un antigène.

Le résultat de la réaction immunitaire est une destruction cellulaire, l'antigène étant cellulaire.

Des réactions d'hypersensibilité retardée s'observent à type de cuti-réaction, d'allergie vaccinale, ou de rejet de greffes d'organes.

Acquisition de l'immunité

L'immunité est caractérisée par les anticorps que possède tout individu. Elle peut être **naturelle** et représentée par les anticorps que la mère donne à son enfant, ou par ceux fabriqués par l'individu lui-même. Elle peut être **acquise spontanément** à la suite d'une maladie, qui est dite immunisante (rougeole), ou artificiellement par vaccinothérapie ou sérothérapie.

Vaccinothérapie

Elle est réalisée à titre préventif. Elle consiste à injecter au patient l'antigène atténué d'une maladie. Les vaccins sont obtenus à partir de cultures microbiennes dont la virulence a été atténuée ou supprimée et antigénicité conservée. On peut utiliser une toxine bactérienne inactivée par chauffage **(anatoxine)** ou des germes microbiens tués ou atténués.

Dans ce cas, il s'agit d'une **immunité active** puisque le sujet vacciné fabrique ses propres anticorps. L'immunité est alors lente à apparaître mais elle est durable.

Sérothérapie

Elle consiste à injecter des anticorps au patient dans un but curatif. Il s'agit ici d'une **immunité passive** qui a une action immédiate et de courte durée.

Les sérums injectés sont des anticorps d'origine animale ou d'origine humaine prélevés chez des sujets immunisés. Ce sont des **gammaglobulines**. Ces sérums provoquent moins de réactions allergiques que les sérums d'origine animale.

On peut associer vaccin et sérum (tableau 17.3) pour obtenir une immunité rapide et durable ; il s'agit d'une **sérovaccination** ou **séro-anatoxithérapie**.

TABLEAU 17.3. **Caractéristiques comparées des vaccins et sérums.**

Caractéristiques	Vaccins	Sérums
Nature	Antigène (Ag)	Anticorps
Mode d'action	Permet à l'organisme de fabriquer des anticorps contre une maladie infectieuse	Apporte à l'organisme des anticorps tout fabriqués (en général par un animal) contre une maladie infectieuse
Moyen d'action	Action préventive	Action curative
Critères de l'immunité obtenue	– Acquise → non naturelle – Active → l'organisme fabrique lui-même les anticorps – Retardée → temps de latence nécessaire pour fabriquer les anticorps – Durable → la protection a une durée variable de 1 à 5 ans, rappels nécessaires	– Acquise → non naturelle – Passive → l'organisme reçoit les anticorps tout préparés – Immédiate → présence directe des anticorps – Passagère → quelques jours – Curative → traitement des malades
Origine	– Microbienne (atténués ou tués) – Virale – Toxines bactériennes atténuées au formol anatoxine	– Sérum de convalescents – Sérum d'origine animale – Sérum globuline
Mode d'administration	Par injection → sous-cutanée → intradermique	Toujours par injection, soit intra-musculaire ou sous-cutanée
Caractère	Obligatoire (obéir à la loi ; surveillance du carnet de vaccinations)	Rendu obligatoire en cas d'urgence ou d'épidémie
Précautions et contre-indications	– À faire sous contrôle médical → – Allergies, albumine, dermatoses – La grossesse pour les vaccins composés de germes vivants, virage de la cuti-réaction – Poids < 3 kg	→ Idem – Terrain allergique ; injection récente d'un autre sérum (choc anaphylactique)

Conduite à tenir en cas d'exposition virale

L'accident d'exposition virale (AEV) survient lorsque le soignant est exposé à du sang ou à un liquide biologique contaminé. Il existe trois types d'exposition :

- une exposition percutanée (piqûre, coupure, etc.) ;
- un contact cutané sur une peau lésée ;
- un contact avec les muqueuses (bouche, yeux).

L'AEV peut entraîner la transmission des virus de l'immunodéficience humaine (VIH) et de l'hépatite B (VHB) et C (VHC). Le risque de transmission du soigné au soignant est fortement lié au niveau de charge virale du patient source de l'exposition.
Le risque de séro-conversion, après piqûre ou coupure, est de 0,32 % pour le VIH (en cas d'exposition cutanéo-muqueuse, il est dix fois plus faible). Le risque de VHB est exceptionnel pour les personnes vaccinées et, en l'absence de vaccination, le taux de séro-conversion varie de 6 à 45 %. Le risque de VHC, exceptionnel, est de l'ordre de 0,5 %.
Les mesures de prévention des accidents d'exposition au sang (AES) reposent sur le principe que tout sang ou liquide sérologique est potentiellement infectant.

Mesures de prévention

- Porter un équipement de protection adapté aux circonstances (gants, masque, sur-blouse ou tablier et lunettes) ;

- Protéger toute plaie avec un pansement ;
- Ne pas recapuchonner les aiguilles ;
- Utiliser de préférence du matériel à usage unique et doté d'un système de protection, type cathéter sécurisé ;
- Manipuler prudemment objets piquants et tranchants ;
- Les jeter immédiatement après usage dans un conteneur adapté ;
- Désinfecter, stériliser ou jeter selon le cas les instruments après utilisation.

L'employeur se doit en matière d'hygiène hospitalière d'assurer au personnel une formation sur les précautions à prendre et de lui fournir les moyens de protection individuelle.

Facteurs de risque

Plusieurs critères sont à prendre en compte pour apprécier le risque de transmission :

- la profondeur de la blessure ;
- le type d'aiguilles ou de matériel en cause (les aiguilles creuses à prélèvement veineux ou artériel augmentent le risque) ;
- la nature du liquide biologique (seuls le sang et les liquides biologiques contenant du sang présentent un risque élevé) ;
- le statut sérologique de la personne-source ;
- le statut clinique de la personne-source (primo-infection ou stade avancé).

En cas de statut inconnu, il est important de le rechercher. Pour cela, il faut l'accord de la personne-source.

Conduite à tenir

Soins immédiats

Après piqûre ou blessure

- Ne pas faire saigner (cela peut augmenter les lésions et faciliter la contamination par les virus).
- Nettoyer la plaie à l'eau et au savon.
- Rincer.
- Désinfecter par trempage ou contact avec une compresse imbibée d'un dérivé chloré (Dakin® ou eau de Javel à 2,6 % de chlore actif diluée à 1/10e). À défaut, utiliser de la Bétadine dermique® ou de l'alcool à 70° en maintenant le contact au minimum 5 minutes.

En cas de projection sur les muqueuses et les conjonctives

En cas de projection dans l'œil, rincer abondamment au sérum physiologique ou à l'eau courante au moins 5 minutes.
En cas de projection dans la bouche, réaliser un rinçage avec la Bétadine bain de bouche® (un demi-bouchon dans un verre d'eau tiède).

Consultation médicale et déclaration

À l'issue des premiers soins, l'infirmier doit consulter un médecin dans les 4 heures dans un service d'urgence ou, si possible, dans un service de maladies infectieuses spécialisé. La consultation médicale a pour but d'effectuer une analyse précoce du risque viral encouru, de permettre la mise en route d'un traitement d'urgence et l'organisation d'une prise en charge de suivi, tant sur le plan médical que psychologique.
Une déclaration de l'accident, ainsi qu'une notification de l'accident au service de médecine du travail, doit être effectuée selon la même procédure que celle relative aux accidents du travail. Elle doit être envoyée à l'employeur dans les 24 heures ouvrables.

Dépistage du patient source

Il est nécessaire pour décider de la mise en place ou non d'un traitement prophylactique antirétroviral au bénéfice du soignant. Il doit être réalisé **uniquement** avec l'accord du patient (sauf situations spécifiques : coma, etc.). Ce dernier doit être informé par un médecin et donner son accord au dépistage des virus VIH, VHC et VHB. En l'absence d'accord, un traitement post-exposition (TPE) pourra d'emblée être proposé au soignant.

Dépistage et mis en place d'un traitement pour le soignant

Après s'être assuré qu'il existe un risque de contamination virale, le médecin prescrit la réalisation de sérologies (VIH, VHB) ainsi que le dosage des anticorps anti-Hbs pour connaître la protection de l'infirmier contre le virus de l'hépatite B. En ce qui concerne la mise en place d'un TPE, le médecin évalue les facteurs de risque et classe le risque de contamination de minime à important. Si une prophylaxie est recommandée, celle-ci doit débuter le plus tôt possible (dans les 4 heures), mais elle peut être initiée jusqu'à 48 heures après l'AEV.

Elle concerne uniquement le risque VIH : une trithérapie d'urgence est proposée pour 48 à 96 heures avant que l'infirmier ne soit revu et le risque réévalué par un médecin référent VIH. Si le traitement doit être poursuivi, la durée totale sera alors de 28 jours.

Concernant le risque relatif à l'hépatite C, la mise en place d'un TPE n'est pas recommandée, il est préférable de suivre une éventuelle séro-conversion du soignant.

La vaccination des professionnels de santé étant recommandée pour l'hépatite B, si le dosage d'anticorps Hbs est supérieur à 10 UI/ml, aucun suivi n'est nécessaire pour ce risque. Si l'infirmier victime d'un AEV n'est pas vacciné, une séro-conversion par immunoglobulines anti-Hbs et une injection d'une dose de vaccin doivent être proposées dans les 72 heures.

Le suivi médical

Si l'infirmier a bénéficié d'un traitement prophylactique, un suivi doit être assuré par un service spécialisé en lien avec la médecine du travail. Outre les examens cliniques et biologiques (à 15 jours, 1 mois, 2 et 4 mois), le médecin s'assure de la bonne tolérance du traitement et recherche les signes de primo-infection.

En l'absence de traitement, seule la médecine du travail assure le suivi en réalisant des sérologies à 6 semaines et 3 mois.

Focus — **Implications anesthésiques**

La connaissance par l'IADE de la physiologie des fonctions de protection ainsi que la compréhension de la transmission des différents micro-organismes permettra :

- de comprendre et de maîtriser les notions de transmission croisée afin de mettre en pratique toutes les mesures de prévention ;
- d'avoir des pratiques parfaites en termes de prévention de la transmission des agents infectieux et de mettre en pratique ces connaissances et ces pratiques dans le milieu spécifique du bloc opératoire ;
- d'appliquer ces pratiques dans tous les domaines de l'anesthésie-réanimation et dans toutes les situations d'urgence, y compris extra-hospitalières ;
- de devenir des référents sur ce sujet afin d'accompagner les professionnels qui travailleront avec vous.

S'ENTRAÎNER

QUESTION 1

Entourez la (ou les) bonne(s) réponse(s).
Quelles sont les cellules phagocytaires qui agissent localement dans la défense de l'organisme ?

a. Les polynucléaires
b. Les granulocytes
c. Les monocytes
d. Les érythrocytes
e. Les macrophages

QUESTION 2

Entourez la (ou les) bonne(s) réponse(s).
La désinfection :

a. désigne toute action à visée antimicrobienne
b. est réalisée avec un détergent
c. permet une action de longue durée
d. élimine par action directe les micro-organismes indésirables
e. ne nécessite par d'action de rinçage des produits

QUESTION 3

Entourez la (ou les) bonne(s) réponse(s).
La sérothérapie :

a. permet une immunité durable
b. consiste à injecter des anticorps au patient
c. nécessite un temps de latence avant d'être efficace
d. permet une immunité passive
e. a un but préventif

QUESTION 4

Répondez par vrai ou par faux.
Le lavage antiseptique des mains doit se faire :

a. après tout acte auprès d'un patient contagieux	☐ Vrai	☐ Faux
b. avant tout geste auprès d'un patient quel qu'il soit	☐ Vrai	☐ Faux
c. après tout acte septique	☐ Vrai	☐ Faux
d. avec un savon liquide ordinaire	☐ Vrai	☐ Faux
e. pendant au moins trois minutes	☐ Vrai	☐ Faux

QUESTION 5

Entourez la (ou les) bonne(s) réponse(s).
En cas de piqûre avec une aiguille usagée, il faut :

a. faire saigner
b. nettoyer à l'eau et au savon
c. désinfecter avec un dérivé chloré
d. consulter un médecin dans les 48 heures
e. réaliser une déclaration d'accident de travail dans les 2 heures

QUESTION 6

Définir l'infection associée aux soins.

QUESTION 7

Quelles sont les origines de transmission des germes en cause dans l'infection associée aux soins ?

QUESTION 8

Quelle est la différence entre désinfection et stérilisation ?

QUESTION 9

Quelles sont les précautions d'utilisation des emballages de déchets en milieu hospitalier ?

QUESTION 10

Cas clinique

Vous travaillez dans un service de réanimation chirurgicale. Votre collègue infirmière vient vous voir en vous indiquant que son patient a toussé alors qu'elle réalisait une aspiration endotrachéale. Elle pense avoir reçu des sécrétions contenant du sang dans les yeux.

Expliquez-lui la conduite à tenir et les mesures préventives qu'elle peut adopter dans cette situation.

ÉLÉMENTS DE RÉPONSES

Recherchez les éléments de réponses manquants dans le chapitre que vous venez de terminer. Cette démarche augmentera vos capacités de mémorisation et votre préparation au concours.

QUESTION 1

....

....

QUESTION 2

a. ; **d.** ; **e.**

QUESTION 3

....

....

QUESTION 4

a. Vrai ; **b.** Faux ; **c.** Vrai ; **d.** Faux ; **e.** Vrai.

QUESTION 5

b. ; **c.**

QUESTION 6

Une infection est dite associée (IAS) aux soins si elle survient au cours ou au décours d'une prise en charge (diagnostique, thérapeutique, palliative, préventive ou éducative) d'un patient après un délai de latence de 48 heures. Pour les infections du site opératoire, on considère habituellement comme associées aux soins les infections survenant dans les 30 jours suivant l'intervention ou, s'il y a mise en place d'un implant, d'une prothèse ou d'un matériel prothétique, dans l'année qui suit l'intervention.

QUESTION 7

....

....

QUESTION 8

La décontamination est une opération au résultat momentané, limitée à l'élimination des micro-organismes présents au moment de l'opération. Elle doit être réalisée avant la stérilisation qui permet d'éliminer tous les micro-organismes vivants de quelque nature que ce soit. Le résultat de cette opération, contrairement à la décontamination, est durable.

QUESTION 9

Il faut choisir les collecteurs adaptés à la taille des déchets à éliminer et au volume de production. Il ne faut pas dépasser la limite de remplissage, ne jamais forcer lors de l'introduction des déchets. Il faut porter une attention particulière lors du remplissage et la manipulation des collecteurs et disposer d'un colleteur à portée de main, lors des soins pour permettre une élimination immédiate de l'objet perforant. Les collecteurs, notamment les boîtes jette-aiguilles, doivent être fixés sur un support.

QUESTION 10

La situation présentée est un accident d'exposition virale (AEV) car le soignant a été exposé à des sécrétions contenant un liquide biologique possiblement contaminé.

Les risques : un AEV peut entraîner la transmission des virus de l'immunodéficience humaine (VIH) et de l'hépatite B (VHB) et C (VHC). Le risque de transmission du soigné au soignant dans ce cas est minime mais il nécessite une prise en charge immédiate.

La prise en charge immédiate : ....

....

....

Mesures de prévention :

....

....

Testez-vous

1. Entourez la (ou les) bonnes réponse(s)

L'Agence nationale de sécurité du médicament et des produits de santé est compétente pour garantir la sécurité d'utilisation :

a. des dispositifs médicaux
b. des produits de cosmétiques
c. des greffes
d. des sources radioactives
e. des médicaments

2. Définissez les termes :

a. IAS
b. CLIN
c. INTS.

3. Définissez la sécurité sanitaire

4. Quel est l'objectif de la pharmacovigilance ?

5. Reliez les bonnes réponses entre elles

Dans le cadre de la transfusion sanguine, les incidents graves receveurs sont classés en quatre grades :

a. Grade I	☐	☐	**1.** Décès du receveur
b. Grade II	☐	☐	**2.** Morbidité à long terme
c. Grade III	☐	☐	**3.** Absence de menace vitale
d. Grade IV	☐	☐	**4.** Menace immédiate

Réponses

1. a. ; b. ; e.

2. a. Infections associées aux soins ; b. Comité de lutte contre les infections nosocomiales ; c. Institut national de la transfusion sanguine.

3. La sécurité sanitaire est l'ensemble des actions et des procédures permettant de réduire la probabilité de risques ou la gravité des dangers qui menacent la santé de la population et pour lesquelles l'action des pouvoirs publics est nécessaire.

4. La pharmacovigilance a pour objectif l'identification, l'évaluation et la prévention du risque d'effets indésirables résultant de l'utilisation à visée thérapeutique des médicaments ou des produits à usage humain (hors PSL).

5. a3 ; b2 ; c4 ; d5.

PARTIE

2

Notions essentielles

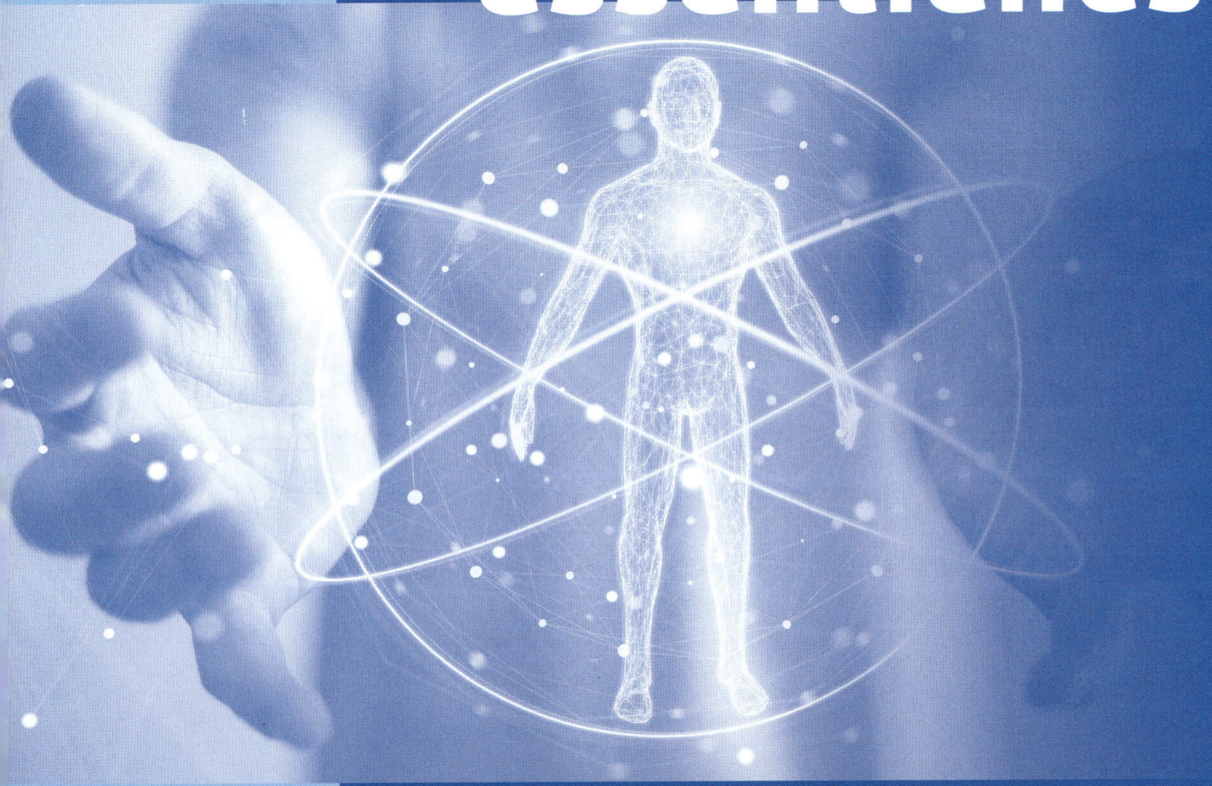

Testez-vous

1. Reliez la définition correspondante au mot.

Organes participant à une même fonction	a.	☐	☐	1. Cellule
Ensemble de tissus associés	b.	☐	☐	2. Appareil
Ensemble de cellules	c.	☐	☐	3. Tissu
Petite unité de l'organisme	d.	☐	☐	4. Organe

2. Cochez la bonne réponse : vrai ou faux.

Le transport passif transmembranaire est possible par :

Osmose	☐ Vrai	☐ Faux
Endocytose	☐ Vrai	☐ Faux
Filtration	☐ Vrai	☐ Faux
Différence de concentration	☐ Vrai	☐ Faux
Exocytose	☐ Vrai	☐ Faux

3. Citez les trois principaux éléments de la cellule.

4. Citez les quatre grandes familles de tissus et leur principale fonction.

5. Classez par ordre croissant (du plus petit au plus grand) les éléments constitutifs de l'organisation du corps humain.

☐ Un élément chimique
☐ Un organe
☐ Une fonction
☐ Une cellule
☐ Un système

Réponses :

1. a.2 ; b.4 ; c.3 ; d.1
2. Vrai; Vrai; Faux; Vrai; Vrai
3. Noyau, cytoplasme, membrane
4. Tissu épithélial (sert à recouvrir le corps, les cavités, les organes creux et les glandes), tissu conjonctif, tissu de soutien (assure la liaison, la protection, le transport et l'isolation) et tissus spécialisés
5. Dans l'ordre : élément chimique, cellule, organe, fonction, système

CHAPITRE 18

La sécurité et les vigilances sanitaires[17]

Objectifs d'apprentissage

- Définir la sécurité sanitaire.
- Comprendre l'organisation du contrôle sanitaire en France.
- Repérer les principales agences participant à la sécurité sanitaire.
- Définir les vigilances sanitaires.
- Décrire le rôle infirmier dans le cadre de la matériovigilance et de l'hémovigilance.

SAVOIRS

La sécurité sanitaire

Le cadre législatif

La première loi de sécurité sanitaire a été adoptée en 1993. Suite à l'affaire du sang contaminé, elle a réformé l'organisation de la transfusion sanguine et instauré le premier dispositif de veille et de police sanitaire. En 1998, une loi est venue renforcer la veille sanitaire et le contrôle des produits destinés à l'homme. C'est la base de la structure actuelle du dispositif de sécurité sanitaire.

L'expression «sécurité sanitaire» a été introduite dans le Code de la santé publique par les lois du 29 juillet 1994 relatives à la bioéthique. Elle a été ensuite désignée comme une mission fondamentale du système de santé par la loi du 4 mars 2002 relative aux droits des malades et à la qualité du système de santé. D'abord limitée au domaine de la santé, elle s'est peu à peu étendue à d'autres risques : alimentaires, environnementaux, etc.

Aujourd'hui, la sécurité sanitaire est définie comme : « L'ensemble des actions et des procédures permettant de réduire la probabilité des risques ou la gravité des dangers qui menacent la santé de la population et pour lesquelles l'action des pouvoirs publics est nécessaire »[18].

Il existe deux principes fondamentaux :

- la séparation des fonctions d'évaluation et de gestion des risques ;
- le recours, pour l'évaluation, à des agences sanitaires.

L'organisation du contrôle sanitaire

Au niveau national

Chaque ministre est chargé du pouvoir de contrôle sanitaire pour le domaine qui le concerne. Au sein du ministère chargé de la Santé, c'est la Direction générale de la santé (DGS) qui est

[17] Auteur : Jérôme Chevillotte.
[18] Définition reprise dans le rapport d'information sénatorial. Annexe au projet de loi de finances de 2007 (*cf.* bibliographie).

responsable des politiques de prévention et de sécurité sanitaire. La DGS organise et assure la gestion des situations d'urgence sanitaire, elle participe à la préparation des réponses aux risques et menaces sanitaires liés aux événements naturels, aux épidémies, aux accidents technologiques ou aux actes de terrorisme. Pour réaliser ses missions, la DGS fait appel à l'expertise de professionnels réunis au sein d'agences sanitaires. Parmi les missions qui lui sont confiées, nous retenons :

- la proposition d'objectifs et de priorités de la politique de santé publique (notamment la prévention des risques, l'amélioration de l'état de santé général de la population, la qualité et la sécurité du système de santé, l'égal accès aux soins ainsi que la qualité de vie des personnes malades) ;
- l'élaboration de la politique de prévention et de gestion du risque infectieux (en particulier la politique vaccinale et la politique de prévention des risques iatrogènes non infectieux) ;
- la participation à contribution de la mise en œuvre des actions de prévention, de surveillance et de gestion des risques sanitaires liés à l'environnement, au milieu de travail, aux accidents de la vie courante, à l'eau et à l'alimentation ;
- la centralisation de l'ensemble des alertes, en liaison avec les autres ministères et institutions concernés.

Suite à la crise sanitaire liée à la Covid-19, un comité de veille et d'anticipation des risques sanitaires (Covars) a été institué auprès des ministres chargés de la Santé et de la Recherche. Autorité scientifique, il peut être saisi par l'un des ministres ou s'autosaisir. Il est chargé[19] :

- d'assurer une veille scientifique sur les risques sanitaires liés aux agents infectieux atteignant l'homme et l'animal, aux polluants environnementaux et alimentaires, et au changement climatique ;
- de modéliser les données recueillies dans le cadre de sa mission de veille scientifique et d'établir des projections ;
- d'émettre des recommandations lorsqu'une projection fait apparaître un risque sanitaire ;
- d'émettre des recommandations sur les mesures envisagées par les autorités publiques afin de lutter contre une crise sanitaire ;
- d'émettre, en tant que de besoin, des recommandations sur la stratégie vaccinale mise en œuvre, le cas échéant, face à une menace sanitaire identifiée par le comité.

Au niveau régional

La loi « Hôpital Patients Santé Territoire » du 21 juillet 2009 a créé les agences régionales de santé (ARS). Celles-ci sont responsables de l'organisation de la veille sanitaire, du recueil et du traitement des signalements. Elles contribuent à l'organisation de la réponse aux urgences sanitaires et à la gestion des crises avec les préfets de départements en s'appuyant, en autres, sur des centres et coordonnateurs hébergés sur un ou plusieurs établissements de santé.

L'article L.1413-14 du Code de la santé publique prévoit que « tout professionnel ou établissement de santé ayant constaté une infection nosocomiale ou tout autre événement indésirable grave lié à des soins réalisés lors d'investigations, de traitements ou d'actions de prévention doit en faire la déclaration au directeur général de l'agence régionale de santé ».

Au niveau local

La politique de gestion des risques associés aux soins est assurée conjointement par la direction de l'établissement et la Commission médicale d'établissement (CME). Ces derniers décident ensemble des priorités, plans d'action et ressources allouées à cette démarche. Ils nomment un coordonnateur de la gestion des risques (CoGR), dont la mission principale est d'assurer la mise en œuvre et l'animation des plans d'action préalablement validés. Pour l'aider dans sa mission,

[19] Article D1413-92 du Code de la santé publique.

ce dernier fait appel à des professionnels de l'établissement qui détiennent des compétences spécifiques (par exemple, l'équipe opérationnelle d'hygiène). Il travaille en étroite collaboration avec la personne responsable de la coordination générale des soins infirmiers, médico-techniques et de rééducation, la commission des relations avec les usagers et de la qualité de prise en charge (CRUQPC) ou encore le réseau des correspondants pour les vigilances réglementaires (matériovigilance, hémovigilance, pharmacovigilance, toxicovigilance, réactovigilance, biovigilance et infectiovigilance).

Les autorités administratives indépendantes

Ce sont des organismes publics, chargés par le législateur, d'intervenir et/ou d'assurer la régulation dans certains secteurs d'activité. Ces organismes sont dits indépendants car ils ne sont pas soumis à l'autorité hiérarchique d'un ministre. Dans le domaine de la santé, on retrouve la Haute Autorité de santé et l'Autorité de sûreté nucléaire.

La Haute Autorité de santé (HAS)

Créée en 2004, c'est une autorité publique indépendante de type scientifique, chargée d'améliorer la qualité du système de santé. Elle a pour missions :

- d'évaluer l'utilité médicale de l'ensemble des actes, prestations et produits de santé pris en charge par l'assurance maladie ;
- de mettre en œuvre la certification des établissements de santé ;
- de promouvoir les bonnes pratiques et le bon usage des soins auprès des professionnels de santé et du grand public.

L'Autorité de sûreté nucléaire (ASN)

Devenue en 2006 une autorité publique indépendante, elle a pour objet la transparence et la sécurité en matière nucléaire. Pour ce faire, elle contribue à l'élaboration de la réglementation, elle assure une mission de contrôle en vérifiant le respect des règles par les utilisateurs de rayonnements ionisants, notamment en matière de radioprotection, et elle a un devoir d'information du public.

Les agences sanitaires

L'évaluation du risque sanitaire est assurée par des agences sanitaires indépendantes. Ce sont le plus souvent des établissements publics placés sous la tutelle de l'État qui assurent cette mission.

Les agences sanitaires ont pour objet de veiller, d'analyser et d'alerter les autorités sanitaires en cas de menace. Elles sont dirigées par un directeur général nommé par le gouvernement. L'ensemble des actions de ces agences est assuré par une instance nationale présidée par le directeur de la DGS.

Le Comité d'animation du système d'agences (Casa) assure la coordination et la cohérence entre les acteurs afin de renforcer le pilotage des politiques de prévention et de sécurité sanitaire et d'optimiser leurs résultats.

L'Agence nationale de sécurité des médicaments et des produits de santé (ANSM)

Cette agence a remplacé l'Agence française de sécurité sanitaire du médicament et des produits de santé (AFSSAPS).
Dans le cadre de la sécurité sanitaire, l'ANSM a pour mission de garantir la sécurité des produits de santé tout au long de leur utilisation, depuis les essais initiaux jusqu'à la surveillance après autorisation de mise sur le marché. Ses domaines de compétence concernent :

- **les médicaments :** tous les médicaments (avant et après l'autorisation de mise sur le marché) et matières premières, les médicaments dérivés du sang, les stupéfiants et psychotropes, les vaccins, les produits homéopathiques (à base de plantes et de préparations) et les préparations magistrales et hospitalières ;
- **les dispositifs médicaux :** thérapeutiques, de diagnostic, diagnostic in vitro, des plateaux techniques, logiciels médicaux ;
- **les produits cosmétiques et de tatouage** ;
- **les autres produits de santé :** biocides, produits diététiques destinés à des fins médicales spéciales.

L'Établissement français du sang (EFS)

La mission de l'EFS est d'assurer l'autosuffisance de la France en produits sanguins dans des conditions de sécurité et de qualité optimales. Il est garant de la sécurité de la chaîne transfusionnelle, du donneur au receveur.
Il gère les activités de collecte, de préparation, de qualification et de distribution des produits sanguins labiles.
Il fournit l'ensemble des établissements de santé publics et privés de France.

L'Institut national de la transfusion sanguine (INTS)

Les activités de cet institut concernent l'analyse, la maîtrise et la prévention des risques transfusionnels.
Il est également chargé de suivre l'évolution de la transfusion sanguine et de la médecine transfusionnelle en France.

Santé publique France

Cette agence rassemble, depuis le 1er mai 2016, l'Institut national de prévention et d'éducation pour la santé (Inpes), l'Institut de veille sanitaire (InVS) et l'Établissement de préparation et de réponse aux urgences sanitaires (Eprus).
Elle a pour mission de protéger efficacement la santé des populations. En tant qu'agence scientifique et d'expertise du champ sanitaire, elle a en charge :

- l'observation épidémiologique et la surveillance de l'état de santé des populations ;
- la veille sur les risques sanitaires menaçant les populations ;
- la promotion de la santé et la réduction des risques pour la santé ;
- le développement de la prévention et de l'éducation pour la santé ;
- la préparation et la réponse aux menaces, alertes et crises sanitaires ;
- le lancement de l'alerte sanitaire.

L'Agence de la biomédecine (ABM)

Elle a un large champ de compétences : la greffe, la procréation et la génétique humaines. Dans le cadre de ses missions, elle encadre, contrôle et évalue, contribuant ainsi au respect des règles de sécurité sanitaire et à l'amélioration de la transparence des activités médicales et biologiques relevant de sa compétence. Depuis 1er décembre 2016, elle est également en charge de la biovigilance (organes, tissus, cellules utilisées à des fins thérapeutiques ; produits de thérapie cellulaire et génique ; produits sanguins labiles ; produits thérapeutiques annexes).

L'Institut de radioprotection et de sûreté nucléaire (IRSN)

En matière de sécurité sanitaire, l'IRSN assure un rôle d'expertise technique pour l'Autorité de sûreté nucléaire. Il contribue à la veille permanente en matière de radioprotection, notamment en concourant à la surveillance radiologique de l'environnement et en assurant la gestion et l'exploitation des données dosimétriques relatives aux travailleurs exposés aux rayonnements ionisants.
Cet institut assure par ailleurs la gestion de l'inventaire des sources radioactives.

L'Agence nationale de sécurité sanitaire de l'alimentation, de l'environnement et du travail (ANSES)

Cette agence assure des missions de veille, d'expertise, de recherche et de référence sur un large champ couvrant la santé humaine, la santé et le bien-être animal ainsi que la santé végétale (particules, ondes, etc.). Depuis 15 décembre 2016, elle est également en charge de la toxicovigilance.

Les vigilances sanitaires

Le principe

Les vigilances sanitaires représentent la base indispensable du dispositif de sécurité sanitaire car elles s'intègrent dans une politique de santé publique tant locale que nationale. Elles permettent de recueillir, d'évaluer et de signaler des risques d'incidents ou d'effets indésirables résultant de l'utilisation des produits de santé après leur mise sur le marché, en vue d'en prévenir leur apparition. L'ensemble du dispositif est basé sur :

- un système de déclaration par les fabricants, les professionnels de santé et les usagers du système de santé ;
- une analyse du risque d'incident ou d'événement indésirable survenu par les autorités sanitaires, les experts et/ou les fabricants ;
- une décision des autorités sanitaires en vue de prévenir l'apparition du risque. Il peut s'agit d'un rappel des recommandations de bonnes pratiques, d'un retrait de lot, d'un arrêt de commercialisation d'un produit, etc.

Les principales vigilances

Selon le Code de la santé publique[20], les vigilances relatives aux produits de santé sont l'hémovigilance, la pharmacovigilance, l'addictovigilance, la matériovigilance et la réactovigilance.

---

20 Article R1413-61-1 du Code de la santé publique.

La matériovigilance

Elle a pour objet la surveillance des incidents ou des risques d'incidents pouvant résulter de l'utilisation des dispositifs médicaux, accessoires et consommables stériles et non stériles après leur mise sur le marché. Elle comprend :

- le signalement et l'enregistrement des incidents ou risques d'incidents ;
- l'enregistrement, l'évaluation et l'exploitation des informations signalées dans un but de prévention ;
- la réalisation d'études concernant la sécurité d'utilisation des dispositifs médicaux ;
- la réalisation et le suivi des actions correctives décidées.

Définition d'un dispositif médical

Il s'agit de tout instrument, appareil, équipement, matière ou autre article, utilisé seul ou en association, y compris le logiciel nécessaire pour bon fonctionnement de celui-ci, destiné par le fabricant à être utilisé chez l'homme à des fins médicales.

Qui doit déclarer ?

Toute personne (qu'il s'agisse d'un utilisateur, d'un fabricant ou d'un tiers) ayant connaissance d'incidents mettant en cause un dispositif médical doit le signaler. L'absence de déclaration est punie par la loi jusqu'à quatre ans d'emprisonnement et 75 000 euros d'amende.

Dans chaque établissement de santé, un correspondant local de matériovigilance doit être identifié. Ces derniers sont en lien direct avec l'ANSM.

Quoi et quand déclarer ?

Le correspondant de matériovigilance (ou en son absence le professionnel de santé) doit déclarer sans délai tous les incidents ou risques d'incidents mettant en cause un dispositif ayant entraîné ou susceptible d'entraîner la mort ou la dégradation grave de l'état de santé d'un patient, d'un utilisateur ou d'un tiers.

Selon une périodicité trimestrielle, le correspondant de matériovigilance déclare :

- toute réaction nocive et non voulue se produisant lors de l'utilisation d'un dispositif médical conformément à sa destination ;
- toute réaction nocive et non voulue se produisant lors de l'utilisation d'un dispositif médical ne respectant pas les instructions du fabricant ;
- tout dysfonctionnement ou altération des caractéristiques ou performances d'un dispositif médical ;
- toute indication erronée, omission dans la notice d'instruction, le mode d'emploi ou le manuel de maintenance.

Le rôle infirmier

Dès que l'incident est constaté, il faut :

- arrêter l'utilisation du dispositif, produit ou accessoire associé à l'incident ;
- le conserver précieusement, avec si possible son emballage ;
- toujours donner une priorité à l'état du patient, assurer sa sécurité (par exemple, en remplaçant le dispositif défectueux ou en arrêtant une administration) ;
- informer le médecin responsable du patient ;
- prendre contact avec le correspondant local de matériovigilance ;
- rédiger et transmettre la déclaration d'incident ou d'effet indésirable.

L'hémovigilance

L'hémovigilance est un élément de la sécurité transfusionnelle qui « a pour objectif d'identifier les dangers ayant causé, causant ou susceptibles de causer des incidents ou des effets indésirables qui ont menacé, menacent ou peuvent menacer la santé des donneurs ou des receveurs afin d'en éliminer ou d'en réduire les risques associés » (article R.1221-22 du Code de la santé publique).

L'hémovigilance se définit comme « l'ensemble des procédures de surveillance organisées depuis la collecte de sang et de ses composants jusqu'au suivi des receveurs, en vue de recueillir et d'évaluer les informations sur les effets inattendus ou indésirables résultants de l'utilisation thérapeutique des produits sanguins labiles et d'en prévenir l'apparition » (article L.1221-13 du Code de la santé publique).

L'hémovigilance comporte trois objectifs précis :

- le recueil et la conservation des informations à toutes les étapes du circuit des produits sanguins labiles : c'est la **traçabilité** ;
- le recueil d'informations et l'obligation de signalement de tout incident transfusionnel immunologique ou infectieux, immédiat ou retardé. Ce sont les **fiches d'incident transfusionnel (FIT)** ;
- les conduites **d'enquêtes épidémiologiques** (donneurs, receveurs, produits transfusionnels). L'objectif est de contribuer à l'amélioration de la sécurité transfusionnelle.

Qui déclare ?

Tout professionnel de santé qui constate ou a connaissance d'un incident grave, d'un effet indésirable grave survenu chez un donneur de sang ou d'un effet indésirable survenu chez un receveur de produits sanguins labiles doit le signaler sans délai :

- au correspondant d'hémovigilance de l'établissement de transfusion sanguine où a été effectué le don de sang, où a été prélevé le produit ;
- ou au correspondant d'hémovigilance de l'établissement de santé où l'incident a eu lieu, où le produit sanguin labile a été administré.

Quoi et quand déclarer ?

Les différents types d'événements à déclarer :

- tout incident grave de la chaîne transfusionnelle (IG) : le délai est de 15 jours pour transmettre la déclaration ou 48 heures ouvrables en cas de mise en jeu de la sécurité transfusionnelle, incident grave ou si l'établissement le juge nécessaire ;
- toute information post-don (IPD) : le délai est de 48 heures à 15 jours et sur volontariat de l'établissement de transfusion sanguine ;
- tout effet indésirable grave donneur (EIGD) : cet événement doit être déclaré sans délai et au plus tard dans les 8 heures. La fiche de déclaration est à transmettre dans un délai d'un mois maximum ce qui permet de parachever les investigations ;
- tout effet indésirable receveur (EIR) : sans délai, au plus tard dans les 8 heures.

Les effets indésirables receveurs sont classés en quatre grades :

- grade I : absence de menace vitale immédiate ou à long terme avec un effet indésirable de symptomatologie mineure ;
- grade II : morbidité à long terme (exemples : sérologie post-transfusionnelle positive avec sérologie pré-transfusionnelle négative ou inconnue ; apparition d'anticorps anti-érythrocytaires irréguliers ; apparition d'anticorps anti-HLA) ;
- grade III : menace vitale immédiate (manifestations cliniques ou biologiques présentées par le receveur au cours ou au décours de la transfusion qui ont mis en jeu son pronostic vital immédiat, et qui ont pu nécessiter des gestes de réanimation) ;
- grade IV : décès du receveur.

Le rôle infirmier

Dès que l'incident est constaté, il faut :

- arrêter l'administration du produit ;
- le conserver précieusement :
  - informer ou faire informer le médecin responsable de la transfusion,
  - toujours donner une priorité à l'état du patient, assurer sa sécurité,
  - remplir la fiche d'alerte,
  - prendre contact sans délai avec le correspondant hémovigilance de l'établissement de santé ou à défaut celui de l'établissement de transfusion sanguine qui remplira l'E-FIT (enregistrement des déclarations *via* un serveur sur Internet).

La pharmacovigilance

Elle a pour objet l'identification, l'évaluation et la prévention du risque d'effets indésirables résultant de l'utilisation à visée thérapeutique des médicaments ou des produits à usage humain (hors produits sanguins labiles) mentionnés à l'article L.5121-1 du Code de la santé publique. Ces médicaments sont distribués par une pharmacie (avec ou sans ordonnance).
La pharmacovigilance concerne les médicaments, fluides médicaux (oxygène, protoxyde d'azote, mélange protoxyde d'azote oxygène, azote liquide, air médical, gaz carbonique) ainsi que les dispositifs ou matériels stériles à usage unique.

Quoi et quand déclarer ?

- Tout effet indésirable grave (létal, ou susceptible de mettre la vie en danger, ou entraînant une invalidité ou une incapacité importante ou durable, ou provoquant ou prolongeant une hospitalisation, ou se manifestant par une anomalie ou une malformation congénitale).
- Tout effet inattendu dont la nature, la sévérité ou l'évolution ne correspondent pas aux informations contenues dans le résumé des caractéristiques du produit.
- Également tout effet jugé pertinent de déclarer en dehors de ces définitions.

La déclaration doit être immédiate pour les effets graves ou inattendus. Il n'y a pas de délai défini pour les autres.

La particularité des médicaments dérivés du sang

Un médicament dérivé du sang est un produit présentant la particularité d'être fabriqué à partir du sang ou du plasma humain. Comme tout médicament, il est soumis à une autorisation de mise sur le marché. Il n'est donc autorisé à être utilisé chez les malades qu'après évaluation par l'ANSM de sa qualité, de sa sécurité et de son efficacité.
À titre d'exemple : l'albumine, les immunoglobulines, certains facteurs de coagulation constituent des médicaments dérivés du sang. Ils sont soumis à des règles particulières reposant sur le suivi rigoureux de ces médicaments (traçabilité) et sur leurs modalités de signalement (tous les effets et immédiatement).

La toxicovigilance

Elle a pour objet la surveillance des effets toxiques pour l'homme d'un produit, d'une substance ou d'une pollution, aux fins de mener des actions d'alerte, de prévention, de formation et d'information.
Elle comporte le signalement par les professionnels de santé de toute information relative aux cas d'intoxications aiguës ou chroniques et aux effets toxiques potentiels ou avérés résultant de produits ou de substances naturels ou de synthèse non concernés par le dispositif de pharmacovigilance ou de situations de pollution.
Son organisation est basée sur le réseau national des centres antipoison et de toxicovigilance.

La réactovigilance

Elle a pour objet la surveillance des incidents et risques d'incidents résultant de l'utilisation d'un dispositif médical de diagnostic in vitro (DMDIV).
Quand et quoi déclarer ?

- **Tout incident ou risque d'incident** consistant en une défaillance ou une altération des caractéristiques ou des performances d'un DMDIV.
- Une inadéquation dans l'étiquetage ou la notice d'utilisation susceptibles d'entraîner ou d'avoir entraîné directement ou indirectement des effets néfastes pour la santé des personnes.

Le signalement doit être fait sans délai au correspondant local de réactovigilance qui en informe l'ANSM.

La biovigilance

Elle consiste à surveiller et prévenir les risques liés à l'utilisation à des fins thérapeutiques d'éléments et de produits issus du corps humain tels les organes, les tissus, les cellules et le lait maternel. Elle concerne également les produits thérapeutiques annexes qui entrent en contact avec les produits du corps humain (solution de conservation d'organe, etc.).

L'infectiovigilance

C'est l'ensemble des mesures spécifiques de surveillance, de prévention et de maîtrise des infections associées aux soins (IAS).
Une infection est dite « associée aux soins » si elle survient au cours ou au décours d'une prise en charge (diagnostique, thérapeutique, palliative, préventive ou éducative) d'un patient, et si elle n'était ni présente ni en incubation au début de la prise en charge (cf. chapitre 17).
L'infectiovigilance relève du Comité de lutte contre les infections nosocomiales (CLIN) dont les missions ont pour objet la surveillance et la lutte contre les IAS et la prévention de la résistance bactérienne aux antibiotiques.

L'organisation

Au niveau **national**, le ministre chargé de la Santé définit les orientations nationales en termes de prévention des IAS. Il assure la coordination et le suivi de cette politique via l'Agence nationale de santé publique.
Dans chaque **région** est créé un Centre d'appui pour la prévention des IAS. Implanté sur un établissement, désigné par l'ARS pour une durée de 5 ans, le Centre d'appui a pour mission :

- l'expertise et l'appui aux professionnels de santé, quels que soient leurs lieux et modes d'exercice, pour la prévention des infections associées aux soins et de la résistance aux anti-infectieux ;
- la coordination ou l'animation de réseaux de professionnels de santé concourant à la prévention des infections associées aux soins ;
- l'investigation, le suivi des déclarations mentionnées à l'article R. 1413-79 (cité ci-après) et l'appui à leur gestion à la demande des professionnels de santé concernés ou de l'ARS.

Au niveau **local**, chaque établissement de santé est libre dans son organisation. Il doit disposer, a minima, d'une Équipe opérationnelle d'hygiène (EOH), dont les missions sont :

- d'impulser et coordonner la gestion *a priori* du risque infectieux nosocomial dans ses différentes dimensions (environnement, acte de soin, état de santé du patient) ;
- d'impulser et coordonner la gestion *a posteriori* du risque infectieux nosocomial par le signalement, l'investigation et les interventions lors d'infections, les surveillances épidémiologiques, le suivi d'indicateurs, etc. ;

- de promouvoir la formation et l'information sur le risque infectieux nosocomial, pour les professionnels, les patients et les usagers.

À noter que, pour assurer les missions précitées, nombreux sont les établissements à avoir conservé un Comité de lutte contre les infections nosocomiales et associées aux soins (CLIN). Elle est alors composée de représentants des personnels médicaux, paramédicaux, administratifs, de l'équipe opérationnelle d'hygiène hospitalière et, à titre consultatif, des représentants des usagers.

Depuis 2017, « *Tout professionnel de santé ou tout représentant légal d'établissement de santé, d'établissement ou service médico-social ou d'installation autonome de chirurgie esthétique déclare sans délai au directeur général de l'Agence régionale de santé la survenue de toute infection associée aux soins répondant à l'un au moins des critères suivants :*

- *l'infection associée aux soins est inattendue ou inhabituelle du fait soit de la nature, des caractéristiques, notamment du profil de résistance aux anti-infectieux, de l'agent pathogène en cause, soit de la localisation ou des circonstances de survenue de l'infection chez les personnes atteintes) ;*
- *l'infection associée aux soins survient sous forme de cas groupés ;*
- *l'infection associée aux soins a provoqué un décès ;*
- *ou l'infection associée aux soins relève d'une transmission obligatoire* » (article R. 1413-79 du Code de la santé publique).

La déclaration

Tout professionnel de santé doit déclarer une infection ou une suspicion d'infection :

- au médecin en charge du patient qui va en informer ce dernier ;
- selon l'organisation institutionnelle à l'EOH ou au CLIN qui va réaliser des investigations supplémentaires et éventuellement réaliser une déclaration externe au CCLIN et à l'ARS si l'infection relève d'un caractère rare ou particulier, si elle a provoqué le décès du patient, si elle est présente dans l'air ou dans l'eau, ou si la maladie doit faire l'objet d'une déclaration obligatoire.

L'identitovigilance

C'est la surveillance et la gestion des risques et erreurs liés à l'identification des patients. C'est une pratique prioritaire exigée par la Haute Autorité de Santé (HAS). Lors de chaque acte de soin, le soignant doit vérifier l'identité du patient en lui faisant épeler son nom, son prénom et sa date de naissance. Le soin ne doit pas être poursuivi en cas d'erreur d'identité.

Focus **Implications anesthésiques**

Au cours de vos études d'infirmier anesthésiste, puis tout au long de votre vie professionnelle, vos connaissances précises en termes de vigilance et sécurité sanitaire vous permettront : d'assurer une veille adaptée et des signalements pertinents ;

- d'insérer vos pratiques dans le fonctionnement institutionnel ;
- de lier vigilances et gestion des risques ;
- de comprendre les enjeux et la prise en charge des incidents/accidents liés aux vigilances sanitaires dans les domaines de l'anesthésie-réanimation-urgences.

Vous devrez en outre assurer une actualisation permanente de vos connaissances afin d'avoir un rôle de référent dans ce domaine.

S'ENTRAÎNER

QUESTION 1

Définissez les sigles : ANSM ; EFS ; ANSES ; ABM.

QUESTION 2

Définissez l'hémovigilance.

QUESTION 3

Quels sont les acteurs des vigilances sanitaires ?

QUESTION 4

Que comprend la matériovigilance ?

QUESTION 5

Qu'entend-on par « dispositif médical » ?

QUESTION 6

Faut-il déclarer ces événements ? (Cochez la bonne réponse)

a. Un pousse-seringue électrique s'arrête inopinément sans émettre le signal d'alarme approprié. Il n'y a pas de conséquence pour le patient.

☐ oui ☐ non

b. Une pompe à perfusion s'arrête par suite d'une panne, mais émet d'un signal d'alarme.

☐ oui ☐ non

c. Le cathéter d'une chambre implantable s'est rompu et a migré. Une intervention est nécessaire pour le retirer.

☐ oui ☐ non

d. Une erreur de connexion entre une tubulure de nutrition entérale et un cathéter veineux.

☐ oui ☐ non

QUESTION 7

Quel est l'objectif de la pharmacovigilance ?

QUESTION 8

Dans le cadre de l'hémovigilance, quand doit-on déclarer un événement indésirable receveur ?

a. Sans délai
b. Dans les 8 heures
c. Dans les 12 heures
d. Dans les 24 heures
e. Dans les 48 heures

QUESTION 9

Les domaines de compétence des agences. (Reliez entre elles les bonnes réponses.)

ANSM	a.	1.	Don d'organes
ABM	b.	2.	Prévention du risque transfusionnel
INTS	c.	3.	Bien-être animal
ANSES	d.	4.	Les produits de tatouage

QUESTION 10

Cas clinique

Vous êtes infirmière en service de diabétologie et vous prenez en charge Mme A pour laquelle le médecin du service vous a prescrit un pousse-seringue d'Actrapid® à raison de 2 UI/H sur 12 heures. Lors de votre surveillance, alors que vous avez mis en place votre administration il y a une demi-heure, vous vous apercevez que la moitié de la seringue électrique a été administrée. Décrivez la conduite à tenir.

ÉLÉMENTS DE RÉPONSES

Recherchez les éléments de réponses manquants dans le chapitre que vous venez de terminer. Cette démarche augmentera vos capacités de mémorisation et votre préparation au concours.

QUESTION 1

....

....

QUESTION 2

L'hémovigilance est « l'ensemble des procédures de surveillance organisées, depuis la collecte de sang et de ses composants jusqu'au suivi des receveurs, en vue de recueillir et d'évaluer les informations sur les effets inattendus ou indésirables résultant de l'utilisation thérapeutique des produits sanguins labiles, et d'en prévenir l'apparition ».

QUESTION 3

Les acteurs des vigilances sanitaires sont :
- les professionnels de santé ;
- les fabricants, laboratoires de santé ;
- les usagers bénéficiaires des produits ou matériels de santé.

QUESTION 4

....

....

QUESTION 5

Il s'agit de tout instrument, appareil, équipement, matière ou autre article, utilisé seul ou en association, y compris le logiciel nécessaire pour bon fonctionnement de celui-ci, destiné par le fabricant à être utilisé chez l'homme à des fins médicales.

QUESTION 6

a. oui ; **b.** non ; **c.** oui ; **d.** oui.

QUESTION 7

....

....

QUESTION 8

....

....

QUESTION 9

a.4. ; **b.**1. ; **c.**2. ; **d.**3.

QUESTION 10

La conduite à tenir est la suivante :
- arrêter le pousse-seringue ;
- conserver la voie veineuse périphérique ;
- faire alerter le médecin ;
- faire un hémoglucotest à Mme A ;

- en cas d'hypoglycémie, administrer un soluté glucosé ;
- prendre contact avec le correspondant de matériovigilance ;
- remplir la fiche de déclaration en incluant l'ensemble des éléments ayant permis l'administration du médicament (numéro de série du pousse-seringue, numéro de lot de la seringue de 50 ml, du prolongateur) ;
- transmettre sans délai la fiche de déclaration au correspondant de matériovigilance.

Testez-vous

1. Entourez la (ou les) bonne(s) réponse(s)

Tout au long de son exercice professionnel, l'infirmier est soumis à des obligations qui mettent en jeu sa responsabilité. Lesquelles ?

a. Responsabilité pénale
b. Responsabilité civile
c. Responsabilité financière
d. Responsabilité administrative
e. Responsabilité disciplinaire

2. Cochez la bonne réponse : vrai ou faux

Concernant l'Ordre infirmier, vous retenez que :

a. l'inscription est limitée aux infirmiers libéraux	☐ Vrai	☐ Faux
b. il contrôle l'accès à la profession infirmière	☐ Vrai	☐ Faux
c. il décide de sanctions disciplinaires	☐ Vrai	☐ Faux
d. l a cotisation annuelle est obligatoire	☐ Vrai	☐ Faux
e. il défend la profession infirmière	☐ Vrai	☐ Faux

3. Définissez la notion de faute disciplinaire

À partir d'exemples, expliquez les sanctions encourues par un infirmier auteur de cette faute.

4. Entourez la (ou les) bonne(s) réponse(s)

Dans le cadre de son rôle propre, l'infirmier est habilité à pratiquer les gestes suivants :

a. Pose de timbre tuberculinique et lecture du résultat
b. Surveillance des voies veineuses centrales et cathéters implantables
c. Toilette périnéale
d. Pose d'une sonde à oxygène
e. Ventilation manuelle instrumentale par masque

5. Entourez la (ou les) bonne(s) réponse(s)

Le secret professionnel :

a. est pénalement sanctionné
b. cesse au décès du patient
c. peut être partagé avec la famille sans le consentement du patient
d. est disciplinairement sanctionné
e. concerne les informations obtenues par des tiers

Réponses

1. a. ; b. ; d. ; e.
2. Faux ; Vrai ; Vrai ; Vrai ; Vrai
3. Une faute disciplinaire est une faute liée à l'exercice de la profession, soit vis-à-vis de l'employeur (non-respect du règlement intérieur, par exemple), soit vis-à-vis du Code de déontologie des infirmiers (violation du secret professionnel, par exemple).
4. a. ; b. ; c. ; e.
5. a. ; d. ; e.

CHAPITRE 19

Législation, déontologie, éthique[21]

Objectifs d'apprentissage
- Identifier les différentes catégories d'actes professionnels et les règles essentielles qui régissent la profession d'infirmier.
- Décrire les différentes formes de responsabilité de l'IDE et les fautes professionnelles pouvant mettre en cause la responsabilité de l'IDE.
- Citer les différentes instances d'un établissement et préciser leur composition et leur rôle.
- Identifier les principaux textes régissant l'exercice des soins (droits des patients, plans quinquennaux, etc.).
- Citer les concepts éthiques principaux que l'infirmier utilise au cours de son exercice professionnel.

SAVOIRS

L'organisation de la santé en France

L'organisation de l'administration du système de santé français incombe à l'État : il définit les politiques de santé, assure la formation des professionnels, veille au respect des normes de qualité et sécurité des établissements, régule l'offre de soins et assure une tutelle générale.
Le fonctionnement de l'hôpital a été profondément transformé au cours des années 2000, avec la mise en place des pôles d'activité et d'une nouvelle gouvernance hospitalière. Suite à la loi « Hôpital Patients Santé Territoire » n° 2009-979 du 21 juillet 2009, la gouvernance des établissements repose sur une direction renforcée, en concertation étroite avec le directoire et sous le contrôle du conseil de surveillance.
Le financement des hôpitaux a, lui aussi, été modifié par la réforme de l'assurance maladie intervenue en 2004. Les nouvelles modalités tiennent compte de l'activité de chaque établissement.

Le ministère et la direction de l'offre de soins

Le ministère de la Santé publique a été créé en 1930. Selon les époques, la santé a été prise en charge par un ministère autonome ou rattachée à un ministère plus vaste (Affaires sociales, Solidarité).
La Direction Générale de la Santé (DGS) est chargée d'élaborer et de mettre en œuvre la politique relative à la prévention, à l'environnement sanitaire, à la maternité, à l'enfance et aux actions spécifiques de santé, à la gestion des risques sanitaires, ainsi qu'à l'organisation et à la formation des professions médicales et paramédicales.
La direction générale de l'offre de soins (DGOS) est chargée de la programmation de l'offre de soins et des investissements hospitaliers, de la gestion des statuts et de la formation des personnels hospitaliers, ainsi que de l'organisation des établissements hospitaliers.

[21] Auteur : Catherine Muller.

Les Agences Régionales en Santé (ARS)

Voir chapitre 18.

La Haute Autorité de Santé (HAS)

Voir chapitre 18.

Les agences sanitaires

Elles ont été créées suite à l'affaire du sang contaminé (1980–1990) et sont au nombre de huit :

- ABM : Agence de biomédecine (chargée de développer et assurer la qualité, la sécurité et l'évaluation des activités de prélèvements, greffes et procréation) ;
- ANSM : Agence nationale de sécurité du médicament et des produits de santé (remplace l'Agence française de sécurité sanitaire et des produits de santé depuis 2012) ;
- ANSES : Agence nationale de sécurité sanitaire de l'alimentation, de l'environnement et du travail ;
- EFS : Établissement français du sang ;
- HAS : Haute Autorité de santé ;
- INCa : Institut national du cancer ;
- Santé publique France : Agence nationale de santé publique, qui regroupe l'Institut national de veille sanitaire (InVs), l'Institut national de prévention et d'éducation pour la santé (INPES) et l'Établissement de préparation et de réponse aux urgences sanitaires (EPRUS) ;
- IRSN : Institut de radioprotection et de sûreté nucléaire.

D'autres organes consultatifs existent : le Comité de veille et d'anticipation des risques sanitaires (Covars), le Comité consultatif national d'éthique (CNCE) ou encore le Haut Conseil pour l'avenir de l'Assurance maladie (HCAAM).

Structure et organisation hospitalières

Le système hospitalier français est constitué d'établissements publics de santé et privés, ces derniers regroupant les établissements de santé privés d'intérêt collectif (ESPIC) et les privés à but lucratif.

Le secteur public hospitalier sanitaire et social regroupe des hôpitaux, centres hospitaliers spécialisés, maisons de retraite, maisons d'accueil spécialisé, etc. L'appellation « hôpital public » regroupe les centres hospitaliers régionaux, les centres hospitaliers et les hôpitaux locaux, incluant ou non des maisons de retraite.

Les hôpitaux d'instruction des armées (HIA) sont placés sous l'autorité du chef d'état-major des armées, et considérés comme des CHU.

Depuis 20 ans, le fonctionnement de l'hôpital a été transformé.

En 2007, la réforme hospitalière (communément appelée nouvelle gouvernance) a été mise en place : les objectifs affichés sont une responsabilisation des acteurs, une nouvelle organisation en pôles et la mise en place d'une tarification à l'activité (T2A). En 2021, sans supprimer l'organisation en pôles d'activité, la loi visant à améliorer le système de santé par la confiance et la simplification[22] a réintroduit la notion de « services ».

[22] Loi n° 2021-502 du 26 avril 2021 visant à améliorer le système de santé par la confiance et la simplification.

Le directeur

Il représente l'établissement pour tous les actes de la vie civile mais aussi auprès des usagers ou de l'agence régionale de la santé. Il a un pouvoir de nomination des fonctionnaires et une autorité sur l'ensemble des personnels de l'établissement. Il a pour mission de conduire la politique de l'établissement, préalablement définie en accord avec la politique régionale de santé, et il existe les délibérations du conseil de surveillance.
Après s'être concerté avec le directoire, le directeur :

- décide, avec le président de la commission médicale d'établissement, de la politique d'amélioration continue de la qualité et de la sécurité des soins, les conditions d'accueil et de prise en charge des usagers ;
- arrête le bilan social ;
- fixe l'état prévisionnel des recettes et des dépenses ;
- arrête les comptes financiers et les soumet à l'approbation du conseil de surveillance ;
- arrête organisation interne de l'établissement et signe les contrats de pôle d'activité ;
- soumet au conseil de surveillance le projet d'établissement ;
- arrête le règlement intérieur de l'établissement ;
- décide de l'organisation de travail et des temps de repos à défaut d'accord avec les syndicats.

Le directoire

C'est un organe collégial, composé pour moitié de personnels administratifs et pour moitié de personnels médicaux, qui :

- approuve le projet médical ;
- prépare le projet d'établissement ;
- conseille le directeur dans la gestion et la conduite de l'établissement.

Il est présidé par le directeur et co-présidé par le président de la commission médicale d'établissement (CME). Le coordonnateur général des soins est membre de droit du directoire. Outre les personnels médicaux, depuis 2022[23], sur proposition du coordonnateur général des soins, un membre du personnel non médical est également nommé au sein de cette instance.

Le conseil de surveillance

Il est chargé de donner un avis sur les questions stratégiques et d'assurer l'évaluation et le contrôle des établissements, en particulier en matière de gestion financière.
Les membres sont répartis en trois collèges :

- premier collège : les élus locaux représentants les collectivités territoriales. Ils sont désignés par le maire de la commune où se trouve l'établissement et le président du Conseil général ;
- deuxième collège : les personnels médicaux et non médicaux désignés par la CME et les organisations syndicales. Un membre est désigné et représente la commission de soins infirmiers, rééducation et médico-techniques ;
- troisième collège : les personnalités qualifiées et les représentants des usagers. Ils sont désignés par le directeur général de l'ARS et le préfet du département.

Le président du conseil de surveillance est élu parmi les membres du premier et du troisième collège. Cette instance a un pouvoir :

- **décisionnel** sur le projet d'établissement, les comptes financiers et l'affectation des résultats, le projet de fusion avec un ou plusieurs établissements publics de santé, le rapport annuel d'activité présenté par le directeur ;

23 Loi du 26 avril 2021 visant à améliorer le système de santé par la confiance et la simplification.

- **consultatif** sur la politique d'amélioration continue de la qualité et de la sécurité des soins, les conditions d'accueil et de prise en charge des usagers, le règlement intérieur de l'établissement ;
- **de contrôle** sur la gestion de l'établissement.

Les pôles d'activité

Chaque établissement est libre de son organisation interne. Néanmoins, depuis 2005, il y a eu une volonté de simplifier l'organisation hospitalière en regroupant des activités au sein de pôles d'activités cliniques ou médico-techniques.

La gestion du pôle est assurée par un médecin-chef de pôle, nommé par le directeur d'établissement, assisté d'un ou plusieurs collaborateurs (le plus souvent un cadre soignant de pôle et un assistant administratif).

Pour chaque pôle, un contrat est signé entre le directeur d'établissement et le chef de pôle. Il précise les objectifs à atteindre, les moyens alloués, les indicateurs d'évaluation, les responsabilités du chef de pôle ainsi que les modalités de délégation de gestion.

Le chef de pôle a une autorité fonctionnelle sur l'ensemble des personnels médicaux et paramédicaux du service. Malgré le regroupement obligatoire en pôle, il peut subsister dans certains établissements des structures internes (services, unités fonctionnelles, etc.). Dans ce cas, les responsables de ces structures sont nommés par le directeur d'établissement sur proposition du chef de pôle après avis du président de CME.

Des personnels médicaux et paramédicaux du pôle, élus par leurs pairs, constituent le conseil de pôle qui :

- participe à l'élaboration du projet de contrat interne, du projet de pôle et du rapport d'activité du pôle ;
- permet l'expression des personnels, de favoriser les échanges d'informations et de faire toutes propositions sur les conditions de fonctionnement du pôle et de ses structures internes, notamment quant à la permanence des soins et à l'établissement des tableaux de service.

Les services

Dirigés par un chef de service qualifié de responsable de structure interne, les services « constituent l'échelon de référence en matière d'organisation, de pertinence, de qualité et de sécurité des soins, d'encadrement de proximité des équipes médicales et paramédicales, d'encadrement des internes et des étudiants en santé ainsi qu'en matière de qualité de vie au travail »[24]. Dans les services, le chef de service et le cadre de santé organisent la concertation interne pour favoriser le dialogue entre l'encadrement, le corps médical et les personnels paramédicaux du service.

Les différentes instances

Les établissements disposent également d'instances consultatives : la commission médicale d'établissement (CME), le comité social d'établissement (CSE), la commission des soins infirmiers, de rééducation et médico-techniques (CSIRMT).

Une instance concerne particulièrement le corps paramédical : la commission des soins infirmiers, de rééducation et médico-techniques (CSIRMT). Commission créée en 1991, sa composition, son organisation et son fonctionnement ont été révisés par le décret du 30 avril 2010. Cette instance consultative regroupe l'ensemble des soignants paramédicaux. Présidée

[24] Article L6146-1-1 du Code de la santé publique.

par le coordinateur général des soins, elle comprend trois collèges (élus par leurs pairs pour 4 ans) : celui des cadres de santé, celui des personnels infirmiers, médico-techniques et de rééducation et celui des aides-soignants.
La commission se réunit au moins trois fois par an et est consultée sur :
- le projet de soins infirmiers, de rééducation et médico-techniques élaboré par le coordonnateur général des soins ;
- l'organisation générale des soins et l'accompagnement des malades dans le cadre du projet de soins ;
- la politique d'amélioration continue de la qualité, de la sécurité des soins et de la gestion des risques liés aux soins ;
- les conditions générales d'accueil et de prise en charge des usagers ;
- la recherche et l'innovation dans le domaine des soins infirmiers, de rééducation et médico-techniques ;
- la politique de développement professionnel continu.

Elle est informée sur :
- le règlement intérieur de l'établissement ;
- la mise en place d'une procédure permettant la participation d'auxiliaires médicaux libéraux aux activités de l'établissement ;
- le rapport annuel portant sur l'activité de l'établissement.

Depuis la création des Groupements hospitaliers de territoire (GHT), mis en place par la nouvelle loi de Santé (janvier 2016), un certain nombre de ces instances peuvent être communes entre plusieurs hôpitaux.

L'Ordre national des infirmiers (ONI)

Créée par la loi n° 2006-1668 du 21 décembre 2006, cette instance professionnelle est chargée d'assurer la défense et l'indépendance de la profession d'infirmier. Elle regroupe tous les infirmiers habilités à exercer en France, à l'exception de ceux régis par le statut général des militaires. L'inscription à l'Ordre est obligatoire.

Ses missions

L'Ordre national des infirmiers :
- assure la défense de l'honneur et de l'indépendance de la profession d'infirmier ;
- assure la promotion de la profession d'infirmier ;
- peut organiser toutes œuvres d'entraide et de retraite au bénéfice de ses membres et de leurs ayants droit ;
- étudie les questions ou projets qui lui sont soumis par le ministre chargé de la santé, concernant l'exercice de la profession ;
- participe, en coordination avec la HAS, à la diffusion des règles de bonnes pratiques en soins infirmiers auprès des professionnels et organise l'évaluation de ces pratiques ;
- participe au suivi de la démographie de la profession d'infirmier, à la production de données statistiques homogènes et étudie l'évolution prospective des effectifs de la profession au regard des besoins de santé.

Son organisation

L'Ordre infirmier est organisé en trois niveaux : départemental (ou interdépartemental), régional et national. Chaque niveau est composé de trois collèges :
- les infirmiers relevant du secteur public (établissements de santé ou médico-sociaux publics, services des collectivités territoriales, etc.) ;

- les infirmiers relevant du secteur privé (cliniques, entreprises, sociétés d'intérim, etc.) ;
- les infirmiers exerçant à titre libéral.

L'échelon départemental ou interdépartemental

C'est à ce niveau que se font les inscriptions au tableau, passage obligé pour que l'exercice de la profession soit licite (en plus de l'obtention du diplôme).
Le **conseil départemental** est le siège des conciliations des litiges, il n'existe pas d'instance disciplinaire à ce niveau. Le conseil départemental est l'interlocuteur privilégié pour tout problème de santé publique nécessitant une réponse infirmière dans le département.

L'échelon régional

Le **conseil régional** assure la représentation de la profession dans la région ainsi que la coordination des conseils départementaux et/ou interdépartementaux.
Il étudie les projets, propositions ou demandes d'avis qui lui sont soumis par les instances compétentes en matière de santé sur le plan régional. Il est également consulté sur le contrat de plan régional de développement des formations professionnelles.
En cas d'infirmité d'un professionnel infirmier ou d'état pathologique rendant dangereux l'exercice de sa profession, il a le pouvoir de suspendre temporairement le droit d'exercer.
Le conseil régional abrite la chambre disciplinaire de 1re instance (intervient après la conciliation si aucune solution n'est trouvée). Il décide des sanctions disciplinaires (avertissement, blâme, suspension temporaire avec ou sans sursis de toute ou partie des fonctions d'infirmier, radiation du tableau).

L'échelon national

Le **Conseil national** étudie les questions ou projets qui lui sont soumis par le ministre chargé de la Santé. Il a élaboré un Code de déontologie (décret n° 2016-1605 du 25 novembre 2016 et paru au *Journal officiel*) et doit veiller au respect, par tous les membres de l'Ordre, des devoirs professionnels et des règles édictées par ce Code (*cf.* Annexes).
Il définit les politiques nationales de l'ordre et fournit aux instances départementales et régionales les moyens de fonctionner et de mener ses actions. Il valide et contrôle la gestion des conseils régionaux ainsi que départementaux ou interdépartementaux.
Le Conseil national fixe annuellement la cotisation (le règlement de cette cotisation est une obligation légale découlant directement de l'inscription au tableau de l'ordre).
Enfin, il peut, devant toutes les juridictions, se constituer partie civile pour des faits portant un préjudice direct ou indirect à l'intérêt collectif de la profession d'infirmier, y compris en cas de menaces ou de violences commises en raison de l'appartenance à cette profession.
Le Conseil national abrite la chambre disciplinaire de deuxième instance (appel).

L'exercice professionnel infirmier

Les textes législatifs régissant l'exercice de la profession d'infirmier ont été intégrés, dès 2004, dans le Code de la santé publique (décret n° 2004-802 du 29 juillet 2004) (Tableau 19.1).
L'exercice de la profession est soumis à l'obtention d'un diplôme qui donne une compétence juridique à pratiquer un acte.
Depuis la loi n° 2009-879 du 21 juillet 2009 (article 63), « nul ne peut exercer la profession d'infirmier s'il n'a pas satisfait à l'obligation prévue au premier alinéa et s'il n'est pas inscrit au tableau de l'Ordre des infirmiers ». L'inscription à l'Ordre infirmier est donc une condition de licéité de l'activité professionnelle.

TABLEAU 19.1. Les obligations législatives et réglementaires de l'infirmier indiquées dans le Code la santé publique (CSP).

Obligations législatives	Obligations réglementaires
– Exercice de la profession (L.4311-1 à L.4311-29) – Organisation de la profession (L.4312-1 à L.4312-9)	– Missions spécifiques (R.4311-11 à R.4311-10) – Actes professionnels (R.4311-1 à R.4311-10 - R.4311-14 à R.4311-15) – Code de déontologie (décret n° 2016-1605 du 25 novembre 2016 portant code de déontologie des infirmiers)

Il ressort de ce texte la notion d'infraction pénale d'exercice illégal de la profession d'infirmier. Ainsi, l'article L.4161-1 du Code de la santé publique sanctionne l'exercice de la profession par une personne dépourvue du diplôme d'infirmier ou non autorisée à le faire. Pour que le délit soit constitué, il faut que trois conditions soient remplies :
1. exécution d'un acte non prévu dans le texte régissant la profession ;
2. absence de diplôme d'infirmier ;
3. répétition des actes délictueux.

L'exercice illégal de la profession d'infirmier est passible de 2 ans d'emprisonnement et de 30 000 euros d'amende (article L.4314-4 du CSP).

Champs d'exercices de l'IDE

Au sein du Code de la santé publique, on retrouve les différents champs de l'exercice infirmier :
- **dimensions générales** des soins infirmiers (articles R.4311-1 et R.4311-2) ;
- actes et soins infirmiers relevant du **rôle propre** (articles R.4311-3 à R.4311-6) ;
- actes et soins infirmiers relevant du **rôle sur prescription médicale** (articles R.4311-7 à R.4311-9) ;
- actes et soins infirmiers **en assistance du médecin** (article R.4311-10) ;
- actes et soins pour **infirmiers spécialisés** (articles R.4311-11 à R.4311-13) ;
- actes et soins infirmiers en **situation d'urgence** (article R.4311-14) ;
- actions proposées par l'infirmier dans le cadre des **réseaux de soins** (article R.4311-15).

Quelques éléments précis doivent être connus :
- les soins listés sont de nature préventive, curative, palliative et sont à la fois techniques, relationnels et éducatifs au sein d'une équipe pluridisciplinaire. La notion de réseau de soins est nouvelle et permet à l'infirmier d'être force de proposition en équipe pluriprofessionnelle ;
- le rôle propre se définit par la capacité pour l'infirmier de décider et pratiquer des actes qu'il juge nécessaires après l'établissement d'un diagnostic infirmier. La tenue du dossier de soins en fait partie intégrante. La mise en œuvre du rôle propre est systématique et permanente dans le métier infirmier et l'ensemble des soins doit être tracé dans le dossier ;
- dans le cas où une prescription médicale est nécessaire, elle doit être écrite, datée, qualitative, quantitative et signée par un médecin ou faire l'objet d'un protocole relevant des mêmes exigences ;
- l'application des prescriptions est un incontournable dans le métier.

Les modalités d'exercice de la profession d'infirmier sont en constante évolution. Par exemple, depuis peu, l'infirmier a un droit **limité** de **prescription** de dispositifs médicaux, dès lors qu'ils sont inscrits à la liste des produits et prestations remboursables (LPPR) et sous réserve de remplir les trois conditions suivantes : l'infirmier agit pendant la durée d'une prescription médicale d'une série d'actes infirmiers, il agit dans le cadre de sa compétence s'il n'existe pas d'indication contraire du médecin.

Responsabilités professionnelles

La responsabilité peut être de quatre ordres :

- civile ;
- administrative ;
- pénale ;
- disciplinaire.

La notion de responsabilité a pour corollaire celle de sanction pour un individu. L'objectif est de le punir pour les actes qu'il a commis (ou non), que ces actes nuisent à la société en général ou à sa profession.

Une même faute peut mettre en cause la responsabilité civile, pénale et disciplinaire de l'IDE.

L'indemnisation du préjudice subi par la victime doit permettre au professionnel d'assumer les conséquences de ses actes. Contrairement à la responsabilité sanction qui est personnelle, la responsabilité indemnitaire est garantie par les assurances (depuis la loi du 4 mars 2002, les professionnels de santé libéraux ont l'obligation de s'assurer à titre individuel et les professionnels de santé salariés sont assurés au titre professionnel par leur employeur dans la limite des missions qui leur sont confiées).

Responsabilité civile

La responsabilité civile concerne les établissements du **secteur privé** ou les infirmiers exerçant **à titre libéral**. Pour engager cette responsabilité et être indemnisé, le patient doit démontrer trois éléments cumulatifs :

- l'existence d'une faute par le professionnel qui n'a pas adopté le comportement d'une personne prudente et diligente ;
- la présence d'un préjudice comme un écart entre la situation de l'individu avant l'intervention de l'auteur, avec la situation après l'intervention ;
- un lien entre la faute et le préjudice : c'est le lien de causalité. La victime doit alors prouver que c'est bien la faute du professionnel qui est la cause du préjudice qu'il invoque.

Si un des trois éléments fait défaut, la victime ne pourra pas obtenir d'indemnisation.

Exemples :

- faute intentionnelle détachable du service : exécution des soins de manière grossière, accomplissement d'un acte médical non prescrit, sabotage d'un appareil ;
- erreur de dosage bien qu'il s'agisse d'une faute non intentionnelle.

Responsabilité administrative

La responsabilité administrative s'applique quand la victime agit contre l'**établissement public** qui emploie le professionnel auteur du dommage, sauf si celle-ci a commis une faute personnelle détachable du service, c'est-à-dire une faute intentionnelle d'une exceptionnelle gravité. Ces litiges sont de la compétence du juge administratif.

Le juge administratif vérifie si la faute est vraiment caractérisée et tient compte des circonstances (urgence, moyens à la disposition des médecins, etc.) pour contrôler si le patient a réellement été victime d'imprudences ou de maladresses fautives.

Les activités des établissements de santé publics, autres que l'activité médicale proprement dite, peuvent engager la responsabilité de l'établissement pour faute simple (actes de soins courants, mauvaise organisation ou fonctionnement du service).

Exemples :

- erreur dans l'organisation du service ;
- fourniture de produits sanguins contaminés ;
- aléa thérapeutique.

Responsabilité pénale

Les professionnels de santé voient leur responsabilité pénale engagée en tant qu'individu, mais aussi en raison de leur activité. Il doit y avoir une infraction ou une transgression d'un interdit prévu dans la loi pénale (contravention à une obligation, délit ou crime défini dans la loi).
L'engagement de la responsabilité nécessite, en plus de la faute, un préjudice et un lien de causalité direct ou indirect entre la faute et le préjudice.
Exemples :
- non-respect du secret professionnel ;
- atteinte volontaire ou involontaire à l'intégrité physique ;
- non-assistance à personne en danger ;
- défaut de consentement du patient.

Responsabilité disciplinaire

Il y a deux types de responsabilité disciplinaire :
- celle pouvant être engagée par l'employeur. Le régime de responsabilité disciplinaire diffère selon le type d'établissement (public ou privé). Dans ce cas, la responsabilité est engagée pour un non-respect du règlement intérieur de l'établissement, du statut du salarié (fonctionnaire ou privé), ou encore de la convention collective ;
- celle pouvant être engagée devant l'Ordre des infirmiers. Ce sont les sections disciplinaires internes qui jugent leurs pairs. Cela concerne tout comportement qui porte atteinte à la profession. C'est le Code de déontologie qui réglemente la discipline et la déontologie au sein de la profession. Selon l'Ordre national des infirmiers, celui-ci poursuit quatre objectifs : « l'intérêt du patient, la promotion de la profession infirmière, la protection des intérêts de la profession et l'accroissement des prérogatives de l'Ordre national des infirmiers ».

Exemples :
- violation du secret professionnel ;
- non-respect du règlement ;
- vol dans le service, scandale ou toute action pouvant nuire à la profession.

La loi n° 2016-483, relative à la déontologie et aux droits et obligations des fonctionnaires, comporte 90 articles. Après avoir rappelé le principe de laïcité, le texte :
- renforce la lutte contre les conflits d'intérêts ;
- protège les « lanceurs d'alerte » ;
- précise les cas de restriction de cumul d'activité (interdiction de créer ou gérer une entreprise si la personne occupe un poste à temps plein, par exemple) ;
- accorde aux agents contractuels les mêmes droits qu'aux agents titulaires.

Les textes relatifs aux droits de l'homme et des malades

Les deux textes fondateurs des droits des patients sont :
- Droits de l'homme et du citoyen (1789) ;
- Déclaration universelle des droits de l'homme (1946).

De nombreux textes d'importance régissent les droits des patients et font référence. Il faut connaître :
- loi du 31 décembre 1970 donnant au patient le libre choix de son médecin et de l'établissement de santé dans lequel il veut être soigné ;
- loi Hurriet du 20 décembre 1988 sur la recherche médicale ;
- loi du 31 juillet 1991 portant sur la réforme hospitalière, avec cinq objectifs généraux :

  - réformer la gouvernance hospitalière,
  - inscrire l'équilibre budgétaire au cœur des pratiques de gestion hospitalière,
  - renforcer le pouvoir du directeur de l'hôpital et réorganiser les instances,
  - organiser l'offre de santé par région,
  - réguler la démographie médicale.
- Ordonnance Juppé (1996), réformant la Sécurité sociale, les dispositifs de soins et imposant la maîtrise des dépenses de santé et la démarche qualité :
  - loi du 4 mars 2002 relative aux droits des malades et à la qualité des soins ;
  - loi du 22 avril 2005 relative aux droits des malades et à la fin de vie ;
  - loi du 26 janvier 2016 de modernisation de notre système de santé ;
  - loi du 02 février 2016 créant de nouveaux droits en faveur des malades et des personnes en fin de vie.
- circulaire du 2 mars 2006 créant la charte du patient hospitalisé ;
- loi « Hôpital Patients Santé Territoires » (HPST) n° 2009-979 du 23 juillet 2009 ;
- loi du 4 mars 2002 relative aux droits des malades et à la qualité des soins.

Loi du 4 mars 2002

La loi n° 2002-303 du 4 mars 2002, dite loi Kouchner, détaille et réaffirme les grands principes (éthiques, législatifs et déontologiques) de la prise en charge des patients. Treize grands principes font l'objet d'articles spécifiques :
- le droit au respect de sa dignité et à l'information sur son état de santé et à la communication de son dossier médical ;
- le droit à l'accès aux soins sans discrimination (rappel constitutionnel) ;
- le droit au « respect de sa vie privée et au secret des informations le concernant » ;
- le droit au consentement et au non-consentement aux soins ;
- le droit de « recevoir des soins visant à soulager sa douleur » ;
- le droit d'exercice du culte, de recevoir ou non des visites, d'accès à la chambre individuelle ;
- le droit à être assisté en toutes circonstances par une personne de confiance qui doit être consultée ;
- le droit au libre-choix du praticien et de l'établissement de santé ;
- le droit à réparation en cas de faute du professionnel ou d'aléa thérapeutique ;
- le droit à l'information ;
- le respect de ses droits fondamentaux en cas d'informatisation de son dossier.

Loi du 2 février 2016

La loi n° 2016-87 crée de nouveaux droits en faveur des malades. Elle fait suite à la loi n° 2005-370 du 22 avril 2005, dite loi Léonetti, est relative aux droits des malades et à la fin de vie. Les principes généraux de celle-ci étaient :
- le refus de l'obstination déraisonnable et la possibilité de rédaction de directives anticipées ;
- la clarification de la notion de double effet ;
- le rappel de l'intangibilité du recueil du consentement et de la volonté du patient ;
- La loi du 2 février 2016 réaffirme la possibilité pour le patient de refuser un traitement, de choisir librement son médecin et l'établissement hospitalier qui le prendront en charge. Il précise certains termes et crée de nouveaux droits parmi lesquels :l'accès aux soins palliatifs sur l'ensemble du territoire ;
- la possibilité – dans certains cas très spécifiques (maladie incurable, pronostic engagé à court terme, etc.) – d'une mise en place d'une sédation profonde et continue associée à une

analgésie et à l'arrêt des traitements, et ce à la demande du patient, afin d'éviter la souffrance et une prolongation inutile dans sa vie ;

- le caractère désormais illimité des directives anticipées et le fait que celles-ci s'imposent au médecin « sauf en cas d'urgence vitale pendant le temps nécessaire à une évaluation complète de la situation » ou « lorsque les directives anticipées apparaissent manifestement inappropriées ou non conformes à la situation médicale ». Dans ce cas, le médecin doit solliciter un avis collégial et informer la personne de confiance préalablement désignée par le patient ;
- « *la personne de confiance pourra demander les informations du dossier médical nécessaires pour vérifier si la situation médicale de la personne concernée correspond aux conditions exprimées dans les directives anticipées* ».

Des notions incontournables

L'information du patient

L'article L.1111-2 du Code de la santé publique indique que « *toute personne a le droit d'être informée sur son état de santé* ».
L'information est donc le préalable indispensable au consentement (ou au refus) de soins et doit être délivrée par tout professionnel de santé (médecin et personnel paramédical) dans le cadre de ses fonctions et compétences. L'information peut être orale et/ou écrite.
Elle doit être claire et loyale pour permettre au patient de prendre une décision éclairée.

Le consentement

Le patient a le droit d'accepter ou de refuser les soins qui lui sont proposés. La décision est modifiable à tout moment.
Si le patient est mineur ou majeur sous tutelle, son avis doit être systématiquement recherché s'il est capable d'exprimer sa volonté.
La personne de confiance désignée par le patient doit être consultée à tout moment.

La personne de confiance

La notion de personne de confiance, sa désignation et ses fonctions ont été définies dans la loi du 4 mars 2002. C'est une personne qui assiste le patient dans toutes ses démarches médicales et qui est consultée quand le patient ne peut plus exprimer lui-même son avis.
Tous les établissements hospitaliers ont obligation de permettre à chaque patient de désigner une personne de confiance dès son admission.
La personne de confiance est à distinguer de la personne à prévenir. Sa désignation s'effectue selon des modalités précises et concerne tous les parcours de soin :

- elle doit être majeure ;
- un parent, un proche ou le médecin traitant (uniquement en cas d'hospitalisation) peuvent être désignés ; la personne doit accepter cette fonction ;
- le patient doit désigner la personne par écrit ;
- la désignation est révocable à tout moment.

Les directives anticipées

L'article L.1111-11 du Code de la santé publique indique que « toute personne majeure peut rédiger des directives anticipées pour le cas où elle serait un jour hors d'état d'exprimer sa volonté ».
Introduite dans la loi du 22 avril 2005 et complétée par la loi du 02 février 2016 précitée, cette notion de directive anticipée doit cependant répondre à plusieurs exigences :

- le rédacteur doit être majeur ;
- les directives concernent les souhaits de la personne relatifs à sa fin de vie ;

- elles doivent être écrites, datées, signées et authentifiées par le nom, le prénom, la date et le lieu de naissance du rédacteur ;
- elles sont modifiables à tout moment, partiellement ou totalement.

Un formulaire type est disponible sur le site de la HAS.

Droit d'accès au dossier

Le dossier du patient est « un lieu de recueil et de conservation des informations administratives, médicales et paramédicales formalisées et actualisées, enregistrées pour tout patient accueilli, à quelque titre que ce soit, dans un établissement de santé » (ANAES, 2003).
La composition du dossier répond à des recommandations définies dans la loi du 4 mars 2002.
Le patient peut avoir accès à son dossier :

- de manière indirecte, par l'intermédiaire de son médecin traitant ;
- de manière directe, après demande écrite, en le consultant sur place ou en recevant une photocopie du dossier.

Les concepts éthiques en lien avec l'exercice professionnel infirmier

Le métier de soignant repose sur les notions de soin et d'accompagnement.
Des principes philosophiques et éthiques sont omniprésents dans l'exercice de l'infirmier :

- l'homme, l'humanisme, l'humanité, l'autre ;
- la santé ;
- la liberté, l'égalité, l'équité, la justice ;
- l'altérité, la dignité ;
- la sollicitude ;
- l'autonomie, la vulnérabilité ;
- la bienfaisance, la bientraitance ;
- l'obstination, l'obstination déraisonnable.

Le lien entre droit, déontologie et éthique est incontestable. Il permet de questionner des situations de soins individuelles, de réfléchir avec distance à la fois sur les notions réglementaires mais aussi morales (tant humaines que professionnelles).
Toutes les notions abordées dans ce chapitre sont à éclairer au regard de ce positionnement professionnel.
Elles interrogent les questions d'accès aux soins, des douleurs provoquées, de la fin de vie, de l'obstination déraisonnable, etc.

S'ENTRAÎNER

QUESTION 1

Entourez la (ou les) bonne(s) réponse(s).
Les directives anticipées :
a. sont obligatoires pour l'ensemble des patients
b. peuvent être rédigées par des patients mineurs
c. peuvent être rédigées par des patients majeurs
d. pour être valables, elles doivent être déposées chez un notaire
e. sont modifiables à tout moment par le patient

QUESTION 2

Entourez la (ou les) bonne(s) réponse(s).
Concernant le consentement aux soins, vous retenez que :
a. le patient a le droit d'accepter ou non les soins proposés
b. en cas de refus de soins, le médecin doit informer le patient des conséquences de ce refus
c. tous les actes chirurgicaux sont soumis à un consentement écrit préalable
d. en cas d'incapacité du patient, le médecin cherchera à informer la personne de confiance
e. pour le mineur, le devoir d'information s'applique au titulaire de l'autorité parentale

QUESTION 3

Cochez la bonne réponse : vrai ou faux.
La responsabilité de l'infirmier :

a. Il est responsable de tous les événements qui se produisent pendant son service	☐ Vrai	☐ Faux
b. Il est dans l'obligation de souscrire une assurance en responsabilité professionnelle quel que soit son établissement d'origine	☐ Vrai	☐ Faux
c. En cas de dommage subi par un patient, le juge peut engager plusieurs responsabilités à l'encontre d'un même infirmier	☐ Vrai	☐ Faux
d. La responsabilité civile concerne les soignants qui exercent leur activité en établissement de santé public	☐ Vrai	☐ Faux
e. La responsabilité administrative concerne les soignants qui exercent leur activité en établissement de santé privé	☐ Vrai	☐ Faux
f. Il n'encourt pas de responsabilité déontologique	☐ Vrai	☐ Faux

QUESTION 4

Expliquez la notion de faute détachable.

QUESTION 5

Citez les trois éléments nécessaires à la mise en jeu de la responsabilité pénale.

QUESTION 6

Citez au moins trois domaines sur lesquels la commission des soins infirmiers, de rééducation et médico-techniques est consultée.

QUESTION 7

Citez trois actes infirmiers pouvant être effectués dans le cadre du rôle propre et trois actes pouvant être réalisés sur prescription en l'absence du médecin.

QUESTION 8

Citez au moins quatre missions de l'Ordre infirmier.

QUESTION 9

Citez quatre grands principes de la loi du 2 février 2016 relative à la fin de vie.

QUESTION 10

Définissez les sigles : ARS, HAS, ANSM, EFS, INCa.

ÉLÉMENTS DE RÉPONSES

Recherchez les éléments de réponses manquants dans le chapitre que vous venez de terminer. Cette démarche augmentera vos capacités de mémorisation et votre préparation au concours.

QUESTION 1

....

....

QUESTION 2

a. ; **b.** ; **d.** ; **e.**

QUESTION 3

a. Faux ; **b.** Faux ; **c.** Vrai ; **d.** Faux ; **e.** Faux ; **f.** Faux.

QUESTION 4

La notion de faute détachable relève de la responsabilité administrative. Est qualifiée de « détachable » la faute d'une gravité telle qu'elle ne peut être rattachée à l'exercice de la fonction d'agent public. Cette faute témoigne d'une incurie grave et le fait qu'elle ait été commise à l'occasion du service ne justifie pas que la collectivité publique en réponde. C'est là le cas exceptionnel où un fonctionnaire peut être amené à indemniser sur ses propres deniers la victime. La faute détachable se situe au-delà de la faute pénale involontaire, dont les conséquences financières sont prises en charge par l'établissement de santé employeur.

QUESTION 5

- La mise en jeu de la responsabilité pénale suppose l'existence : d'une infraction pénale inscrite au Code pénal ;
- d'un élément matériel ou fait ayant généré l'infraction ;
- d'un élément moral : intention de nuire, négligence ou manquement à une obligation de sécurité ou de prudence.

QUESTION 6

Les domaines de la CSIRMT sur lesquels elle est consultée : le projet de soins infirmiers, de rééducation et médico-techniques, l'organisation générale des soins et l'accompagnement des malades, la politique d'amélioration continue de la qualité, de la sécurité des soins et de la gestion des risques liés aux soins, les conditions générales d'accueil et de prise en charge des usagers, la recherche et l'innovation dans le domaine des soins infirmiers, de rééducation et médico-techniques et la politique de développement professionnel continu.

QUESTION 7

- Actes relevant du rôle propre : vérification de la prise de médicaments et surveillance de leurs effets ; changement d'une sonde d'alimentation gastrique ; prévention et soins d'escarres.
- Actes pouvant être réalisés sur prescription en l'absence du médecin : administration des médicaments ; mise en place et ablation d'un cathéter court dans une veine superficielle des membres ; surveillance des cathéters veineux centraux mis en place par un médecin.

QUESTION 8

....

....

QUESTION 9

....

....

QUESTION 10

- ARS : agences régionales en santé
- HAS : Haute Autorité de santé
- ANSM : Agence nationale de sécurité du médicament et des produits de santé
- EFS : Établissement français du sang
- INCa : Institut national du cancer

PARTIE

3

Entraînement au concours

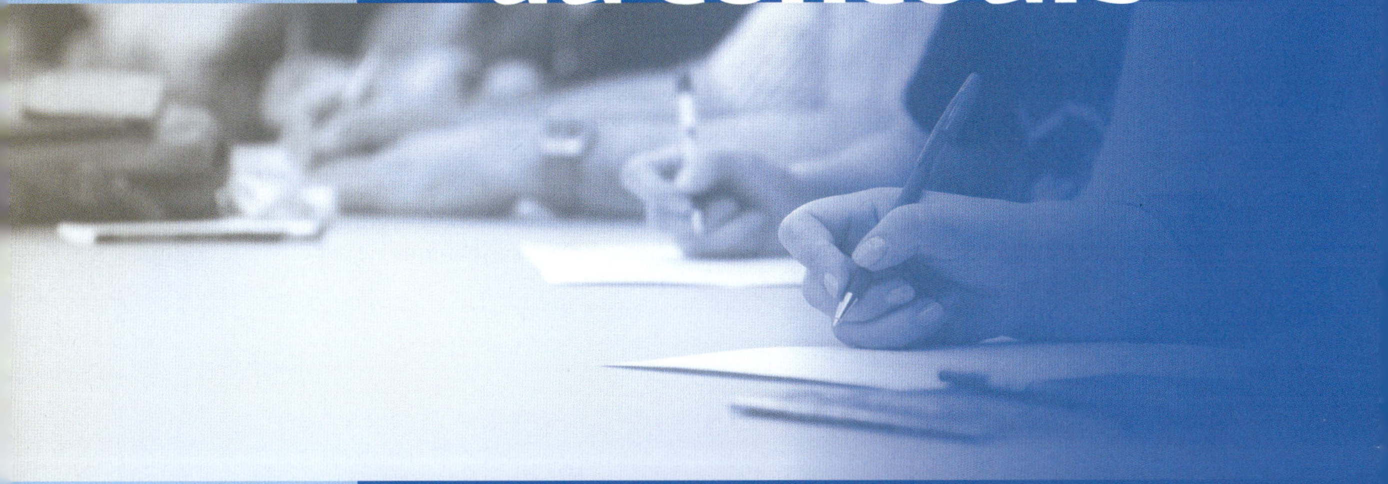

Objectifs d'apprentissage[25]

- Se mettre en situation de concours.
- Réaliser plusieurs autoévaluations.
- Évaluer son niveau en cours de révision et/ou avant le concours.
- Finaliser les révisions en vue du concours (en fonction des résultats).

Conseils pratiques

Dans cette partie, trois concours inédits sont proposés (cette nouvelle édition voit son contenu modifié de plus de 40 %). Le premier sujet est corrigé, le deuxième est partiellement corrigé, le troisième n'est pas du tout corrigé. Ce choix pédagogique est volontaire ; il vise à ce que la difficulté augmente au fur et à mesure de vos révisions, mobilise vos capacités à rechercher les bonnes réponses, et favorise vos capacités de mémorisation.

La mise en page est sensiblement différente d'un exercice à l'autre, pour vous entraîner selon différentes formes.

Pour que ces entraînements aient toute leur valeur, l'idéal est de vous mettre dans les conditions de l'examen :

- à l'écrit, vous disposez de 2 heures pour répondre à l'ensemble des questions, sans aucune aide ;
- à l'oral, préparez votre exposé pendant 20 à 30 minutes, puis exposez et argumentez la prise en charge pendant 15 à 20 minutes. (Vous pouvez utiliser chaque cas clinique de cet ouvrage comme sujet de concours oral).

[25] Auteur : Catherine Muller.

CHAPITRE 20

Concours blanc n° 1

ÉPREUVE ÉCRITE

Anatomie, physiologie, physiopathologie

Question 1

Annotez la figure 20.1 ci-dessous.

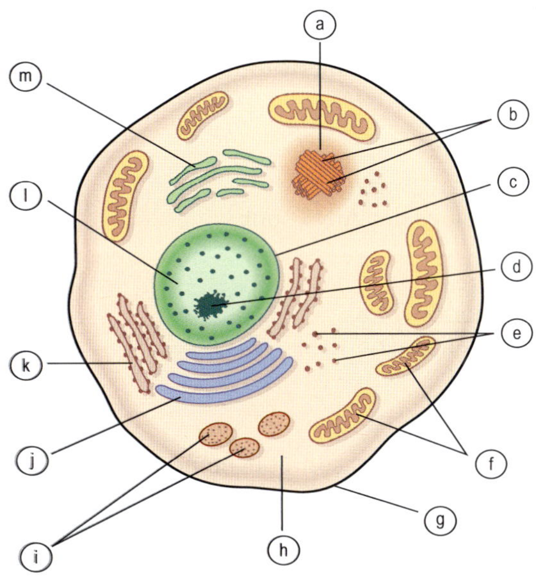

FIGURE 20.1. **La cellule.**

Source : Patton K, Thibodeau G. Anatomy & Physiology. 6e édition. Paris : Elsevier ; 2006.

Question 2

Expliquez comment naît un influx nerveux.
Précisez comment se nomme la zone de transmission de l'influx nerveux.

Question 3

Citez trois effets du vieillissement sur la fonction locomotrice.

Question 4

a) Complétez le tableau suivant :

	Valeurs normales
Débit coronaire	
Débit cardiaque chez l'homme	
Débit cardiaque chez la femme	
Pression artérielle moyenne	

b) Définissez le débit cardiaque (précisez sa formule de calcul).

Pharmacologie

Question 5

Mme A, hospitalisée en chirurgie orthopédique, bénéficie d'une PCA de Morphine® depuis 24 heures. En milieu de nuit, elle présente une bradypnée et des sueurs.
a) À quoi pensez-vous ? (Argumentez votre réponse.)
b) Citez vos actions (en cas de traitement médicamenteux, précisez les dosages, dilutions et débit).

Question 6

Entourez la (ou les) bonne(s) réponse(s).
Les contre-indications absolues des AINS sont :
a. Ulcère peptique
b. Insuffisance rénale sévère
c. Thrombocytopénie < $150000/mm^3$
d. Grossesse > 24 semaines d'aménorrhée
e. Insuffisance surrénalienne

Question 7

Un patient est hospitalisé et devant son état hémodynamique instable, le médecin prescrit : Adrénaline® 1,8 mg/heure en pousse-seringue électrique (ampoule de 5 mg/5 ml).
Le protocole du service précise qu'une seringue électrique de 50 ml d'Adrénaline® contient 25 mg de produit. Vous devez préparer la seringue. (*Pour chaque réponse, faites apparaitre tous vos calculs. Toute erreur entraine la notation 0 à la question.*)
a) Combien de millilitres d'Adrénaline® prenez-vous ?
b) Combien de millilitres d'eau pour préparation injectable (EPPI) utilisez-vous pour compléter la seringue ?
c) Calculez la concentration de la seringue.
d) À quelle vitesse réglez-vous le pousse-seringue ?

Question 8

Citez cinq effets secondaires de la morphine.

Question 9

Une patiente hospitalisée dans le service revient du bloc avec un cathéter périnerveux.
Vous disposez d'une poche contenant 100 ml d'anesthésique local. Le réglage de la pompe est prescrit ainsi : un débit continu à 5 ml/h et la patiente a la possibilité d'avoir des bolus de 5 ml avec une période réfractaire de 10 minutes. L'anesthésiste n'a pas prescrit de dose maximum sur

4 heures. La patiente a appuyé 25 fois sur le bouton pressoir en 2 heures.
a) Combien de bolus effectifs a-t-elle pu recevoir au maximum ?
b) Déduisez-en le volume minimum de solution restant dans la poche.

Question 10

Définir précisément ce qu'est un effet indésirable en pharmacologie.

Question 11

Complétez le tableau ci-dessous concernant les antalgiques.

DCI	Nom commercial	Voies d'administration	Indications	Effets secondaires
			Traitement d'une douleur modérée	
		Per os	Traitement d'une douleur modérée à intense	
Morphine				

Hygiène

Question 12

Précisez les six voies de pénétration des germes dans l'organisme. Pour chacune, citez un exemple de pathologie.

Question 13

Cochez la ou les bonne(s) réponse(s).
1) Quel type de masque doit porter un patient tuberculeux bacillifère contagieux lors de ses déplacements hors de sa chambre ?

- Masque de soin
- Masque chirurgical
- Masque FFP2
- Masque FFP3
- Aucun masque

2) Parmi les mesures suivantes, citez celles entrant dans le cadre des précautions standard :
a. Port de gants en cas de contact avec des liquides biologiques
b. Port de gants en cas de contact avec l'environnement
c. Hygiène des mains avant et après un soin
d. Hygiène des mains après le retrait des gants
e. Port d'une surblouse en cas de contact avec des liquides biologiques

Pathologies médicales et chirurgicales

Question 14

a) Citez les facteurs influençant la filtration glomérulaire.
b) Citez les signes cliniques d'une déshydratation intracellulaire.

Question 15

Parmi les signes cliniques suivants, quels sont ceux qui sont respectivement en faveur d'un état de choc septique, d'un état de choc anaphylactique et d'un état de choc hémorragique ? (Chaque signe clinique peut être utilisé une fois, plusieurs fois, ou pas du tout.)

a) Hypotension artérielle
b) Bradycardie
c) Hypothermie
d) Marbrures
e) Hyperthermie
f) Oligurie
g) Frissons
h) Troubles de la conscience

Législation, éthique et déontologie

Question 16

a) Définissez le secret professionnel.
b) Dans ce tableau, cinq affirmations concernant le secret professionnel. Pour chacune, cochez la bonne réponse : Vrai ou faux.

	VRAI	FAUX
Le secret professionnel s'impose à tout professionnel de santé		
La divulgation du secret professionnel est punie par la loi		
Le secret professionnel est un devoir inscrit dans les règles professionnelles infirmières		
Le secret professionnel est toujours absolu pour un professionnel de santé		
La non-divulgation de sévices sur personnes vulnérables est punie par la loi		

c) Citez un cas où le secret professionnel peut être révélé.

Soins infirmiers

Question 17

Entourez la (ou les) bonne(s) réponse(s).
Selon les recommandations HAS (2005), les contre-indications formelles à la pose d'une voie veineuse périphérique sur le bras sont :

a. une hémiplégie récente
b. un curage axillaire ganglionnaire
c. la présence d'une fistule artérioveineuse
d. un antécédent de cancer ou tumoral sur le membre
e. la présence d'une prothèse orthopédique ou vasculaire

Question 18

La pose de sonde vésicale à demeure impose le respect du « système clos ». Énoncez les impératifs de pose et d'utilisation de ce système.

Question 19

Concernant la mise en œuvre d'un traitement par PCA, définissez les termes suivants :

- Bolus
- Période réfractaire
- Débit continu
- Dose maximale admissible
- Titration

Question 20

Vous recevez les résultats des examens biologiques d'un patient de 40 ans sans traitement particulier. Indiquez par une croix dans la colonne correspondant à votre réponse l'interprétation que vous en faites.

	Résultat	Augmenté	Normal	Diminué
a. Hémoglobinémie	9,2 g/100 ml			
b. Plaquettes	420000/mm^3			
c. Taux de Prothrombine	47 %			
d. Glycémie	4,8 mmol/l			
e. Kaliémie	3,8 mmol/l			
f. Natrémie	150 mmol/l			
g. pH	7,31			
h. Bicarbonates	28 mmol/l			
i. PaO_2	80 mmHg			
j. $PaCO_2$	55 mmHg			

Soins en situation d'urgence

Question 21

L'aide-soignante vous appelle en urgence, car un patient vient de faire un malaise lors de son lever. À votre arrivée dans la chambre, le patient est par terre, vous suspectez un arrêt cardiorespiratoire.
a) Quels sont les éléments qui vous permettent de diagnostiquer l'arrêt cardiorespiratoire ?
b) Quelles sont, chronologiquement, les actions immédiates que vous mettez en place pour prendre en charge de ce patient ?

Question 22

Entourez la (ou les) bonne(s) réponse(s).
Les voies d'accès vasculaire possibles en urgence chez l'adulte sont :
a. intra-artérielle
b. sternale
c. intra-trachéale
d. intramusculaire
e. intra-rectale

Vigilances, gestion des risques

Question 23

Entourez la (les) bonne(s) réponse(s).
Concernant le circuit du médicament, quelle(s) sont la (les) étape(s) qui contribue(nt) à la sécurisation de ce circuit :
a. la commande des médicaments
b. l'éducation thérapeutique du patient
c. a prescription informatique
d. la prescription orale
e. la délivrance nominative

Question 24

En SSPI, vous constatez qu'un pousse-seringue ne respecte pas la programmation demandée. Quelle est la conduite à tenir ? Justifiez vos actions en étayant des recommandations en matière de vigilance.

Question 25

Au regard des résultats des épreuves de Beth Vincent exposés dans le tableau, déterminez le groupe du patient, le groupe du culot et si la transfusion est possible ou impossible.

	Test de Beth-Vincent					Transfusion
		Patient	Culot	Groupe patient	Groupe culot	possible ou impossible
Test n° 1	Anti-A Anti-B	● ○	○ ○			
Test n° 2	Anti-A Anti-B	● ●	● ○			
Test n° 3	Anti-A Anti-B	○ ○	● ○			
Test n° 4	Anti-A Anti-B	○ ●	● ●			
Test n° 5	Anti-A Anti-B	● ●	○ ●			

Légende ● : Agglutiné ; ○ non agglutiné.

Cas clinique

Vous êtes infirmier en soins intensifs de neurologie.

Ce matin, vous accueillez Mme A, 35 ans, admise dans le service à 9 h pour une suspicion d'accident vasculaire cérébral (AVC). Les premiers signes sont apparus à son domicile à 7 h 30.

À son arrivée elle a un Glasgow à 10, ses pupilles sont normales et réactives. Elle est hémiplégique à gauche. Elle ne parle pas et répond aux ordres simples. Elle mesure 1m65 et pèse 95 kg.

Dans ses antécédents, on note :

- 3 grossesses, dont une gémellaire ;
- contraception orale ;
- tabagisme : 15 cigarettes par jour.

Les prescriptions médicales sont les suivantes :

- à jeun strict ;
- pose d'une voie veineuse périphérique avec 1 litre de sérum physiologique sur 24 heures ;
- mise en route du traitement thrombolytique le plus rapidement possible ;
- bilan sanguin complet : NFS, ionogramme, et bilan de coagulation ;
- doppler des troncs supra-aortiques et échographie cardiaque programmés à 16 heures ;
- mis en place de bas de contention ;
- surveillance hémodynamique continue, surveillance neurologique toutes les heures et surveillance de la température et de la glycémie capillaire trois fois par jour.

a) Identifiez les facteurs ayant pu favoriser l'AVC chez Mme A.

b) Décrivez et justifiez votre prise en charge **spécifique** (thérapeutique et rôle propre) de Mme A entre 9 h et 12 h.

CORRIGÉS

QUESTION 1

a. Veine cave inférieure. **b.** Veine cave supérieure. **c.** Artère pulmonaire droite. **d.** Artère pulmonaire gauche. **e.** Veines pulmonaires gauches.

QUESTION 2

Il naît d'un stimulus qui va déclencher un potentiel d'action qui se propagera ensuite le long du neurone jusqu'à la zone de transmission qui est la synapse.

QUESTION 3

- Fonte de la masse musculaire.
- Réduction de la solidité osseuse, baisse de la densité minérale de l'os = ostéoporose.
- Déshydratation des cartilages articulaires = ankylose.
- Arthrose.

QUESTION 4

a)

	Valeurs normales
Débit coronaire	200 à 250 ml/min
Débit cardiaque chez l'homme	5,5 à 6 L/min
Débit cardiaque chez la femme	4,4 à 5,4 L/min
Pression artérielle moyenne	80 à 90 mmHg

b) Débit cardiaque = volume de sang que le cœur éjecte dans le réseau vasculaire par unité de temps.
Autre réponse possible :
QC = VES × FC

QUESTION 5

a) Surdosage en morphine responsable de troubles respiratoires : diminution de la fréquence respiratoire, bradypnée, rigidité thoracique, voire bronchoconstriction.
b)
- Alerter le médecin.
- Oxygéner la patiente à l'aide d'un masque facial avec 5 l/min d'O_2 minimum.
- Surveiller la saturation en O_2 de Mme A, sa fréquence respiratoire et son pouls.
- Préparer le Narcan®, antagoniste pur, spécifique et compétitif des morphiniques (ampoule de 1 ml = 0,4 mg).

QUESTION 6

b. ; d.

QUESTION 7

a)

Ampoule de 5 mg/5 ml

5 mg → 5 ml

25 mg → x ml

x → 25 ml d'Adrénaline® (soit **5 ampoules**).

b)

Seringue de 50 ml contenant 25 mg d'Adrénaline®.

25 mg correspondent à 25 ml.

50 – 25 = **25 ml d'eau pour préparation injectable**.

c)

25 mg → 50 ml

x mg → 1 ml

x = 25/50 = **0,5 mg pour 1 ml.**

d)

Vitesse du pousse-seringue : dose horaire divisée par la concentration de la seringue.

1,8 mg/h / 0,5 mg/ml = **3,6 ml/h**

Autre calcul possible :

25 mg → 50 ml

1,8 mg → x ml

x = 1,8×50 / 25 = 2×1,8 = **3,6 ml par heure**.

QUESTION 8

- Dépression respiratoire.
- Myosis.
- Prurit.
- Nausées, vomissements.
- Rétention d'urine.
- Constipation.
- Somnolence, trouble de conscience.

QUESTION 9

a) 15 bolus (il faut penser que, en raison de la période réfractaire, au maximum un seul bolus peut être administré toutes les 10 minutes).

b) Il reste 20 ml dans la poche :

5 ml/h sur 2 heures = 10 ml

+ 12 bolus de 5 ml = 60 ml, soit un total consommé de 70 ml + purge de la tubulure qui a consommé au moins 10 ml.

QUESTION 10

Un effet indésirable est une réaction nuisible, non recherchée, se produisant fortuitement aux doses habituellement administrées chez l'homme (définition OMS).

QUESTION 11

DCI	Nom commercial	Voies d'administration	Indications	Effets secondaires
Paracétamol	Doliprane®	*Per* os, IVDL	Traitement d'une douleur modérée	Hypersensibilité, hépatite médicamenteuse
Paracétamol/ Codeïne	Dafalan codeïné®	*Per* os	Traitement d'une douleur modérée à intense	Hypersensibilité, somnolence, vertiges, nausées, constipation, rétention urinaire
Morphine	Skenan® Actiskenan® Morphine®	*Per* os IVDL	Douleurs intenses, chroniques ou aiguës, non soulagées par antalgiques palier 2	Confusion, somnolence, nausées, vomissements, constipation, rétention urinaire, prurit, dépresseur respiratoire

QUESTION 12

Les six voies de pénétration sont :

- voie respiratoire (grippe) ;
- voie cutanéo-muqueuse (tétanos) ;
- voie entérique (choléra) ;
- voie génitale (IST) ;
- voie parentérale (perfusion).

QUESTION 13

1) b.
2) a. ; c. ; d. ; e.

QUESTION 14

a) La pression de filtration, la perméabilité de la membrane glomérulaire, la surface d'échange des capillaires glomérulaires, le débit sanguin glomérulaire.
b) Sécheresse des muqueuses, troubles neurologiques, troubles de la conscience, soif intense, hyperthermie, perte de poids.

QUESTION 15

- Choc septique : b. ; d. ; e. ; f. ; h
- Choc anaphylactique : a. ; c. ; h
- Choc hémorragique : a. ; c. ; e. ; g. ; h

QUESTION 16

a) Le secret professionnel est une notion qui impose aux soignants de ne divulguer aucun renseignement ni information concernant leur activité ou leurs patients.

b)

	VRAI	FAUX
Le secret professionnel s'impose à tout professionnel de santé	X	
La divulgation du secret professionnel est punie par la loi	X	
Le secret professionnel est un devoir inscrit dans les règles professionnelles infirmières	X	
Le secret professionnel est toujours absolu pour un professionnel de santé		X
La non-divulgation de sévices sur personnes vulnérables est punie par la loi	X	

c) La révélation du secret professionnel est possible en cas de :

- atteinte ou mutilations sexuelles ;
- découverte de signes de maltraitance (sévices, privations physiques ou psychiques), en particulier sur les enfants ;
- danger immédiat (délit armé annoncé, par exemple).

QUESTION 17

b. ; **c.** ; **d.** ; **e.**

QUESTION 18

La sonde vésicale est mise en place avec le sac collecteur stérile adapté.
La sonde et le sac collecteur posés ensemble sont solidaires pendant toute la durée du sondage.
Les prélèvements des urines s'effectuent d'une façon aseptique par le site de prélèvement prévu à cet effet.
La vidange des urines s'effectue de façon aseptique par le dispositif inférieur prévu à cet effet.

QUESTION 19

- **Bolus** : dose de morphine reçue à chaque pression du bouton (1 mg, en général).
- **Période réfractaire** : temps entre 2 injections pendant lequel aucune injection n'est possible, même si le patient appuie sur le bouton (5–10 min, en général).
- **Débit continu** : débit de morphine administré de façon continue en plus des bolus demandés par le patient.
- **Dose maximale admissible** : dose maxi sur 4 heures, permet de surveiller la consommation de morphine dans le temps et de la limiter.
- **Titration** : consiste à injecter en IV des doses de morphine jusqu'au soulagement du patient (2–3 mg/5–10 min), généralement effectué lors de la phase initiale de mise en route de la PCA.

QUESTION 20

	Résultat	Augmenté	Normal	Diminué
a. Hémoglobinémie	9,2 g/100 ml			x
b. Plaquettes	420000/mm^3			x
c. Taux de Prothrombine	47 %			x
d. Glycémie	4,8 mmol/l		x	
e. Kaliémie	3,8 mmol/l		x	
f. Natrémie	150 mmol/l			x
g. pH	7,31			x
h. Bicarbonates	28 mmol/l	x		
i. PaO_2	80 mmHg		x	
j. $PaCO_2$	55 mmHg	x		

QUESTION 21

a) Perte de connaissance, absence de respiration, absence de pouls (carotidien ou fémoral).

b)

- Appeler de l'aide dans le service et faire appeler médecin ou n° d'urgence.
- Se faire apporter le chariot d'urgence.
- Débuter le MCE.
- Faire brancher O_2 et aspiration et préparer une perfusion.
- Poser le DSA.
- Poser une VVP.
- Poursuivre MCE + VA jusqu'à l'arrivée du médecin.

QUESTION 22

b. ; d. ; e.

QUESTION 23

b. ; c. ; e.

QUESTION 24

Le dysfonctionnement du pousse-seringue électrique impose de :

- soustraire et remplacer l'appareil défectueux ;
- ne rien changer au réglage de l'appareil incriminé ;
- remplir la fiche d'alerte papier (descriptif de l'incident constaté) ou renseigner une fiche de déclaration d'évènement indésirable au niveau de la cellule Gestion des risques ou via des logiciels tels BLUEMEDI ;
- signaler l'incident au cadre du service et/ou au service biomédical ;
- signaler l'incident ou le risque d'incident au correspondant local de matériovigilance, responsable du suivi des dispositifs et matériels médicaux.

QUESTION 25

- Test 1 : A, O, possible.
- Test 2 : AB, A, possible.

- Test 3 : O, A, impossible.
- Test 4 : B, AB, impossible.
- Test 5 : AB, B, possible.

Cas clinique

a) Contraception orale, tabac, hyperlipidémie, obésité.

b)

1. Accueil de la patiente.

La patiente doit être anxieuse, car elle est aphasique et hémiplégique. Donc la rassurer, la renseigner et lui expliquer les différents soins.

L'installer confortablement dans son lit en évitant les positions vicieuses, car Mme A présente une altération de la mobilité physique. Sonnette et affaires personnelles à portée de main du côté sain.

La scoper avec pouls, TA et SpO_2 en continu :

- il faut vérifier la présence d'une HTA contemporaine de la phase aiguë de l'AVC ;
- surveiller la PA et de ne pas provoquer une chute brutale pour maintenir la pression de perfusion cérébrale. Via un débit sanguin cérébral suffisant ;
- l'ECG en continu va permettre de dépister des troubles du rythme ou une pathologie ;
- Mme A peut présenter des troubles respiratoires, car alitement et risque de fausse route. C'est pourquoi il faut surveiller la FR et la SpO_2 ;
- prise de la température tympanique à 9 h et 12 h ;
- évaluation de l'état neurologique à son arrivée puis toutes les heures : pupilles, motricité et réponse verbale.

2. Surveillance spécifique neurologique.

L'échelle de Glasgow, ou score de Glasgow, est un indicateur de l'état de conscience (une évaluation neurologique). C'est une échelle allant de 3 (**coma** profond) à 15 (personne parfaitement **consciente**), et qui s'évalue sur trois critères :

- ouverture des yeux ;
- réponse verbale ;
- réponse motrice.

Mise en place des prescriptions médicales : pose de la VVP avec un litre du sérum physiologique sur 24 h. Débit 42 ml/h. En même temps, on prélève le bilan sanguin et on réalise la glycémie capillaire :

- contrôler l'hyperglycémie qui peut aggraver les lésions ischémiques ;
- iono à la recherche de troubles hydro-électrolytiques ;
- bilan de coagulation à la recherche de troubles de l'hémostase.

Mise en place du traitement thrombolytique pour dissolution du ou des caillot(s) de sang.

3. Autres risques et surveillances spécifiques :

- risque d'escarre en lien avec l'immobilité, donc prévention par massage des points d'appui toutes les 3 heures et plus si besoin, et surveillance de l'apparition de rougeurs ;
- risque de fausse route lié à la lésion à gauche, donc respect du jeun ;
- risque de thrombose veineuse donc bas de contention.

4. Transmissions écrites.

CHAPITRE 21

Concours blanc n° 2 (partiellement corrigé)

ÉPREUVE ÉCRITE

Question 1

Annotez la figure 21.1 suivante.

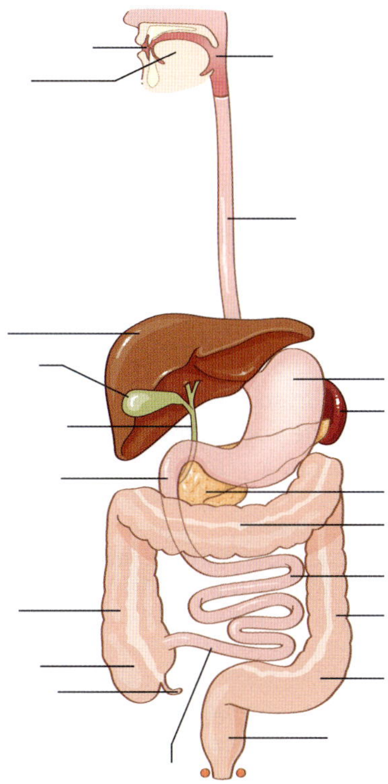

FIGURE 21.1. **Schéma d'ensemble de l'appareil digestif.**

Source : Illustratrice Carole Fumat.

Question 2

Cocher la ou les bonnes réponses.
Les propositions suivantes concernent l'appareil circulatoire :
a. Les artères coronaires naissent directement du cœur et sont des artères nourricières.
b. Le cœur possède une innervation complètement indépendante du système nerveux central.
c. Le tissu nodal assure la contraction autonome du cœur.
d. La petite circulation prend naissance par l'aorte et se termine par les veines pulmonaires.
e. La fonction de la petite circulation est appelée hématose.

Question 3

a. Citez les couches qui composent la peau.
b. Citez quatre rôles de la peau.

Question 4

Expliquez le rôle de la commission des soins infirmiers, de rééducation et médico-technique de votre établissement de santé.

Question 5

Entourez la (ou les) bonne(s) réponse(s).
Concernant ces résultats biologiques sanguins, lesquels sont anormaux ?
a. Sodium : 138 mmol. l^{-1}
b. Potassium : 4,7 mmol. l^{-1}
c. Chlore : 100 µmol. l^{-1}
d. Urée : 6 mmol. l^{-1}
e. Créatinine : 100 mmol. l^{-1}

Question 6

a. Votre voisine de palier a accouché chez elle par voie basse : l'enfant vient d'être expulsé. Précisez les éléments qui composent le score d'Apgar et, pour chacun des éléments, la cotation correspondante. (Présentation possible sous forme de tableau.)
b. Que signifie un score d'Apgar mesuré à 3/10 à la 1re minute de vie d'un nouveau-né ?

Question 7

a. Quelle est la composition de l'air atmosphérique (en %) ?
b. Quelle est la composition de l'air expiré (en %) ?
c. Définissez espace, mort et shunt.

Question 8

Citer les deux principales hormones thyroïdiennes et expliquer leurs rôles.

Question 9

Expliquez la conduite à tenir lors de l'ablation d'un cathéter central par l'infirmière.

Question 10

Complétez le tableau suivant en indiquant les valeurs normales à l'air ambiant et à 37 °C d'une gazométrie sanguine artérielle, et indiquez le terme médical correspondant à la variation de ces valeurs.

•	• Valeurs normales	• Variations
• pH	•	•
• PaO_2	•	•
• $PaCO_2$	•	•
• HCO_3	•	•
• SaO_2	•	•

Question 11

Citez cinq des principes de la charte du patient hospitalisé.

Question 12

La prescription pour Mme C. est la suivante : 250 ml/24 heures de bicarbonate de sodium dosé à 14 pour mille (14 ‰).

a. Quelle quantité de bicarbonate de sodium (en g et mg) a reçu Mme C en 24 heures ?

b. Quel est le débit de perfusion que vous programmez (en gouttes/minute) ?

Question 13

Citez les principaux modes de transmission des infections nosocomiales à l'hôpital.

Question 14

Entourez les bonnes réponses.

Plusieurs hormones sont sécrétées par l'adénohypophyse. Lesquelles ?

a. L'hormone de croissance

b. La prolactine

c. L'hormone lutéïnisante

d. L'hormone anti-diurétique

e. La parathormone

Question 15

Vous prenez en charge un patient traité par corticothérapie au long cours.

Quels conseils donneriez-vous à ce patient pour limiter les effets secondaires du traitement ? Justifiez votre réponse.

Question 16

Décrivez la chronologie de la « chaîne de survie ».

Question 17

Citez les différentes mesures prophylactiques à votre disposition pour éviter la contamination manuportée lors des soins.

Question 18

Entourez la (ou les) bonne(s) réponse(s).

À propos de l'espace mort respiratoire chez l'adulte :

a. Il est physiologique

b. Il est d'environ 50 ml

c. Il participe aux échanges gazeux

d. Il augmente en ventilation contrôlée

e. Il diminue en ventilation contrôlée

Question 19

Vous prenez en charge un patient qui est porteur d'une contention plâtrée brachio-antébrachiale-palmaire suite à une fracture de Pouteau-Colles.
a. Citez la complication majeure qui peut survenir dans les 48 premières heures chez ce patient.
b. Quels sont les signes cliniques d'alerte ?

Question 20

Vous devez réaliser une gazométrie artérielle sanguine.
a. Quel est l'intérêt de ce prélèvement ?
b. Énoncez les résultats normaux d'une gazométrie.

Question 21

a. Définissez le diabète de type 1.
b. Énumérez cinq manifestations cliniques évocatrices d'une hypoglycémie chez un diabétique insulinodépendant.

Question 22

Entourez la (ou les) bonne(s) réponse(s).
Les médicaments agissent dans l'organisme en se fixant sur des récepteurs dont la réponse dépend :
a. de la concentration du médicament
b. du nombre de récepteurs dans le tissu cible
c. de l'affinité du médicament pour le récepteur
d. de la nature animale ou végétale du médicament
e. de la sélectivité du médicament pour le récepteur

Question 23

Entourez la bonne réponse.
La méthode recommandée pour diagnostiquer un arrêt cardiaque par un IDE est :
a. L'inconscience et l'absence de respiration efficace
b. L'inconscience et l'absence de pouls
c. Le faciès cyanosé de la victime
d. La personne ne répond pas et elle a très mal au thorax
e. l'examen du tracé électro-cardioscopique

Question 24

Vous disposez d'un obus de 5 litres, la pression affichée au manomètre est de 100 bars.
a. De combien de litres d'oxygène disposez-vous ?
b. Le médecin a prescrit 5 L/min. De combien d'autonomie disposez-vous ?
(Faites apparaître votre calcul. Toute erreur entraine la notation 0 à la question.)

Question 25

Citez chronologiquement les actions que vous mettez en œuvre face à l'arrêt inopiné d'un pousse-seringue de Dopamine® (vous avez vérifié tous les connexions et les raccords, aucun souci les concernant).

Question rédactionnelle

Vous êtes infirmier aux urgences pédiatriques et vous accueillez un enfant pour crise d'asthme.
a. Citez les signes de la crise d'asthme.
b. Détaillez et justifiez vos actions infirmières.

CORRIGÉS

Attention : certaines questions ne sont pas corrigées ; pour d'autres questions, les éléments apportés sont partiels. Pour répondre correctement à la question, il vous faut la rédiger et compléter les réponses.
Recherchez les éléments de réponses manquants dans l'ouvrage. Cette démarche augmentera vos capacités de mémorisation et votre préparation au concours.

QUESTION 1

Figure 21.2.

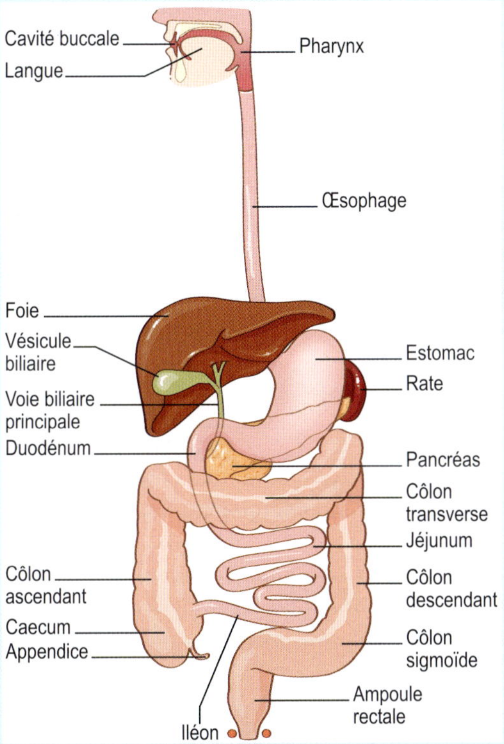

FIGURE 21.2.

QUESTION 2

c ; e.

QUESTION 3

a) L'épiderme, le derme, l'hypoderme.
b)

- Rôle protecteur.
- Rôle d'information sensitive grâce à ses récepteurs.
- Rôle dans la thermorégulation en produisant de la sueur.
- Rôle d'élimination des produits déchets grâce à la sueur.
- Rôle dans la synthèse de la vitamine D.
- Rôle dans l'absorption des substances grasses.

QUESTION 4

....

....

....

....

QUESTION 5

e.

QUESTION 6

a)

	0	1	2
Fréquence cardiaque	Absent	< 100 batt/min	> 100 batt/mn
Fréquence respiratoire	Absent	Hyperventilation, cris faibles	Cris vigoureux
Tonus	Flasque	Flexion des membres	Mouvements actifs
Réactivité	Nulle	Grimace	Vive
Coloration cutanée	Pâleur ou cyanose	Rose, avec extrémités cyanosées	Rose

b) ....

....

....

....

QUESTION 7

a)..

....

b)..

....

c)..

....

QUESTION 8

- Hormone T3 ou tri-iodothyronine.
- Hormone T4 ou tétra-iodothyronine ou thyroxine.

Leurs rôles :

- stimulation métabolique : stimulation de la thermogénèse, augmentation de la fréquence cardiaque et du débit cardiaque, majoration catabolisme des lipides, des protides et des glucides ;
- régulation de la croissance (croissance osseuse et puberté) ;
- régulation du système nerveux : action sur le développement psychique et intellectuel et sur la libido.

QUESTION 9

....

....

....

....

QUESTION 10

•	• Valeurs normales	• Variations
• pH	• 7,40 +/– 2	• ↑ alcalose ; ↓acidose
• PaO_2	• 90 +/– 10 mmHg	• ↑ hyperoxémie ; ↓ hypoxémie
• $PaCO_2$	• 40 +/– 2 mmHg	• ↑ hypercapnie ; ↓hypocapnie
• HCO_3	• 24 +/– 2 mmol/L, ou mEq/L	• ↑ hyperbasémie ; ↓ hypobasémie
• SaO_2	• ≥ 96 %	• ↓ désaturation, hypoxémie

QUESTION 11

....

....

....

....

QUESTION 12

a) Mme C a reçu en 24 heures **3,5 g ou 3500 mg** de bicarbonate de sodium.
b) Le débit de perfusion est de **4 gouttes/minute par excès**.

QUESTION 13

Les principaux modes de transmission sont :

- exogène : de personne à personne, par l'intermédiaire de :
  - mains du personnel soignant,
  - matériel,
  - environnement ;
- endogène : autocontamination du patient par ses propres germes.

QUESTION 14

....

....

....

....

QUESTION 15

Les conseils d'hygiène de vie et de nutrition à donner à un patient pour limiter les effets secondaires d'une corticothérapie au long cours sont :

- limiter la consommation de glucides pour lutter contre l'hyperglycémie, le diabète induit et l'obésité éventuelle ;
- réduire la consommation de sel pour éviter la rétention hydro-sodée et l'HTA ;
- manger des aliments riches en potassium pour limiter la fuite potassique ;
- hygiène de vie pour pallier la chute des défenses immunitaires et la sensibilité aux infections ;
- consommer des aliments riches en calcium et vitamine D pour lutter contre l'ostéoporose.

QUESTION 16

....
....
....
....

QUESTION 17

Les mesures prophylactiques pour éviter la contamination manuportée lors des soins sont :

- lavage de mains ou utilisation SHA ;
- port de gants ;
- ne pas porter de bijoux ;
- pas de vernis sur les ongles ;
- ongles coupés courts.

QUESTION 18

....
....

QUESTION 19

....
....

QUESTION 20

a) ....
....
....
b) ....
....
....

QUESTION 21

a) Le diabète de type 1 est une destruction spécifique des cellules β des ilots de Langerhans aboutissant progressivement à une carence en insuline.

b) Manifestations cliniques évocatrices d'une hypoglycémie chez un diabétique insulinodépendant :

- céphalées ;
- vertiges ;
- tremblements ;
- sueurs ;
- anxiété ;
- crampes abdominales ;
- trouble de la vue ;
- palpitations ;
- faim ;
- pâleur ;
- troubles du comportement ;
- coma ;

QUESTION 22

b. ; c. ; e.

QUESTION 23

a. ; e.

QUESTION 24

....
....
....
....

QUESTION 25

- Changer le pousse-seringue pour **remettre en route le traitement**.
- **Prévenir le médecin** de l'arrêt du traitement.
- Vérifier les **constantes hémodynamiques** du patient.
- Mise en place procédure **matériovigilance**.
- Remplir une **fiche de signalement**.
- Joindre la déclaration avec le PSE en cause.
- La remettre au cadre ou au correspondant de matériovigilance.

QUESTION RÉDACTIONNELLE

a) Les signes de la crise d'asthme sont : toux, dyspnée expiratoire, tachycardie, cyanose, angoisse, signes de lutte = tirage intercostale, balancement thoraco-abdominale, entonnoir thoracique, battements des ailes du nez, geignement expiratoire.

b) ....
....
....
....
....
....

CHAPITRE 22

Concours blanc n° 3 (non corrigé)

Attention : dans cet exercice, aucune question n'est corrigée.
Recherchez les éléments de réponses manquants dans l'ouvrage. Cette démarche achèvera votre préparation au concours.

ÉPREUVE ÉCRITE

Question 1

Annotez la figure 22.1.

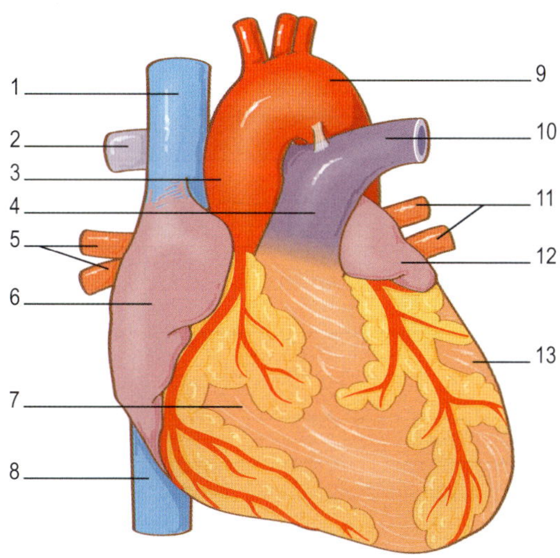

FIGURE 22.1. Schéma du cœur et de sa vascularisation (vue externe).

Source : Illustratrice Carole Fumat.

1	
2	
3	
4	
5	
6	
7	
8	

9	
10	
11	
12	
13	

Question 2

Annotez la figure 22.2 concernant les volumes et capacités pulmonaires.

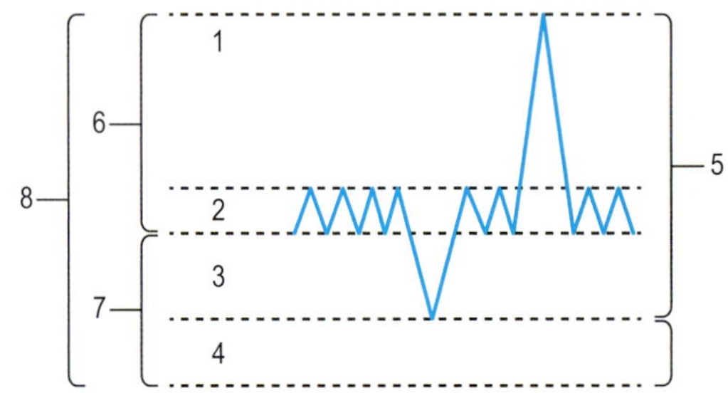

FIGURE 22.2. Volumes et capacités pulmonaires.

Source : Illustratrice Carole Fumat.

1	
2	
3	
4	
5	
6	
7	
8	

Question 3

a. Définissez ce qu'est l'urgence vitale.
b. Complétez le tableau ci-dessous :

	Obstruction totale des voies aériennes	**Obstruction partielle des voies aériennes**
Signes cliniques		
Conduite à tenir (hors hôpital)		

Question 4

Dessinez un tracé ECG normal, indiquez le nom des ondes et ce à quoi elles correspondent.

Question 5

Donnez les valeurs normales (avec leurs unités) chez l'homme sain des constantes suivantes.

- Débit cardiaque :
- Pression veineuse centrale :
- Pression artérielle systémique systolique :
- Pression artérielle systémique diastolique :
- Pression artérielle pulmonaire systolique :
- Pression capillaire pulmonaire :

Question 6

Donnez la définition des signes suivants.

- SSPI :
- CSE :
- CME :
- CLIN :
- EFS :
- CESU :
- EPP :
- SMUR :
- DAE :

Question 7

a. Définissez ce qu'est une hémorragie.
b. Citez et caractérisez les niveaux de gravité des hémorragies.
c. Citez les circonstances dans lesquelles un secouriste peut être autorisé à mettre un garrot. Expliquez pourquoi le garrot d'un membre ne peut être retiré que par un médecin.

Question 8

Vous disposez d'un obus de 5 l, la pression affichée au manomètre est de 100 bars. De combien de litres d'oxygène disposez-vous ?
Le médecin a prescrit 5 l/min. De combien de temps d'autonomie disposez-vous ?
(Faites apparaître votre calcul. Toute erreur entraîne 0 à la question.)

Question 9

Énumérez les précautions et les mesures à prendre, pour le patient et vous-même, lors de la réalisation d'hémocultures.

Question 10

En cas de suspicion de complication infectieuse lors d'une transfusion, expliquez la conduite à tenir par l'IDE.

Question 11

La pression veineuse centrale : définition, intérêts et limites, valeurs normales.

Question 12

Répondez par VRAI ou FAUX aux affirmations suivantes :

		VRAI	FAUX
1	L'hémoglobine détermine véritablement l'efficacité du transport de l'oxygène par les érythrocytes		
2	Le sang normal contient 10 à 13 grammes d'hémoglobine par décilitre		
3	Les globules rouges fabriqués depuis 24 heures ou moins sont appelés réticulocytes		
4	Le pourcentage de réticulocytes par rapport au nombre total d'hématies permet d'évaluer directement la production issue de la moelle osseuse		
5	Les leucocytes jouent un rôle essentiel dans le transport de l'oxygène		
6	Les leucocytes jouent un rôle essentiel dans la lutte contre les infections		
7	Les réticulocytes défendent l'organisme contre les bactéries, les virus, les parasites ainsi que les cellules tumorales		
8	Les granulocytes sont des leucocytes contenant des granulations		
9	Le point commun de tous les leucocytes est d'être impliqués dans les défenses immunitaires de l'organisme ; c'est-à-dire la défense contre les agressions extérieures microbiennes		
10	Les granulocytes neutrophiles augmentent rapidement en présence d'allergies ou d'infections par des parasites		

Question 13

a. Combien de produits actifs contient 1 litre de solution diluée à 10 % ? (Faites figurer votre raisonnement.)

b. Combien de g de Chlorure de potassium contient une ampoule de KCl de 10 ml à 20 % ? (Faites figurer votre raisonnement.)

c. Convertir en milligrammes (mg) :

59,81 µg =

1,03 g =

19,63 dg =

0,124 cg =

d. Convertir en millilitres (ml) :

2,5 cl =

4,53 l =

8 cm3 =

75 dl =

Question 14

Les cardiotoniques sont des traitements qui produisent des effets semblables au système nerveux sympathique. Ils agissent sur des récepteurs spécifiques, présents majoritairement dans certains organes.
Complétez le tableau ci-dessous.

	Présents dans…	Nom d'une drogue agoniste
Récepteurs alpha1		
Récepteurs alpha2		
Récepteurs β1		
Récepteurs β2		

Question 15

QCM : cochez la ou les bonne(s) réponse(s) aux affirmations ci-dessous.

A. Les médicaments agissent dans l'organisme en se fixant sur des récepteurs dont la réponse dépend :
a. de la concentration du médicament
b. du nombre de récepteurs dans le tissu cible
c. de l'affinité du médicament pour le récepteur
d. de la nature animale ou végétale du médicament
e. de la sélectivité du médicament pour le récepteur

B. La pénétration d'un médicament dans un tissu dépend :
a. de sa taille
b. de sa liaison aux protéines plasmatiques
c. de sa lipophilie
d. de la vascularisation du tissu concerné
e. de l'affinité des récepteurs tissulaires pour les médicaments

C. Les antalgiques opiacés entraînent :
a. une sédation
b. une stimulation vagale
c. un myosis
d. une dépression des centres respiratoires
e. des diarrhées

D. Le syndrome de sevrage aux morphiniques est caractérisé par :
a. un myosis
b. des sueurs
c. une tachycardie
d. une hypotension
e. une déshydratation

E. Le paracétamol :
a. est antalgique
b. est anti-inflammatoire
c. est antiagrégant plaquettaire
d. est hépatotoxique à fortes doses
e. est contre-indiqué pendant la grossesse

Question 16

Dans le tableau ci-dessous, notez la famille thérapeutique de chaque médicament, leur liste et, par une croix, les voies d'administration possibles.

	Famille pharmaco-thérapeutique	Voies d'administration possibles			
		IM	IV	Rectale	Orale
Avlocardyl®					
Clamoxyl®					
Glucophage®					
Loxen®					
Perfalgan®					
Skénan®					
Valium®					

Question 17

Citez les éléments les plus significatifs de la charte du patient hospitalisé.

Question 18

Complétez le tableau suivant.

Le groupe	Peut recevoir des CGR du groupe...	Peut recevoir du plasma du groupe...
A		
B		
AB		
O		

Question 19

a. Qu'est-ce qu'une faute disciplinaire ?
b. Quelles sanctions disciplinaires peuvent être encourues en cas de faute disciplinaire ?

Question 20

Expliquez les éléments de surveillance clinique d'un patient porteur d'un drain thoracique.

Question 21

Vous êtes infirmière en médecine générale et ce matin, M. R, 55 ans, est admis dans le service pour une baisse de l'état général. À l'arrivée, il est très agité et présente une hématémèse brutale de plus de deux haricots. La lettre de transfert mentionne un terrain éthylique avec des signes de décompensation cirrhotique.

Le médecin gastro-entérologue décide de pratiquer très rapidement une endoscopie digestive en vue d'un geste hémostatique.

Les résultats de la biologie vous sont rapportés :

- hémoglobine = 7 g/100 ml ;
- plaquettes = 35000/mm^3 ;
- temps de prothrombine = 12 %.

Les constantes cliniques sont :

- TA : 75/50 mmHg ;
- Pouls : 130 bat/min.

a. Quels diagnostics pouvez-vous évoquer ? Justifiez votre réponse.

b. Quels sont les éléments que vous relevez et qui constituent des critères de gravité de cette situation ?

c. Détaillez la prise en charge infirmière à l'arrivée jusqu'à son transfert en salle d'endoscopie.

PARTIE

4 Annexes

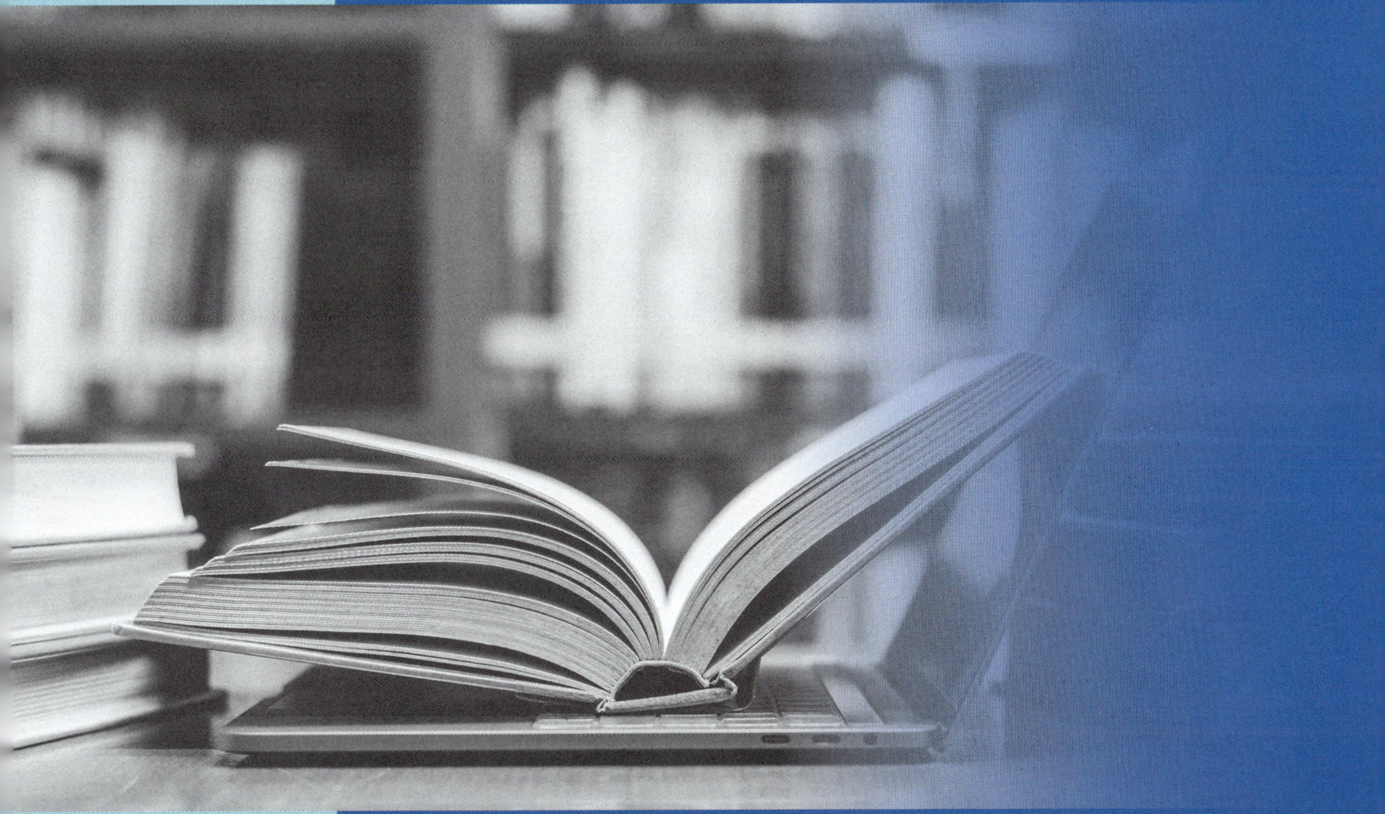

Compétences

Dix compétences IDE

Arrêté du 31 juillet 2009 relatif au diplôme d'État infirmier.

Grâce à ce tableau, faites le bilan de vos compétences infirmières.

	J'ai acquis	J'ai partiellement acquis	Je n'ai pas acquis
1. Évaluer une situation clinique et établir un diagnostic dans le domaine infirmier			
Évaluer les besoins de santé et les attentes d'une personne ou d'un groupe de personnes en utilisant un raisonnement clinique			
Rechercher et sélectionner les informations utiles à la prise en charge de la personne dans le respect des droits du patient (dossier, outils de soins...)			
Identifier les signes et symptômes liés à la pathologie, à l'état de santé de la personne et à leur évolution			
Conduire un entretien de recueil de données			
Repérer les ressources et les potentialités d'une personne ou d'un groupe, notamment dans la prise en charge de sa santé			
Analyser une situation de santé et de soins et poser des hypothèses interprétatives			
Élaborer un diagnostic de situation clinique et/ou un diagnostic infirmier à partir des réactions aux problèmes de santé d'une personne, d'un groupe ou d'une collectivité et identifier les interventions infirmières nécessaires			
Évaluer les risques dans une situation d'urgence, de violence, de maltraitance ou d'aggravation et déterminer les mesures prioritaires			
2. Concevoir et conduire un projet de soins infirmiers			
Élaborer un projet de soins dans un contexte de pluri-professionnalité			
Hiérarchiser et planifier les objectifs et les activités de soins en fonction des paramètres du contexte et de l'urgence des situations			
Mettre en œuvre des soins en appliquant les règles, les procédures et les outils de la qualité de la sécurité (hygiène, asepsie, vigilances...) et de la traçabilité			
Adapter les soins et les protocoles de soins infirmiers aux personnes, aux situations et aux contextes, anticiper les modifications dans l'organisation des soins et réagir avec efficacité en prenant des mesures adaptées			
Organiser et répartir les activités avec et dans l'équipe de soins en fonction des compétences des collaborateurs et du contexte quotidien			
Accompagner et guider la personne dans son parcours de soins			
Identifier les risques liés aux situations de soin et déterminer les mesures préventives et/ou correctives adaptées			
Prévoir et mettre en œuvre les mesures appropriées en situation d'urgence ou de crise en référence aux protocoles existants			
Argumenter le projet de soins et la démarche clinique lors de réunions professionnelles et interprofessionnelles (transmission, staff professionnel...)			
Évaluer la mise en œuvre du projet de soins avec la personne et son entourage et identifier les réajustements nécessaires			

	J'ai acquis	J'ai partiellement acquis	Je n'ai pas acquis
3. Accompagner une personne dans la réalisation de ses soins quotidiens			
Apprécier la capacité de la personne à réaliser les activités de la vie quotidienne et l'accompagner dans les soins en favorisant sa participation et celle de son entourage			
Adapter les soins quotidiens aux besoins de la personne, en tenant compte de ses ressources, ses déficiences ou ses handicaps			
Évaluer, anticiper et prévenir les risques liés à la diminution ou la perte de l'autonomie et à l'altération de la mobilité			
Adapter et sécuriser l'environnement de la personne			
Identifier des activités contribuant à mobiliser les ressources de la personne en vue d'améliorer ou de maintenir son état physique et psychique			
Évaluer l'évolution de la personne dans sa capacité à réaliser ses soins			
4. Mettre en œuvre des actions à visée diagnostique et thérapeutique			
Analyser les éléments de la prescription médicale en repérant les interactions et toute anomalie manifeste			
Préparer et mettre en œuvre les thérapeutiques médicamenteuses et les examens selon les règles de sécurité, d'hygiène, et d'asepsie			
Organiser l'administration des médicaments selon la prescription médicale, en veillant à l'observance et à la continuité des traitements			
Mettre en œuvre les protocoles thérapeutiques adaptés à la situation clinique d'une personne			
Initier et adapter l'administration des antalgiques dans le cadre des protocoles médicaux			
Conduire une relation d'aide thérapeutique			
Utiliser, dans le cadre d'une équipe pluridisciplinaire, des techniques à visée thérapeutique et psychothérapique			
Prévoir, installer et utiliser les appareils et dispositifs médicaux opérationnels nécessaires aux soins et au confort de la personne			
Anticiper et accompagner les gestes médicaux dans les situations d'aide technique			
Prescrire des dispositifs médicaux selon les règles de bonne pratique			
Identifier les risques liés aux thérapeutiques et aux examens et déterminer les mesures préventives et/ou correctives adaptées			
Synthétiser les informations afin d'en assurer la traçabilité sur les différents outils appropriés (dossier de soins, résumé de soins, comptes rendus infirmiers, transmissions...)			
5. Initier et mettre en œuvre des soins éducatifs et préventifs			
Repérer les besoins et les demandes des personnes et des populations en lien avec les problématiques de santé publique			
Accompagner une personne, ou un groupe de personnes, dans un processus d'apprentissage pour la prise en charge de sa santé et de son traitement			
Accompagner une personne dans un processus décisionnel concernant sa santé : consentement aux soins, comportement vis-à-vis de la santé...			
Concevoir et mettre en œuvre des actions de conseil, de promotion de la santé et de prévention répondant aux besoins de populations ciblées			

Conduire une démarche d'éducation pour la santé et de prévention par des actions pédagogiques individuelles et collectives			
Concevoir, formaliser et mettre en œuvre une démarche et un projet d'éducation thérapeutique pour une ou plusieurs personnes			
Choisir et utiliser des techniques et des outils pédagogiques qui facilitent et soutiennent l'acquisition des compétences en éducation et prévention pour les patients			
6. Communiquer et conduire une relation dans un contexte de soins			
Définir, établir et créer les conditions et les modalités de la communication propices à l'intervention soignante, en tenant compte du niveau de la compréhension de la personne			
Accueillir et écouter une personne en situation de demande de santé ou de soin en prenant en compte son histoire de vie et son contexte			
Instaurer et maintenir une communication verbale et non verbale avec les personnes en tenant compte des altérations de communication			
Rechercher et instaurer un climat de confiance avec la personne soignée et son entourage en vue d'une alliance thérapeutique			
Informer une personne sur les soins en recherchant son consentement			
Identifier les besoins spécifiques de relation et de communication en situation de détresse, de fin de vie, de deuil, de déni, de refus, conflit et agressivité			
Conduire une démarche de communication adaptée aux personnes et à leur entourage en fonction des situations identifiées			
7. Analyser la qualité des soins et améliorer sa pratique professionnelle			
Observer, formaliser et expliciter les éléments de sa pratique professionnelle			
Confronter sa pratique à celle de ses pairs ou d'autres professionnels			
Évaluer les soins, les prestations et la mise en œuvre des protocoles de soins infirmiers au regard des valeurs professionnelles, des principes de qualité, de sécurité, d'ergonomie, et de satisfaction de la personne soignée			
Analyser et adapter sa pratique professionnelle au regard de la réglementation, de la déontologie, de l'éthique, et de l'évolution des sciences et des techniques			
Évaluer l'application des règles de traçabilité et des règles liées aux circuits d'entrée et de sortie des matériels et dispositifs médicaux (stérilisation, gestion des stocks, circuits des déchets, circulation des personnes...) et identifier toute non-conformité			
Apprécier la fonctionnalité des dispositifs médicaux utilisés dans les soins et dans l'urgence			
Identifier les améliorations possibles et les mesures de réajustement de sa pratique			
8. Rechercher et traiter des données professionnelles et scientifiques			
Questionner, traiter, analyser des données scientifiques et/ou professionnelles			
Identifier une problématique professionnelle et formuler un questionnement			
Identifier les ressources documentaires, les travaux de recherche et utiliser des bases de données actualisées			
Utiliser les données contenues dans des publications scientifiques et/ou professionnelles			
Choisir des méthodes et des outils d'investigation adaptés au sujet étudié et les mettre en œuvre			
Rédiger et présenter des documents professionnels en vue de communication orale ou écrite			

	J'ai acquis	J'ai partiellement acquis	Je n'ai pas acquis
9. Organiser et coordonner des interventions soignantes			
Identifier les acteurs intervenant auprès des personnes (santé, social, médico-social, associatif...)			
Organiser ses interventions en tenant compte des limites de son champ professionnel et de ses responsabilités, veiller à la continuité des soins en faisant appel à d'autres compétences			
Choisir les outils de transmission de l'information adaptés aux partenaires et aux situations et en assurer la mise en place et l'efficacité			
Coordonner les actions et les soins auprès de la personne soignée avec les différents acteurs de la santé, du social et de l'aide à domicile			
Coopérer au sein d'une équipe pluri-professionnelle dans un souci d'optimisation de la prise en charge sanitaire et médico-sociale			
Coordonner le traitement des informations apportées par les différents acteurs afin d'assurer la continuité et la sécurité des soins			
Instaurer et maintenir des liaisons avec les acteurs, réseaux et structures intervenant auprès des personnes			
Organiser son travail dans les différents modes d'exercice infirmier, notamment dans le secteur libéral			
10. Informer et former des professionnels et des personnes en formation			
Organiser l'accueil et l'information d'un stagiaire et d'un nouvel arrivant professionnel dans le service, la structure ou le cabinet de soins			
Organiser et superviser les activités d'apprentissage des étudiants			
Évaluer les connaissances et les savoir-faire mis en œuvre par les stagiaires en lien avec les objectifs de stage			
Superviser et évaluer les actions des AS, AP, et AMP en tenant compte de leur niveau de compétence et des contextes d'intervention dans le cadre de la collaboration			
Transférer son savoir-faire et ses connaissances aux stagiaires et autres professionnels de santé par des conseils, des démonstrations, des explications, et de l'analyse commentée de la pratique			
Animer des séances d'information et des réflexions sur la santé, la prise en charge des personnes et l'organisation des soins auprès d'acteurs de la santé			

Sept compétences IADE

Arrêté du 27 juillet 2012 relatif au diplôme d'État infirmier anesthésiste.

1. Anticiper et mettre en place une organisation du site d'anesthésie en fonction du patient, du type d'intervention et du type d'anesthésie.

2. Analyser la situation, anticiper les risques associés en fonction du type d'anesthésie, des caractéristiques du patient et de l'intervention et ajuster la prise en charge anesthésique.

3. Mettre en œuvre et adapter la procédure d'anesthésie en fonction du patient et du déroulement de l'intervention.

4. Assurer et analyser la qualité et la sécurité en anesthésie réanimation.

5. Analyser le comportement du patient et assurer un accompagnement et une information adaptée à la situation d'anesthésie.

6. Coordonner ses actions avec les intervenants et former des professionnels dans le cadre de l'anesthésie-réanimation, de l'urgence intra et extrahospitalière et de la prise en charge de la douleur.

7. Rechercher, traiter et produire des données professionnelles et scientifiques dans les domaines de l'anesthésie, la réanimation, l'urgence et l'analgésie.

Extraits du décret 2004-802 du 29 juillet 2004 (incluant les mises à jour jusqu'au 1er janvier 2023)

Décret paru au *Journal officiel* du 9 août 2004 et inclus dans le Code de la santé publique.

Livre III Auxiliaires médicaux Titre Ier profession d'infirmier ou d'infirmière

Chapitre I Exercice de la profession

Section I Actes professionnels

Article R. 4311-1. – L'exercice de la profession d'infirmier ou d'infirmière comporte l'analyse, l'organisation, la réalisation de soins infirmiers et leur évaluation, la contribution au recueil de données cliniques et épidémiologiques et la participation à des actions de prévention, de dépistage, de formation et d'éducation à la santé.

Dans l'ensemble de ces activités, les infirmiers et infirmières sont soumis au respect des règles professionnelles et notamment du secret professionnel.

Ils exercent leur activité en relation avec les autres professionnels du secteur de la santé, du secteur social et médico-social et du secteur éducatif.

Article R. 4311-2. – Les soins infirmiers, préventifs, curatifs ou palliatifs, intègrent qualité technique et qualité des relations avec le malade. Ils sont réalisés en tenant compte de l'évolution des sciences et des techniques. Ils ont pour objet, dans le respect des droits de la personne, dans le souci de son éducation à la santé et en tenant compte de la personnalité de celle-ci dans ses composantes physiologique, psychologique, économique, sociale et culturelle :

1. De protéger, maintenir, restaurer et promouvoir la santé physique et mentale des personnes ou l'autonomie de leurs fonctions vitales physiques et psychiques en vue de favoriser leur maintien, leur insertion ou leur réinsertion dans leur cadre de vie familial ou social ;
2. De concourir à la mise en place de méthodes et au recueil des informations utiles aux autres professionnels, et notamment aux médecins pour poser leur diagnostic et évaluer l'effet de leurs prescriptions ;
3. De participer à l'évaluation du degré de dépendance des personnes ;
4. De contribuer à la mise en œuvre des traitements en participant à la surveillance clinique et à l'application des prescriptions médicales contenues, le cas échéant, dans des protocoles établis à l'initiative du ou des médecins prescripteurs ;

5. De participer à la prévention, à l'évaluation et au soulagement de la douleur et de la détresse physique et psychique des personnes, particulièrement en fin de vie au moyen des soins palliatifs, et d'accompagner, en tant que de besoin, leur entourage.

Article R. 4311-3. – Relèvent du rôle propre de l'infirmier ou de l'infirmière les soins liés aux fonctions d'entretien et de continuité de la vie et visant à compenser partiellement ou totalement un manque ou une diminution d'autonomie d'une personne ou d'un groupe de personnes.

Dans ce cadre, l'infirmier ou l'infirmière a compétence pour prendre les initiatives et accomplir les soins qu'il juge nécessaires conformément aux dispositions des articles R. 4311-5 et R. 4311-6. Il identifie les besoins de la personne, pose un diagnostic infirmier, formule des objectifs de soins, met en œuvre les actions appropriées et les évalue. Il peut élaborer, avec la participation des membres de l'équipe soignante, des protocoles de soins infirmiers relevant de son initiative. Il est chargé de la conception, de l'utilisation et de la gestion du dossier de soins infirmiers.

Article R. 4311-4[26].

Lorsque les actes accomplis et les soins dispensés relevant de son rôle propre sont dispensés dans un établissement ou un service à domicile à caractère sanitaire, social ou médico-social, l'infirmier ou l'infirmière peut, sous sa responsabilité, les assurer avec la collaboration d'aides-soignants, d'auxiliaires de puériculture ou d'accompagnants éducatifs et sociaux qu'il encadre et dans les limites respectives de la qualification reconnue à chacun du fait de sa formation. Cette collaboration peut s'inscrire dans le cadre des protocoles de soins infirmiers mentionnés à l'article R. 4311-3.

L'infirmier ou l'infirmière peut également confier à l'aide-soignant ou l'auxiliaire de puériculture la réalisation, le cas échéant en dehors de sa présence, de soins courants de la vie quotidienne, définis comme des soins liés à un état de santé stabilisé ou à une pathologie chronique stabilisée et qui pourraient être réalisés par la personne elle-même si elle était autonome ou par un aidant.

Article R. 4311-5[27]. – Dans le cadre de son rôle propre, l'infirmier ou l'infirmière accomplit les actes ou dispense les soins suivants visant à identifier les risques et à assurer le confort et la sécurité de la personne et de son environnement et comprenant son information et celle de son entourage :

1. Soins et procédés visant à assurer l'hygiène de la personne et de son environnement ;
2. Surveillance de l'hygiène et de l'équilibre alimentaire ;
3. Dépistage et évaluation des risques de maltraitance ;
4. Aide à la prise des médicaments présentés sous forme non injectable ;
5. Vérification de leur prise ;
6. Surveillance de leurs effets et accompagnement éducatif de la personne ;
7. Administration de l'alimentation par sonde gastrique, sous réserve des dispositions prévues à l'article R. 4311-7 et changement de sonde d'alimentation gastrique ;
8. Soins et surveillance de la personne en assistance nutritive entérale ou parentérale ;
9. Surveillance de l'élimination intestinale et urinaire et changement de sondes vésicales ;
10. bis Changement de support et de poche de colostomie cicatrisée ;
11. Soins et surveillance de la personne sous dialyse rénale ou péritonéale ;
12. Soins et surveillance de la personne placés en milieu stérile ;
13. Installation de la personne dans une position en rapport avec sa pathologie ou son handicap ;
14. Préparation et surveillance du repos et du sommeil ;
15. bis Pose et changement de masque respiratoire en situation chronique hormis tout dispositif d'insufflation ou d'exsufflation ;
16. Lever de la personne et aide à la marche ne faisant pas appel aux techniques de rééducation ;
17. Aspirations des sécrétions de la personne qu'il soit ou non intubé ou trachéotomisé ;
18. Ventilation manuelle instrumentale par masque ;

[26] Modifié par le décret n° 2021-980 du 23 juillet 2021 relatif à la réalisation de certains actes professionnels par les infirmiers et d'autres professionnels de santé.

[27] Modifié par le décret n° 2021-980 du 23 juillet 2021 relatif à la réalisation de certains actes professionnels par les infirmiers et d'autres professionnels de santé.

19. Utilisation d'un défibrillateur semi-automatique et surveillance de la personne placée sous cet appareil ;
20. Administration en aérosols de produits non médicamenteux ;
21. Recueil des observations de toute nature susceptibles de concourir à la connaissance de l'état de santé de la personne et appréciation des principaux paramètres servant à sa surveillance : température, pulsations, pression artérielle, rythme et fréquence respiratoires, taux de saturation en oxygène, volume de la diurèse, poids, dont indice de masse corporelle (IMC) calculé à l'aide d'un outil paramétré, mensurations, mesure du périmètre crânien, réflexes pupillaires, réflexes de défense cutanée, observations des manifestations de l'état de conscience, évaluation de la douleur ;
22. Réalisation, surveillance et renouvellement des pansements non médicamenteux ;
23. Réalisation et surveillance des pansements et des bandages autres que ceux mentionnés à l'article R. 4311-7 ;
24. Prévention et soins d'escarres ;
25. Prévention non médicamenteuse des thromboses veineuses ;
26. Soins et surveillance d'ulcères cutanés chroniques ;
27. Toilette périnéale ;
28. Préparation de la personne en vue d'une intervention, notamment soins cutanés préopératoires ;
29. Recherche des signes de complications pouvant survenir chez un patient porteur d'un dispositif d'immobilisation ou de contention ;
30. Soins de bouche avec application de produits non médicamenteux ;
31. Lavage et irrigation oculaire et instillation de collyres ;
32. Participation à la réalisation des tests à la sueur et recueil des sécrétions lacrymales ;
33. Surveillance de scarifications, injections et perfusions mentionnées aux articles R. 4311-7 et R. 4311-9 ;
34. Surveillance de la personne ayant fait l'objet de ponction à visée diagnostique ou thérapeutique ;
35. Lecture de l'intradermo-réaction pour le test tuberculinique ;
36. Détection de parasitoses externes et soins aux personnes atteintes de celles-ci ;
37. Surveillance des fonctions vitales et maintien de ces fonctions par des moyens non invasifs et n'impliquant pas le recours à des médicaments ;
38. Surveillance des cathéters, sondes et drains ;
39. Participation à la réalisation d'explorations fonctionnelles, à l'exception de celles mentionnées à l'article R. 4311-10, et pratique d'examens non vulnérants de dépistage de troubles sensoriels ;
40. Participation à la procédure de désinfection et de stérilisation des dispositifs médicaux réutilisables ;
41. Recueil des données biologiques obtenues par des techniques à lecture instantanée suivantes :

a) urines : glycosurie acétonurie, protéinurie, recherche de sang, potentiels en ions hydrogène, pH ;

b) sang : glycémie par captation capillaire brève ou lecture transdermique, acétonémie taux de bilirubine par lecture instantanée transcutanée ;

42. bis Recueil aseptique d'urines lors de situations d'urgence, à l'exclusion du recueil par sonde urinaire ;
43. Entretien d'accueil privilégiant l'écoute de la personne avec orientation si nécessaire ;
44. Aide et soutien psychologique ;
45. Observation et surveillance des troubles du comportement.

Article R. 4311-5.1[28]. – **I.**-L'infirmier ou l'infirmière est habilité à administrer, sans prescription médicale préalable de l'acte d'injection, dans les conditions définies à l'article R. 4311-3, aux personnes dont les conditions d'âge et, le cas échéant, les pathologies sont précisées par arrêté du ministre chargé de la santé pris après avis de la Haute Autorité de santé, les vaccinations suivantes :

1. Vaccination contre la grippe saisonnière ;
2. Vaccination contre la diphtérie ;
3. Vaccination contre le tétanos ;
4. Vaccination contre la poliomyélite ;
5. Vaccination contre la coqueluche ;
6. Vaccination contre les papillomavirus humains ;
7. Vaccination contre les infections invasives à pneumocoque ;
8. Vaccination contre le virus de l'hépatite A ;
9. Vaccination contre le virus de l'hépatite B ;
10. Vaccination contre le méningocoque de sérogroupe A ;
11. Vaccination contre le méningocoque de sérogroupe B ;
12. Vaccination contre le méningocoque de sérogroupe C ;
13. Vaccination contre le méningocoque de sérogroupe Y ;
14. Vaccination contre le méningocoque de sérogroupe W ;
15. Vaccination contre la rage.

Pour ces vaccinations, l'infirmier ou l'infirmière utilise des vaccins monovalents ou associés.

II.-L'infirmier ou l'infirmière inscrit(e) dans le carnet de santé ou le carnet de vaccination et le dossier médical partagé de la personne vaccinée ses nom et prénom d'exercice, la dénomination du vaccin administré, la date de son administration et son numéro de lot. À défaut de cette inscription, il porte les mêmes informations dans le dossier de soins infirmiers et délivre à la personne vaccinée une attestation de vaccination qui comporte ces informations.

En l'absence de dossier médical partagé et sous réserve du consentement de la personne vaccinée, l'infirmier ou l'infirmière transmet ces informations au médecin traitant de cette personne. La transmission de cette information s'effectue par messagerie sécurisée de santé répondant aux conditions prévues à l'article L. 1470-5, lorsqu'elle existe.

III.-Il ou elle déclare au centre de pharmacovigilance les effets indésirables portés à sa connaissance susceptibles d'être dus au vaccin.

Article R. 4311-6. – Dans le domaine de la santé mentale, outre les actes et soins mentionnés à l'article R. 4311-5, l'infirmier ou l'infirmière accomplit les actes et soins suivants :

1. Entretien d'accueil du patient et de son entourage ;
2. Activités à visée sociothérapeutique individuelle ou de groupe ;
3. Surveillance des personnes en chambre d'isolement ;
4. Surveillance et évaluation des engagements thérapeutiques qui associent le médecin, l'infirmier ou l'infirmière et le patient.

Article R. 4311-7. – L'infirmier ou l'infirmière est habilité à pratiquer les actes suivants soit en application d'une prescription médicale ou de son renouvellement par un infirmier exerçant en pratique avancée dans les conditions prévues à l'article R. 4301-3 qui, sauf urgence, est écrite, qualitative et quantitative, datée et signée, soit en application d'un protocole écrit, qualitatif et quantitatif, préalablement établi, daté et signé par un médecin :

1. Scarifications, injections et perfusions autres que celles mentionnées au deuxième alinéa de l'article R. 4311-9, instillations et pulvérisations ;

[28] Décret n° 2022-610 du 21 avril 2022 relatif aux compétences vaccinales des infirmiers et des pharmaciens d'officine.

2. Scarifications et injections destinées aux vaccinations qu'il ou elle ne peut pas pratiquer en application de l'article R. 4311-5-1 ou aux tests tuberculiniques[29] ;
3. Mise en place et ablation d'un cathéter court ou d'une aiguille pour perfusion dans une veine superficielle des membres ou dans une veine épicrânienne ;
4. Surveillance de cathéters veineux centraux et de montages d'accès vasculaires implantables mis en place par un médecin ;
5. bis Surveillance et retrait de cathéters périnerveux pour analgésie postopératoire mis en place par un médecin ;
6. Injections et perfusions, à l'exclusion de la première, dans ces cathéters ainsi que dans les cathéters veineux centraux et ces montages :

a) De produits autres que ceux mentionnés au deuxième alinéa de l'article R. 4311-9 ;
b) De produits ne contribuant pas aux techniques d'anesthésie générale ou locorégionale mentionnées à l'article R. 4311-12.

Ces injections et perfusions font l'objet d'un compte rendu d'exécution écrit, daté et signé par l'infirmier ou l'infirmière et transcrit dans le dossier de soins infirmiers ;

7. Administration des médicaments sans préjudice des dispositions prévues à l'article R. 4311-5 ;
8. Pose de dispositifs transcutanés et surveillance de leurs effets ;
9. Renouvellement du matériel de pansements médicamenteux ;
10. Réalisation et surveillance de pansements spécifiques ;
11. Ablation du matériel de réparation cutanée ;
12. Pose de bandages de contention ;
13. Ablation des dispositifs d'immobilisation et de contention ;
14. Renouvellement et ablation des pansements médicamenteux, des systèmes de tamponnement et de drainage, à l'exception des drains pleuraux et médiastinaux ;
15. Pose de sondes gastriques en vue de tubage, d'aspiration, de lavage ou d'alimentation gastrique ;
16. Pose de sondes vésicales en vue de prélèvement d'urines, de lavage, d'instillation, d'irrigation ou de drainage de la vessie, sous réserve des dispositions du troisième alinéa de l'article R. 4311-10 ;
17. Instillation intra-urétrale ;
18. Injection vaginale ;
19. Pose de sondes rectales, lavements, extractions de fécalomes, pose et surveillance de goutte-à-goutte rectal ;
20. Appareillage, irrigation et surveillance d'une plaie, d'une fistule ou d'une stomie ;
21. Soins et surveillance d'une plastie ;
22. Participation aux techniques de dilatation de cicatrices ou de stomies ;
23. Soins et surveillance d'un patient intubé ou trachéotomisé, le premier changement de canule de trachéotomie étant effectué par un médecin ;
24. Participation à l'hyperthermie et à l'hypothermie ;
25. Administration en aérosols et pulvérisations de produits médicamenteux ;
26. Soins de bouche avec application de produits médicamenteux et, en tant que de besoin, aide instrumentale ;
27. Lavage de sinus par l'intermédiaire de cathéters fixés par le médecin ;
28. Bains d'oreilles et instillations médicamenteuses ;
29. Enregistrements simples d'électrocardiogrammes, d'électro-encéphalogrammes et de potentiels évoqués sous réserve des dispositions prévues à l'article R. 4311-10 ;
30. Mesure de la pression veineuse centrale ;

[29] Décret n° 2022-610 du 21 avril 2022 relatif aux compétences vaccinales des infirmiers et des pharmaciens d'officine.

31. Vérification du fonctionnement des appareils de ventilation assistée ou du monitorage, contrôle des différents paramètres et surveillance des patients placés sous ces appareils ;
32. Pose d'une sonde à oxygène ;
33. Installation et surveillance des personnes placées sous oxygénothérapie normobare et à l'intérieur d'un caisson hyperbare ;
34. Branchement, surveillance et débranchement d'une dialyse rénale, péritonéale ou d'un circuit d'échanges plasmatique ;
35. Saignées ;
36. Prélèvements de sang par ponction veineuse ou capillaire ou par cathéter veineux ;
37. Prélèvements de sang par ponction artérielle pour gazométrie ;
38. Prélèvements non sanglants effectués au niveau des téguments ou des muqueuses directement accessibles ;
39. Prélèvements et collecte de sécrétions et d'excrétions ;
40. Recueil aseptique des urines ;
41. Transmission des indications techniques se rapportant aux prélèvements en vue d'analyses de biologie médicale ;
42 Soins et surveillance des personnes lors des transports sanitaires programmés entre établissements de soins ;
43. Entretien individuel et utilisation au sein d'une équipe pluridisciplinaire de techniques de médiation à visée thérapeutique ou psychothérapique ;
44 Mise en œuvre des engagements thérapeutiques qui associent le médecin, l'infirmier ou l'infirmière et le patient, et des protocoles d'isolement.

Article R. 4311-8. – L'infirmier ou l'infirmière est habilité à entreprendre et à adapter les traitements antalgiques, dans le cadre des protocoles préétablis, écrits, datés et signés par un médecin. Le protocole est intégré dans le dossier de soins infirmiers.

Article R. 4311-9. – L'infirmier ou l'infirmière est habilité à accomplir sur prescription médicale écrite, qualitative et quantitative, datée et signée, les actes et soins suivants, à condition qu'un médecin puisse intervenir à tout moment :

1. Injections et perfusions de produits d'origine humaine nécessitant, préalablement à leur réalisation, lorsque le produit l'exige, un contrôle d'identité et de compatibilité obligatoire effectué par l'infirmier ou l'infirmière ;
2. Injections de médicaments à des fins analgésiques dans des cathéters périduraux et intrathécaux ou placés à proximité d'un tronc ou d'un plexus nerveux, mis en place par un médecin et après que celui-ci a effectué la première injection ;
3. Préparation, utilisation et surveillance des appareils de circulation extracorporelle ;
4. Ablation de cathéters centraux et intrathécaux ;
5. Application d'un garrot pneumatique d'usage chirurgical ;
6. Pose de dispositifs d'immobilisation ;
7. Utilisation d'un défibrillateur manuel ;
8. Soins et surveillance des personnes, en postopératoire, sous réserve des dispositions prévues à l'article R. 4311-12 ;
9. Techniques de régulation thermique, y compris en milieu psychiatrique ;
10. Cures de sevrage et de sommeil.

Article R. 4311-10. – L'infirmier ou l'infirmière participe à la mise en œuvre par le médecin des techniques suivantes :

1. Première injection d'une série d'allergènes ;
2. Premier sondage vésical chez l'homme en cas de rétention ;
3. Enregistrement d'électrocardiogrammes et d'électro-encéphalogrammes avec épreuves d'effort ou emploi de médicaments modificateurs ;

4. Prise et recueil de pression hémodynamique faisant appel à des techniques à caractère vulnérant autres que celles mentionnées à l'article R. 4311-7 ;
5. Actions mises en œuvre en vue de faire face à des situations d'urgence vitale ;
6. Explorations fonctionnelles comportant des épreuves pharmacodynamiques, d'effort, de stimulation ou des tests de provocation ;
7. Pose de systèmes d'immobilisation après réduction ;
8. Activités, en équipe pluridisciplinaire, de transplantation d'organes et de greffe de tissus ;
9. Transports sanitaires :

a) Transports sanitaires urgents entre établissements de soins effectués dans le cadre d'un service mobile d'urgence et de réanimation ;
b) Transports sanitaires médicalisés du lieu de la détresse vers un établissement de santé effectués dans le cadre d'un service mobile d'urgence et de réanimation ;

10. Sismothérapie et insulinothérapie à visée psychiatrique.

Art. R. 4311-11-1. – L'infirmier ou l'infirmière de bloc opératoire, titulaire du diplôme d'État de bloc opératoire, est seul habilité à accomplir les actes et activités figurant aux 1° et 2° :

- 1. Dans les conditions fixées par un protocole préétabli, écrit, daté et signé par le ou les chirurgiens :
  - a) Sous réserve que le chirurgien puisse intervenir à tout moment :
    - l'installation chirurgicale du patient,
    - la mise en place et la fixation des drains sus-aponévrotiques,
    - la fermeture sous-cutanée et cutanée,
  - b) Au cours d'une intervention chirurgicale, en présence du chirurgien, apporter une aide à l'exposition, à l'hémostase et à l'aspiration.
- 2. Au cours d'une intervention chirurgicale, en présence et sur demande expresse du chirurgien, une fonction d'assistance pour des actes d'une particulière technicité déterminés par arrêté du ministre chargé de la santé.

Art. R. 4311-11-2. – L'infirmier ou l'infirmière en cours de formation préparant au diplôme d'État de bloc opératoire peut participer aux actes et activités mentionnés à l'article **R. 4311-11-1** dans les conditions qui y sont définies, en présence d'un infirmier ou d'une infirmière titulaire du diplôme d'État de bloc opératoire[30].

Art. R. 4311-12. – I. – A. – L'infirmier ou l'infirmière, anesthésiste diplômé d'État, exerce ses activités sous le contrôle exclusif d'un médecin anesthésiste-réanimateur sous réserve que ce médecin :

1. – Ait préalablement examiné le patient et établi par écrit la stratégie anesthésique comprenant les objectifs à atteindre, le choix et les conditions de mise en œuvre de la technique d'anesthésie ;
2. – Soit présent sur le site où sont réalisés les actes d'anesthésie ou la surveillance post-interventionnelle, et puisse intervenir à tout moment.

B. – L'infirmier ou l'infirmière, anesthésiste diplômé d'État est, dans ces conditions, seul habilité à :

- 1 – Pratiquer les techniques suivantes :
  - a) Anesthésie générale,
  - b) Anesthésie locorégionale et réinjections dans le cas où un dispositif a été mis en place par un médecin anesthésiste-réanimateur,
  - c) Réanimation préopératoire,
- 2 – Accomplir les soins et réaliser les gestes nécessaires à la mise en œuvre des techniques mentionnées aux a, b et c du 1° ;

---

30 Décret n° 2015-74 du 27 janvier 2015 relatif aux actes infirmiers relevant de la compétence exclusive des infirmiers de bloc opératoire.

- 3 – Assurer, en salle de surveillance post-interventionnelle, les actes relevant des techniques mentionnées aux a et b du 1° et la poursuite de la réanimation préopératoire.

II. – L'infirmier ou l'infirmière, anesthésiste diplômé d'État, sous le contrôle exclusif d'un médecin anesthésiste-réanimateur, peut intervenir en vue de la prise en charge de la douleur postopératoire en pratiquant des techniques mentionnées au b du 1° du B du I.

III. – L'infirmier ou l'infirmière anesthésiste est seul habilité à réaliser le transport des patients stables ventilés, intubés ou sédatés pris en charge dans le cadre des transports infirmiers interhospitaliers.

IV. – Les transports sanitaires mentionnés à l'article R. 4311-10 sont réalisés en priorité par l'infirmier ou l'infirmière anesthésiste diplômé(e) d'État.

Art. R. 4311-12-1. – L'étudiant ou l'étudiante, préparant le diplôme d'infirmier ou d'infirmière anesthésiste diplômé(e) d'État, peut participer aux activités mentionnées à l'article R. 4311-12 en présence d'un infirmier ou d'une infirmière anesthésiste diplômé(e) d'État.

Article R. 4311-13. – Les actes concernant les enfants de la naissance à l'adolescence, et en particulier ceux ci-dessous énumérés, sont dispensés en priorité par une infirmière titulaire du diplôme d'État de puéricultrice et l'infirmier ou l'infirmière en cours de formation préparant à ce diplôme :

1. Suivi de l'enfant dans son développement et son milieu de vie ;
2. Surveillance du régime alimentaire du nourrisson ;
3. Prévention et dépistage précoce des inadaptations et des handicaps ;
4. Soins du nouveau-né en réanimation ;
5. Installation, surveillance et sortie du nouveau-né placé en incubateur ou sous photothérapie.

Article R. 4311-14. – En l'absence d'un médecin, l'infirmier ou l'infirmière est habilité, après avoir reconnu une situation comme relevant de l'urgence ou de la détresse psychologique, à mettre en œuvre des protocoles de soins d'urgence, préalablement écrits, datés et signés par le médecin responsable. Dans ce cas, l'infirmier ou l'infirmière accomplit les actes conservatoires nécessaires jusqu'à l'intervention d'un médecin. Ces actes doivent obligatoirement faire l'objet de sa part d'un compte rendu écrit, daté, signé, remis au médecin et annexé au dossier du patient.

En cas d'urgence et en dehors de la mise en œuvre du protocole, l'infirmier ou l'infirmière décide des gestes à pratiquer en attendant que puisse intervenir un médecin. Il prend toutes mesures en son pouvoir afin de diriger la personne vers la structure de soins la plus appropriée à son état.

Article R. 4311-15. – Selon le secteur d'activité où il exerce, y compris dans le cadre des réseaux de soins, et en fonction des besoins de santé identifiés, l'infirmier ou l'infirmière propose des actions, les organise ou y participe dans les domaines suivants :

1. Formation initiale et formation continue du personnel infirmier, des personnels qui l'assistent et éventuellement d'autres personnels de santé ;
2. Encadrement des stagiaires en formation ;
3. Formation, éducation, prévention et dépistage, notamment dans le domaine des soins de santé primaires et communautaires ;
4. Dépistage, prévention et éducation en matière d'hygiène, de santé individuelle et collective et de sécurité ;
5. Dépistage des maladies sexuellement transmissibles, des maladies professionnelles, des maladies endémiques, des pratiques addictives ;
6. Éducation à la sexualité ;
7. Participation à des actions de santé publique ;
8. Recherche dans le domaine des soins infirmiers et participation à des actions de recherche pluridisciplinaire.

Il participe également à des actions de secours, de médecine de catastrophe et d'aide humanitaire, ainsi qu'à toute action coordonnée des professions de santé et des professions sociales conduisant à une prise en charge globale des personnes.

Chapitre I
Décret n° 2016-1605 du 25 novembre 2016 portant code de déontologie des infirmiers

Section I
Devoirs généraux

Art. R. 4312-1. – Les dispositions du présent chapitre constituent le code de déontologie des infirmiers. Elles s'imposent à tout infirmier inscrit au tableau de l'ordre, à tout infirmier effectuant un acte professionnel dans les conditions prévues aux articles **L. 4311-1** et suivants ainsi qu'aux étudiants en soins infirmiers mentionnés à l'article **L. 4311-12.**

Conformément à l'article **L. 4312-7**, le Conseil national de l'ordre des infirmiers est chargé de veiller au respect de ces dispositions par tous les infirmiers inscrits à son tableau. Les infractions à ces dispositions sont passibles de sanctions disciplinaires, sans préjudice des poursuites pénales qu'elles seraient susceptibles d'entraîner.

Art. R. 4312-2. – Tout infirmier, lors de son inscription au tableau, doit affirmer devant le conseil départemental de l'ordre qu'il a eu connaissance du présent code de déontologie et s'engager sous serment et par écrit à le respecter.

Art. R. 4312-3. – L'infirmier, au service de la personne et de la santé publique, exerce sa mission dans le respect de la vie humaine. Il respecte la dignité et l'intimité du patient, de sa famille et de ses proches. Le respect dû à la personne continue de s'imposer après la mort.

Art. R. 4312-4. – L'infirmier respecte en toutes circonstances les principes de moralité, de probité, de loyauté et d'humanité indispensables à l'exercice de la profession.

Art. R. 4312-5. – Le secret professionnel s'impose à tout infirmier, dans les conditions établies par la loi.

L'infirmier instruit les personnes qui l'assistent de leurs obligations en matière de secret professionnel.

Art. R. 4312-6. – L'infirmier ne peut aliéner son indépendance professionnelle sous quelque forme que ce soit.

Art. R. 4312-7. – L'infirmier en présence d'un malade ou d'un blessé en péril, ou informé qu'un malade ou un blessé est en péril, lui porte assistance, ou s'assure qu'il reçoit les soins nécessaires.

Art. R. 4312-8. – L'infirmier apporte son concours à l'action entreprise par les autorités compétentes en vue de la protection de la santé et de l'éducation sanitaire. L'infirmier auquel une autorité qualifiée fait appel soit pour collaborer à un dispositif de secours mis en place pour répondre à une situation d'urgence, soit en cas de sinistre ou de calamité, répond à cet appel et apporte son concours.

Art. R. 4312-9. – L'infirmier s'abstient, même en dehors de l'exercice de sa profession, de tout acte de nature à déconsidérer celle-ci. En particulier, dans toute communication publique, il fait preuve de prudence dans ses propos et ne mentionne son appartenance à la profession qu'avec circonspection.

Section II
Devoirs envers les patients

Art. R. 4312-10. – L'infirmier agit en toutes circonstances dans l'intérêt du patient.

Ses soins sont consciencieux, attentifs et fondés sur les données acquises de la science.

Il y consacre le temps nécessaire en s'aidant, dans toute la mesure du possible, des méthodes scientifiques et professionnelles les mieux adaptées. Il sollicite, s'il y a lieu, les concours appropriés.

Il ne doit pas, sauf circonstances exceptionnelles, entreprendre ou poursuivre des soins dans des domaines qui dépassent ses connaissances, son expérience, ses compétences ou les moyens dont il dispose.

L'infirmier ne peut pas conseiller et proposer au patient ou à son entourage, comme salutaire ou sans danger, un remède ou un procédé illusoire ou insuffisamment éprouvé. Toute pratique de charlatanisme est interdite.

Art. R. 4312-11. – L'infirmier doit écouter, examiner, conseiller, éduquer ou soigner avec la même conscience toutes les personnes quels que soient, notamment, leur origine, leurs mœurs, leur situation sociale ou de famille, leur croyance ou leur religion, leur handicap, leur état de santé, leur âge, leur sexe, leur réputation, les sentiments qu'il peut éprouver à leur égard ou leur situation vis-à-vis du système de protection sociale.

Il leur apporte son concours en toutes circonstances. Il ne doit jamais se départir d'une attitude correcte et attentive envers la personne prise en charge.

Art. R. 4312-12. – Dès lors qu'il a accepté d'effectuer des soins, l'infirmier est tenu d'en assurer la continuité. Hors le cas d'urgence et celui où il manquerait à ses devoirs d'humanité, un infirmier a le droit de refuser ses soins pour une raison professionnelle ou personnelle. Si l'infirmier se trouve dans l'obligation d'interrompre ou décide de ne pas effectuer des soins, il doit, sous réserve de ne pas nuire au patient, lui en expliquer les raisons, l'orienter vers un confrère ou une structure adaptée et transmettre les informations utiles à la poursuite des soins.

Art. R. 4312-13. – L'infirmier met en œuvre le droit de toute personne d'être informée sur son état de santé dans le respect de ses compétences professionnelles. Cette information est relative aux soins, moyens et techniques mis en œuvre, à propos desquels l'infirmier donne tous les conseils utiles. Elle incombe à l'infirmier dans le cadre de ses compétences telles que déterminées aux articles **L. 4311-1** et **R. 4311-1** et suivants. Dans le cas où une demande d'information dépasse son champ de compétences, l'infirmier invite le patient à solliciter l'information auprès du professionnel légalement compétent. L'information donnée par l'infirmier est loyale, adaptée et intelligible. Il tient compte de la personnalité du patient et veille à la compréhension des informations communiquées. Seules l'urgence ou l'impossibilité peuvent dispenser l'infirmier de son devoir d'information. La volonté de la personne de ne pas être informée doit être respectée.

Art. R. 4312-14[31]. – Le consentement libre et éclairé de la personne examinée ou soignée est recherché dans tous les cas. Lorsque le patient, en état d'exprimer sa volonté, refuse le traitement proposé, l'infirmier respecte ce refus après l'avoir informé de ses conséquences et, avec son accord, le médecin prescripteur.

Si le patient est hors d'état d'exprimer sa volonté, l'infirmier ne peut intervenir sans que la personne de confiance prévue à l'article L. 1111-6, ou la famille, ou à défaut, un de ses proches ait été consulté.

L'infirmier appelé à donner des soins à un mineur ou à un majeur faisant l'objet d'une mesure de protection juridique avec représentation relative à la personne qui n'est pas apte à exprimer sa volonté s'efforce, sous réserve des dispositions de l'article L. 1111-5, de prévenir ses parents ou son représentant légal ou la personne chargée de la mesure de protection juridique et d'obtenir, selon le cas, leur consentement ou autorisation. La personne en charge de la mesure de représentation relative à la personne tient compte de l'avis du patient qu'elle représente. Sauf urgence, en cas de désaccord entre le majeur protégé et la personne chargée de sa protection, le juge autorise l'une ou l'autre à prendre la décision. En cas d'urgence, même si ceux-ci ne peuvent être joints, l'infirmier donne les soins nécessaires. Si l'avis de l'intéressé peut être recueilli, l'infirmier en tient compte dans toute la mesure du possible.

Art. R. 4312-15. – L'infirmier informe le patient de son engagement dans un protocole associant d'autres professionnels de santé dans une démarche de coopération entre eux, impliquant des transferts d'activités ou d'actes de soins ou de réorganisation de leurs modes d'intervention auprès de lui.

---

[31] Modifié par le décret n° 2021-684 du 28 mai 2021 relatif au régime des décisions prises en matière de santé, de prise en charge ou d'accompagnement social ou médico-social à l'égard des personnes majeures faisant l'objet d'une mesure de protection juridique.

Art. R. 4312-16[32]. – Le consentement du mineur ou du majeur faisant l'objet d'une mesure de protection juridique avec représentation relative à la personne doit être obtenu s'il est apte à exprimer sa volonté et à participer à la décision, au besoin avec l'assistance de la personne chargée de la mesure.

Art. R. 4312-17. – L'infirmier amené à examiner une personne privée de liberté ou à lui donner des soins ne peut, directement ou indirectement, ne serait-ce que par sa seule présence, favoriser ou cautionner une atteinte à l'intégrité physique ou mentale de cette personne ou à sa dignité. S'il constate que cette personne a subi des sévices ou des mauvais traitements, sous réserve de l'accord de l'intéressé, il en informe l'autorité judiciaire. S'il s'agit d'un mineur ou d'une personne qui n'est pas en mesure de se protéger en raison de son âge ou de son état physique ou psychique, l'accord de l'intéressé n'est pas nécessaire.

Art. R. 4312-18. – Lorsque l'infirmier discerne qu'une personne auprès de laquelle il est amené à intervenir est victime de sévices, de privations, de mauvais traitements ou d'atteintes sexuelles, il doit mettre en œuvre, en faisant preuve de prudence et de circonspection, les moyens les plus adéquats pour la protéger. S'il s'agit d'un mineur ou d'une personne qui n'est pas en mesure de se protéger en raison de son âge, d'une maladie ou de son état physique ou psychique, l'infirmier doit, sauf circonstances particulières qu'il apprécie en conscience, alerter les autorités judiciaires, médicales ou administratives.

Art. R. 4312-19. – En toutes circonstances, l'infirmier s'efforce, par son action professionnelle, de soulager les souffrances du patient par des moyens appropriés à son état et l'accompagne moralement. L'infirmier a le devoir, dans le cadre de ses compétences propres et sur prescription médicale ou dans le cadre d'un protocole thérapeutique, de dispenser des soins visant à soulager la douleur.

Art. R. 4312-20. – L'infirmier a le devoir de mettre en œuvre tous les moyens à sa disposition pour assurer à chacun une vie digne jusqu'à la mort. Il a notamment le devoir d'aider le patient dont l'état le requiert à accéder à des soins palliatifs et à un accompagnement. Il s'efforce également, dans les circonstances mentionnées aux alinéas précédents, d'accompagner l'entourage du patient.

Art. R. 4312-21. – L'infirmier doit accompagner le mourant jusqu'à ses derniers moments, assurer par des soins et mesures appropriés la qualité d'une vie qui prend fin, sauvegarder la dignité de la personne soignée et réconforter son entourage. L'infirmier ne doit pas provoquer délibérément la mort.

Art. R. 4312-22. – Lorsqu'il participe à une recherche impliquant la personne humaine, notamment dans le domaine des soins infirmiers ou en est le promoteur, l'infirmier respecte les dispositions du titre II du livre Ier de la première partie du présent code. Il en est de même en ce qui concerne sa participation à une activité de prélèvements d'organes mentionnée au livre II de cette même partie.

Art. R. 4312-23. – L'exercice de la profession d'infirmier comporte l'établissement par le professionnel, conformément aux constatations qu'il est en mesure d'effectuer, de certificats, attestations et documents dont la production est prescrite par les textes législatifs et réglementaires. Ces documents doivent être rédigés lisiblement en langue française et datés, permettre l'identification du professionnel dont ils émanent et être signés par lui. L'infirmier peut en remettre une traduction au patient dans la langue de celui-ci. Il est interdit à l'infirmier d'en faire ou d'en favoriser une utilisation frauduleuse, ainsi que d'établir des documents de complaisance.

Art. R. 4312-24. – Sont interdits tout acte de nature à procurer à un patient un avantage matériel injustifié ou illicite, ainsi que toute ristourne en argent ou en nature.

---

[32] Modifié par le décret n° 2021-684 du 28 mai 2021 relatif au régime des décisions prises en matière de santé, de prise en charge ou d'accompagnement social ou médico-social à l'égard des personnes majeures faisant l'objet d'une mesure de protection juridique.

Section III
Devoirs entre confrères et membres des autres professions de santé

Art. R. 4312-25. – Les infirmiers doivent entretenir entre eux des rapports de bonne confraternité. Ils se doivent assistance dans l'adversité. Il est interdit à un infirmier, quel que soit le moyen ou le support de communication utilisé, d'en calomnier un autre, de médire de lui ou de se faire l'écho de propos capables de lui nuire dans l'exercice de sa profession. Un infirmier en conflit avec un confrère doit rechercher la conciliation, au besoin par l'intermédiaire du conseil départemental de l'ordre.

Art. R. 4312-26. – Dans le cas où un infirmier est interrogé au cours d'une procédure disciplinaire ordinale, il est tenu, dans la mesure compatible avec le respect du secret professionnel, de révéler les faits utiles à l'instruction parvenus à sa connaissance. Toute déclaration volontairement inexacte peut elle-même donner lieu à des poursuites disciplinaires.

Art. R. 4312-27. – Il est interdit à l'infirmier de s'attribuer abusivement le mérite d'une découverte scientifique, notamment dans une publication.

Art. R. 4312-28. – L'infirmier doit, dans l'intérêt des patients, entretenir de bons rapports avec les membres des autres professions de santé. Il respecte l'indépendance professionnelle de ceux-ci. Il lui est interdit de calomnier un autre professionnel de santé, de médire de lui ou de se faire l'écho de propos susceptibles de lui nuire dans l'exercice de sa profession.

Art. R. 4312-29. – Il est interdit à l'infirmier d'accepter une commission pour quelque acte professionnel que ce soit. Est interdite à l'infirmier toute forme de compérage avec d'autres professionnels de santé ou toute autre personne physique ou morale. On entend par compérage l'intelligence entre deux ou plusieurs personnes en vue d'avantages obtenus au détriment du patient ou d'un tiers. Sont notamment interdites toutes pratiques comparables avec des établissements de fabrication ou de vente de produits ou de services, matériels, ou appareils nécessaires à l'exercice de sa profession, sociétés d'ambulance ou de pompes funèbres, ainsi qu'avec tout établissement de santé, médico-social ou social.

Art. R. 4312-30[33]. – Hormis les cas prévus dans les contrats validés par le conseil départemental de l'ordre et sous réserve des dispositions de l'article L. 4312-15, le partage d'honoraires entre infirmiers ou entre un infirmier et un autre professionnel de santé est interdit. L'acceptation, la sollicitation ou l'offre d'un partage d'honoraires, même non suivies d'effet, sont interdites.

La distribution des dividendes entre les membres d'une société d'exercice ne constitue pas un partage d'honoraires prohibé. Les rétrocessions d'honoraires prévues par les contrats d'exercice ne sont pas considérées comme des partages d'honoraires.

Art. R. 4312-31. – Il est interdit à l'infirmier de se livrer ou de participer à des fins lucratives à toute distribution de médicaments, de produits ou d'appareils.

Section IV
Modalités d'exercice de la profession

Art. R. 4312-32. – L'infirmier est personnellement responsable de ses décisions ainsi que des actes professionnels qu'il est habilité à effectuer. Il ne doit pas exercer sa profession dans des conditions qui puissent compromettre son indépendance, la qualité des soins ou la sécurité des personnes prises en charge.

Art. R. 4312-33. – Dans le cadre de son rôle propre et dans les limites fixées par la loi, l'infirmier est libre du choix de ses actes professionnels et de ses prescriptions qu'il estime les plus appropriés. Il doit, sans négliger son devoir d'assistance morale, limiter ses actes professionnels et ses prescriptions à ce qui est nécessaire à la qualité et à la sécurité des soins. Il tient compte des avantages, des inconvénients et des conséquences des différents soins possibles.

---

33 Modifié par le décret n° 2020-1660 du 22 décembre 2020 portant modification du code de déontologie des infirmiers et relatif notamment à leur communication professionnelle.

Art. R. 4312-34. – L'infirmier répond, dans la mesure de ses connaissances, à toute demande d'information préalable sur les conditions de remboursement des produits et dispositifs prescrits.

Art. R. 4312-35. – L'infirmier établit pour chaque patient un dossier de soins infirmiers contenant les éléments pertinents et actualisés relatifs à la prise en charge et au suivi. L'infirmier veille, quel que soit son mode d'exercice, à la protection du dossier de soins infirmiers contre toute indiscrétion. Lorsqu'il a recours à des procédés informatiques, il prend toutes les mesures de son ressort afin d'assurer la protection de ces données.

Art. R. 4312-36. – L'infirmier chargé de toute fonction de coordination ou d'encadrement veille à la bonne exécution des actes accomplis par les personnes dont il coordonne ou encadre l'activité, qu'il s'agisse d'infirmiers, d'aides-soignants, d'auxiliaires de puériculture, d'aides médico-psychologiques, d'étudiants en soins infirmiers ou de toute autre personne placée sous sa responsabilité. Il est responsable des actes qu'il assure avec la collaboration des professionnels qu'il encadre. Il veille à la compétence des personnes qui lui apportent leur concours.

Art. R. 4312-37. – L'infirmier respecte et fait respecter les règles d'hygiène, dans sa personne, dans l'administration des soins, dans l'utilisation des matériels et dans la tenue des locaux professionnels. Il s'assure de la bonne gestion des déchets qui résultent de ses actes professionnels, selon les procédures réglementaires.

Art. R. 4312-38. – L'infirmier vérifie que le médicament, produit ou dispositif médical délivré est conforme à la prescription. Il contrôle également son dosage ainsi que sa date de péremption. Il respecte le mode d'emploi des dispositifs médicaux utilisés.

Art. R. 4312-39. – L'infirmier prend toutes précautions en son pouvoir pour éviter que des personnes non autorisées puissent avoir accès aux médicaments et produits qu'il est appelé à utiliser dans le cadre de son exercice professionnel.

Art. R. 4312-40. – L'infirmier propose la consultation d'un médecin ou de tout professionnel compétent lorsqu'il l'estime nécessaire.

Art. R. 4312-41. – L'infirmier communique au médecin toute information en sa possession susceptible de concourir à l'établissement du diagnostic, ainsi que de permettre la meilleure adaptation du traitement ou de la prise en charge.

Art. R. 4312-42. – L'infirmier applique et respecte la prescription médicale qui, sauf urgence, est écrite, quantitative et qualitative, datée et signée. Il demande au prescripteur un complément d'information chaque fois qu'il le juge utile, notamment s'il estime être insuffisamment éclairé. Si l'infirmier a un doute sur la prescription, il la vérifie auprès de son auteur ou, en cas d'impossibilité, auprès d'un autre membre de la profession concernée. En cas d'impossibilité de vérification et de risques manifestes et imminents pour la santé du patient, il adopte, en vertu de ses compétences propres, l'attitude qui permet de préserver au mieux la santé du patient, et ne fait prendre à ce dernier aucun risque injustifié.

Art. R. 4312-43. – L'infirmier applique et respecte les protocoles élaborés par le médecin prévus par les dispositions des articles R. 4311-7 et R. 4311-14. Chaque fois qu'il l'estime indispensable, l'infirmier demande au médecin responsable d'établir un protocole écrit, daté et signé. En cas de mise en œuvre d'un protocole écrit de soins d'urgence, ou d'actes conservatoires accomplis jusqu'à l'intervention d'un médecin, l'infirmier remet à ce dernier un compte rendu écrit, daté et signé, et annexé au dossier du patient. En cas d'urgence et en dehors de la mise en œuvre d'un protocole, l'infirmier décide des gestes à pratiquer en attendant que puisse intervenir un médecin. Il prend toute mesure en son pouvoir afin de diriger la personne vers la structure de soins la plus appropriée à son état.

Art. R. 4312-44[34]**.** – Lorsque l'infirmier participe à une action d'information du public à caractère éducatif, scientifique ou sanitaire, quel qu'en soit le moyen de diffusion, il ne fait état que de

34 Modifié par le décret n° 2020-1660 du 22 décembre 2020 portant modification du code de déontologie des infirmiers et relatif notamment à leur communication professionnelle.

données confirmées, fait preuve de prudence et a le souci des répercussions de ses propos auprès du public. Il ne vise pas à tirer profit de son intervention dans le cadre de son activité professionnelle, ni à en faire bénéficier des organismes au sein desquels il exerce ou auxquels il prête son concours, ni à promouvoir une cause qui ne soit pas d'intérêt général.

Art. R. 4312-45. – Conformément à la loi, l'infirmier peut, dans les établissements d'enseignement du second degré, en application d'un protocole national déterminé par décret, dans les cas d'urgence, administrer aux élèves mineures et majeures une contraception d'urgence. Il s'assure de l'accompagnement psychologique de l'élève et veille à la mise en œuvre d'un suivi médical.

Art. R. 4312-46. – Pour garantir la qualité des soins qu'il dispense et la sécurité du patient, l'infirmier a le devoir d'actualiser et de perfectionner ses compétences. Il prend toutes dispositions nécessaires pour respecter ses obligations en matière de développement professionnel continu.

Art. R. 4312-47. – L'infirmier ne doit pas diffuser dans les milieux professionnels ou médicaux une technique ou un procédé nouveau de soins infirmiers insuffisamment éprouvés sans accompagner cette diffusion des réserves qui s'imposent.

Il a également le devoir de ne pas utiliser des techniques nouvelles de soins infirmiers qui feraient courir au patient un risque injustifié.

Art. R. 4312-48. – Lors des stages cliniques des étudiants, l'infirmier veille à obtenir le consentement préalable de la personne, pour l'examen ou les soins qui lui sont dispensés par l'étudiant ou en sa présence. L'étudiant qui reçoit cet enseignement doit être au préalable informé par l'infirmier de la nécessité de respecter les droits des malades ainsi que les devoirs des infirmiers énoncés par le présent code de déontologie.

Art. R. 4312-49. – Lorsqu'il utilise son expérience ou des documents à des fins d'enseignement ou de publication scientifique, l'infirmier fait en sorte que l'identification des personnes ne soit pas possible.

Art. R. 4312-50. – Il est interdit d'exercer la profession d'infirmier sous un pseudonyme. Un infirmier qui se sert d'un pseudonyme pour des activités se rattachant à sa profession est tenu d'en faire la déclaration au conseil départemental de l'ordre.

Il est interdit, pour un professionnel agissant à titre privé sous couvert d'un pseudonyme, et quel que soit le moyen de communication utilisé, d'arguer de sa qualité de professionnel sans dévoiler son identité.

Art. R. 4312-51. – L'infirmier qui a des liens avec des entreprises et établissements produisant ou exploitant des produits de santé ou des organismes de conseil intervenant sur ces produits est tenu de faire connaître ces liens au public, lorsqu'il s'exprime lors d'une manifestation publique, d'un enseignement universitaire ou d'une action de formation continue ou d'éducation thérapeutique, dans la presse écrite ou audiovisuelle ou par toute publication écrite ou en ligne.

Art. R. 4312-52[35]. – Il est interdit à l'infirmier de recevoir des avantages en nature ou en espèces, sous quelque forme que ce soit, d'une façon directe ou indirecte, procurés par des entreprises assurant des prestations, produisant ou commercialisant des produits pris en charge par les régimes obligatoires de sécurité sociale. Toutefois, les exceptions prévues par les dispositions des articles L. 1453-6 et L. 1453-7 s'appliquent aux infirmiers.

Art. R. 4312-53. – L'infirmier veille, notamment lorsqu'il participe en tant qu'expert à une instance, groupe, ou autre commission organisés par l'autorité publique, à déclarer les intérêts susceptibles de mettre en cause son impartialité et son indépendance, ou de nuire à la qualité de son expertise ou de son jugement. Il respecte les procédures organisées à cette fin par l'autorité publique.

Art. R. 4312-54. – L'infirmier ne doit pas user de sa situation professionnelle pour tenter d'obtenir pour lui-même ou pour autrui un avantage ou un profit injustifié ou pour commettre un acte contraire à la probité.

---

[35] Modifié par le décret n° 2020-730 du 15 juin 2020 relatif aux avantages offerts par les personnes fabriquant ou commercialisant des produits ou des prestations de santé.

Art. R. 4312-55. – L'infirmier ne peut exercer en dehors d'activités de soins, de prévention, d'éducation à la santé, de formation, de recherche ou d'expertise, une autre activité lui permettant de tirer profit des compétences qui lui sont reconnues par la réglementation.
Il ne peut exercer une autre activité professionnelle que si un tel cumul est compatible avec la dignité et la qualité qu'exige son exercice professionnel et n'est pas exclu par la réglementation en vigueur.
Art. R. 4312-56[36]. – L'infirmier mentionne sur ses feuilles d'ordonnance et sur ses autres documents professionnels :
1 Ses nom, prénoms, adresse professionnelle postale et électronique, numéro de téléphone et numéro d'identification au répertoire partagé des professionnels intervenant dans le système de santé ou, à défaut, numéro ordinal ;
2 s'il exerce en association ou en société, les noms des confrères associés et l'indication du type de société ;
3 Sa situation vis-à-vis des organismes d'assurance maladie ;
4 Son adhésion à une association agréée prévue à l'article 371M du code général des impôts.
Il peut également mentionner ses titres, diplômes et fonctions lorsqu'ils ont été reconnus par le Conseil national de l'ordre, les distinctions honorifiques reconnues par la République française ainsi que toute autre indication en tenant compte des recommandations émises en la matière par le Conseil national.
Art. R. 4312-57. – L'infirmier ne doit pas accepter une mission d'expertise dans laquelle sont en jeu ses propres intérêts, ceux d'un de ses patients, d'un de ses proches, d'un de ses amis ou d'un groupement qui fait habituellement appel à ses services, ou si son indépendance est affectée de quelque manière que ce soit. Nul ne peut être à la fois infirmier expert et infirmier traitant d'un même malade. Lorsqu'il est investi d'une mission, l'infirmier expert doit se récuser s'il estime que les questions qui lui sont posées sont étrangères à la technique proprement infirmière, à ses connaissances, à ses possibilités ou qu'elles l'exposeraient à contrevenir aux dispositions du présent code.
Art. R. 4312-58. – Avant d'entreprendre toute opération d'expertise, l'infirmier expert informe la personne qu'il doit examiner de sa mission et du cadre juridique dans lequel son avis est demandé. L'infirmier expert est tenu de respecter le principe du contradictoire pendant la totalité des opérations d'expertise. Dans la rédaction de son rapport, l'infirmier expert ne doit révéler que les éléments de nature à apporter une réponse aux questions posées. Hors ces limites, il doit taire tout ce qu'il a pu connaître à l'occasion de cette expertise. Il atteste qu'il a accompli personnellement sa mission.
Art. R. 4312-58[37]. – Les professionnels originaires d'autres États membres de l'Union européenne ou de l'Espace économique européen et auxquels un accès partiel à l'exercice de la profession d'infirmier en France a été accordé au titre de l'article L. 4002-5 du Code de la santé publique, lorsqu'ils présentent leur activité au public, notamment sur un site internet, sont tenus de l'informer de la liste des actes qu'ils sont habilités à pratiquer.
Dans le cadre de leur exercice, ces professionnels informent clairement et préalablement les patients et les autres destinataires de leurs services des actes qu'ils sont habilités à pratiquer.

Section V
Règles relatives aux différents modes d'exercice

Sous-section 1
Règles communes

Art. R. 4312-59. – Le mode d'exercice de l'infirmier est salarié ou libéral. Il peut également être mixte.

[36] Modifié par le décret n° 2020-1660 du 22 décembre 2020 portant modification du code de déontologie des infirmiers et relatif notamment à leur communication professionnelle.
[37] Indroduit par le décret n° 2020-1660 du 22 décembre 2020 portant modification du code de déontologie des infirmiers et relatif notamment à leur communication professionnelle.

Art. R. 4312-60. – L'infirmier est libre de dispenser gratuitement ses soins.
Art. R. 4312-61. – Le détournement et la tentative de détournement de clientèle sont interdits.

Sous-section 2
Exercice salarié

Art. R. 4312-62. – L'infirmier salarié, lié à son employeur par un contrat, ou employé dans un cadre public, ne doit pas profiter de ses fonctions pour augmenter sa clientèle personnelle.
Art. R. 4312-63. – L'infirmier, quel que soit son statut, est tenu de respecter ses devoirs professionnels et en particulier ses obligations concernant le secret professionnel et l'indépendance de ses décisions. En aucune circonstance l'infirmier ne peut accepter, de la part de son employeur, de limitation à son indépendance professionnelle. Quel que soit le lieu où il exerce, il doit toujours agir en priorité dans l'intérêt de la santé publique, des personnes et de leur sécurité.
Art. R. 4312-64. – L'infirmier salarié ne peut, en aucun cas, accepter que sa rémunération ou la durée de son engagement dépendent, pour tout ou partie, de normes de productivité, de rendement horaire ou de toute autre disposition qui auraient pour conséquence une limitation ou un abandon de son indépendance ou une atteinte à la qualité ou à la sécurité des soins.
Art. R. 4312-65. – I. – Conformément aux dispositions de l'article L. 4113-9, l'exercice de la profession d'infirmier sous quelque forme que ce soit, au sein d'une entreprise, d'une collectivité ou d'une institution ressortissant du droit privé fait l'objet d'un contrat écrit. Ce contrat définit les obligations respectives des parties et précise les moyens permettant au professionnel de respecter les dispositions du présent code de déontologie. **II.** – Tout contrat, renouvellement de contrat ou avenant avec l'un des organismes prévus au premier alinéa est communiqué au conseil départemental intéressé. Celui-ci vérifie sa conformité avec les prescriptions du présent code de déontologie ainsi que, s'il en existe, avec les clauses essentielles des contrats types établis soit par un accord entre le Conseil national de l'ordre et les collectivités ou institutions intéressées, soit conformément aux dispositions législatives ou réglementaires. **III.** – Tout projet de contrat peut être communiqué au conseil départemental qui fait connaître ses observations dans le délai d'un mois. Passé ce délai, son avis est réputé rendu. **IV.** – Le conseil départemental de l'ordre peut, s'il le juge utile, transmettre pour avis les contrats, projets de contrats, ou avenants au Conseil national. **V.** – L'infirmier signe et remet au conseil départemental une déclaration aux termes de laquelle il affirme sur l'honneur qu'il n'a passé aucune contre-lettre relative au contrat, à son renouvellement, ou à un avenant soumis à l'examen du conseil.
Art. R. 4312-66. – L'exercice habituel de la profession d'infirmier, sous quelque forme que ce soit, au sein d'une administration de l'État, d'une collectivité territoriale ou d'un établissement public fait l'objet d'un contrat écrit, hormis les cas où le professionnel a la qualité d'agent titulaire de l'État, d'une collectivité territoriale ou d'un établissement public ainsi que dans les cas où il est régi par des dispositions législatives ou réglementaires qui ne prévoient pas la conclusion d'un contrat. L'infirmier est tenu de communiquer ce contrat au conseil départemental de l'ordre. Ce conseil peut, s'il le juge utile, transmettre pour avis les contrats ou avenants au Conseil national. Les observations que cette instance aurait à formuler sont adressées par elle à l'autorité administrative intéressée et au professionnel concerné.

Sous-section 3
Exercice libéral

Paragraphe 1 – Devoirs généraux

Art. R. 4312-67. – L'infirmier dispose, au lieu de son exercice professionnel, d'une installation adaptée et de moyens techniques pertinents pour assurer l'accueil, la bonne exécution des soins, la sécurité des patients ainsi que le respect du secret professionnel. Il veille notamment à la stérilisation et à la décontamination des dispositifs médicaux qu'il utilise et à l'élimination des déchets de soins selon les procédures réglementaires. Il ne doit pas exercer sa profession dans des conditions qui puissent compromettre la qualité des soins et des actes professionnels ou la sécurité des personnes examinées.

Art. R. 4312-68. – Un infirmier ne doit pas s'installer dans un immeuble où exerce un autre infirmier sans l'accord de celui-ci ou, à défaut, sans l'autorisation du conseil départemental de l'ordre. Cette autorisation ne peut être refusée que pour des motifs tirés d'un risque de confusion pour le public. Le silence gardé par le conseil départemental vaut autorisation tacite à l'expiration d'un délai de deux mois à compter de la réception de la demande.
Art. R. 4312-68-1[38] – I. - L'infirmier est libre de communiquer au public, par tout moyen, y compris sur un site internet, des informations de nature à contribuer au libre choix du praticien par le patient, relatives notamment à ses compétences et pratiques professionnelles, à son parcours professionnel et aux conditions de son exercice.
Cette communication respecte les dispositions en vigueur et les obligations déontologiques définies par le présent chapitre. Elle est loyale et honnête, ne fait pas appel à des témoignages de tiers, ne repose pas sur des comparaisons avec d'autres infirmiers ou établissements et n'incite pas à un recours inutile à des actes de prévention ou de soins. Elle ne porte pas atteinte à la dignité de la profession et n'induit pas le public en erreur.
II. - L'infirmier peut également, par tout moyen, y compris sur un site internet, communiquer au public ou à des professionnels de santé, à des fins éducatives ou sanitaires, des informations scientifiquement étayées sur des questions relatives à sa discipline ou à des enjeux de santé publique. Il formule ces informations avec prudence et mesure, en respectant les obligations déontologiques, et se garde de présenter comme des données acquises des hypothèses non encore confirmées.
III. - Les communications mentionnées au présent article tiennent compte des recommandations émises par le Conseil national de l'ordre.
Art. R. 4312-69[39]. – I. - L'infirmier est autorisé à faire figurer dans les annuaires à usage du public, quel qu'en soit le support :

1. Ses nom, prénoms et adresse professionnelle, les modalités pour le joindre, les jours et heures de consultation ;
2. Sa situation vis-à-vis des organismes d'assurance maladie ;
3. Ses titres, diplômes et fonctions reconnus par le Conseil national de l'ordre et ses distinctions honorifiques reconnues par la République française.

Il peut également mentionner d'autres informations utiles à l'information du public en tenant compte des recommandations émises en la matière par le Conseil national de l'ordre.
Les sociétés d'exercice en commun de la profession peuvent se faire connaître dans les mêmes conditions.
II. - Il est interdit à l'infirmier d'obtenir contre paiement ou par tout autre moyen un référencement numérique faisant apparaître de manière prioritaire l'information le concernant dans les résultats d'une recherche effectuée sur l'internet.
Art. R. 4312-70.[40] – L'infirmier peut faire figurer sur une plaque à son lieu d'exercice ses nom, prénoms, numéros de téléphone, jours et heures de consultation et sa situation vis-à-vis des organismes d'assurance maladie.
Il peut également mentionner ses titres, diplômes et fonctions reconnus par le Conseil national de l'ordre.
Une plaque peut être apposée à l'entrée de l'immeuble et une autre à la porte du cabinet. Lorsque la disposition des lieux l'impose, une signalisation intermédiaire peut être prévue.

[38] Introduit par le décret n° 2020-1660 du 22 décembre 2020 portant modification du code de déontologie des infirmiers et relatif notamment à leur communication professionnelle.
[39] Modifié par le décret n° 2020-1660 du 22 décembre 2020 portant modification du code de déontologie des infirmiers et relatif notamment à leur communication professionnelle.
[40] Modifié par le décret n° 2020-1660 du 22 décembre 2020 portant modification du code de déontologie des infirmiers et relatif notamment à leur communication professionnelle.

Ces indications doivent être présentées avec discrétion. L'infirmier tient compte des recommandations émises par le Conseil national de l'ordre relatives aux plaques professionnelles et à tout autre élément de signalétique des cabinets.
Une signalétique spécifique à la profession, telle que définie par le Conseil national de l'ordre, peut être apposée sur la plaque ou sur la façade

Art. R. 4312-71.[41] – Lors de son installation ou d'une modification de son exercice, l'infirmier peut publier sur tout support des annonces en tenant compte des recommandations émises par le Conseil national de l'ordre.

Art. R. 4312-72. – **I.** – Le lieu d'exercice de l'infirmier est celui de la résidence professionnelle au titre de laquelle il est inscrit au tableau du conseil départemental de l'ordre. **II.** – Si les besoins de la population l'exigent, un infirmier peut exercer son activité professionnelle sur un ou plusieurs sites distincts de sa résidence professionnelle habituelle, lorsqu'il existe dans le secteur géographique considéré une carence ou une insuffisance de l'offre de soins préjudiciable aux besoins des patients ou à la continuité des soins. L'infirmier prend toutes dispositions pour que soient assurées sur tous ces sites d'exercice, la qualité, la sécurité et la continuité des soins. **III.** – La demande d'ouverture d'un lieu d'exercice distinct est adressée au conseil départemental dans le ressort duquel se situe l'activité envisagée par tout moyen lui conférant date certaine. Elle est accompagnée de toutes informations utiles sur les besoins de la population et les conditions d'exercice. Si celles-ci sont insuffisantes, le conseil départemental demande des précisions complémentaires. Le conseil départemental au tableau duquel l'infirmier est inscrit est informé de la demande lorsque le site distinct se trouve dans un autre département. Le silence gardé par le conseil départemental sollicité vaut autorisation implicite à l'expiration d'un délai de trois mois à compter de la date de réception de la demande ou de la réponse au supplément d'information demandé. **IV.** – L'autorisation est personnelle et incessible. Il peut y être mis fin si les conditions fixées aux alinéas précédents ne sont plus réunies. **V.** – Les recours contentieux contre les décisions de refus, de retrait ou d'abrogation d'autorisation ainsi que ceux dirigés contre les décisions explicites ou implicites d'autorisation ne sont recevables qu'à la condition d'avoir été précédés d'un recours administratif devant le Conseil national de l'ordre.

Art. R. 4312-73. – **I.** – Tout contrat ou avenant ayant pour objet l'exercice de la profession est établi par écrit. Toute association ou société à objet professionnel fait l'objet d'un contrat écrit. Ces contrats doivent respecter l'indépendance de chaque infirmier. **II.** – Les contrats et avenants mentionnés au I sont communiqués au conseil départemental de l'ordre dont l'infirmier relève. Ce conseil vérifie leur conformité avec les principes du présent code de déontologie ainsi que, s'il en existe, avec les clauses essentielles des contrats types établis par le Conseil national. Le conseil départemental de l'ordre peut, s'il le juge utile, transmettre pour avis les contrats ou avenants, statuts d'association ou de société, au Conseil national. **III.** – Tout contrat d'association ou de société ayant un objet professionnel entre un ou plusieurs infirmiers d'une part, et un ou plusieurs membres de professions de santé ou toute autre personne, d'autre part, est communiqué au conseil départemental de l'ordre. Celui-ci le transmet avec son avis au Conseil national qui examine si le contrat est compatible avec les lois en vigueur, avec le code de déontologie et notamment avec l'indépendance des infirmiers. **IV.** – Les projets de convention ou de contrat établis en vue de l'application du présent article peuvent être communiqués au conseil départemental de l'ordre, qui fait connaître ses observations dans le délai d'un mois. **V.** – L'infirmier signe et remet au conseil départemental une déclaration aux termes de laquelle il affirme sur l'honneur qu'il n'a passé aucune contre-lettre relative au contrat ou à l'avenant soumis à l'examen du conseil.

[41] Modifié par le décret n° 2020-1660 du 22 décembre 2020 portant modification du code de déontologie des infirmiers et relatif notamment à leur communication professionnelle.

Art. R. 4312-74. – Dans les cabinets regroupant plusieurs infirmiers exerçant en commun, quel qu'en soit le statut juridique, l'exercice de la profession doit rester personnel. Chaque infirmier garde son indépendance professionnelle. L'infirmier respecte le droit que possède toute personne de choisir librement son infirmier. L'infirmier peut utiliser des documents à en-tête commun de l'association ou de la société dont il est membre. Le signataire doit être identifiable et son adresse mentionnée.

Art. R. 4312-75. – L'exercice forain de la profession d'infirmier est interdit. Toutefois des dérogations peuvent être accordées par le conseil départemental de l'ordre dans l'intérêt de la santé publique.

Art. R. 4312-76.[42] – La profession d'infirmier ne doit pas être pratiquée comme un commerce.

Art. R. 4312-77. – Il est interdit à un infirmier d'exercer sa profession dans un local commercial et dans tout local où sont mis en vente des médicaments ou des appareils ou produits ayant un rapport avec son activité professionnelle.

Art. R. 4312-78. – Il est interdit à un infirmier qui remplit un mandat électif ou une fonction administrative d'en user pour accroître sa clientèle.

Paragraphe 2 – Devoirs envers les patients

Art. R. 4312-79. – L'infirmier propose la consultation d'un confrère dès que les circonstances l'exigent. Il accepte celle qui est demandée par le patient ou son entourage. À l'issue de la consultation, et avec le consentement du patient, le confrère consulté informe par écrit, le cas échéant par voie électronique, l'infirmier traitant de ses constatations, conclusions et prescriptions éventuelles. Lorsque les avis de l'infirmier consulté et de l'infirmier traitant diffèrent profondément, ce dernier avise le patient. Si l'avis de l'infirmier consulté prévaut auprès du patient ou de son entourage, l'infirmier traitant est libre de cesser les soins. L'infirmier consulté ne doit pas, de sa propre initiative, au cours du traitement ayant motivé la consultation, convoquer ou réexaminer le patient.

Art. R. 4312-80.[43] – Les honoraires de l'infirmier non conventionné doivent être fixés avec tact et mesure. Ils ne peuvent être réclamés qu'à l'occasion d'actes réellement effectués.

L'infirmier se conforme aux dispositions des articles L. 1111-3-2 et L. 1111-3-3 en ce qui concerne l'information du patient sur les frais afférents à ses prestations et aux conditions de prise en charge et de dispense d'avance de ces frais. Il veille à l'information préalable du patient sur le montant des honoraires.

L'infirmier qui présente son activité au public, notamment sur un site internet, doit y inclure une information sur les honoraires pratiqués, les modes de paiement acceptés et les obligations posées par la loi pour permettre l'accès de toute personne à la prévention ou aux soins sans discrimination. L'information doit être claire, honnête, précise et non comparative.

Pour l'application des deux précédents alinéas, l'infirmier tient compte des recommandations du Conseil national de l'ordre.

L'infirmier n'est jamais en droit de refuser des explications sur sa note d'honoraires. Aucun mode de règlement ne peut être imposé au patient.

Lorsque des infirmiers collaborent entre eux ou coopèrent avec d'autres professionnels de santé, leurs notes d'honoraires doivent être personnelles et distinctes.

Art. R. 4312-81. – Sont interdits toute fraude, tout abus de cotation ou indication inexacte portant sur les actes effectués.

[42] Modifié par le décret n° 2020-1660 du 22 décembre 2020 portant modification du code de déontologie des infirmiers et relatif notamment à leur communication professionnelle.

[43] Modifié par le décret n° 2020-1660 du 22 décembre 2020 portant modification du code de déontologie des infirmiers et relatif notamment à leur communication professionnelle.

Paragraphe 3 – Devoirs envers les confrères

Art. R. 4312-82.[44] – Tous procédés de concurrence déloyale et notamment tout compérage, commission, partage d'honoraires et détournement de clientèle sont interdits à l'infirmier, sous réserve des dispositions de l'article L. 4312-15 relatives aux infirmiers exerçant en commun leur activité et percevant, de ce fait, une rémunération forfaitaire par patient. **Art. R. 4312-83.** – Un infirmier ne peut se faire remplacer que temporairement par un confrère avec ou sans installation professionnelle. Dans ce dernier cas, et sans préjudice des règles relatives à l'assurance maladie, le remplaçant doit être titulaire d'une autorisation de remplacement, pour une durée d'un an renouvelable, délivrée par le conseil départemental de l'ordre auquel il est inscrit. L'infirmier remplaçant ne peut remplacer plus de deux infirmiers en même temps, y compris dans une association d'infirmiers ou un cabinet de groupe. Tout contrat de remplacement est transmis, par l'infirmier remplaçant et l'infirmier remplacé, au conseil départemental ou aux conseils départementaux auxquels ils sont inscrits.

Art. R. 4312-84. – Durant la période de remplacement, l'infirmier remplacé doit s'abstenir de toute activité professionnelle infirmière, sous réserve des hypothèses de non-assistance à personne en péril et de demande de l'autorité en cas d'urgence, de sinistre ou de calamité, telle que mentionnée au second alinéa de l'article R. 4312-8.Lorsque l'infirmier remplacé exerce dans le cadre d'une association ou d'une société, il en informe celle-ci.

Art. R. 4312-85. – Le remplacement d'un infirmier est possible pour une durée correspondant à son indisponibilité. Toutefois, un infirmier interdit d'exercice par décision disciplinaire ne peut se faire remplacer pendant la durée de la sanction. Au-delà d'une durée de vingt-quatre heures, ou en cas de remplacement d'une durée inférieure à vingt-quatre heures mais répété, un contrat de remplacement doit être établi par écrit entre les deux parties et être communiqué au conseil départemental de l'ordre.

Art. R. 4312-86. – L'infirmier remplaçant qui n'est pas installé assure le remplacement au lieu d'exercice professionnel de l'infirmier remplacé et sous sa responsabilité propre. L'infirmier d'exercice libéral remplaçant peut, si l'infirmier remplacé en est d'accord, recevoir les patients dans son propre cabinet.

Art. R. 4312-87. – Lorsqu'il a terminé sa mission et assuré la continuité des soins, l'infirmier remplaçant abandonne l'ensemble de ses activités de remplacement auprès de la clientèle de l'infirmier remplacé. L'infirmier qui remplace un de ses collègues pendant une période supérieure à trois mois, consécutifs ou non, ne doit pas, pendant une période de deux ans, s'installer dans un cabinet où il puisse entrer en concurrence directe avec le confrère remplacé et, éventuellement, avec les infirmiers exerçant en association ou en société avec celui-ci, à moins qu'il n'y ait entre les intéressés un accord, lequel doit être notifié au conseil départemental de l'ordre. Lorsqu'un tel accord n'a pu être obtenu, l'affaire doit être soumise audit conseil qui apprécie l'opportunité et décide de l'installation.

Art. R. 4312-88. – L'infirmier peut s'attacher le concours d'un ou plusieurs confrères collaborateurs libéraux, dans les conditions prévues par l'article 18 de la loi n° 2005-882 du 2 août 2005 en faveur des petites et moyennes entreprises. Chacun d'entre eux exerce son activité en toute indépendance, sans lien de subordination, et dans le respect des règles de la profession, notamment le libre choix de l'infirmier par les patients, l'interdiction du compérage et la prohibition de la concurrence déloyale.

Sous-section 4
Dispositions diverses et finales

Art. R. 4312-89. – Tout infirmier qui modifie ses conditions d'exercice y compris son adresse professionnelle ou cesse d'exercer est tenu d'avertir sans délai le conseil départemental. Celui-ci prend acte de ces modifications et en informe le Conseil national.

Art. R. 4312-90. – Toute déclaration volontairement inexacte ou incomplète faite au conseil

44 Modifié par le décret n° 2020-1660 du 22 décembre 2020 portant modification du code de déontologie des infirmiers et relatif notamment à leur communication professionnelle.

départemental de l'ordre par un infirmier peut donner lieu à des poursuites disciplinaires. Il en est de même de la dissimulation de contrats professionnels.

Art. R. 4312-91. – Toutes les décisions prises par l'ordre des infirmiers en application du présent code de déontologie sont motivées. Les décisions des conseils départementaux peuvent être réformées ou annulées par le Conseil national de l'ordre soit d'office, soit à la demande des intéressés. Dans ce dernier cas, le recours doit être présenté dans les deux mois de la notification de la décision. Les recours contentieux contre les décisions des conseils départementaux ne sont recevables qu'à la condition d'avoir été précédés d'un recours administratif devant le Conseil national de l'ordre.

Art. R. 4312-92. – Les articles **R. 4126-1** à **R. 4126-54** sont applicables aux infirmiers.

Arrêté du 23 juillet 2012 modifié

Arrêté relatif à la formation conduisant au diplôme d'État d'infirmier anesthésiste

Journal officiel n° 0175 du 29 juillet 2012 (NOR : *AFSH1229694A*), mis à jour par un arrêté du 17 janvier 2017 paru au *Journal officiel* n° 0020 du 24 janvier 2017 (NOR : *AFSH1630231A*).

La ministre des Affaires sociales et de la Santé,

Vu le code de la santé publique ;

Vu le décret n° 2002-481 du 8 avril 2002 relatif aux grades et titres universitaires et aux diplômes nationaux ;

Vu le décret n° 2002-482 du 8 avril 2002 portant application au système français d'enseignement supérieur de la construction de l'Espace européen de l'enseignement supérieur ;

Vu le décret n° 2002-550 du 19 avril 2002 modifié portant statut particulier du corps de directeur des soins de la fonction publique hospitalière ;

Vu le décret n° 2008-824 du 21 août 2008 relatif à la formation professionnelle tout au long de la vie des agents de la fonction publique hospitalière ;

Vu l'arrêté du 31 juillet 2009 relatif aux autorisations des instituts de formation préparant aux diplômes d'infirmier, infirmier de bloc opératoire, infirmier anesthésiste, puéricultrice, masseur-kinésithérapeute, pédicure-podologue, ergothérapeute, manipulateur d'électroradiologie médicale, aide-soignant, auxiliaire de puériculture, ambulancier, technicien de laboratoire d'analyses biomédicales, cadre de santé et aux agréments de leur directeur ;

Vu l'avis du Haut Conseil des professions paramédicales du 6 juin 2012 ;

Vu l'avis de la commission consultative d'évaluation des normes du 7 juin 2012,

Arrête :

Titre Ier Missions des écoles d'infirmiers anesthésistes

Article 1

Les missions des écoles d'infirmiers anesthésistes sont les suivantes :

- former des infirmiers diplômés d'État à la polyvalence des soins infirmiers dans les domaines de l'anesthésie, de la réanimation, des urgences intra et extrahospitalières et de la prise en charge de la douleur ;
- mettre en œuvre la formation préparatoire aux épreuves d'admission dans les écoles d'infirmiers anesthésistes
- assurer la formation continue, notamment la formation des professionnels ressortissants d'un État membre de l'Union européenne ou d'un autre État partie à l'accord sur l'Espace économique européen ou de la Principauté d'Andorre ou de la Confédération suisse dans le cadre des demandes d'autorisation d'exercice de la profession d'infirmier anesthésiste diplômé d'État en France, la formation d'adaptation à l'emploi, notamment dans le domaine de la salle de surveillance post-interventionnelle, de la réanimation et des urgences intra et extrahospitalières, la formation au tutorat des professionnels du domaine de l'anesthésie, de la réanimation et des urgences intra et extrahospitalières ;
- promouvoir la recherche et favoriser la documentation en soins infirmiers dans les domaines de l'anesthésie et de la réanimation.

Titre II
De l'autorisation des écoles préparant au diplôme d'état d'infirmier anesthésiste et de l'agrément de leur directeur

Article 2

L'autorisation des écoles et l'agrément de leur directeur sont délivrés par le président du conseil régional après avis de l'agence régionale de santé conformément aux modalités prévues au sein de l'arrêté du 31 juillet 2009 relatif aux autorisations des instituts paramédicaux et à l'agrément de leurs directeurs.

Article 3

Dans le cadre de l'intégration de la formation d'infirmier anesthésiste dans le schéma licence, master, doctorat, les écoles de formation passent avec une université disposant d'une composante de formation en santé une convention déterminant les modalités de participation de celle-ci à la formation.

Titre III
Direction et enseignement

Article 4

Le directeur des soins, directeur de l'école de formation, est responsable :

- du fonctionnement général de l'école ;
- de l'organisation de l'enseignement théorique et clinique ;
- de l'organisation de la formation initiale et continue en anesthésie, ainsi que de la formation préparatoire ;
- de la gestion et de l'encadrement de l'équipe pédagogique et administrative ;
- de l'organisation des différentes instances de l'école.

Il participe aux jurys constitués en vue de l'admission dans l'école de formation, de la délivrance du diplôme d'infirmier anesthésiste et à la commission régionale relative aux autorisations d'exercice de la profession en France.

Dans le cas où un directeur des soins assure la coordination de plusieurs écoles et instituts, la responsabilité pédagogique de la formation est assurée par un cadre supérieur de santé, titulaire du diplôme d'infirmier anesthésiste justifiant d'une expérience de formateur permanent.

Le responsable pédagogique est chargé de l'organisation des enseignements théoriques et cliniques, de l'organisation pédagogique de la formation initiale, continue et préparatoire ainsi que de l'animation de l'équipe pédagogique.

Dans chaque école, un professeur des universités-praticien hospitalier, qualifié en anesthésie-réanimation, est nommé en qualité de directeur scientifique par le président d'université après avis du directeur de l'UFR de médecine.

À ce titre, il est responsable du contenu scientifique de l'enseignement et de la qualité de celui-ci. Il s'assure de la qualification des intervenants médicaux et universitaires.

Le directeur de l'école, le responsable pédagogique et le directeur scientifique sont responsables conjointement :

- de la conception du projet pédagogique ;
- de l'agrément des stages, en concertation avec le directeur de l'UFR ;
- du contrôle des études ;
- du conventionnement avec l'université.

Article 5

Les formateurs permanents des écoles d'infirmiers anesthésistes doivent être titulaires du diplôme d'État d'infirmier anesthésiste et du diplôme de cadre de santé.
Ils doivent également justifier d'une expérience professionnelle significative en qualité d'infirmier anesthésiste diplômé d'État.
Ils participent, sous l'autorité de la direction de l'école, aux différentes missions de celle-ci.
Pour les directeurs, les responsables pédagogiques et les formateurs permanents, un titre universitaire de master dans les domaines de la pédagogie, de la santé, des sciences humaines ou biologiques est recommandé.

Titre IV
Des conditions générales d'admission

Article 6

Pour être admis à suivre l'enseignement sanctionné par le diplôme d'État d'infirmier anesthésiste, les candidats doivent :

- être titulaires soit d'un diplôme, certificat ou autre titre mentionné à l'article L. 4311-3 ou à l'article L. 4311-12 du code de la santé publique leur permettant d'exercer sans limitation la profession d'infirmier, soit d'un diplôme ou d'une autorisation d'exercice délivrée par le directeur régional de la jeunesse, des sports et de la cohésion sociale chargé de la santé en application de l'article L. 4311-4 du code de la santé publique ;
- justifier de deux années minimum d'exercice, en équivalent temps plein de la profession d'infirmier au 1er janvier de l'année du concours ;
- avoir subi avec succès les épreuves d'admission à la formation préparant au diplôme d'État d'infirmier anesthésiste, organisées par chaque école autorisée sous le contrôle du directeur général de l'agence régionale de santé et du président d'université ;
- avoir acquitté les droits d'inscription, sauf dans les centres d'instruction relevant du ministère de la Défense ;
- avoir souscrit par convention l'engagement d'acquitter les frais de scolarité fixés par le conseil d'administration de l'organisme gestionnaire, sauf dans les centres d'instruction relevant du ministère de la Défense.

Article 7

En sus de la capacité d'accueil autorisée et dans la limite de 10 % de l'effectif de première année, peuvent être admises des personnes titulaires d'un diplôme étranger d'infirmier non validé pour l'exercice en France.
Celles-ci doivent justifier d'un exercice professionnel de deux ans, satisfaire aux tests de niveau professionnel et à une épreuve permettant d'apprécier leur maîtrise de la langue française. Ces épreuves sont organisées dans l'école ou, à défaut, par le service culturel de l'ambassade de

France dans le pays concerné. Les sujets sont proposés et corrigés par l'équipe pédagogique de l'école choisie par le candidat.
Un justificatif de prise en charge financière et médico-sociale pour la durée des études est exigé.
Les pièces constituant le dossier sont énumérées à l'article 10 du présent arrêté. Elles devront être traduites par un traducteur agréé auprès des tribunaux français ou habilité à intervenir auprès des autorités judiciaires ou administratives d'un État membre de l'Union européenne ou d'un État partie à l'accord sur l'Espace économique européen ou de la Confédération suisse ou de la Principauté d'Andorre.

Article 8

Pour les candidats résidant dans les départements et collectivités d'outre-mer, l'école ou les écoles de métropole choisies par les candidats peuvent organiser l'épreuve écrite d'admissibilité dans les départements ou collectivités d'outre-mer avec la participation des représentants locaux de l'État sous réserve qu'elle se déroule le même jour et à la même heure qu'en métropole. Ce principe peut s'appliquer réciproquement aux candidats métropolitains souhaitant passer l'épreuve écrite outre-mer.

Article 9

Chaque année, le directeur de l'école fixe la date de clôture des inscriptions et la date des épreuves d'admission.

Article 10

Pour se présenter aux épreuves d'admission, les candidats déposent à l'école de leur choix un dossier comprenant les pièces indiquées ci-dessous :

- une demande écrite de participation aux épreuves ;
- un curriculum vitae ;
- un état des services avec justificatifs de l'ensemble de la carrière d'infirmier diplômé d'État attestant un exercice professionnel équivalent temps plein à vingt-quatre mois minimum au 1er janvier de l'année du concours
- une copie de leurs titres, diplômes ou certificats ;
- pour les infirmiers diplômés d'État exerçant leur activité dans le secteur libéral, en plus du curriculum vitae détaillé, un certificat d'identification établi par la ou les caisses primaires d'assurance-maladie du secteur de leur exercice et une attestation d'inscription au rôle de la patente ou de la taxe professionnelle pour la période correspondant à leur exercice établi par les services fiscaux de leur lieu d'exercice, et de tout autre document permettant de justifier des modes d'exercice et des acquis professionnels postérieurs à l'obtention du diplôme d'État d'infirmier ;
- un certificat médical attestant que le candidat a subi les vaccinations obligatoires fixées par l'article L. 3111-4 du code de la santé publique ;
- un document attestant le versement des droits d'inscription aux épreuves d'admission, sauf dans les centres d'instruction relevant du ministère de la Défense.

En sus des conditions précisées dans le présent arrêté, des conditions propres aux candidats militaires à l'admission dans les centres d'instruction relevant du ministère de la Défense et des anciens combattants seront précisées par arrêté du ministre de la Défense.
Le directeur indique aux candidats le nombre de places ouvertes au concours.

Article 11

Le jury des épreuves d'admission, nommé par le directeur de l'école, comprend :
- le directeur de l'école, président ;
- le directeur scientifique de l'école ;
- le responsable pédagogique ;
- un ou plusieurs cadres infirmiers anesthésistes formateurs permanents à l'école ;
- un ou plusieurs cadres infirmiers anesthésistes ou un ou plusieurs infirmiers anesthésistes participant à l'apprentissage clinique ;
- un ou plusieurs médecins spécialistes qualifiés en anesthésie-réanimation participant à l'enseignement, désignés par le directeur scientifique.

Pour l'ensemble des épreuves, la parité entre les médecins spécialistes qualifiés en anesthésie-réanimation et les cadres infirmiers anesthésistes ou les infirmiers anesthésistes doit être respectée. Il peut être prévu des suppléants.

Article 12

Les épreuves de sélection évaluent l'aptitude des candidats à suivre l'enseignement conduisant au diplôme d'État d'infirmier anesthésiste. Elles comprennent :
- une épreuve écrite et anonyme d'admissibilité de deux heures permettant d'évaluer les connaissances professionnelles et scientifiques du candidat en référence au programme de formation du diplôme d'État d'infirmier ainsi que ses capacités rédactionnelles.

Sont déclarés admissibles les candidats ayant obtenu à l'épreuve une note supérieure ou égale à la moyenne.
La liste par ordre alphabétique des candidats déclarés admissibles est affichée à l'école. Chaque candidat reçoit une notification de ses résultats :
- une épreuve orale d'admission permettant d'apprécier les capacités du candidat :
- à décliner un raisonnement clinique et à gérer une situation de soins ;
- à analyser les compétences développées au cours de son expérience professionnelle ;
- à exposer son projet professionnel ;
- à suivre la formation.

Cette épreuve consiste en un exposé discussion avec le jury, précédée d'une préparation de durée identique pour tous les candidats.
Une note au moins égale à la moyenne est exigée.
Sont déclarés admis les candidats les mieux classés dans la limite des places figurant dans l'autorisation de l'école, sous réserve que le total des notes obtenues aux épreuves de sélection soit égal ou supérieur à la moyenne.
En cas d'égalité de points, le classement est établi en fonction de la note obtenue à l'épreuve d'admissibilité. En cas de nouvelle égalité, le candidat le plus âgé sera classé le premier.
Une liste complémentaire peut être établie. Les candidats inscrits sur cette liste doivent justifier d'un total de points obtenus aux deux épreuves égal ou supérieur à la moyenne. La liste complémentaire est valable jusqu'à la rentrée pour laquelle les épreuves de sélection ont été ouvertes. Toute place libérée sur la liste principale du fait d'un désistement ou d'une demande de report de scolarité peut être pourvue par un candidat classé sur la liste complémentaire établie à l'issue des mêmes épreuves d'admission.

Article 13

Les résultats des épreuves de sélection ne sont valables que pour la rentrée au titre de laquelle ils ont été publiés. Toutefois, le directeur de l'école accorde une dérogation de droit de report

d'un an non renouvelable en cas de congé de maternité, de congé d'adoption, pour garde d'un enfant de moins de quatre ans, en cas de rejet de demande d'accès à la formation professionnelle ou à la promotion sociale, de rejet de demande de congé de formation ou de rejet de demande de mise en disponibilité.
En outre, en cas de maladie, d'accident ou si l'étudiant apporte la preuve de tout autre événement grave qui lui interdit d'entreprendre ses études au titre de l'année en cours, un report de scolarité d'une année peut être accordé par le directeur de l'école ou par le directeur central du service de santé des armées, sur proposition du directeur de l'école.
Les candidats ayant bénéficié d'un report de scolarité doivent confirmer par écrit leur entrée à l'école, à la date de clôture des inscriptions, sous réserve, le cas échéant, de l'obtention ultérieure d'une prise en charge financière.

Article 14

Dans chaque école, les candidats aux épreuves de sélection présentant un handicap peuvent déposer une demande d'aménagement des épreuves. Ils adressent leur demande à l'un des médecins désignés par la commission des droits et de l'autonomie des personnes handicapées et en informent l'école de formation.
Le directeur de l'école met en œuvre les mesures d'aménagement préconisées.

Article 15

Peuvent être admis en formation dans la limite de 5 % de la capacité d'accueil de l'école :
- les titulaires du diplôme d'État de sage-femme ;
- les étudiants ayant validé la troisième année du deuxième cycle des études médicales ;
- les titulaires d'un diplôme d'État d'infirmier et d'un diplôme reconnu au grade de master.
- Ces candidats déposent auprès de l'école de leur choix un dossier comprenant : un curriculum vitae ;
- les titres et diplômes ;
- un certificat médical attestant que l'étudiant ne présente pas de contre-indication physique et psychologique à l'exercice de la profession ;
- une lettre de motivation.

Ces candidats sont dispensés des épreuves d'admission.
Ils sont sélectionnés sur dossier et entretien par le jury d'admission prévu à l'article 11.
Ils peuvent être dispensés de la validation d'une partie des unités d'enseignement par le directeur de l'école, après avis du conseil pédagogique. Ces dispenses sont accordées après comparaison entre la formation suivie par les candidats et les unités d'enseignement du diplôme d'État d'infirmier anesthésiste.
Des compléments de formation peuvent être proposés par le directeur de l'école après avis du conseil pédagogique en fonction du cursus antérieur du candidat.

Titre V
De la scolarité

Article 16

Les études sont d'une durée de vingt-quatre mois, organisées en quatre semestres universitaires, à temps plein. Elles comportent, répartis sur l'ensemble de la scolarité, des enseignements théoriques fondamentaux et cliniques, et des enseignements pratiques, répartis en unités

d'enseignement dont les modalités de validation sont définies dans la maquette de formation en annexe.
La date de la rentrée est fixée à un jour ouvrable de la semaine 40.

Article 17

Chaque année, les étudiants ont droit à un congé annuel de vingt-cinq jours ouvrés dont les dates sont déterminées par le directeur de l'école, après avis du conseil pédagogique.
Au cours de la scolarité, pour des raisons de santé justifiées par un certificat médical, l'étudiant peut s'absenter six semaines au total.
En cas de situation exceptionnelle et sur présentation des pièces justificatives nécessaires, l'étudiant peut être autorisé à s'absenter deux semaines.
Au-delà de deux semaines d'absence, quel qu'en soit le motif, les modalités de rattrapage des enseignements théoriques fondamentaux et cliniques et des enseignements pratiques sont proposées par le responsable pédagogique et validées par le directeur de l'école.
Les étudiants interrompant leurs études pour un congé de maternité ou d'adoption peuvent reprendre leurs études l'année suivante. Les enseignements théoriques et pratiques validés leur restent acquis. Cette possibilité est également donnée, après avis du conseil pédagogique, aux étudiants interrompant leurs études pour des motifs exceptionnels.
Les élèves des centres d'instruction relevant du ministère de la Défense restent soumis aux dispositions statutaires et réglementaires dont ils relèvent.

Article 18

L'enseignement clinique comprend des stages et des enseignements coordonnés dont les modalités sont fixées dans la maquette de formation du présent arrêté.
Les stages s'effectuent dans l'établissement gestionnaire de l'école et dans les établissements de santé ayant passé convention avec cet établissement pour chaque étudiant et par période de stage déterminée ainsi que dans les structures agréées pour la réalisation du stage recherche.

Article 19

Selon les structures et les conditions d'encadrement, et après validation des deux premiers semestres, les étudiants peuvent participer à une ou plusieurs périodes d'activité d'urgence en bloc opératoire ou en médecine pré-hospitalière. La durée de ces périodes d'activité ne peut dépasser quarante-huit heures mensuelles. Ces périodes sont comptabilisées dans la durée globale du stage en cours.
Dans le cas d'un centre d'instruction relevant du ministère de la Défense, la participation des étudiants aux gardes est fixée par le directeur de l'école.

Article 20

L'organisation des épreuves d'évaluation et de validation est à la charge des écoles. Cette organisation est présentée au conseil pédagogique en début d'année scolaire et les étudiants en sont informés.
La nature et les modalités de l'évaluation sont fixées pour chacune des unités d'enseignement dans le référentiel de formation défini à l'annexe 3. La validation de chaque semestre s'obtient par l'acquisition de 30 crédits européens.

Article 21

La validation de plusieurs unités d'enseignement peut être organisée lors d'une même épreuve, les notes correspondant à chaque unité d'enseignement sont alors identifiables.

Article 21 bis

La compensation des notes s'opère entre des unités d'enseignement d'un même semestre en tenant compte des coefficients attribués aux unités, à condition qu'aucune des notes obtenues par le candidat pour ces unités ne soit inférieure à 8 sur 20.
Les unités d'enseignement qui donnent droit à compensation entre elles sont les suivantes :
1. Au semestre 1, les unités d'enseignement :
- UE 2.1 "Physique, biophysique, chimie, biochimie et biologie cellulaire" et UE 2.2 "Physiologie intégrée et physiopathologie" ;
- UE 2.3 "Pharmacologie générale" et UE 2.4 "Pharmacologie spécifique à l'anesthésie réanimation et l'urgence" ;
2. Au semestre 2, les unités d'enseignement :
- UE 2.1 "Physique, biophysique, chimie, biochimie et biologie cellulaire" et UE 2.2 "Physiologie intégrée et physiopathologie"
3. Au semestre 3, les unités d'enseignement :
- UE 1.1 "Psycho-sociologie et anthropologie" ;
- UE 1.2 "Pédagogie et construction professionnelle" ;
- UE 1.3 "Management : organisation, interdisciplinarité et travail en équipe dans des situations d'urgence, d'anesthésie et de réanimation".

Ces trois unités d'enseignement du semestre 3 se compensent entre elles. Dès lors qu'un étudiant obtient une ou deux notes supérieures ou égales à 8 sur 20 et inférieures à 10 sur 20, la moyenne des trois unités d'enseignement est effectuée avec le coefficient ECTS de 1. Si la moyenne est égale à 10 sur 20, les trois unités d'enseignement sont validées.
- UE 1.4 "Santé publique : économie de la santé et épidémiologie" ;
- UE 5.1 "Statistiques".

Article 22

Les enseignements semestriels donnent lieu à deux sessions d'examen. La deuxième session se déroule au plus tard en septembre.
En cas d'absence justifiée à une épreuve évaluant les unités d'enseignement, les étudiants sont admis à se représenter à la session suivante. Dans le cas d'une deuxième absence, l'étudiant est considéré comme n'ayant pas validé l'unité.

Article 23

Le passage en troisième semestre s'effectue par la validation des semestres 1 et 2 ou par la validation de 54 crédits sur 60 répartis sur les deux semestres de formation.
La totalité des unités d'enseignement des semestres 1 et 2 doit être impérativement validée pour le passage en troisième semestre.
Les étudiants qui ne répondent pas à ces critères de validation voient leur situation examinée par le conseil pédagogique. Le directeur de l'école, après avis dudit conseil, statue sur l'aptitude de l'étudiant à poursuivre la formation et en fixe les modalités.
Sauf dérogation exceptionnelle accordée par le directeur de l'école ou le directeur central du service de santé des armées sur proposition du directeur de l'école pour les élèves relevant des

centres d'instruction militaires, la durée de la formation ne peut dépasser trois années universitaires consécutives.
Les étudiants autorisés à redoubler conservent le bénéfice des crédits acquis.
Les étudiants autorisés à redoubler en ayant validé les crédits correspondant aux stages effectuent un stage complémentaire dont les modalités sont définies par le responsable pédagogique. Le conseil pédagogique en est informé.
Les étudiants admis en année supérieure sans pour autant avoir validé l'ensemble des stages requis à la validation totale d'une année effectuent ce stage avant d'être présentés au jury du diplôme d'État.

Article 24

L'acquisition des compétences en situation se fait progressivement au cours de la formation.
Dans chaque stage, les professionnels du lieu de stage proposent la validation totale ou partielle de compétences et renseignent la feuille d'évaluation par la mention « stage validé » ou « stage non validé » justifiée par une argumentation précise et factuelle.

Titre VI
Modalités d'attribution du diplôme d'état d'infirmier anesthésiste

Article 25

Le diplôme d'État d'infirmier anesthésiste s'acquiert par l'obtention des 120 crédits européens correspondant à l'acquisition des 7 compétences du référentiel défini à l'annexe 2 :
1. 60 crédits européens pour les unités d'enseignement ;
2. 60 crédits européens pour la formation pratique en stage.

Chaque compétence s'obtient de façon cumulée :
1. Par la validation de la totalité des unités d'enseignement en relation avec la compétence ;
2. Par l'acquisition de l'ensemble des éléments de la compétence évalués lors des stages.

En cas de non-présentation au diplôme d'État, le candidat a le droit de se présenter à une session supplémentaire dans l'année scolaire qui suit la fin de la formation de la promotion dans laquelle il était inscrit pour la première session, hors temps d'interruption.

Article 26

La validation des unités d'enseignement est attestée par un jury semestriel composé :
- du président d'université ou son représentant, président ;
- du directeur scientifique ;
- du directeur de l'école ;
- du responsable pédagogique ;
- d'un ou de plusieurs formateurs référents des étudiants infirmiers anesthésistes ;
- d'un ou de plusieurs représentants de l'enseignement universitaire ;
- d'un ou de plusieurs représentants des tuteurs de stage.

Chaque semestre, le responsable pédagogique et le formateur responsable du suivi pédagogique présentent au jury semestriel les résultats des étudiants afin que celui-ci se prononce sur l'attribution des crédits européens et sur la poursuite du parcours de l'étudiant. Lors du dernier semestre, les résultats sont présentés au jury semestriel, lequel décide de présenter ou non l'étudiant infirmier anesthésiste devant le jury d'attribution du diplôme d'État.

Article 27

Le jury d'attribution du diplôme d'État d'infirmier anesthésiste, nommé par arrêté du préfet de région, sur proposition du directeur régional de la jeunesse, des sports et de la cohésion sociale, comprend :

1. Le directeur régional de la jeunesse, des sports et de la cohésion sociale ou son représentant, président ;
2. Le directeur des soins exerçant la fonction de conseiller pédagogique régional ou de conseiller technique régional en agence régionale de santé ;
3. Le directeur d'école d'infirmiers anesthésistes ;
4. Le responsable pédagogique ;
5. Un formateur permanent de l'école d'infirmiers anesthésistes ;
6. Un cadre infirmier anesthésiste ou un infirmier anesthésiste en exercice depuis au moins trois ans et ayant accueilli des étudiants en stage ;
7. Un médecin anesthésiste participant à la formation des étudiants ;
8. Un enseignant-chercheur participant à la formation.

Dans les régions où il existe plusieurs écoles, chaque école doit être représentée.

Article 28

Le jury d'attribution du diplôme d'État d'infirmier anesthésiste se prononce au vu de l'ensemble du dossier de l'étudiant et du procès-verbal du dernier jury semestriel.

Le dossier comporte :

1. La validation de l'ensemble des unités d'enseignement ;
2. La validation de l'acquisition de l'ensemble des compétences en stage.

Le procès-verbal de délibération est élaboré sous la responsabilité du président du jury et signé par lui.

Article 29

La liste définitive établie par ordre alphabétique des candidats déclarés admis au diplôme d'État d'infirmier anesthésiste est affichée au siège de la direction régionale de la jeunesse, des sports et de la cohésion sociale.

Après proclamation des résultats, les notes sont communiquées aux étudiants.

Article 30

Le préfet de région délivre aux candidats déclarés admis le diplôme d'État d'infirmier anesthésiste. Il délivre aux candidats visés à l'article 7 du présent arrêté une attestation de réussite à la formation. Cette attestation, dont le modèle figure en annexe 6 du présent arrêté, mentionne que son titulaire ne peut exercer en France ni en qualité d'infirmier ni en qualité d'infirmier anesthésiste. Elle peut toutefois être échangée contre le diplôme d'État d'infirmier anesthésiste dès que son titulaire remplit les conditions exigées pour exercer la profession d'infirmier en France. Lorsque ces conditions sont remplies dans un délai supérieur à trois ans, le candidat doit suivre une formation d'actualisation des connaissances dans une école d'infirmier anesthésiste.

Article 31

Pour faciliter la mobilité internationale, le diplôme est accompagné de l'annexe descriptive, dite « supplément au diplôme ».

Le parcours de formation permet la validation des périodes d'études effectuées à l'étranger. Lorsque le projet a été accepté par les responsables pédagogiques et que l'étudiant a obtenu la validation de sa période d'études par l'établissement étranger, il bénéficie des crédits européens correspondant à cette période d'études sur la base de 30 crédits pour l'ensemble des unités d'enseignement d'un semestre.
Lorsqu'un étudiant change d'école pour poursuivre son cursus dans une même formation, les crédits délivrés dans l'école d'origine lui sont définitivement acquis. Il valide dans sa nouvelle école les crédits manquant à l'obtention de son diplôme.

Titre VII
Du fonctionnement des écoles d'infirmiers anesthésistes

Article 32

Dans chaque école préparant au diplôme d'État d'infirmier anesthésiste, le directeur est assisté d'un conseil pédagogique.
Le conseil pédagogique est présidé par le directeur général de l'agence régionale de santé ou son représentant. Il comprend :

- des membres de droit :
- le directeur de l'école ;
- le directeur scientifique ;
- le responsable pédagogique ;
- le président de l'université avec laquelle l'école a conventionné ou son représentant ;
- pour les centres relevant du ministère de la Défense et des Anciens Combattants, le directeur de l'École du Val-de-Grâce ou son représentant ;
- des représentants de l'établissement hospitalier de rattachement :
- le directeur de l'organisme gestionnaire ou son représentant ;
- le coordinateur général des soins ou son représentant ;
- un représentant de la région :
- le président du conseil régional ou son représentant ;
- des représentants des enseignants :
- deux médecins spécialistes qualifiés en anesthésie-réanimation, enseignants à l'école désignés par le directeur scientifique ;
- un enseignant-chercheur d'une autre discipline que l'anesthésie-réanimation participant à l'enseignement dans l'école désignée par le directeur de l'UFR ;
- un cadre infirmier anesthésiste, formateur permanent, désigné par le directeur de l'école sur proposition du responsable pédagogique ;
- un infirmier anesthésiste accueillant des étudiants en stage désigné par le directeur de l'école sur proposition du responsable pédagogique ;
- des représentants des étudiants :
- quatre étudiants, élus par leurs pairs, à raison de deux par promotion.

Les représentants des étudiants sont élus pour un an. Les étudiants élus ont un suppléant élu dans les mêmes conditions.
Les membres désignés le sont pour quatre ans. En cas de départ ou de démission d'un membre, une nouvelle désignation intervient pour la part du mandat restant à courir.
En outre, selon les questions inscrites à l'ordre du jour, le président, soit seul, soit à la demande du directeur de l'école, du responsable pédagogique ou de la majorité des membres du conseil,

peut inviter toute personne qualifiée à participer aux travaux de celui-ci avec voix consultative. La composition du conseil pédagogique est validée par le directeur général de l'agence régionale de santé ou son représentant.

Article 33

Le conseil pédagogique se réunit au minimum une fois par an.
Il peut être convoqué à la demande du président ou de la majorité des membres.
Il ne peut siéger que si les deux tiers de ses membres ayant voix délibérative sont présents. Si le quorum requis n'est pas atteint, la réunion est reportée. Les membres du conseil sont à nouveau convoqués pour une réunion qui se tient dans un délai maximum de huit jours. Le conseil peut alors valablement délibérer, quel que soit le nombre de présents.
L'avis du conseil pédagogique fait l'objet d'un vote à bulletin secret pour l'examen des situations individuelles.
En cas d'égalité des voix, l'avis est réputé favorable à l'étudiant.

Article 34

Le directeur de l'école, en concertation avec le responsable pédagogique, soumet au conseil pédagogique pour avis, compte tenu du programme officiel : le projet pédagogique :

- objectifs de formation, organisation générale des études, planification des enseignements, des stages et des périodes de congés, modalités de contrôle des connaissances et calendrier des épreuves ;
- les lieux de stage ;
- le règlement intérieur ;
- l'effectif des différentes catégories de personnels, en précisant la nature de leurs interventions ;
- l'utilisation des locaux et du matériel pédagogique ;
- le rapport annuel d'activité pédagogique défini en annexe 1 de l'arrêté du 31 juillet 2009 relatif aux autorisations des instituts de formation préparant aux diplômes d'infirmier, infirmier de bloc opératoire, infirmier anesthésiste, puéricultrice, masseur-kinésithérapeute, pédicure-podologue, ergothérapeute, manipulateur d'électroradiologie médicale, aide-soignant, auxiliaire de puériculture, ambulancier, technicien de laboratoire d'analyses biomédicales, cadre de santé et aux agréments de leur directeur ;
- les situations individuelles des étudiants :
- étudiant ayant dépassé leur autorisation d'absences dans les conditions définies à l'article 17 ;
- redoublement, complément de formation, arrêt de formation ;
- interruption de formation et modalités de reprise après une interruption de formation ;
- demande motivée d'admission en cours de formation ;
- étudiant ayant accompli des actes ou ayant un comportement incompatibles avec l'exercice du métier d'infirmier anesthésiste.
- Pour cette situation, le directeur de l'école peut, en accord avec l'équipe pédagogique et, le cas échéant, le responsable du stage, décider de la suspension de l'étudiant avant sa présentation devant le conseil pédagogique qui devra se réunir dans un délai de quinze jours à compter du jour de la suspension ; toute autre situation d'étudiant jugée opportune.

Pour toutes les situations d'étudiants, les membres du conseil reçoivent communication du dossier de l'étudiant, accompagné d'un rapport motivé du directeur, au moins quinze jours avant la réunion de ce conseil.

L'étudiant reçoit communication de son dossier dans les mêmes conditions que les membres du conseil. Le conseil pédagogique entend l'étudiant, qui peut être assisté d'une personne de son choix.
Dans le cas où l'étudiant est dans l'impossibilité d'être présent ou s'il n'a pas communiqué d'observations écrites, le conseil examine néanmoins sa situation.
Toutefois, le conseil peut décider à la majorité des membres présents de renvoyer à la demande de l'étudiant l'examen de sa situation à une nouvelle réunion. Un tel report n'est possible qu'une seule fois.
La décision prise par le directeur de l'école de formation est notifiée par écrit à l'étudiant, dans un délai maximal de cinq jours après la réunion du conseil pédagogique. Elle figure à son dossier pédagogique et est adressée au président du conseil pédagogique.
Le directeur de l'école rend compte de ses décisions lors de la réunion suivante du conseil pédagogique.
Le directeur de l'école et le responsable pédagogique portent à la connaissance du conseil pédagogique :

- la liste des étudiants admis en première année, les reports de scolarité accordés de droit aux étudiants ;
- le bilan de la formation continue.

Les élèves des centres d'instruction relevant du ministère de la Défense restent soumis aux dispositions statutaires et réglementaires dont ils relèvent.

Article 35

Dans chaque école préparant au diplôme d'État d'infirmier anesthésiste, le directeur de l'école est assisté d'un conseil de discipline. Il est constitué au cours de chaque année universitaire.
Il est présidé par le directeur général de l'agence régionale de santé ou son représentant.
Il comprend :

- le directeur de l'école ;
- le responsable pédagogique ;
- le directeur de l'organisme gestionnaire ou son représentant ;
- un des enseignants médecins spécialistes qualifiés en anesthésie-réanimation désigné lors du conseil pédagogique ;
- l'infirmier anesthésiste accueillant des étudiants en stage ;
- les représentants des étudiants élus au conseil pédagogique.

Article 36

Le conseil de discipline émet un avis sur les fautes disciplinaires.
Le conseil de discipline est saisi et convoqué par le directeur de l'école.
La saisine du conseil de discipline est motivée par l'exposé du ou des faits reprochés à l'étudiant.
Les membres du conseil de discipline reçoivent communication du dossier de l'étudiant, accompagné d'un rapport motivé du directeur, au moins dix jours avant la réunion de ce conseil.
L'étudiant reçoit communication de son dossier dans les mêmes conditions que les membres du conseil. Le conseil de discipline entend l'étudiant, qui peut être assisté d'une personne de son choix. Des témoins peuvent être entendus à la demande de l'étudiant, du directeur de l'école de formation, du président du conseil ou de la majorité des membres du conseil.
Le conseil ne peut siéger que si la majorité de ses membres est présente. Dans le cas où le quorum requis n'est pas atteint, les membres du conseil sont convoqués pour une nouvelle réunion qui se tient dans un délai maximum de huit jours. Le conseil peut alors valablement délibérer quel que soit le nombre de présents.

Dans le cas où l'étudiant est dans l'impossibilité d'être présent ou s'il n'a pas communiqué d'observations écrites, le conseil examine sa situation.
Toutefois, le conseil peut décider à la majorité des membres présents de renvoyer à la demande de l'étudiant l'examen de sa situation à une nouvelle réunion. Un tel report n'est possible qu'une seule fois.
Le conseil de discipline peut proposer les sanctions suivantes :

- avertissement ;
- blâme ;
- exclusion temporaire de l'école ;
- exclusion définitive de l'école.

Le conseil de discipline exprime son avis à la suite d'un vote.
Ce vote peut être effectué à bulletin secret si l'un des membres le demande.
La sanction est prononcée de façon dûment motivée par le directeur de l'école. Elle est notifiée par écrit à l'étudiant dans un délai maximal de cinq jours après la réunion du conseil de discipline. Elle figure dans son dossier scolaire.

Article 37

L'avertissement peut être prononcé par le directeur de l'école, sans consultation du conseil de discipline. Dans ce cas, l'étudiant reçoit préalablement communication de son dossier. Il est entendu par le directeur de l'école et le responsable pédagogique et peut se faire assister d'une personne de son choix. Cette sanction motivée est notifiée par écrit à l'étudiant.

Article 38

En cas d'urgence, le directeur de l'école peut suspendre la formation de l'étudiant en attendant sa comparution devant le conseil de discipline. Ce dernier est convoqué et réuni dans un délai maximum de quinze jours à compter du jour de la suspension de la scolarité de l'étudiant.
Le directeur général de l'agence régionale de santé est immédiatement informé d'une décision de suspension par une procédure écrite.

Article 39

L'ensemble des dispositions sur le conseil de discipline ne s'applique pas aux étudiants dépendant des centres d'instruction relevant du ministère de la Défense, qui restent soumis au règlement de discipline générale en vigueur dans les armées.

Article 40

Les membres du conseil pédagogique et du conseil de discipline sont tenus à la confidentialité des informations dont ils ont eu connaissance dans le cadre des travaux des conseils.
Le directeur de l'école fait assurer le secrétariat des réunions du conseil pédagogique et du conseil de discipline.

Article 41

En cas d'inaptitude physique ou psychologique d'un étudiant mettant en danger la sécurité des malades, le directeur de l'école peut suspendre la scolarité de l'étudiant. Il est adressé un rapport motivé au médecin de l'agence régionale de santé désigné par le directeur général.

Si les éléments contenus dans ce rapport le justifient, le médecin de l'agence régionale de santé peut demander un examen médical effectué par un médecin spécialiste agréé. Le directeur de l'école, en accord avec le médecin de l'agence régionale de santé et, le cas échéant, sur les conclusions écrites du médecin spécialiste agréé, prend toute disposition propre à garantir la sécurité des malades.
Pour les centres d'instruction relevant du ministère de la Défense, les attributions du directeur central du service de santé des armées sont dévolues au médecin général du service de santé des armées.

Article 42

Dans chaque école de formation d'infirmier anesthésiste, est constitué un conseil de la vie étudiante composé du directeur de l'école, du responsable pédagogique, de quatre élus étudiants au conseil pédagogique et de deux personnes désignées par le directeur parmi l'équipe pédagogique et administrative de l'école. Ce conseil est un organe consultatif. Il traite des sujets relatifs à la vie étudiante au sein de l'école. Il se réunit au moins une fois par an sur proposition des étudiants, du directeur de l'école ou du responsable pédagogique.
Un compte rendu des réunions du conseil de la vie étudiante est présenté au conseil pédagogique et mis à disposition des étudiants et de l'équipe pédagogique et administrative de l'école.

Article 43

Les dispositions du présent arrêté sont applicables aux étudiants infirmiers anesthésistes admis en première année de formation à la rentrée de 2012.
Les étudiants ayant entrepris leurs études avant cette date restent régis par les dispositions antérieures.
À titre transitoire, les étudiants qui redoublent ou qui ont interrompu une formation suivie selon le programme défini par l'arrêté du 17 janvier 2002 voient leur situation examinée par le jury semestriel. Celui-ci formalise des propositions de réintégration qui sont soumises à l'avis conforme du conseil pédagogique.
Les étudiants infirmiers anesthésistes ayant échoué au diplôme d'État d'infirmier anesthésiste en 2013 bénéficient d'une session de rattrapage.
En cas de nouvel échec, le dossier de l'étudiant sera examiné en conseil pédagogique.

Article 44

Le directeur général de l'offre de soins est chargé de l'exécution du présent arrêté, qui sera publié au Journal officiel de la République française.
Fait le 23 juillet 2012.
Pour la ministre et par délégation :
Le directeur général de l'offre de soins,
F.-X. Selleret
Nota. — Les annexes sont publiées au *Bulletin officiel santé*, protection sociale, solidarité n° 2012/07.

Bibliographie

Bibliographie générale

Chevillotte J, Muller C. Validez votre DEI en 2100 questions. Issy-les Moulineaux : Elsevier-Masson ; 2016.
Dupont S. L'Anatomie et la physiologie pour les infirmier(e)s. Issy-les-Moulineaux : Elsevier-Masson ; 2007.
Lacombe M. Précis d'anatomie et de physiologie humaine. In : 31e édition Lamarre, Rueil-Malmaison. vol. 2. 2016 [tome 1, textes, 248 pages ; tome 2, atlas, 190 pages].
Manuelle C. Biologie fondamentale et grandes fonctions vitales. Lamarre : Rueil-Malmaison ; 2009.
Nguyen SH. Manuel d'anatomie et de physiologie. Rueil-Malmaison : Lamarre ; 2008.
Perlemuter L. In : coll. « Nouveaux cahiers de l'infirmière ». Anatomie-physiologie pour les soins infirmiers, vol. 27. Paris : Masson ; 2003 (coord.).
Ramé A, Thérond S. In : Anatomie et physiologie. 2e éd. Issy-les-Moulineaux : Elsevier Masson ; 2011.
Ross JS, Wilson K. In : Anatomie et physiologie normales et pathologiques. 11e éd. Issy-les-Moulineaux : Elsevier Masson ; 2011.
Saint-Maurice CE. Cours IADE, tomes 1, 2 et 3. Rueil-Malmaison : Lamarre ; 2004.
Silbernagl S, Despopoulos A. Atlas de poche de physiologie. Paris : Flammarion Médecine-Sciences ; 2008.
Arrêté du 23 juillet 2012 relatif à la formation conduisant au diplôme d'infirmier anesthésiste.
Décret n° 2004-802 du 29 juillet 2004 relatif aux parties IV et V (dispositions réglementaires) du Code de la santé publique et modifiant certaines dispositions de ce code.
Livre III des parties IV et V du Code de la santé publique relatif aux auxiliaires médicaux, titre 1er, chapitre I (« Profession d'infirmier ») et chapitre II (« Règles professionnelles »).

Chapitres 6 et 10

Fondation européenne d'enseignement en anesthésiologie. Physiologie en anesthésiologie. Paris : Pradel ; 1995.
Guyton AC, Hall JE. Précis de physiologie médicale. Padoue : Piccin ; 1996.

Chapitre 7

Aubert H, Enyouma M. In : coll, « Nouveaux cahiers de l'infirmière ». Sciences humaines, vol. 6. Paris : 3e éd ; 2007.
Dureuil B. « Mécanique respiratoire ». In : Encyclopédie médico-chirurgicale, anesthésie réanimation. Paris : Elsevier, Paris ; 1990.
Perlemuter L. In : coll. « Nouveaux cahiers de l'infirmière ». Anatomie-physiologie pour les soins infirmiers, vol. 27. Paris : Masson ; 2003 (coord.).
Van Der Liden P. « Transport, distribution et extraction d'oxygène ». In : Strong, *Encyclopédie médico-chirurgicale, anesthésie réanimation*. Paris : Elsevier ; 1996.
West JB. Physiologie respiratoire. Paris : Medsi ; 1991.

Chapitre 8

Chevrel J-P, Guéraud J-P, Lévy J-B. Anatomie générale : introduction à l'étude de l'anatomie. 6ᵉéd. Paris : Masson ; 1995. coll. « Abrégés ».
Delmas A. Voies et centres nerveux : introduction à la neurologie. tenth éd. Paris : Masson ; 1991.
Perlemuter L. Anatomie-physiologie pour les soins infirmiers (coord.) vol. 27. Paris : Masson ; 2003. coll. « Nouveaux cahiers de l'infirmière ».
Willer J-C, Le Bars D. « Physiologie de la sensation douloureuse ». Encyclopédie médico-chirurgicale, anesthésie réanimation. Paris : Elsevier ; 1996.

Chapitre 13

Camus E. In : coll. « Nouveaux cahiers de l'infirmière ». 4ᵉ éd Soins infirmiers en gynécologie-obstétrique, vol. 22. Paris : Masson ; 2006.
Henry M-P, Molitor M-B, Béguin V, et al. Soins infirmiers en gérontologie et gérontopsychiatrie. In : coll. « Nouveaux cahiers de l'infirmière ». 4ᵉ éd. vol. 20. Paris : Masson ; 2005.
Marpeau L. Collège national des gynécologues et obstétriciens, Collège national des sages-femmes, Association française des sages-femmes enseignantes (coll.). Traité d'obstétrique. Issy-les-Moulineaux : Elsevier-Masson ; 2010 (coord.).

Chapitre 15

Aubert M, Carpentier J-P. In : Masson, coll. « Nouveaux cahiers de l'infirmière ». 4ᵉ éd. Soins infirmiers, urgences, réanimation, transfusion sanguine, vol. 21. Paris : Masson ; 2005.
Bouix Julien, Chevillotte Jérôme. « Transfusion sanguine et pratique infirmière ». Revue de l'infirmière. vol. 61. Elsevier-Masson ; janvier 2012. p. 15–27 n° 177.
Muller J-Y, Lefrère J-J. Utilisation des produits sanguins. (coord.). In : Paris : Médecine sciences publications ; 2012.
Établissement français du sang : www.dondusang.net.

Chapitre 16

Chevillotte J, Muller C. Calculs de doses en 400 exercices corrigés pour les 3 ans du DEI. Issy-les Moulineaux : Elsevier-Masson ; 2015.
Nicolas P, Abeillé D. Pharmacologie et soins infirmiers. In : coll. « Études et diplômes infirmiers ». Paris : Maloine ; 2007.
Touitou Y. Pharmacologie : diplôme d'État d'infirmière, professionnels. 11ᵉ ed 2007. Issy-les-Moulineaux : Elsevier-Masson ; 2007.
Agence nationale de sécurité du médicament et des produits de santé : http://ansm.sante.fr.

Chapitre 17

Crouzilles C. Infectiologie et hygiène : gestion des risques et soins infirmiers. coll. « Les essentiels en IFSI ». Elsevier-Masson : Issy-les-Moulineaux ; 2011.
Pividori I, Le Heurt C. Infectiologie et hygiène. In : coll. « Cahiers des sciences infirmières ». Issy-les-Moulineaux : Elsevier-Masson ; 2011.

Ministère des Affaires sociales et de la Santé, « Les infections associées aux soins », www.sante.gouv.fr/pour-en-savoir-plus-sur-les-infections-associees-aux-soins.html.
Ministère de la Santé et des Sports. « Environnement et santé, déchets d'activités de soins à risques : comment les éliminer ». Guide technique. 2009, www.sante.gouv.fr/IMG/pdf/Guide_Dasri_BD.pdf.

Chapitre 18

Bricq N. « Agences en matière de sécurité sanitaire : de la réactivité à la stratégie ». Rapport d'information fait au nom de la commission des finances. vol. 355. 27 juin 2007. www.senat.fr/notice-rapport/2006/r06-355-notice.html.
Chevillotte J, Venchiarutti L. « L'infirmière et les vigilances sanitaires ». In : « Revue de l'infirmière », vol. 57. Elsevier-Masson ; septembre 2008. p. 29–30 n° 143.
Agence nationale de sécurité du médicament et des produits de santé : http://ansm.sante.fr.
Agences sanitaires, ministère chargé de la Santé : www.sante.gouv.fr/les-agences-sanitaires,1695.html.
Circulaire n°DGOS/PF2/2011/416 du 18 novembre 2011 en vue de l'application du décret 2010-1408 du 12 novembre 2010 relatif à la lutte contre les événements indésirables associés aux soins dans les établissements de santé.

Chapitre 19

Ponte C. Broca, Alain de. coll. « Les Essentiels en IFSI ». Législation, éthique, déontologie. Issy-les-Moulineaux : Masson ; 2010.
Hallouët P, Dagorne G. Mémo guide infirmier : sciences humaines, sociales et droit. In : Issy-les-Moulineaux : Elsevier-Masson ; 2012.
« Soins cadres », fiches suppléments des n° 77 à 83.
www.infirmier.com.
www.ordre-infirmiers.fr.
www.sante.gouv.fr.
www.igas.gouv.fr.
www.has-sante.fr.
www.anesm.sante.gouv.fr.
www.santepubliquefrance.fr.

Index

Elsevier Masson S.A.S
65, rue Camille-Desmoulins
92442 Issy-les-Moulineaux cedex
Dépôt légal : août 2023

Composition : Straive

Imprimé en Italie par Printer Trento